Dentística Restauradora

Do Planejamento à Execução

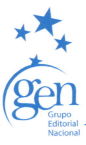

O GEN | Grupo Editorial Nacional – maior plataforma editorial brasileira no segmento científico, técnico e profissional – publica conteúdos nas áreas de ciências da saúde, exatas, humanas, jurídicas e sociais aplicadas, além de prover serviços direcionados à educação continuada e à preparação para concursos.

As editoras que integram o GEN, das mais respeitadas no mercado editorial, construíram catálogos inigualáveis, com obras decisivas para a formação acadêmica e o aperfeiçoamento de várias gerações de profissionais e estudantes, tendo se tornado sinônimo de qualidade e seriedade.

A missão do GEN e dos núcleos de conteúdo que o compõem é prover a melhor informação científica e distribuí-la de maneira flexível e conveniente, a preços justos, gerando benefícios e servindo a autores, docentes, livreiros, funcionários, colaboradores e acionistas.

Nosso comportamento ético incondicional e nossa responsabilidade social e ambiental são reforçados pela natureza educacional de nossa atividade e dão sustentabilidade ao crescimento contínuo e à rentabilidade do grupo.

Dentística Restauradora

Do Planejamento à Execução

Adriana Fernandes da Silva
Especialista em Dentística pelo Conselho Regional de Odontologia do Rio Grande do Sul (CRO/RS).
Mestre em Odontologia (área Dentística) pela Universidade Federal de Pelotas (UFPel).
Doutora em Biologia Bucodental pela Universidade Estadual de Campinas (Unicamp).
Pós-Doutora pela School of Dentistry of the University of Michigan, EUA.
Professora Adjunta na Faculdade de Odontologia da UFPel.

Rafael Guerra Lund
Especialista em Produtos Naturais (Fitoquímica), Mestre e Doutor em Odontologia (área Dentística), e
Pós-Doutor pela Faculdade de Odontologia da Universidade Federal de Pelotas (UFPel).
Professor Adjunto na Faculdade de Odontologia da UFPel.
Coordenador de Inovação Tecnológica da UFPel.

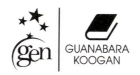

- Os autores deste livro e a editora empenharam seus melhores esforços para assegurar que as informações e os procedimentos apresentados no texto estejam em acordo com os padrões aceitos à época da publicação, *e todos os dados foram atualizados pelos autores até a data da entrega dos originais à editora.* Entretanto, tendo em conta a evolução das ciências da saúde, as mudanças regulamentares governamentais e o constante fluxo de novas informações sobre terapêutica medicamentosa e reações adversas a fármacos, recomendamos enfaticamente que os leitores consultem sempre outras fontes fidedignas, de modo a se certificarem de que as informações contidas neste livro estão corretas e de que não houve alterações nas dosagens recomendadas ou na legislação regulamentadora.

- Os autores e a editora se empenharam para citar adequadamente e dar o devido crédito a todos os detentores de direitos autorais de qualquer material utilizado neste livro, dispondo-se a possíveis acertos posteriores caso, inadvertida e involuntariamente, a identificação de algum deles tenha sido omitida.

- **Atendimento ao cliente: (11) 5080-0751 | faleconosco@grupogen.com.br**

- Direitos exclusivos para a língua portuguesa
  Copyright © 2016 by
  EDITORA GUANABARA KOOGAN LTDA.
  Uma editora integrante do GEN | Grupo Editorial Nacional
  Travessa do Ouvidor, 11
  Rio de Janeiro – RJ – CEP 20040-040
  www.grupogen.com.br

- Reservados todos os direitos. É proibida a duplicação ou reprodução deste volume, no todo ou em parte, em quaisquer formas ou por quaisquer meios (eletrônico, mecânico, gravação, fotocópia, distribuição pela Internet ou outros), sem permissão, por escrito, da Editora Guanabara Koogan Ltda.

- Capa: Bruno Sales
- Editoração eletrônica: DTPhoenix Editorial

- Ficha catalográfica

S579d

Silva, Adriana Fernandes da
Dentística restauradora | Do planejamento à execução / Adriana Fernandes da Silva, Rafael Guerra Lund. – 1. ed. – [Reimpr.]. – Rio de Janeiro: Guanabara Koogan, 2024.
il.

ISBN 978-85-277-2863-8

CDD: 617.6
CDU: 616.314

1. Saúde bucal. 2. Odontologia. I. Título.

15-28618

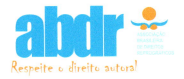

*Dedicamos a nossas famílias,
em especial a Lívia, Matteo e Sofia Silva Piva,
e Marina e Guilherme Nascente Lund,
por darem mais sentido a nossas vidas*

Colaboradores

Anelise Fernandes Montagner
Mestre em Dentística pela Universidade Federal de Santa Maria (UFSM). Doutora em Odontologia (área Dentística) pela Universidade Federal de Pelotas (UFPel).

Cesar Henrique Zanchi
Mestre e Doutor em Odontologia pela Universidade Federal de Pelotas (UFPel). Professor Adjunto de Materiais Dentários na Faculdade de Odontologia da UFPel.

Eduarda Rodrigues Dutra
Mestre em Odontologia (área Dentística) pela Universidade Federal de Pelotas (UFPel).

Eliana do Nascimento Torre
Especialista em Prótese Dentária pela Faculdade São Leopoldo Mandic (SLMandic). Mestre e Doutora em Odontologia (área Dentística) pela Universidade Federal de Pelotas (UFPel).

Eliseu Aldrighi Münchow
Mestre e Doutor em Odontologia (área Dentística) pela Universidade Federal de Pelotas (UFPel).

Evandro Piva
Mestre em Odontologia e Doutor em Materiais Dentários pela Universidade Federal de Pelotas (UFPel). Pós-Doutor pela University of Michigan, EUA. Professor Associado no Departamento de Odontologia Restauradora da Faculdade de Odontologia da UFPel.

Fábio Garcia Lima
Mestre e Doutor em Odontologia (área Dentística) pela Universidade Federal de Pelotas (UFPel). Professor de Dentística na Faculdade de Odontologia da UFPel.

Fernanda de Oliveira Bello Corrêa
Especialista em Periodontia pela Associação Paulista de Cirurgiões-Dentistas (APCD), Araraquara. Mestre e Doutora pela Universidade Estadual Paulista Júlio de Mesquita Filho (Unesp). Professora Adjunta na Faculdade de Odontologia da Universidade Federal de Juiz de Fora (UFJF), Campus Avançado Governador Valadares.

Fernanda Valentini Mioso
Especialista em Prótese Dentária pelo Conselho Regional de Odontologia do Rio Grande do Sul (CRO/RS). Especialista em Implantodontia pela Universidade Cruzeiro do Sul, Pelotas. Mestre em Odontologia (área Dentística) pela Universidade Federal de Pelotas (UFPel).

Flávio Fernando Demarco
Doutor em Dentística pela Universidade de São Paulo (USP). Pós-Doutor pela University of Michigan, EUA. Professor Titular na Faculdade de Odontologia da Universidade Federal de Pelotas (UFPel).

Hugo Ramalho Sarmento
Mestre em Odontologia (área Prótese Dentária) e Doutorando em Odontologia (área Dentística) pela Universidade Federal de Pelotas (UFPel).

José Luiz de Souza
Doutor em Odontologia pela Universidad de Granada, Espanha.

Josué Martos
Doutor em Pesquisa Avançada em Odontologia e Pós-Doutor pela Universidad de Granada, Espanha. Professor Associado no Departamento de Semiologia Clínica da Faculdade de Odontologia da Universidade Federal de Pelotas (UFPel).

Lisia Lorea Valente
Mestre e Doutoranda em Odontologia pela Universidade Federal de Pelotas (UFPel).

Márcia Bueno Pinto
Mestre em Dentística pela Universidade de São Paulo (USP). Doutora em Materiais Dentários pela Universidade Estadual de Campinas (Unicamp). Professora Associada na Faculdade de Odontologia da Universidade Federal de Pelotas (UFPel).

Maximiliano Sérgio Cenci
Mestre em Odontologia (área Dentística) pela Universidade Federal de Pelotas (UFPel). Doutor em Cariologia pela

Universidade Estadual de Campinas (Unicamp). Professor Adjunto na Faculdade de Odontologia da UFPel. Coordenador do Programa de Pós-Graduação em Odontologia da Universidade Federal de Pelotas (PPGO-UFPel).

Noéli Boscato
Especialista em Prótese Dentária pelo Conselho Regional de Odontologia do Rio Grande do Sul (CRO/RS). Mestre e Doutora em Prótese Dental pela Universidade Estadual de Campinas (Unicamp). Professora Adjunta no Departamento de Odontologia Restauradora da Faculdade de Odontologia da Universidade Federal de Pelotas (UFPel).

Patrícia dos Santos Jardim
Mestre e Doutora em Dentística pela Universidade Estadual Paulista Júlio de Mesquita Filho (Unesp). Professora Associada na Faculdade de Odontologia da Universidade Federal de Pelotas (UFPel).

Rafael Ratto de Moraes
Mestre e Doutor em Materiais Dentários pela Universidade Estadual de Campinas (Unicamp). Professor Adjunto na Faculdade de Odontologia da Universidade Federal de Pelotas (UFPel).

Raquel Venâncio Fernandes Dantas
Mestre e Doutoranda em Odontologia (área Dentística) pela Universidade Federal de Pelotas (UFPel).

Renato Azevedo de Azevedo
Especialista em Cirurgia Bucomaxilofacial, e Mestre e Doutor em Odontologia (área Dentística) pela Universidade Federal de Pelotas (UFPel). Professor Adjunto na Faculdade de Odontologia da UFPel.

Rudimar Antonio Baldissera
Mestre e Doutor em Odontologia (área Dentística) pela Universidade Federal de Pelotas (UFPel). Professor Adjunto na Faculdade de Odontologia da UFPel.

Sônia Saeger Meireles
Mestre e Doutora em Odontologia (área Dentística) pela Universidade Federal de Pelotas (UFPel). Professora Adjunta de Materiais Dentários na Universidade Federal da Paraíba (UFPB).

Tatiana Pereira Cenci
Especialista em Prótese Dentária pelo Hospital de Reabilitação de Anomalias Craniofaciais da Universidade de São Paulo (HRAC-USP). Mestre e Doutora em Prótese Dental pela Universidade Estadual de Campinas (Unicamp). Professora Adjunta no Departamento de Odontologia Restauradora da Faculdade de Odontologia da Universidade Federal de Pelotas (UFPel).

Wellington Luiz de Oliveira da Rosa
Mestrando em Odontologia (área Dentística) pela Universidade Federal de Pelotas (UFPel).

Agradecimentos

Nós, autores e colaboradores, gostaríamos de agradecer em primeiro lugar às nossas famílias, que nos deram suporte e incentivo para que este projeto chegasse ao público.

Agradecemos também a Rafaela Pereira de Azevedo, Sibelle Carvalho de Medeiros e Andressa Mauch Almeida, então discentes do curso de Design Gráfico da UFPel, e às mestrandas Marceli Tessmer Blank e Natália Lectzow de Oliveira, da Pós-Graduação em Letras da UFPel, pela ajuda na organização inicial dos capítulos. Sem dúvida a participação de vocês no projeto de ensino para elaboração de material didático foi imprescindível para que esta obra apresentasse um visual preliminar acolhedor e atrativo.

Manifestamos também nossos agradecimentos à Dentária Klymus, com sede em Pelotas, por gentilmente permitir a utilização de seus materiais e instrumentais novos para ilustrar alguns capítulos deste livro.

Apresentação

A educação é a arma mais poderosa que você pode usar para mudar o mundo.

Nelson Mandela

O avanço contínuo dos diversos processos patológicos bucais e, especialmente, da etiopatogenia da doença cárie, aliado ao desenvolvimento de novos materiais dentários e tecnologias, faz com que, de tempos em tempos, a dentística restauradora necessite ser reciclada – em parte ou até mesmo em sua totalidade. Apresentam-se novas concepções e mudanças de paradigmas, como, por exemplo, a possibilidade de não se remover por completo o tecido cariado, promovendo, assim, mais qualidade de vida ao paciente.

Perceber a importância de divulgar essas mudanças foi o que me fez pensar na criação deste projeto, quando era então responsável pela disciplina Dentística Clínica Integrada do Programa de Pós-Graduação da Faculdade de Odontologia da UFPel, atualmente um Programa de Excelência em Pesquisa (Capes). Outra proposta, não menos importante, foi levar ao alcance do discente de graduação das escolas de odontologia e dos profissionais da área a filosofia de educação em dentística de nossa escola centenária, composta de docentes, discentes e egressos altamente qualificados e comprometidos com o melhor olhar para a educação odontológica.

Esta obra somente pôde chegar até você, leitor, após um dedicado trabalho em equipe, comprometida também com a saúde integral de nossos pacientes. O presente formato do livro aborda os mais diversos assuntos da dentística restauradora contemporânea, de maneira dinâmica e atual, exibindo em 20 capítulos não apenas fundamentos técnicos, mas também conteúdos que hoje têm sido pouco comentados na especialidade e em disciplinas afins, como cariologia, materiais dentários e periodontia, os quais buscamos desenvolver de forma inovadora. Organizamos os assuntos por ordem de complexidade, dos mais básicos aos mais requintados, destacando as figuras autoexplicativas, os quadros e os esquemas utilizados nas diferentes seções para melhor compreensão dos conteúdos. Além disso, os boxes enfatizam questões importantes do texto e funcionam como mecanismo de reforço didático. Desejamos que esta obra possa auxiliá-los na busca por conhecimento e atualização.

Agradeço imensamente a todos os pós-graduandos da disciplina de Dentística Clínica Integrada da UFPel por toda a dedicação na elaboração de cada capítulo. Por fim, não poderia deixar de mencionar o nome do professor e colega Rafael Guerra Lund, coautor deste projeto, por abraçar comigo tamanho desafio, e por apoiar-me realmente; sem sua colaboração efetiva, não teríamos chegado a este fim e, por que não dizer, a este começo...

Boa leitura!

Prof.ª Adriana Fernandes da Silva

Prefácio

Foi com imenso orgulho que recebi o convite para prefaciar esta obra, *Dentística Restauradora | Do Planejamento à Execução*, uma criação dos professores de Dentística da Faculdade de Odontologia de Pelotas, Adriana Fernandes da Silva e Rafael Guerra Lund.

De imediato, duas emoções muito intensas agitaram meu coração. A primeira diz respeito ao curso, que, além de ter sido a base para a construção da minha carreira e o lançamento do meu primeiro livro – também sobre dentística –, fez com que me tornasse professor, o que amo acima de tudo, e agora me dá o prazer de escrever este prefácio. A outra emoção foi que esse convite me trouxe a lembrança de tudo e de todos, dos anos 1980 e 90, quando fomos a maior e mais politizada escola de Odontologia do país, onde aconteceram fatos inacreditáveis de intensidade política e acadêmica, razão pela qual Pelotas viverá para sempre em nossos corações.

É como se o tempo estivesse de volta, e, retornando, estivéssemos vivendo as mesmas emoções, revivendo as mesmas lutas, procurando as mesmas conquistas e, finalmente, tendo a certeza de que tudo foi como tinha de ser. E a história será justa quando contar do que os alunos e alguns professores foram capazes para transformar o ensino, a pesquisa e a extensão. Foi ali, na UFPel, em 1989, que se escreveu o primeiro projeto pedagógico baseado em estratégias de ação administrativa, acadêmica e política, e que se norteou a partir de então a gestão do Reitor Prof. Amilcar Gigante. A universidade deve ser o centro gerador do novo como proposta permanente de uma universidade plural e diversa, e reverenciar o passado como razão para criar as novas perspectivas. Fazer o debate acadêmico enquanto divergência de opiniões, mas sempre, independentemente do lado em que se esteja, produzir conhecimento, essência da universidade.

Um livro significa isso; representa conhecimento, experiência, passado e presente, unidos pela capacidade dos autores de contar os fatos com textos claros, firmes e adequados. Os autores que se dedicam a escrever um livro ultrapassam todas as fases do individualismo para construir a comunicação com o coletivo e oferecer seu saber, sua experiência, sua visão de mundo para que o leitor – neste caso, os profissionais e alunos da odontologia – possam consolidar conceitos, renovar práticas e sustentar-se em bases científicas.

Com um texto clássico e objetivo, sereno e crítico, o livro apresenta técnicas e tecnologias, materiais e perspectivas para a dentística, que, nos últimos anos, tem passado por mudanças conceituais importantes, que provocam grande impacto na odontologia tradicional. São 20 capítulos que abordam desde os primeiros sintomas e sinais da doença cárie até o tratamento mais complexo, passando pelos conhecimentos da odontologia minimamente invasiva. Outro tema de relevância é o conceito de cuidado com a saúde, o que deve ser prioritário em relação ao tratamento e, principalmente, à prevenção da doença e de novas lesões. É preciso consolidar a ideia de que é necessário educar mais e restaurar menos. Com essa visão abrangente, *Dentística Restauradora | Do Planejamento à Execução* é uma proposta de reflexão sobre os caminhos da odontologia e uma excelente oportunidade de agregar e incorporar novos conhecimentos.

Parabéns aos autores!

Prof. Adair Luiz Stefanello Busato
Diretor do Curso de Odontologia da Universidade Federal de Pelotas (1989-1994)
Coordenador do Curso de Odontologia da Ulbra – Canoas

Sumário

1 Cariologia Contextualizada nas Evidências Atuais, 1

2 Planejamento Integrado em Odontologia, 23

3 Nomenclatura, Classificação das Lesões e Princípios Cavitários Diretos, 29

4 Instrumentos, Materiais e Equipamentos Utilizados em Dentística Restauradora, 35

5 Isolamento do Campo Operatório, 51

6 Materiais Restauradores Temporários na Prática Clínica, 59

7 Tratamentos Conservadores do Complexo Dentinopulpar, 69

8 Sistemas Adesivos, 83

9 Restaurações Diretas em Dentes Posteriores | Amálgama e Resina, 97

10 Restaurações Diretas em Dentes Anteriores, 113

11 Acabamento e Polimento de Restaurações Diretas, 129

12 Estética em Odontologia, 137

13 Facetas Diretas de Resina Composta, 153

14 Clareamento Dental e Microabrasão do Esmalte, 169

15 Lesões Cervicais Não Cariosas e Hipersensibilidade Dentinária, 189

16 Restauração de Dentes Tratados Endodonticamente, 197

17 Periodontia e Odontologia Restauradora, 215

18 Oclusão Aplicada à Odontologia Restauradora, 227

19 Síndrome do Dente Trincado, 245

20 Longevidade Clínica das Restaurações Diretas, 251

Índice Alfabético, 263

Dentística Restauradora

Do Planejamento à Execução

1 Cariologia Contextualizada nas Evidências Atuais

Eliseu Aldrighi Münchow ▪ *Maximiliano Sérgio Cenci*

Introdução

A cárie dentária acomete indivíduos em escala mundial. Apresenta uma série de definições, sendo geralmente descrita como o resultado da dissolução mineral do dente originada pela ação metabólica de um biofilme ativo que se instala sobre o mesmo.[1] Durante muito tempo, o conhecimento sobre a cárie permaneceu limitado a essa concepção, isto é, acreditava-se que a cárie se caracterizasse exclusivamente pela perda de estrutura física e química do dente. No entanto, uma melhor compreensão do processo carioso, em virtude de novas pesquisas e tecnologias, vem demonstrando que estamos diante de uma doença que possui uma série de fatores inter-relacionados de maneira bastante complexa.

Diferentemente do que ocorria com base na definição antiga (cárie = cavidade no dente), percebe-se agora que o manejo da cárie dentária envolve interferir positivamente no comportamento biopsicossocial do indivíduo acometido, já que tanto fatores que atuam diretamente sobre o dente, como o biofilme e o consumo de carboidratos, quanto fatores sociais e hábitos individuais influenciam o desenvolvimento dos sinais e sintomas da doença.

Como consequência dessa nova compreensão, verificou-se queda nos índices de prevalência e incidência da cárie, principalmente porque várias estratégias preventivas têm sido adotadas para o seu controle. Contudo, apesar da significante redução dos índices, a experiência de cárie permanece alta na atual sociedade brasileira: segundo dados do Projeto SB Brasil 2010,[2] aproximadamente 66% das crianças de 12 anos já experimentaram seus efeitos adversos. Esse levantamento epidemiológico também demonstrou que o número médio de dentes "cariados, perdidos e obturados" por indivíduo (índice CPO) aumenta conforme a faixa etária, visto que a média é de 2,07 nas crianças de 12 anos, 4,25 em adolescentes (15 a 19 anos), 16,7 em adultos (35 a 44 anos) e 27,5 em idosos (65 a 74 anos), confirmando o caráter cumulativo da doença.

Dessa forma, o presente capítulo tem por objetivo abordar no que consiste, como e por que a doença cárie se desenvolve, quais são os seus sinais e sintomas, bem como explicitar as medidas existentes para o seu diagnóstico, tratamento e controle.

Cárie dentária | Uma doença multifatorial

De acordo com sua origem etimológica, a palavra *cárie* significa "matéria podre";[3] nomeia, entretanto, uma doença que se instala muito antes da própria formação de uma cavidade e da deterioração dentária.

Tem sido considerada historicamente uma doença infecciosa de caráter crônico,[4] capaz de causar a dissolução da estrutura mineral dos dentes.[5] No entanto, seu desenvolvimento não está atrelado a um único agente, mas sim à interação de inúmeros fatores, o que a caracteriza como uma doença multifatorial (Quadro 1.1).

Keyes,[6] em 1960, considerou que a cárie dentária só se desenvolve quando alguns fatores principais coexistem: a presença de um *hospedeiro suscetível* à ação de uma *flora*, que, por sua vez, é influenciada por uma *dieta* específica. Esses três fatores ficaram conhecidos como tríade de Keyes (Figura 1.1). Mais tarde, em 1988, Newbrun[7] acrescentou o fator *tempo* como outro elo necessário à instalação da doença. Embora sejam considerados necessários ao desenvolvimento do processo carioso, tais modelos não consideram a complexa natureza multifatorial da cárie, definida pela inter-relação de fatores biológicos, comportamentais e sociais (Quadro 1.1).[5,8,9]

Quanto aos fatores biológicos, que se caracterizam pela proximidade e atuação direta no meio bucal, sabe-se que os microrganismos e a dieta (frequência da dieta *versus* consumo de carboidratos fermentáveis) desempenham um papel determinante na instalação da cárie, sendo modulados pela presença e qualidade da saliva, do flúor, de selantes oclusais e de alguns antimicrobianos, cada qual atuando de uma maneira específica.

Apesar de um pouco distantes do dente propriamente dito, os fatores comportamentais, como a motivação do indivíduo em cuidar da própria saúde, o conhecimento adquirido acerca da doença e os hábitos praticados diariamente, seja quanto à higiene ou à alimentação, influenciam a intensidade com que os fatores biológicos irão atuar, servindo, assim, como moduladores da cárie.

Finalmente, fatores sociais relacionados com a educação, a situação sociodemográfica da região e a renda familiar também influenciam o desenvolvimento da cárie, já que o meio onde o indivíduo está inserido pode predispô-lo a ter acesso aos fatores determinantes do processo carioso.

Antes de detalharmos cada um dos fatores citados, discutiremos o equilíbrio entre o indivíduo e seu ambiente bucal.

▶ Atenção

De acordo com o conhecimento atual, a cárie dentária é definida como uma doença complexa causada pela quebra do equilíbrio fisiológico entre os minerais do dente e o fluido do biofilme,[1,9] ocasionada por pressões ecológicas que interrompem a homeostasia, como uma condição de exposição a substratos fermentáveis/baixo pH ou a redução do fluxo salivar.[8] Essas pressões ecológicas estão diretamente associadas ao fator comportamental e a aspectos biopsicossociais do indivíduo.

Cavidade bucal | Quando tudo está em equilíbrio

A cavidade bucal é colonizada por uma grande quantidade de espécies microbianas que fazem parte da sua flora residente. Esta apresenta uma biodiversidade que aumenta durante os primeiros meses de vida e, com a erupção dentária, sofre uma sucessão microbiana.

A presença de uma flora residente é fundamental para o bom funcionamento da fisiologia do indivíduo, pois ela participa das defesas do organismo contra a colonização de microrganismos transitórios, que podem ser patogênicos,[10,11] além de contribuir para outras funções orgânicas.

Para que não sejam desgarrados da superfície dentária pelo fluxo salivar, os microrganismos precisam aderir a ela. Para tanto, eles se fixam preferencialmente em regiões de estagnação, como, por exemplo, áreas de sulcos, fossas, fóssulas, fissuras e cicatrículas, bem como o terço cervical dos dentes.[10] Quando aí instalados, começam a formar um tipo de biofilme, a placa bacteriana – uma estrutura organizada e independente, com um ambiente de vida próprio.[12] O processo de formação desse biofilme está representado na Figura 1.2.[1]

Como pode ser observado nesse esquema, a adesão de microrganismos à superfície dentária ocorre por meio da formação da película adquirida, que é uma fina camada acelular constituída de componentes salivares e proteicos. Ela se forma a partir de reações iônicas entre a hidroxiapatita (HA) do dente e íons cátions e ânions presentes na saliva. Levando em consideração que a HA é constituída basicamente de Ca^{+2} (íon positivo) e de fosfato (íon negativo) e que este protege superficialmente aquele, conclui-se que a superfície dentária de hidroxiapatita apresenta carga elétrica negativa. Sendo assim, imediatamente após a saliva banhar o dente, íons de carga oposta, basicamente íons Ca^{+2} e fosfoproteínas presentes

Quadro 1.1 Fatores de desenvolvimento de cárie.

Fatores biológicos	Fatores comportamentais	Fatores sociais
Microrganismos	Motivação	Educação
Dieta	Conhecimento	Situação sociodemográfica
Saliva	Hábitos	Renda
Flúor		
Selantes oclusais		
Antimicrobianos		

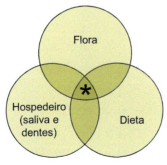

Figura 1.1 Tríade de Keyes: o elo central com asterisco (*) representa a doença cárie, sugerindo que seu desenvolvimento está condicionado à atuação simultânea dos três fatores ilustrados.

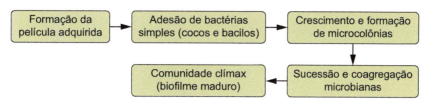

Figura 1.2 Processo de formação do biofilme. (Adaptada de Fejerskov e Kidd, 2003.)[1]

na saliva, serão atraídos à superfície dentária. Uma ligação iônica entre componentes salivares e a hidroxiapatita é então estabelecida, criando-se a base para a formação da película adquirida. Algumas funções dessa película são: revestimento e proteção da superfície do esmalte; disponibilização de íons protetores, como o flúor; início da adesão de microrganismos, servindo também de substrato nutritivo.[13]

Após a formação da película adquirida, a superfície dentária começa a ser colonizada por microrganismos pioneiros; trata-se de um estágio inicial, que leva aproximadamente 4 horas para ser concluído. Entre os microrganismos pioneiros, predominam os cocos e os bacilos. Em seguida, novas espécies microbianas surgem, formando microcolônias que crescem e favorecem a instalação de diversas outras espécies microbianas; após um período de mais ou menos 2 semanas, atinge-se o *status* de comunidade clímax, ou seja, madura.[12–14]

▶ Curiosidade

Qualquer superfície sólida exposta a um meio úmido e nutritivo pode formar um biofilme.[12] A placa bacteriana que se acumula sobre um dente pode, portanto, ser considerada um tipo de biofilme, e, por isso, os dois termos são geralmente utilizados como sinônimos.

Durante todo o processo de formação do biofilme, os microrganismos interagem metabolicamente entre si, produzindo uma série de substâncias que modificam o crescimento das microcolônias. Por exemplo, a produção de polissacarídios intracelulares (PIC) tem função de reservatório de nutrientes para os microrganismos;[13] já os polissacarídios extracelulares (PEC) são fundamentais para o amadurecimento e organização do biofilme,[15] bem como para aumentar a sua acidogenicidade e a aderência de microrganismos.[16] Além disso, a produção de ácidos pelo metabolismo celular bacteriano causa constantes flutuações de pH no interior do biofilme, levando, em alguns casos, à saída excessiva de minerais dos dentes (desmineralização). Essas flutuações estão naturalmente relacionadas com a atividade do biofilme. O pH, contudo, geralmente é mantido em estado de equilíbrio, graças à capacidade da saliva de manter a homeostase do meio, isto é, manter um pH próximo ao neutro, condição favorável à remineralização dentária (Figura 1.3).

Em condições de saúde, o biofilme bacteriano interage harmoniosamente com a cavidade bucal. Quando algum fator ou combinação de fatores permite o desequilíbrio dessa homeostase, surge espaço para que a doença cárie se instale.

O efeito de cada um desses fatores no processo carioso e na ativação da doença será comentado a seguir.

Etiopatogenia da cárie dentária

Os principais fatores relacionados com o desenvolvimento da doença cárie estão listados no Quadro 1.1. Fejerskov e Manji,[17] em 1990, formularam um modelo para explicar essa multifatorialidade, subdividindo os fatores em dois grupos principais: os fatores que atuam diretamente na superfície dentária – como a saliva, os microrganismos, a dieta e o flúor – e os fatores determinantes mais distais, que consistem em condições individuais e populacionais – como o nível socioeconômico, os hábitos alimentares e de higiene, além do conhecimento sobre a doença e a motivação para o seu controle.

Recentemente, Selwitz *et al.*[9] adaptaram esse modelo, caracterizando a multifatorialidade da cárie como decorrente da inter-relação de fatores que diretamente contribuem para o seu desenvolvimento, fatores provenientes do ambiente bucal

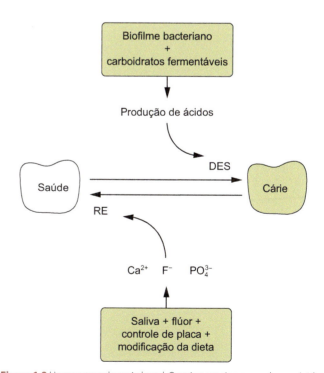

Figura 1.3 Homeostase do meio bucal. Os microrganismos produzem ácidos que baixam o pH do meio, contribuindo para a desmineralização (DES). Por outro lado, a saliva, o flúor presente no meio, o controle efetivo da placa e a modificação da dieta do indivíduo são capazes de restabelecer os valores do pH à normalidade, favorecendo a remineralização dentária (RE).

e fatores individuais. Contudo, a divisão em fatores biológicos, comportamentais e sociais parece ser um modelo mais bem-organizado e de mais fácil entendimento (Quadro 1.1).

Fatores biológicos

▶ Saliva

A saliva é um fluido constituído por aproximadamente 99% de água e 1% de proteínas e eletrólitos, cuja produção diária pode chegar a até 1 litro. Apresenta funções gerais e específicas. No que diz respeito às gerais, as mais relevantes são: lubrificação dos tecidos bucais; auxílio na formação do bolo alimentar; facilitação da mastigação, deglutição e fonação; lavagem e diluição de substâncias. Por sua vez, as funções específicas de capacidade tampão, de manutenção de uma supersaturação de minerais, de atividade antimicrobiana, de lavagem e de depuração de carboidratos fermentáveis são de destacada importância no controle da perda mineral dentária. É importante ressaltar que, como discutido anteriormente, a saliva também participa do processo de formação da película adquirida do esmalte.[1]

Dentre todas as funções da saliva, geralmente a mais lembrada e correlacionada com a cárie é a capacidade tampão. Trata-se de uma habilidade essencial para a correção das mudanças de pH ocorridas devido à formação de íons ácidos e básicos; acaba, por conseguinte, protegendo os dentes contra a perda excessiva de minerais, por exemplo.[1]

Além do sistema tampão de proteínas básicas, a saliva funciona como solução-tampão por meio de dois mecanismos básicos: o *sistema ácido carbônico/bicarbonato* e o *sistema ortofosfato inorgânico*. Todos esses mecanismos são dependentes da taxa de produção de saliva, já que os componentes que os promovem podem variar em concentração quando a saliva for estimulada ou estiver em repouso. Discutiremos um pouco sobre o funcionamento dos tampões bicarbonato e fosfato.

O sistema ácido carbônico/bicarbonato é o principal tampão salivar.[1] O seu mecanismo está representado no equilíbrio [1] a seguir:

$$CO_2 + H_2O \leftrightarrow H_2CO_3 \leftrightarrow HCO_3^- + H^+ \quad [1]$$

Quando a saliva se encontra em situação de repouso, a concentração de bicarbonato (HCO_3^-) é bem menor do que quando é estimulada.[18] Mesmo assim, o HCO_3^- capta prótons (íons positivos) presentes no meio (seja pela produção de ácidos ou pela protonização de moléculas de água) e forma ácido carbônico, que, por ser bastante instável, se dissocia em água e gás carbônico (CO_2). A pressão parcial de CO_2 presente na saliva é maior do que a atmosférica; sendo assim, situações em que a saliva se misture ao ar atmosférico (como durante a respiração e a deglutição de alimentos) podem causar a liberação desse gás para o meio bucal, direcionando o equilíbrio [1] para a esquerda. Consequentemente, o HCO_3^- capta mais prótons, aumentando o pH do meio. O sistema ácido carbônico/bicarbonato atinge a atividade máxima em um pH de 6,1 a 6,3.

Por outro lado, a saliva estimulada, diferentemente da em repouso, apresenta maior concentração de HCO_3^- e de CO_2, de forma que maior capacidade tampão seja esperada. Bardow et al.[18] demonstraram *in vitro* que quanto maior a taxa de salivação, maior será a concentração de HCO_3^-, mais alcalino será o pH do meio e maior será a capacidade tampão da saliva.

O sistema ortofosfato inorgânico apresenta menor capacidade tampão quando comparado ao sistema ácido carbônico/bicarbonato, atingindo sua atividade máxima quando o meio exibe um pH próximo da neutralidade (6,8 a 7,2). O mecanismo de atuação é semelhante ao do HCO_3^-, porém não desencadeia mudança de fase líquida para gasosa, já que não libera CO_2.[1]

Independentemente do tipo de fosfato e do nível do pH, o principal mecanismo tampão desse sistema está representado no equilíbrio [2] a seguir, em que o íon de hidrogênio fosfato (HPO_4^{2-}) capta prótons e libera o íon di-hidrogênio fosfato ($H_2PO_4^-$):[18]

$$H_2PO_4^- \leftrightarrow HPO_4^{2-} + H^+ \quad [2]$$

Além da capacidade tampão, a saliva também apresenta saturação de cálcio e fosfato sempre que o pH é maior que 5,5. Esses dois minerais são importantes para os momentos de desafio cariogênico enfrentados pela estrutura dentária. Quando o pH cai exageradamente (menor que 5,5 para o esmalte), ocorre a desmineralização; os minerais presentes na saliva e no biofilme, entretanto, favorecem a remineralização da superfície recém-desmineralizada.[19]

Em resumo, a saliva, assim como os microrganismos, exerce papel determinante no desenvolvimento e no controle da cárie dentária.

▶ Microrganismos

Como visto anteriormente, a cavidade bucal é colonizada por grande quantidade de espécies microbianas. Dessa forma, durante muito tempo acreditou-se que a doença cárie fosse resultante da atividade geral dessa flora (hipótese da placa inespecífica). Em contrapartida, outra hipótese sugeria que apenas algumas dessas espécies estariam relacionadas à etiologia da cárie dentária (hipótese da placa específica).

A hipótese da placa inespecífica sustenta que uma mistura heterogênea de microrganismos poderia desencadear a doença,[20] principalmente porque o metabolismo celular de diversos tipos de microrganismos produz ácidos, fortalecendo a crença de que todos eles poderiam atuar significativamente no desenvolvimento da cárie dentária.

Por outro lado, a hipótese da placa específica defende a ideia de que somente alguns microrganismos são realmente cariogênicos,[21] como, por exemplo, os estreptococos do grupo *mutans* (EGM) (*S. mutans* e *S. sobrinus*) e os lactobacilos, embora outras espécies também possam estar associadas ao surgimento de diferentes tipos de lesões de cárie.[4] Vários autores relataram que os EGM são altamente cariogênicos graças a algumas capacidades. São elas: a de produzir os PICs e os PECs e de colonizar a superfície dentária[22] (por meio dos PECs); a de serem acidogênicos (formadores de ácidos) e acidúricos (sobreviventes em meio ácido); a de fermentarem variados tipos de carboidratos, como, por exemplo, o manitol, o sorbitol e a sacarose.[4]

Embora cada uma dessas hipóteses apresente argumentos verdadeiros, sabe-se atualmente que a doença cárie tem origem polimicrobiana (o que favorece a hipótese inespecífica), porém com predominância de apenas algumas espécies (apontando para a específica). Concluímos, portanto, que ambas as hipóteses estão parcialmente corretas e que a participação de uma flora totalmente específica não é pré-requisito para a formação de cárie.[10]

A partir dessa confluência, uma alternativa foi sugerida: a hipótese da placa ecológica.[10] A ideia propôs que a cárie se origina inicialmente de uma alteração no equilíbrio da flora residente devido a mudanças nas condições ambientais locais. À medida que, graças à ingestão de açúcares, o pH do biofilme cai, vai surgindo um ambiente ácido, em cujo interior ocorre a seleção de microrganismos resistentes a esse meio (acidúricos). Por sua vez, esses microrganismos, que também são acidogênicos, produzem mais ácidos, mantendo o pH do meio baixo. Tal cenário aumenta a probabilidade de desenvolvimento de lesões de cárie.

A hipótese da placa ecológica e sua relação com a etiologia da cárie dentária estão ilustradas na Figura 1.4.

Paes Leme *et al*.[16] acrescentaram uma característica importante à interpretação da hipótese da placa ecológica: os autores consideram que, se o carboidrato fermentável disponível no meio for a sacarose, haverá, além da produção de ácido, a formação de porosidade no biofilme e a redução da concentração de cálcio e fosfato, aumentando a cariogenicidade do biofilme.

O entendimento de tal hipótese leva à percepção do quanto o ambiente bucal e suas condições são determinantes na etiopatogenia do processo carioso, para além da simples presença de microrganismos. Além disso, é possível perceber que o consumo de carboidratos é essencial para provocar a mudança de um meio em equilíbrio para um ambiente favorável à instalação da doença.

▶ Dieta

A presença de carboidratos fermentáveis (açúcares) aumenta intensamente a atividade cariogênica do biofilme, já que os microrganismos, ao metabolizarem esses carboidratos, produzem ácidos orgânicos, como o ácido láctico, responsáveis pela redução do pH do meio bucal. No entanto, em função da capacidade tampão da saliva, a queda do pH provocada pela fermentação do açúcar é normalmente revertida a um pH neutro. Os processos de desmineralização e remineralização (des-re) permanecem, assim, em equilíbrio.

Dependendo da frequência do consumo de carboidratos, a produção de ácidos poderá ocorrer intermitentemente, impactando a queda e manutenção do pH, que pode chegar a um patamar abaixo do *pH crítico* de desmineralização dentária (ver Quadro 1.2).[7] Dessa maneira, o processo des-re se desequilibra, com predomínio do fenômeno da desmineralização sobre a remineralização. Há, em razão desse desajuste, o surgimento de lesões de cárie,[4] bem como a ativação da doença.

Dentre os diferentes tipos de carboidratos fermentáveis, a sacarose é o mais prejudicial, porque transforma uma flora residente em uma mais cariogênica (hipótese da placa ecológica).[10] Além disso, por ser o principal substrato para a síntese dos PICs e PECs, polissacarídios diretamente relacionados com a sobrevivência e atividade do biofilme, é razoável inferir que esse açúcar desempenhe um papel específico no desenvolvimento do processo carioso. Outro prejuízo acarretado por esse carboidrato é o aumento considerável da porosidade do biofilme dental.[16]

Vários estudos têm relacionado a presença de sacarose no meio bucal com a redução da concentração de íons Ca^{+2}, fosfato e flúor (F^-) na matriz do biofilme dentário.[23–25] Como consequência, temos a menor disponibilidade de minerais

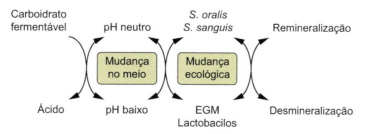

Figura 1.4 Esquema demonstrando a hipótese da placa ecológica. Em caso de baixo consumo de carboidratos fermentáveis, a flora do biofilme fica estável (com predomínio de *S. oralis* e *S. sanguis*), mantendo em equilíbrio os processos de desmineralização e remineralização. Contudo, um maior consumo de carboidratos fermentáveis favorece a produção de ácidos bacterianos, o que mantém o pH do meio baixo e, por consequência, altera a homeostase microbiana, visto que a proliferação de microrganismos acidúricos (estreptococos do grupo *mutans* [EGM] e lactobacilos) passa a predominar. Essa configuração leva ao prevalecimento da desmineralização dentária sobre a remineralização. (Adaptada de Marsh, 1994.)[10]

Quadro 1.2 pH crítico.

Conceito	Considerações	Importância
É o valor de pH limite no qual a superfície dentária apresenta um equilíbrio iônico de minerais em relação ao meio bucal. Simboliza a capacidade da saliva de proteger a estrutura mineral dos dentes, pois representa o valor de pH que, uma vez atingido, impede que a saliva continue a sofrer saturação por íons cálcio e fosfato.	O pH crítico varia conforme a constituição mineral da superfície dentária: o esmalte e a dentina possuem valores diferentes, que são, respectivamente, 5,5 e 6,5. Abaixo desses valores, o material inorgânico do substrato passa a ser dissolvido.	Quando o meio bucal se mantém na faixa superior ao pH crítico, os íons cálcio e o fosfato presentes na saliva excedem o produto de solubilidade da hidroxiapatita. Isso repercute na tendência físico-química do dente de captar esses minerais do ambiente bucal (remineralização). Por outro lado, quando o pH do meio se situa abaixo do pH crítico, essa tendência se inverte, favorecendo a desmineralização dentária.[7]

inorgânicos, que seriam necessários à remineralização da estrutura dentária durante os eventos de desmineralização, na interface dente/biofilme. A real explicação para esse fato permanece, contudo, desconhecida, embora algumas hipóteses tenham sido formuladas por Paes Leme *et al.*:[16] (1) a sacarose, por causar constantes quedas no pH do meio bucal e do biofilme, reduziria, indiretamente, o reservatório de minerais dos dentes, removendo-os da superfície dentária e favorecendo, assim, a difusão dos mesmos para a saliva; (2) a sacarose estimularia a captação, pelo esmalte, dos minerais presentes no fluido do biofilme; (3) a sacarose induziria a liberação de íons que possivelmente estariam ligados às células bacterianas; (4) a sacarose, por favorecer a produção de PECs, moléculas grandes que ocupam bastante volume no biofilme, reduziria a densidade de bactérias e, consequentemente, o número de microrganismos passíveis de realizar ligações com os minerais presentes no biofilme; e (5) a sacarose, via síntese de PECs, reduziria a concentração de proteínas específicas responsáveis pela ligação com os íons inorgânicos.

Percebe-se, então, que a sacarose, de uma maneira ou de outra, causa a redução da concentração de minerais inorgânicos no biofilme e, com isso, influencia diretamente a ativação da cárie, visto que interfere na reposição mineral dos dentes durante os momentos de desafio cariogênico e de regularização da homeostase.[26]

O efeito geral da dieta no desenvolvimento da doença cárie pode ser observado na Figura 1.5, na qual está representada a curva de Stephan. Essa curva demonstra a mudança no pH do biofilme dental em resposta a um desafio cariogênico.

Logo nos primeiros minutos após o consumo de algum carboidrato fermentável, se dá a produção dos ácidos bacterianos, o que causa a queda do pH do biofilme até o seu valor crítico ou além dele, e, a partir desse momento, a superfície dentária passa a perder minerais. Essa queda inicial do pH acontece rapidamente e o fenômeno de desmineralização dura cerca de 20 minutos. Entretanto, a partir de 10 minutos após a queda inicial do pH, é ativado o sistema tampão da saliva, que inicia a restauração do pH ao valor normal. Esse processo pode levar 20 minutos ou mais, dependendo das condições do tampão salivar.[27] A cada desafio cariogênico, ele se repete. Concluindo: sempre que houver produção de ácidos pelas bactérias do biofilme, o pH permanecerá abaixo do pH crítico por 15 a 20 minutos.

A dinâmica da queda do pH e do seu restabelecimento para valores normais é importante para esclarecer que o consumo de açúcares várias vezes ao dia provoca queda frequente do pH do biofilme, fazendo com que a desmineralização dentária prevaleça sobre a remineralização. O tipo de açúcar e a frequência com que é disponibilizado aos microrganismos influenciam, pois, diretamente o processo carioso.[28]

▸ Curiosidade

Um estudo realizado por Ribeiro *et al.*[26] avaliou a influência do amido no potencial cariogênico da sacarose. Para isso, comparou-se a acidogenicidade e a composição bioquímica e microbiológica do biofilme dental de alguns indivíduos em decorrência da aplicação de soluções contendo ou amido, ou sacarose, ou ainda a combinação de ambos. Os resultados demonstraram que apenas uma pequena quantidade de amido presente na dieta (grupo amido + sacarose) foi suficiente para aumentar a cariogenicidade da sacarose.

A implicação clínica desse estudo revela que a combinação do amido e da sacarose, na dieta humana, não é tão difícil de ocorrer. Na verdade, a alimentação básica de muitos indivíduos associa esses dois tipos de carboidratos, caracterizando-se por constituir um fator de risco para o desenvolvimento da cárie. O profissional, portanto, deve prestar atenção especial ao controle da combinação amido + sacarose na orientação da dieta dos pacientes com atividade de cárie.

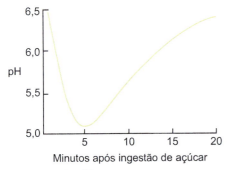

Figura 1.5 Curva de Stephan.[27]

> **Atenção**
>
> Mesmo durante períodos prolongados sem o consumo de açúcares, o biofilme disponibiliza reservas nutritivas aos microrganismos, por intermédio dos PICs, possibilitando a produção de ácidos.[1]

Flúor

O flúor é certamente um elemento químico importante em todo o processo des-re. Na forma de íon livre no meio bucal, é capaz de, após evento de desmineralização, induzir a precipitação de minerais na superfície dentária sob a forma de fluorapatita (FA) – um mineral menos solúvel quando comparado à hidroxiapatita (HA),[29] já que, em sua presença, o pH crítico do esmalte torna-se 4,5, e não mais 5,5, como acontece na ausência de FA. Assim, embora a dissolução da HA não seja completamente evitada, uma quantidade de cálcio e fosfato é simultaneamente reposta ao esmalte sob a forma de FA.[5]

É importante deixar claro que a ação do flúor na cavidade bucal não combate os agentes causadores da doença cárie, pois ele não é capaz de inibir o acúmulo de biofilme nem a produção de ácidos decorrente da exposição aos carboidratos fermentáveis. Na verdade, o flúor funciona apenas como um modulador da perda e do ganho mineral e, por isso, não impede o surgimento das lesões cariosas. Isso acontece porque, caso o fenômeno da desmineralização predomine no ciclo des-re por períodos prolongados de tempo, terá lugar uma perda líquida de tecido mineral, não importando a presença ou ausência de flúor sobre o dente. Logo, o grande efeito do flúor está em impedir a progressão da lesão de cárie, por dificultar a ocorrência da desmineralização e ativar a remineralização.[5]

Entretanto, para que efetivamente desempenhe tal função, o flúor deve estar constantemente presente na cavidade bucal, pois apenas dessa forma ele será capaz de reduzir a perda de minerais durante todos os processos de desmineralização que ocorrem diariamente, bem como ativará a remineralização salivar. A utilização do flúor é abrangente na odontologia, tendo funções terapêuticas e moduladoras da cárie, que serão comentadas posteriormente neste capítulo.

Agentes antimicrobianos

Considerando-se sua significante atuação no desenvolvimento da doença cárie, é possível supor que a eliminação dos microrganismos – e também a do biofilme, ou pelo menos o controle do acúmulo deste – seria uma maneira de interferir na etiopatogenia da cárie. Tendo em vista que a remoção do biofilme (geralmente realizada por meio da escovação dentária) esbarra na desmotivação do paciente, o emprego de agentes antimicrobianos pode funcionar como uma forma de driblar o problema para uma boa limpeza dos dentes.[30]

Existem diversas substâncias químicas que atuam como agentes antimicrobianos, como, por exemplo, a clorexidina, o cloreto de cetilpiridínio, o triclosan, alguns óleos essenciais, o iodo, certas substâncias naturais (como cacau, própolis, sanguinarina, extrato de malva, entre outras), o quitosano, os agentes oxigenantes, as enzimas e o xilitol. Cada uma delas apresenta características peculiares no controle dos microrganismos, devendo a sua indicação ser avaliada segundo alguns fatores, como toxicidade, permeabilidade aos tecidos e prejuízo ou não à flora residente, além da substantividade do agente, isto é, a sua capacidade de ficar retido no local de ação e agir por período prolongado.[31]

Dentre os mais diversos agentes antimicrobianos existentes, a clorexidina é considerada o padrão-ouro. Ela apresenta uma elevada substantividade, agindo diretamente na membrana celular das bactérias. Em altas concentrações, é bactericida; já em baixas, bacteriostática. Além disso, afeta particularmente os *S. mutans*, muito mais do que os outros microrganismos bucais.[32] Possui, no entanto, alguns efeitos adversos: (1) tem sabor amargo; (2) pode causar distúrbios transitórios de paladar; (3) causa pigmentação/manchamento de dentes, língua, dentaduras e restaurações; e (4) pode desencadear reações alérgicas.[11]

Outro importante agente antimicrobiano é o triclosan (2,4,4'-tricloro-2'-hidroxi-difenil-éter). Além de propriedades antibacterianas, ele também apresenta propriedades antivirais e antifúngicas. Ao atuar no meio bucal, inibe a enzima responsável pela síntese da membrana celular bacteriana. Uma vantagem do uso do triclosan é que, mesmo em pequenas concentrações, ele já é suficiente para inibir tal enzima. O seu uso constante e prolongado, entretanto, tem sido relacionado com a aquisição de resistência antibiótica por parte dos microrganismos, embora esse fato ainda não esteja completamente comprovado.[11] É uma substância bastante utilizada na formulação tanto de pastas dentais como de enxaguatórios bucais.

Apesar da comprovada ação de várias dessas substâncias antimicrobianas, faltam estudos clínicos atestando sua eficácia em relação ao controle da cárie. Além disso, a ausência de efeito complementar desses agentes ao uso dos fluoretos, à modificação da dieta e ao controle do biofilme não parece justificar o seu uso, já que alguns efeitos adversos podem ocorrer.[11]

Selantes oclusais

Os dentes posteriores, quando comparados aos anteriores, exibem uma morfologia mais complexa. Eles apresentam sulcos, fóssulas e fissuras oclusais, que funcionam como sítios favoráveis à retenção de microrganismos e restos alimentares e que dificultam o acesso para higienização e a ação do flúor.[33,34] Durante muitos anos, essa foi uma das principais razões para a elevada prevalência de cárie oclusal. Mesmo atualmente, os dentes posteriores continuam sendo um ambiente exposto ao risco da cárie dentária.[35]

Como forma de prevenir a facilitada deposição de biofilme sobre os dentes posteriores e, consequentemente, o acometimento da superfície oclusal dos mesmos pela cárie, foram desenvolvidos selantes oclusais, cujo papel é vedar (selar) esses acidentes anatômicos.[36] Esses materiais são constituídos basicamente por componentes resinosos, que, devido à sua natureza fluida, são capazes de preencher as fissuras e sulcos. Materiais à base de ionômero de vidro também vêm sendo empregados graças às suas propriedades de liberação de flúor e de união química com o esmalte dentário (ver Capítulo 6).[37]

Assim que surgiram, os selantes oclusais eram utilizados rotineiramente como forma de prevenir a ocorrência de lesões cariosas em superfícies hígidas. Foram, portanto, bastante empregados em situações nas quais a erupção dentária dos primeiros molares permanentes ainda não havia se completado – um fator de risco ao desenvolvimento de lesões de cárie devido à maior dificuldade em se manter as superfícies oclusais livres de biofilme. Dessa forma, a partir de uma finalidade bem-determinada (a de prevenir a cárie dentária na superfície oclusal), o uso de selantes oclusais lançou-se como uma opção para a clínica rotineira. Segundo uma revisão sistemática recente,[38] a prevenção da cárie obtém taxas de 60 a 87% de sucesso, contanto que exista uma satisfatória retenção do material selador.

Um estudo realizado por Baseggio et al.[39] comparou a taxa de retenção de um selante à base de cimento de ionômero de vidro modificado por resina (Vitremer™, 3M ESPE) com a de um selante resinoso (Fluoroshield®, Dentsply Caulk) após um período de 3 anos. Os autores constataram que o selante ionomérico deve ser utilizado apenas provisoriamente devido à baixa taxa de retenção do material no dente. Já o selante resinoso oferece um tratamento preventivo com maiores taxas de sucesso, mas apenas se o isolamento absoluto do campo operatório for realizado. A literatura, a despeito dessa constatação, não é unânime quanto ao assunto.[38]

É importante salientar que a superfície oclusal realmente possui uma anatomia que facilita a retenção de biofilme. Sabe-se, contudo, que o acúmulo de biofilme ocorre nas regiões de sulcos e fossas (macroestruturas), as quais são facilmente acessíveis à limpeza mecânica pela escovação dentária.[40,41] Também é sabido que não ocorre formação viável de biofilme dentro das microestruturas anatômicas dos dentes, representadas pelas fissuras oclusais, fóssulas e cicatrículas.[42] Essas evidências passaram a orientar a utilização do selante de acordo com a necessidade individual de cada paciente.

O uso desses materiais também possui a finalidade terapêutica de selar as cavidades de cárie, tanto nas superfícies oclusais como nas proximais,[35] à semelhança de um material restaurador. Uma vez aplicado o selante, consultas periódicas de manutenção são necessárias para avaliar a retenção do material na superfície dentária, tendo em vista que o grau de sucesso desse tratamento é dependente da integridade do material.

Por fim, recomenda-se que os selantes oclusais sejam utilizados quando não se consegue sucesso na inativação/controle da lesão de cárie em determinada superfície após instituído o tratamento da cárie, o qual, dependendo da necessidade individual, consiste em 4 a 6 semanas de aplicação tópica de flúor, controle de dieta e monitoramento de higiene bucal.[41]

Fatores comportamentais

▶ Hábitos alimentares e de higiene

Os hábitos alimentares e de higiene bucal de cada indivíduo estão diretamente relacionados com a doença cárie. Partindo-se do pressuposto de que, para desenvolver lesões cariosas, seja necessário acumular microrganismos (que se concentram no biofilme) sobre um dente e disponibilizar carboidratos fermentáveis para o seu consumo, qualquer método que altere um desses fatores poderá modificar os padrões da doença.

Um indivíduo que adote uma dieta cariogênica frequente favorece a manutenção do pH bucal em um nível abaixo do pH crítico, desencadeando a desmineralização contínua dos tecidos dentários. Ao longo de décadas vários foram os estudos que comprovaram a relação entre consumo de açúcar e desenvolvimento de cárie. No estudo de Vipeholm,[43] o mais clássico deles, 436 indivíduos com deficiência mental de uma instituição da Suécia foram expostos à sacarose de várias formas e em momentos diferentes de ingestão: o primeiro grupo (controle) foi submetido a uma dieta praticamente livre de açúcar; o segundo consumia açúcar durante as refeições; e o último grupo, entre as refeições. Demonstrou-se que o grupo-controle apresentou baixa incidência de cárie quando comparado aos demais grupos, que apresentaram maior número de superfícies cariadas. O surgimento de lesões cariosas foi significativamente mais intenso no grupo que consumiu açúcar entre as refeições, refletindo o prejuízo que esse hábito é capaz de causar à saúde do indivíduo.

Contudo, com o advento da utilização disseminada do flúor, o consumo de uma dieta mais cariogênica pode ser tolerado por mais tempo antes do surgimento de lesões.[28] Apesar disso, ainda existe uma forte relação entre frequência de ingestão de açúcar e desenvolvimento do processo carioso.[34]

A introdução de um hábito de alimentação mais saudável, isto é, com menor consumo de açúcares e maior consumo de alimentos nutritivos, pode ser um fator importante no controle do desenvolvimento da doença cárie. Uma dieta mais saudável também pode ser um fator positivo para a prevenção de doenças como obesidade e diabetes, entre outras.[44] Mais importante do que a dieta saudável em si é que o indivíduo adquira o hábito da boa alimentação desde a infância, em um processo de transmissão cultural e comportamental dos pais para os filhos.[45]

De igual forma, o hábito de higiene bucal é um fator importante para o controle da cárie como doença. Um estudo clássico relacionando higiene bucal e desenvolvimento de cárie demonstrou que a ausência desse hábito atrelada a um elevado consumo de açúcar durante 23 dias foi suficiente para que se produzissem lesões cariosas clinicamente detectáveis.[46] Os autores constataram, também, que essas mesmas lesões regrediram após a reintrodução da higiene bucal em associação com o uso de soluções fluoradas.

Assim, um indivíduo que não tem por hábito a higienização bucal, ou mesmo um indivíduo que a realize deficientemente ou que não apresente capacidade motora para executá-la, terá o acúmulo de biofilme sobre os dentes, criando o ambiente propício ao desenvolvimento da cárie. Aliás, quanto menos eficiente for essa higienização, mais maduro será o biofilme e, consequentemente, mais cariogênico. Percebe-se, então, quão importante é a limpeza correta dos dentes e da gengiva para a manutenção de um ambiente bucal saudável.[34]

A higiene bucal pode ser feita por meio da remoção mecânica ou do controle químico do biofilme dental. Quanto aos métodos mecânicos, estão disponíveis a escovação e o uso do fio dental; já dentre os métodos químicos, geralmente são empregadas soluções para bochecho, além de haver produtos contendo clorexidina (antimicrobiano) na forma de gel, verniz ou até goma de mascar. Entretanto, a associação entre os dois métodos tem se tornado cada vez mais popular, caracterizando, portanto, um controle químico-mecânico do biofilme dental.

A escovação mecânica é um dos métodos mais antigos para limpeza de dentes e gengiva. Basicamente, pode ser subdividida em dois tipos: manual e automatizada (elétrica).

Sabe-se que a escovação manual, cuja qualidade e efetividade são de responsabilidade do próprio indivíduo, tem contribuído para a menor prevalência da cárie ao longo dos anos, principalmente quando associada a um dentifrício fluorado.[47] Apesar de sua comprovada ação, esse método envolve tanto o conhecimento por parte do indivíduo dos movimentos de limpeza satisfatórios quanto a motivação em executá-los, sendo este último fator bastante decisivo.

A partir de 1960, começaram a surgir no mercado as escovas automatizadas, consideradas uma melhor opção de limpeza para dentes e gengiva.[48,49] Elas diminuem o esforço físico do usuário, promovendo maior comodidade e facilidade de uso. Rosema et al.,[49] em um estudo populacional com duração de 9 meses, avaliaram a capacidade de indivíduos manterem-se com reduzidos níveis de biofilme supragengival por intermédio dos seguintes métodos de higienização mecânica: escovação manual, com e sem o uso de fio dental, e escovação automatizada, sem o uso do fio dental. Apesar de os três meios terem mantido os níveis de acúmulo de biofilme baixos, os autores constataram que a escovação automatizada obteve níveis significativamente menores ao longo de todo o período de avaliação do estudo.

Não obstante, o custo mais elevado das escovas dentais automatizadas faz com que sejam uma opção apenas para uma pequena parcela da população, ou seja, a maioria dos indivíduos continua realizando rotineiramente a escovação por meio do método manual. O critério básico de escolha da escova, portanto, é o preço, e não a qualidade ou facilidade de uso.

Seja qual for o tipo de escovação adotada, a maioria das escovas dentais disponíveis no mercado ainda encontra dificuldade de acesso à região interproximal dos dentes. Então, para a correta higienização dos espaços interdentais, o fio dental mostra-se uma satisfatória opção. Uma recente revisão sistemática, feita a partir de vários estudos que avaliaram se o uso do fio dental promoveria algum benefício adicional à escovação, demonstrou que a higienização por meio do uso combinado de fio e escova dental foi mais eficiente em remover o biofilme quando comparada ao uso exclusivo da escovação. Ademais, essa revisão também apontou que a combinação desses dois métodos não previne cárie,[50] mas, ao reduzir os níveis de acúmulo de biofilme, indiretamente combate um dos fatores determinantes para o desenvolvimento do processo carioso, prevenindo, de certa maneira, a sua instalação.

Diferentemente dos métodos de controle mecânico do biofilme dental, o uso de soluções/enxaguatórios bucais é bastante popular em todo o mundo, seja para o controle da gengivite, seja para a prevenção da cárie dentária – combatendo a formação de biofilme – e da halitose. Uma das vantagens desse método em relação à escovação ou ao uso de fio dental é que independe da motivação e da capacidade motora do indivíduo para realizar a higienização. Além disso, as soluções conseguem facilmente atingir regiões dentárias nas quais os meios mecânicos de higiene não puderam atuar com qualidade.[51]

A clorexidina, considerada o antimicrobiano padrão-ouro no combate aos microrganismos, é muito utilizada como solução para bochecho. A sua elevada substantividade permite que atue por um período prolongado nos dentes e tecidos bucais mesmo em baixas concentrações (digluconato de clorexidina a 0,12%). Segundo estudo realizado por Paraskevas,[52] ela é capaz de reduzir em até 71% a formação de biofilme dental. No entanto, por apresentar vários efeitos adversos, não pode ser usada com frequência pelo indivíduo. Como alternativas ao uso da clorexidina, soluções e dentifrícios contendo óleos essenciais, como o triclosan, também são comumente utilizados, com evidente efeito antibiofilme.[53]

Finalmente, enxaguatórios bucais contendo flúor (fluoreto de sódio, NaF, a 0,05% = 225 ppm de F$^-$) possuem comprovada ação anticárie. No entanto, seu emprego deve ser criterioso, pois, segundo Cury e Tenuta,[29] caso o indivíduo já obtenha fluoreto de outras fontes, como a água (mineral ou de abastecimento público) e o dentifrício fluorado, o uso de enxaguatórios não acarretará qualquer efeito adicional quanto à quantidade de fluoreto disponibilizado à saliva e ao biofilme dental.

À guisa de conclusão, podemos afirmar que, para uma satisfatória higiene bucal, a associação dos diversos métodos disponíveis é interessante; não obrigatoriamente a utilização de todos, mas pelo menos a escovação e o uso de fio dental diários. É possível, então, remover o biofilme ou causar a sua desorganização, dificultando a instalação de um processo carioso ou, pelo menos, favorecendo o seu controle.

Conhecimento

À semelhança de qualquer outra doença, o conhecimento sobre a cárie (seus agentes causadores, métodos preventivos e tratamento) influencia a capacidade de um indivíduo de manter-se saudável ou doente. Consequentemente, a associação entre cárie, dieta e higiene se revela a principal informação que um indivíduo precisa ter para se prevenir contra a cárie.

Primeiramente, o conhecimento dos fatores causadores da doença por parte do indivíduo fará com que o mesmo controle a sua exposição a eles. A conscientização acerca dos métodos preventivos permitirá uma moderada proteção contra a instalação da doença, seja pela mudança de hábitos alimentares, seja por meio da higienização bucal adequada. Finalmente, estar instruído sobre o tratamento necessário impedirá a progressão da doença até estágios mais avançados.

O paciente torna-se, assim, tão responsável pela sua saúde quanto o próprio profissional, devendo prezar pelo autocuidado.[54] No entanto, uma atitude favorável decorrente do conhecimento sobre a doença depende diretamente do quanto cada indivíduo está disposto a se manter saudável.

▶ Motivação

Existe um consenso de que pacientes normalmente falham na realização de um controle de placa satisfatório, quer por falta de conhecimento ou, na maioria dos casos, de interesse pela saúde bucal,[53] quer por incapacidade motora.

A motivação de um indivíduo para cuidar da saúde bucal está diretamente relacionada com boas práticas e cuidados individuais de saúde. E não se trata apenas de limpeza de dentes e gengiva, mas de cuidados com a saúde em geral, pois o bom funcionamento do sistema orgânico de um indivíduo é reflexo de uma motivação prévia para que se atinja um estado global de saúde.

O profissional da saúde tem a responsabilidade moral de manter seu paciente sempre motivado, despertando a vontade pelo autocuidado em saúde. Na odontologia, é extremamente importante a coparticipação do paciente, para a realização da higiene bucal e do autocuidado ou, ainda, para a reeducação comportamental. Esta última se faz bastante necessária, muitas vezes, para o próprio controle do processo carioso. Contudo, por depender de uma transformação prévia de hábitos e valores individuais, esse é, na verdade, um dos maiores desafios do cirurgião-dentista no combate à cárie dentária: despertar o seu paciente para o autocuidado.

▶ Situação sociodemográfica e financeira

Para a configuração da doença cárie, também colaboram fatores de cunho social, que, sem dúvida, têm sido importantes para a redução da sua prevalência nos últimos anos. Sabemos, por exemplo, que o uso disseminado de creme dental contendo flúor e o acesso facilitado a bochechos fluorados, bem como a fluoração da água de abastecimento público, a realização de programas sociais de promoção de saúde bucal e maior disponibilidade de suplementos dietéticos de flúor, contribuíram para a modificação da cárie como doença prevalente.[9] Em 1964, o flúor começou a ser efetivamente incorporado à formulação dos dentifrícios, resultando em mudanças no padrão de desenvolvimento da cárie. Desde esse marco histórico para a cariologia, a incidência da doença vem sendo reduzida significativamente.[55]

Todos esses fatores estão diretamente relacionados com a estrutura social que envolve o indivíduo/população. Eles são capazes de transformar os contextos sociais nos quais o indivíduo está inserido (como escola, família, trabalho etc.). Por outro lado, a organização social de determinada região pode afetar os fatores psicológicos e comportamentais de cada indivíduo.

A localização geográfica, assim como a circunstância histórica de uma dada população, pode influenciar diretamente a resposta da doença. Assim, mesmo que os fatores biológicos sejam os mesmos para todos os indivíduos, padrões diferentes de desenvolvimento da doença podem ser observados no mundo todo. E a única explicação para esse fato reside na variabilidade social interna de cada país ou comunidade, originando uma inter-relação extremamente complexa de estrutura e contexto sociais com níveis individual e biológico da cárie (Figura 1.6).[56]

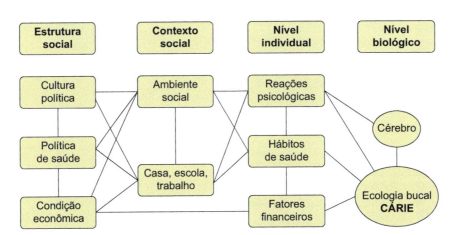

Figura 1.6 Esquema demonstrando a associação entre fatores sociodemográficos e os níveis individual e biológico da doença cárie. Note que o complexo inter-relacionamento da estrutura social de uma determinada população, do contexto social dos indivíduos nela inseridos com as características emocionais, comportamentais e físicas de cada pessoa conduz às reações orgânicas individuais e, consequentemente, ao desenvolvimento ou não da cárie dentária. (Adaptada de Holst *et al.*, 2001.)[56]

Cada uma dessas esferas engloba especificamente os diferentes fatores etiológicos da cárie, com diferentes graus de atuação e intensidade.

Segundo Holst et al.,[56] e como demonstrado na Figura 1.6, a estrutura social de uma população, caracterizada pelas suas políticas de saúde, cultura política e condições econômicas, pode influenciar o contexto social em diferentes áreas e os recursos materiais do indivíduo, repercutindo na ocorrência da cárie com diferentes taxas de progressão. Uma estrutura social que disponibilize satisfatório financiamento, sistema de pagamentos e adequada distribuição e organização de serviços de saúde favorece a utilização destes por parte da população, o que afeta diretamente os hábitos e cuidados de saúde geral e bucal.

Continuando a análise da Figura 1.6, a próxima esfera que explica o fenômeno da cárie em nível populacional é a questão individual, ligada às reações psicológicas, aos hábitos de saúde e aos fatores financeiros. As reações psicológicas têm impacto profundo no comportamento e na autoestima de cada indivíduo; por consequência, existe um reconhecimento crescente de que influenciam a saúde e a vida social.

Por fim, Holst et al.[56] sugerem que a cárie se desenvolve e progride como resultado de uma estrutura social desencadeadora de reações psicológicas e comportamentais, que por sua vez, aceleram os processos biológicos da doença.

▶ Educação

A educação tem papel definitivo no processo carioso. Ainda segundo o raciocínio anterior, o nível educacional geralmente está relacionado com a condição socioeconômica do indivíduo, de forma que maior escolaridade corresponde, geralmente, a melhores condições de vida.

Todavia, a relação entre condições socioeconômicas e qualidade de vida/cuidados com a saúde não é necessariamente absoluta, pois, no Brasil, é cada vez mais comum que parcelas mais pobres da população tenham acesso à educação e, principalmente, à saúde; são vários os programas sociais que fornecem informação e assistência médico-odontológica, além de controle e acompanhamento dos indivíduos mais carentes.

Um estudo transversal realizado na cidade de Pelotas (RS) avaliou, dentre vários fatores, se o grau de escolaridade da mãe influenciaria a experiência de cárie apresentada por seu filho.[57] Os autores observaram que 43,5% das crianças cujas mães haviam estudado por 8 anos ou menos tinham dentes cariados; já entre as crianças cujas mães haviam estudado por 8 anos ou mais, a porcentagem de ocorrência de cárie foi menor (32,6%). Um outro estudo avaliou se a saúde bucal das mães poderia predizer a qualidade de vida e de saúde bucal de seus filhos quando adultos. Como resultado, os autores descobriram que indivíduos cujas mães apresentam baixos índices de saúde bucal estão mais propensos a desenvolver doenças bucais.[58]

Níveis de escolaridade mais elevados e a correta educação sobre as boas práticas de saúde permitem que qualquer indivíduo preze pela própria saúde e procure formas de mantê-la.

Diagnóstico da cárie dentária

De maneira geral, diagnosticar uma doença significa separar os indivíduos doentes dos não doentes.[59] É a partir do correto diagnóstico que o profissional adquire base para decidir o melhor tratamento, aconselhar e informar seu paciente e, em âmbito populacional, fornecer dados importantes para os planejadores em estratégias de saúde.

O diagnóstico da doença cárie vai além da simples presença de lesões cariosas em um dente. Na verdade, os diferentes tipos de lesões podem ser considerados como um sinal patognomônico da doença, isto é, uma condição que comprova que o paciente a apresenta ou já a apresentou. É importante, no entanto, diferenciar um indivíduo com várias lesões cavitadas inativas, caso em que provavelmente a doença já estacionou, daquele que apresenta um elevado risco de desenvolvê-la por exibir sinais como acúmulo de biofilme sobre os dentes, alto consumo de alimentos cariogênicos, higiene bucal deficiente, entre outros.

Enquanto antigamente se acreditava que a presença ou ausência de lesões cavitadas determinaria se o indivíduo estaria saudável ou doente, o diagnóstico moderno da cárie é baseado na combinação de achados etiológicos (já discutidos previamente) e possíveis lesões de cárie em estágios iniciais (não cavitadas) e com características de atividade.[1]

Percebe-se, assim, a real importância do correto diagnóstico dos sinais clínicos, que deve ser feito o mais precocemente possível a fim de que se possa combater a cárie desde seus fatores etiológicos até a paralisação do avanço da doença e o posterior controle do paciente.

Investigação diagnóstica

O profissional de odontologia tem a responsabilidade ética e moral de promover a saúde dos seus pacientes. Dessa maneira, o diagnóstico correto da cárie envolve pelo menos dois aspectos: determinar se o paciente é cárie-ativo ou inativo, isto é, se ele apresenta ou não atividade de doença, e verificar se o paciente possui sequelas ou sintomas oriundos do processo carioso.

A atividade da doença está relacionada com a atuação dos seus fatores etiológicos. A melhor maneira, portanto, de checar a atividade da cárie é observando a atuação dos fatores etiológicos sobre o indivíduo. Para tanto, o cirurgião-dentista deve se valer de minuciosa anamnese, exame intrabucal e exames auxiliares de diagnóstico no momento da avaliação do paciente (Quadro 1.3).

Durante a anamnese, o profissional avalia a personalidade do seu paciente, detectando se ele é motivado a cuidar de sua saúde geral e bucal, bem como se ele possui hábitos saudáveis de alimentação e higiene bucal. Além disso, é nesse momento que fatores de risco ao desenvolvimento da cárie devem ser investigados, como, por exemplo, a frequência de ingestão de açúcar.

Quadro 1.3 Parâmetros para a determinação do diagnóstico da cárie: anamnese, exame intrabucal e exames auxiliares.

Anamnese	Exame intraoral	Exames auxiliares
Motivação	Fluxo salivar	Imagem radiográfica
Hábitos	Higiene dentária	*Lasers* (FOTI, QLF, LF, DELF)
Higiene bucal	Fatores retentivos de biofilme	Corrente elétrica
Fatores de risco à cárie	Perdas minerais	Testes microbiológicos

O procedimento investigatório pode ser realizado por meio de entrevista ao indivíduo (perguntas diretas) ou pela realização de um diário alimentar, caso o indivíduo apresente sinais claros de atividade da doença. Por esse último método, o paciente descreverá os seus hábitos alimentares durante um período de 3 a 7 dias consecutivos, relatando todo e qualquer alimento e bebida ingeridos, principalmente os açucarados. O profissional, a partir desses dados, analisa a frequência de ingestão de açúcar diária do seu paciente e calcula, por fim, o risco que ele apresenta ao desenvolvimento e/ou progressão da cárie.[1] Em caso de dúvidas, a entrevista direta também deverá ser realizada.

Em seguida à anamnese, o cirurgião-dentista procede ao exame intrabucal. Nesse momento, é importante avaliar o fluxo salivar do paciente, fator diretamente relacionado com a capacidade tampão da saliva; a higienização bucal, considerando-a como satisfatória ou não (consegue ou não remover completamente o biofilme); e a presença de fatores retentivos de biofilme, como cálculo dental, cavidades de cárie extensas e restaurações mal-acabadas e malpolidas. O profissional também precisa procurar por possíveis perdas minerais, tarefa de difícil execução porque, segundo Manji *et al.*,[60] uma lesão clinicamente detectável é o somatório de numerosos processos de desmineralização e remineralização, e, com o advento do uso de produtos fluorados, a progressão da cárie torna-se lenta, com predomínio de lesões subclínicas, ou seja, não observadas clinicamente.

A detecção de perdas minerais pode ser executada por meio do método de exame tátil-visual. Para isso, primeiramente realiza-se a deplacagem dos dentes (remoção do biofilme); dessa forma, o campo visual estará limpo.[61] Em seguida, sob boas condições de iluminação, seca-se a região a ser analisada e, finalmente, com uma sonda exploradora nº 5 de ponta romba, percorre-se a superfície do dente a fim de se detectar a presença de cavidades e/ou rugosidades e rupturas de esmalte (perdas minerais). Entretanto, para evitar uma cavitação acidental, a sondagem de lesões não cavitadas deve ser realizada sem muita pressão, uma vez que a zona da superfície é mais mineralizada que o corpo da lesão.[62]

Como comentado anteriormente, nem todas as lesões são facilmente detectáveis em um exame visual, por se iniciarem em estágios subclínicos. Sendo assim, o profissional pode lançar mão de alguns exames auxiliares para o diagnóstico da cárie. O principal exame complementar ao tátil-visual é o radiográfico, principalmente o que utiliza a técnica interproximal. Nos últimos anos, na tentativa de detectar-se o mais precocemente possível a perda mineral, outros métodos têm sido introduzidos: os que utilizam *lasers*, como, por exemplo, a fibra óptica para transiluminação (FOTI, do inglês *fiber-optic transillumination*), a fluorescência a *laser* (LF, do inglês *laser fluorescence*) e a fluorescência a *laser* por uso de corantes (DELF, do inglês *dye enhanced laser fluorescence*); os que utilizam eletricidade; ou, ainda, aqueles que realizam exames microbiológicos. Cada um dos exames complementares será comentado a seguir.

Exame radiográfico

O exame radiográfico de maior valor no diagnóstico da cárie dentária é a radiografia interproximal (Figura 1.7). Ela está indicada principalmente para avaliar a profundidade das lesões cariosas oclusais e proximais. A princípio, acreditava-se que, com a redução dos índices de prevalência e incidência da doença cárie, a necessidade de exames radiográficos também diminuiria. No entanto, sabe-se que a doença não desapareceu, continuando, pelo contrário, a atuar sobre a população, embora com uma progressão mais lenta. E foi o desenvolvimento mais vagaroso da cárie que intensificou o aparecimento de lesões de cárie proximais, cujo diagnóstico é bastante facilitado por intermédio de uma avaliação radiográfica.

As principais vantagens da técnica interproximal são: (1) permite avaliar a profundidade de lesões proximais e o seu relacionamento com o tecido pulpar; (2) não causa danos

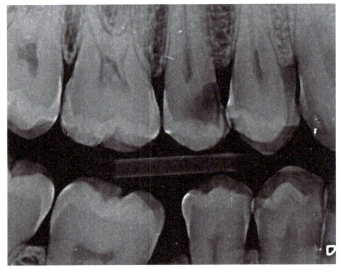

Figura 1.7 Radiografia interproximal do dente 15, revelando lesão de cárie na face mesial. (Imagem gentilmente cedida pela Dra. Melissa Feres Damian.)

teciduais, como pode acontecer com o uso da sonda exploradora; (3) complementa o diagnóstico clínico-visual; e (4) permite avaliar a progressão de uma lesão, visto que pode ser reexaminada posteriormente e comparada com radiografias mais recentes. Por outro lado, a radiografia interproximal apresenta algumas limitações, que são: (1) imprecisão para detectar lesões em estágios iniciais; (2) é uma imagem bidimensional, e, como tal, dificulta a distinção entre superfícies hígidas e superfícies com lesões iniciais ou cavitadas; (3) pode subestimar ou superestimar a profundidade da lesão; e (4) necessita da exposição do indivíduo à radiação ionizante.[63]

▶ Fibra óptica para transiluminação

A FOTI, também conhecida por transiluminação por fibra óptica, é um método que utiliza uma sonda cuja extremidade tem 0,5 mm de diâmetro e emite um pequeno feixe de luz, o qual será posicionado na superfície vestibular do dente com o objetivo de se visualizar qualquer imagem escurecida (sombra) em esmalte e/ou dentina. A luz do refletor deverá ser desligada e o profissional procurará, em visão oclusal dos dentes, por uma sombra nas faces proximais.[1] A descoberta de "sombras" reflete a presença de lesões cariosas (desmineralização).

Esse método possui, no entanto, sensibilidade e especificidade conflitantes. A *sensibilidade* do diagnóstico da cárie refere-se à sua capacidade de detectar lesões cariosas; por sua vez, a *especificidade* relaciona-se com a detecção de superfícies hígidas. Geralmente os estudos relatam que a FOTI apresenta uma sensibilidade baixa e uma especificidade elevada.[64,65]

Embora seu uso não seja generalizado, o método apresenta algumas vantagens: (1) locais que realizam a prestação de serviços odontológicos e que não possuem um aparelho de raios X podem utilizar a FOTI como alternativa auxiliar ao diagnóstico clínico-visual da cárie; e (2) é um método barato, não invasivo (como a sondagem) e rápido (proporciona diagnóstico auxiliar em tempo real).[63] Contudo, trata-se de um método bem menos sensível que a radiografia interproximal, além de não detectar lesões em esmalte (que são incipientes) e lesões de cárie secundária. E, por fim, não permite o acompanhamento da progressão das lesões.

Inicialmente, a FOTI era emitida sobre o dente, e o próprio profissional avaliava a presença de sombras, sinalizando a existência de lesão cariosa na face proximal. A interpretação por parte do profissional torna essa técnica, muitas vezes, dubitável, pois a visualização das sombras poderia variar de indivíduo para indivíduo, sendo de caráter subjetivo. A FOTI interpretada pelo profissional (olho humano) passou a ser considerada uma avaliação qualitativa da cárie, diferentemente da FOTI quantitativa (DiFOTI, do inglês *digital imaging fiber-optic transillumination*), que foi desenvolvida depois com o intuito de aperfeiçoar a sensibilidade de tal método diagnóstico e que se caracteriza pela interpretação das sombras por intermédio de um aparelho receptor acoplado a uma microcâmera de vídeo.[66] Dessa forma, com a FOTI quantitativa, o dente transiluminado passa a ser interpretado pelo computador por meio de fórmulas matemáticas, o que aumenta consideravelmente a sensibilidade e a especificidade do método. Um estudo recente demonstrou, todavia, que a DiFOTI deve ser empregada junto com um exame clínico e radiográfico para a efetiva detecção de lesões cariosas interproximais.[67]

Embora muitos estudos venham sendo desenvolvidos a fim de que se possa ampliar e aprimorar o conhecimento relativo à FOTI, ainda há necessidade de pesquisas mais aprofundadas sobre esse método diagnóstico.[63]

▶ Fluorescência à luz ou a laser

A fluorescência é um fenômeno pelo qual o comprimento de onda da luz emitida (original) transforma-se, sob reflexão, em um comprimento de onda maior. O esmalte e a dentina hígidos são dotados de uma fluorescência natural, denominada de autofluorescência; uma lesão cariosa, por sua vez, apresenta uma fluorescência diferente da natural. E é por intermédio da incidência de um *laser* sobre um dente cariado que diferenças entre a fluorescência natural e a da lesão serão visualizadas.

Dependendo da fonte de luz e dos meios utilizados, nos deparamos com diferentes métodos de avaliação da fluorescência. A fluorescência induzida por luz visível (QLF, do inglês *quantitative light-induced fluorescence*) envolve a emissão de luz na faixa azul do espectro visível, que será filtrada e, então, produzirá uma imagem em verde ou vermelho, a qual representa a fluorescência, seja do dente, seja da lesão cariosa. Em seguida, um *software* específico produz uma avaliação quantitativa do estado de desmineralização do dente. Tanto a captação da imagem quanto a análise por parte do *software* são bastante precisas, o que torna a QLF uma das principais tecnologias de detecção de cárie, com sensibilidade e especificidade próximas de 70% – índice considerado satisfatório quando comparado ao de outros métodos diagnósticos. Além disso, com a QLF é possível avaliar a progressão ou regressão das lesões de cárie ao longo do tempo, embora mais estudos que comparem essas duas variáveis ainda sejam necessários. Conclui-se, portanto, que a sua facilidade de detectar lesões incipientes (iniciais) a torna um método interessante no diagnóstico auxiliar da cárie.[68]

Além da utilização de luz visível, a fluorescência também pode ser induzida por *laser*. Um nome comercial bastante conhecido desse tipo de método diagnóstico é o DIAGNOdent (Kavo, Biberach, Alemanha). Esse aparelho emite uma luz vermelha, oriunda de um diodo com comprimento de onda de 655 nm (infravermelho), transportada via fibra óptica, que capta a fluorescência emitida pelos tecidos dentários. A partir disso, superfícies hígidas e cariadas podem ser diferenciadas umas das outras.[69]

A fluorescência a *laser* pode ser realizada com ou sem o uso de corantes. O uso de tais substâncias, que têm como característica a fluorescência, é importante na facilitação da leitura da superfície dentária, já que a lesão cariosa será pigmentada.[63] Um dos corantes mais utilizados para esse fim é o sódio fluorescente, também empregado como agente evidenciador de placa.[65]

Estudos *in vitro* têm comparado esses dois métodos de fluorescência a *laser*. O trabalho de Eggertsson *et al.*[70] demonstrou que a DELF, confrontada à LF, exibe maior sensibilidade e especificidade semelhante. Já no trabalho de Ferreira Zandoná *et al.*,[71] que investigou a diferença entre os dois métodos sob condições de presença ou ausência de placa sobre a superfície dentária avaliada, constatou-se que, quando o dente está limpo, a sensibilidade e a especificidade da DELF são superiores às da LF; entretanto, nos casos em que o dente apresenta placa, a especificidade da DELF torna-se inferior à da LF. Quanto ao DIAGNOdent, segundo Pinelli *et al.*,[72] a confiabilidade do diagnóstico de lesões cariosas aumenta se o dente avaliado estiver seco, já que foram verificadas diferenças na sensibilidade e especificidade desse método quando em presença ou não de umidade, sendo o ambiente seco mais favorável para a sua validação.

Independentemente das diferenças entre os estudos, a fluorescência, a *laser* ou à luz visível, tem demonstrado eficiência principalmente na detecção de lesões de cárie em superfícies livres e oclusais, podendo ser utilizadas para o diagnóstico complementar da cárie.

▶ Corrente elétrica

A aplicação de corrente elétrica sobre a superfície oclusal de um dente tem sido considerada uma técnica eficiente para detecção de lesões de cárie nessa região. Esse método utiliza uma sonda (eletrodo de medição) que é, então, posicionada na fissura oclusal, a qual recebe uma corrente elétrica capaz de medir a resistência elétrica do sítio em avaliação.

O mecanismo envolvido nesse método exige alguns pré-requisitos, como um campo seco, para evitar que a corrente elétrica percorra a saliva e atinja o tecido gengival adjacente, e a utilização de um gel condutor.[63] Apesar de se demonstrar um método atualmente interessante, o sistema diagnóstico baseado na corrente elétrica deve ser mais bem estudado para trazer reais benefícios ao diagnóstico da cárie.

▶ Testes microbiológicos

Os testes bacteriológicos surgiram na odontologia na década de 1950, com a contagem dos lactobacilos presentes na saliva.[73] Desse momento em diante, várias foram as tentativas de predição do risco de cárie em humanos que se valiam das bactérias bucais e/ou de seus subprodutos. Os meios de cultivo necessário para a quantificação dos lactobacilos e dos estreptococos do grupo *mutans* (EGM), que são os principais microrganismos associados à predição do risco de cárie,[74] são, respectivamente, o ágar Rogosa e o ágar *mitis salivarius*.[73]

Os testes microbiológicos são realizados por meio de uma coleta salivar que será posteriormente analisada para detectar-se a presença dos microrganismos. Um teste para EGM presente no mercado brasileiro desde 1993 é o *kit* CARITEST-SM® (Herpo Produtos Odontológicos, Rio de Janeiro, Brasil), cujo protocolo de utilização é simples e pode ser consultado em um estudo realizado por Pinelli *et al.*[73]

O aspecto mais importante a ser destacado acerca dos testes microbiológicos, bem como de qualquer método auxiliar de diagnóstico, é a sua capacidade de produzir informação segura, isto é, de apresentar reprodutibilidade.[73]

▶ Atenção

Todos esses métodos auxiliares não diagnosticam por si sós a cárie e nem a atividade das lesões cariosas. São, além disso, mais comumente utilizados em nível epidemiológico, e não tanto nos serviços de saúde privados. Fazem-se necessárias, portanto, mais pesquisas de base populacional ou estudos clínicos controlados para que a utilização desses exames diagnósticos se consolide.

Apesar da flagrante importância dos métodos auxiliares, é essencial que o profissional não passe a responsabilidade do diagnóstico para uma máquina ou equipamento; ele deve, sim, considerar as medidas obtidas, mas para que, atreladas ao raciocínio lógico, o auxiliem a chegar ao correto diagnóstico do seu paciente.

Manifestações clínicas

Quando o indivíduo apresenta atividade de cárie, diversas manifestações clínicas são esperadas, de acordo com o estágio de evolução da doença.

O início do desenvolvimento de cárie acontece em estágios subclínicos, evoluindo, em seguida, para lesões em esmalte e dentina, quando torna-se possível o seu diagnóstico visual e tátil. Tais lesões podem ser representadas por manchas brancas, as chamadas lesões não cavitadas (LNC), ou por cavitações nos dentes, que são conhecidas como lesões cavitadas (LC). Podem, ainda, estar ativas ou inativas, sendo fundamental que o cirurgião-dentista as diferencie, pois a conduta de tratamento varia conforme a atividade e o tipo da lesão.[63]

O processo carioso é responsável pela remoção de minerais da superfície do dente, modificando sua estrutura tecidual. Quando no esmalte, a perda desses minerais cria, na estrutura dentária superficial, poros intercristalinos, causando a redução da translucidez do dente e consequente aumento de opacidade. O nível mais alto de opacidade, por sua vez, permite a visualização da lesão de cárie, que geralmente se apresenta sob a forma de uma lesão de mancha branca, ou LNC.

O esmalte não é uma estrutura transparente (como o vidro, por exemplo), mas, sim, translúcente, isto é, que permite a passagem da luz com a modificação de direção dos seus raios luminosos. A formação dos poros intercristalinos cria espaços no interior do esmalte, que são substituídos por água. Se o dente sob desmineralização estiver em condições de umidade, a água permanece retida nos poros do esmalte. Assim, a luz que passa pelo esmalte atravessa tanto as estruturas minerais quanto a água presente nos poros. Como resultado óptico, considerando-se que os índices de refração da luz na água e no esmalte hígido sejam próximos (1,33 e 1,62, respectivamente), tem-se a visualização normal do dente, ou seja, é difícil detectar uma lesão cariosa não cavitada. No entanto, se o dente sob desmineralização for enxuto com um jato de ar, a água presente nos poros será substituída por ar, o qual apresenta um índice de refração de 1,0, isto é, bem menor que o do esmalte hígido, tornando possível a visualização do esmalte branco e, consequentemente, do processo de desmineralização desse substrato.[75] Portanto, a melhor visualização do esmalte branco ou opaco se dará quando o dente estiver limpo e seco.[76]

Segundo Conceição,[63] as lesões de mancha branca localizam-se na superfície de esmalte do dente e podem estar ativas (LNCA) ou inativas (LNCI). Elas se apresentam clinicamente em locais de difícil remoção do biofilme, como as superfícies vestibular, proximal e cervical dos dentes. A diferença observável entre uma lesão de mancha branca (ou não cavitada) ativa e uma inativa é que aquela com atividade de cárie geralmente tem a aparência opaca e rugosa, enquanto uma sem atividade de cárie pode apresentar-se pigmentada ou com coloração clara, estando a superfície do esmalte lisa e brilhante. De maneira semelhante, as lesões cavitadas, que são uma consequência da progressão da lesão de mancha branca, também poderão estar ativas (LCA) ou inativas (LCI). Na cavidade ativa, o tecido desmineralizado é mais claro e amolecido, além de exibir uma mancha branca ativa nos seus bordos (Figura 1.8 A); por sua vez, a cavidade inativa apresenta uma coloração mais escurecida, com tecido endurecido à sondagem e sem a presença do halo de mancha branca ativa nos bordos (Figura 1.8 B).

Outro ponto fundamental na determinação das lesões de cárie se refere à superfície dentária envolvida, pois a progressão e o formato da lesão dependem diretamente da face dentária (oclusal ou proximal) e do estrato afetado por ela, se esmalte e/ou dentina. Na superfície oclusal, tanto em esmalte como em dentina, a cárie tem um formato de pirâmide, com a base voltada para o limite amelodentinário (LAD) (Figura 1.9 A).[76] Já nas faces proximais, quando em esmalte, a cárie assume o formato de pirâmide, com o ápice voltado para o LAD; quando em dentina, apesar de se manter o formato piramidal, é a base que estará voltada para o LAD (Figura 1.9 B).

Tratamento da cárie dentária

Assim como o diagnóstico da cárie envolve a detecção tanto da atividade da doença quanto das suas sequelas, o tratamento também estará destinado, primeiramente, ao controle da doença, para, em seguida, focalizar o tratamento das possíveis lesões cariosas existentes. Dessa forma, após diagnosticar o paciente como cárie-ativo ou inativo, o profissional poderá optar por diferentes modalidades de tratamento, dependendo do tipo de lesão presente (Figura 1.10).

Controle da doença

Em caso de o paciente apresentar atividade da doença cárie, o cirurgião-dentista deverá, por meio dos dados obtidos com a anamnese e os exames intrabucal e auxiliares de diagnóstico, planejar um tratamento o mais completo possível.

A etapa inicial envolve agir diretamente sobre os fatores causadores da doença, sendo os principais o acúmulo de biofilme e a ingestão desregrada de açúcares. Para atingi-los, logicamente os hábitos alimentares e de higiene bucal do indivíduo devem ser modificados. Se o paciente não tem conseguido remover com eficiência o biofilme acumulado nem reduzir a ingestão frequente de açúcares, o profissional deverá estimular a sua mudança de comportamento.[34] O controle da cárie envolve, portanto, um tratamento não imediato, sendo necessário tempo para a promoção de hábitos saudáveis e mudança de comportamento.

Além dos fatores diretamente relacionados com a etiologia da cárie, que dependem da motivação do próprio indivíduo, o cirurgião-dentista deverá avaliar seus pacientes quanto a alguns dos fatores determinantes da doença, como a qualidade e a quantidade da saliva e utilização diária de flúor. Por

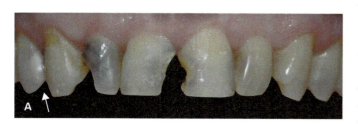
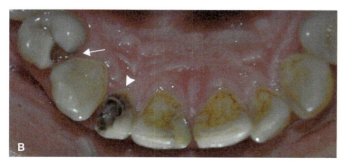

Figura 1.8 Lesões de cárie cavitadas ativa no dente 14 (*setas* em **A** e **B**) e inativa no dente 12 (*cabeça de seta* em **B**).

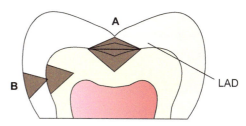

Figura 1.9 Progressão da lesão de cárie na superfície oclusal (**A**) e proximal (**B**). LAD = limite amelodentinário.

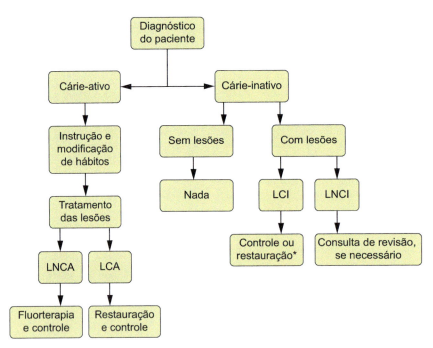

Figura 1.10 Esquema demonstrando as possibilidades de tratamento frente ao diagnóstico do paciente em cárie-ativo ou cárie-inativo. LCA = lesão cavitada ativa; LCI = lesão cavitada inativa; LNCA = lesão não cavitada ativa; LNCI = lesão não cavitada inativa. *A restauração de uma LCI dependerá de alguns fatores, como, por exemplo, o tamanho da cavidade e se a mesma é fator retentivo de biofilme.

exemplo, um paciente com qualquer distúrbio envolvendo as glândulas salivares (devido ao uso de medicamentos, radioterapia de cabeça e pescoço ou doenças como a síndrome de Sjögren) poderá apresentar um quadro de hipossialia[9] (redução do fluxo salivar), que deverá ser revertido a fim de se assegurar a quantidade salivar mínima satisfatória à saúde do indivíduo. É igualmente importante determinar se o paciente possui acesso diário ao flúor e, em caso afirmativo, quais são os produtos fluorados utilizados, como pastas dentais, soluções para bochechos, água etc.

Por outro lado, se o paciente for diagnosticado como cárie-inativo, não se faz necessário orientá-lo quanto à modificação dos hábitos e à manutenção de higiene, pois a inatividade da cárie indica que ele já domina esses conhecimentos. Mesmo assim, a presença de lesões cariosas, em decorrência de atividade de doença prévia, pode motivar diferentes possibilidades de tratamento caso a lesão seja cavitada. Se não forem encontradas lesões, não há necessidade de estabelecer-se qualquer tratamento (Figura 1.10).

Após o controle da doença, a próxima etapa seria detectar e tratar lesões de cárie ativas, sejam LNCA ou LCA.

Tratamento das lesões de cárie

▶ Lesões não cavitadas

Relembrando: as lesões não cavitadas são geralmente caracterizadas por manchas brancas que surgem no esmalte dentário e que representam ou uma fase inicial do processo carioso (mancha branca ativa), ou a sequela resultante do controle da doença (mancha branca inativa). A diferença entre os tratamentos aplicados aos dois tipos de lesão está no fato de que deve-se tratar as lesões ativas em conjunto com a cárie (como visto anteriormente), enquanto, no caso das inativas, apenas se faz necessário evitar que a doença volte a se manifestar.

A doença cárie é um processo dinâmico, no qual se alternam intermitentemente ciclos de atividade e inatividade. Quando o indivíduo apresenta atividade da doença somada à presença de manchas brancas ativas, a terapia à base de flúor deve ser instituída (lembrando que o flúor tem capacidade de paralisar a progressão das lesões cariosas, mas não impede o aparecimento de novas, ou seja, não trata a doença).

O flúor apresenta propriedades preventivas e terapêuticas. Acreditava-se que sua ação preventiva estivesse relacionada à incorporação à estrutura mineral dentária e consequente menor solubilidade da fluorapatita quando comparada à hidroxiapatita. No entanto, hoje se sabe que o flúor só é benéfico na forma iônica (solúvel), e não quando incorporado ao dente.

São várias as estratégias pelas quais se pode disponibilizar flúor a um indivíduo. Elas se agrupam em métodos coletivos, individuais e profissionais (Quadro 1.4), sendo possível haver combinações entre métodos.[5]

Considerando a aplicação profissional de flúor, o gel de flúor-fosfato acidulado (FFA), com 1,23% de fluoreto de sódio em ácido ortofosfórico a 0,1%, tornou-se a principal opção prática para a prevenção da cárie ou tratamento de lesões ativas. Confrontado a outros produtos existentes, como o fluoreto de sódio a 2% ou a solução de fluoreto estanoso a 8%, o FFA apresenta como vantagens a não irritabilidade gengival, a não

Quadro 1.4 Estratégias de disponibilização de flúor à cavidade bucal.

Métodos coletivos	Métodos individuais	Métodos profissionais
Água fluorada: é sem dúvida o método mais eficaz de "entrega" de flúor em nível populacional. O flúor presente na água ingerida retorna à cavidade bucal via secreção salivar; para ser eficiente, necessita ser constantemente ingerido[5]	*Dentifrício com flúor*: é o método mais importante entre os aplicados pelo próprio indivíduo, pois combina o uso do flúor com a remoção mecânica do biofilme. Existem cremes dentais com diferentes concentrações de flúor: 250, 500, 1.000 a 1.500, 5.000 ppm de F$^-$); contudo, quanto menor a concentração (< 500 ppm de F$^-$), menor será o efeito anticárie[5]	*Flúor em gel*: sua concentração pode variar de 9.000 a 12.300 ppm de F$^-$. Quando aplicado sobre o dente, causa a precipitação de minerais fluorados (fluorapatita ou fluoreto de cálcio). A fluorapatita é incorporada ao dente; já o fluoreto de cálcio funciona como um reservatório de flúor, sendo dissolvido aos poucos na saliva e no fluido do biofilme, inibindo a desmineralização e, ao mesmo tempo, ativando a remineralização[5]
Alimentos cozidos com água fluorada: são relevantes para o aumento da concentração de flúor na secreção salivar[5]	*Soluções para bochecho com flúor*: é um método complementar ao uso da escovação com dentifrício fluorado, pois as soluções podem atingir regiões que, graças à dificuldade de acesso, não foram completamente limpas. Também são indicadas para pacientes que não conseguem realizar uma higiene bucal eficaz. Diante do risco de ingestão e consequente intoxicação por flúor, seu uso não é recomendado para crianças menores de 6 anos[77]	*Verniz fluorado*: apresenta concentrações de 22.500 ppm de F$^-$. Atua da mesma maneira que o flúor em gel
Sal fluorado: a ideia do sal fluorado é apoiada pela Organização Mundial da Saúde (OMS), que prevê a queda nos índices de cárie em até 75% nos adultos e 90% nas crianças.[9] Entretanto, como o sal é consumido de diversas maneiras e em diferentes quantidades, cuidados especiais são necessários para se determinar o teor de flúor[77]		*Materiais restauradores que liberam flúor*: são opções interessantes para a prevenção de cárie secundária[5]

descoloração do esmalte dentário, a praticidade de uso e a maior estabilidade.[77] O FFA a 1,23% produz, todavia, o inconveniente de alterar a textura superficial de materiais restauradores estéticos, como as resinas compostas e as cerâmicas. Caso o paciente tenha passado por restaurações realizadas com esses materiais, o fluoreto de sódio a 2%, por ser caracteristicamente neutro, torna-se uma boa opção, pois não prejudica a estrutura dos mesmos. Além disso, o fluoreto de sódio neutro não apresenta gosto ácido, diferentemente do FFA, sendo clinicamente mais bem-aceito por crianças e adultos. Finalmente, se for necessário, é possível aplicá-lo com maior frequência do que o FFA.

No tocante ao flúor em gel, seja acidulado ou neutro, ele pode ser aplicado de diferentes maneiras: com pincel *Microbrush* ou bolinha de algodão, se a lesão de cárie for bem localizada; ou com escova dental ou moldeiras descartáveis, em casos preventivos ou de presença de lesões generalizadas. Cabe ressaltar que pacientes cárie-ativos terão maior benefício se o flúor em gel for aplicado em toda a boca com moldeiras ou escova dental, pois, dessa forma, maior quantidade de fluoreto de cálcio (reservatório de flúor) será formada, potencializando o efeito benéfico do produto. À exceção do uso de moldeiras, os demais métodos de aplicação devem ser realizados com fricção a fim de facilitar o contato do gel com todos os dentes e com as regiões interproximais. Porém, seja qual for o método escolhido, o tempo de aplicação do produto deve ser de, no mínimo, 1 minuto, não excedendo 4 minutos, marco a partir do qual não há qualquer efeito adicional esperado.

O protocolo de aplicação do flúor em gel funciona segundo estas orientações: primeiramente, o paciente deve estar sentado; o profissional precisa obter um campo de trabalho seco, sendo suficiente um isolamento relativo e o uso de sugador (ver Capítulo 5); em seguida, o gel é aplicado sobre a(s) superfície(s) dentária(s) almejada(s); após transcorrido o tempo recomendado pelo fabricante, o gel deverá ser removido com uma gaze; finalmente, solicita-se ao paciente cuspir a saliva em intervalos de 30 segundos a 1 minuto, para remover qualquer resquício do produto.

Para o tratamento de LNCA, a aplicação do flúor em gel normalmente envolve mais de uma sessão clínica, sendo realizada semanalmente por um período de 1 mês. É importante respeitar essa periodicidade para que o flúor possa inibir o processo de desmineralização e ativar a remineralização, tornando a lesão em esmalte inativa e, consequentemente, evitando o processo de cavitação.

Por fim, as LNCI prescindem de tratamento à base de flúor; basta apenas que haja o monitoramento dessas lesões pelo profissional e pelo indivíduo (ver Figura 1.10).

> ▶ **Dica clínica**
>
> Em casos de ingestão acidental do produto fluorado, o indivíduo deverá induzir o vômito imediatamente e, em seguida, ingerir leite. Além disso, como efeitos adversos, poderão ocorrer náuseas e vômito.

▶ Lesões cavitadas

Quando o processo carioso progride sem intervenção profissional, perdas minerais contínuas podem resultar na cavitação do dente. Assim, se não for controlada, uma lesão de mancha branca ativa tem o potencial de transformar-se em uma lesão cavitada.

Lesões cariosas cavitadas advêm de consideráveis perdas minerais e, assim como as não cavitadas, podem ser paralisadas quando houver possibilidade de desorganização do biofilme presente. Em muitos casos, porém, é necessário um tratamento restaurador para devolver a harmonia funcional e estética à arcada dentária, bem como para facilitar a higienização bucal do paciente. A decisão restauradora exige, por seu turno, a remoção da dentina cariada, um aspecto de significativa importância.

Existe, na dentina cariada, uma camada superficial que é considerada *infectada* por cárie, na qual a rede de fibras colágenas está completamente degradada, amolecida, sem capacidade de remineralização e densamente colonizada por microrganismos; a orientação é removê-la completamente durante o preparo cavitário. Já a camada subjacente de dentina, considerada *contaminada*, apresenta-se parcialmente desmineralizada e, assim, relativamente livre de microrganismos e passível de remineralização, podendo ser preservada durante o procedimento cirúrgico-restaurador.[78] No entanto, várias são as alternativas e possibilidades de tratamento nessas situações. Para melhor esclarecimento, discutiremos a seguir a quantidade de tecido dentinário que deve ser removida.

■ Remoção de dentina cariada

Além de muito antiga, a discussão em torno da remoção de dentina cariada, principalmente no que se refere a quanto é necessário remover para que a saúde do dente se restabeleça, foi, por muito tempo, contraditória. Em 1859, Tomes escreveu: "É melhor que uma camada de dentina escurecida seja mantida para a proteção da polpa do que correr-se o risco de sacrificar o dente."[79] Por outro lado, Black, em 1908, afirmava que "sempre será dubitável se a polpa será ou não exposta quando a dentina cariada for removida totalmente".[80] Sendo assim, diante da divergência de opiniões sobre o tema, a opção entre uma remoção parcial ou total deve, impreterivelmente, advir de uma busca criteriosa e exaustiva na literatura científica.

O entendimento convencional era de que os microrganismos deveriam ser totalmente removidos durante o preparo cavitário,[81,82] com vistas a evitar a progressão da lesão e a consequente agressão pulpar. Para tanto, a escavação da dentina cariada era realizada com curetas e pautada principalmente nos critérios de dureza e coloração. Contudo, tais critérios clínicos não asseguram a remoção de toda a dentina infectada: a coloração não é um parâmetro confiável, já que a dentina pode estar descorada mesmo em casos de cárie inativa, devendo ser preservada; além disso, não existe uma perfeita relação entre dureza do tecido dentinário e presença de microrganismos.

O reconhecimento da subjetividade dos critérios clínicos de dureza e coloração motivou a introdução dos corantes evidenciadores de dentina cariada, principalmente a partir dos anos 1970.[78] Todavia, eles também evidenciavam o tecido saudável com menor conteúdo mineral, que pode ser normal em determinadas regiões do dente; por isso, atualmente quase não são mais utilizados. Então, a diferenciação clínica entre a camada infectada, que deve ser removida, e a camada contaminada, que pode ser conservada, é problemática.

A dureza da dentina depende da pressão que cada operador exerce sobre ela, e um alto grau de dureza não é garantia de que não haja presença de microrganismos. Em caso de dúvida quanto à quantidade de tecido a ser removido, sabe-se que a manutenção de algum resquício de tecido amolecido no fundo da cavidade pode, após selamento e isolamento do meio bucal, inativar a lesão, devolvendo os padrões iniciais de dureza.[83–86]

As principais evidências de uma revisão sistemática sobre remoção parcial de dentina cariada[87] em lesões profundas de cárie são:

- Em lesões profundas, prefere-se a remoção parcial em vez da remoção completa da cárie, com o objetivo de se reduzir o risco de exposição pulpar (Figura 1.11)
- Estudos não relatam nenhuma consequência adversa após o selamento definitivo do tecido cariado.

Atualmente, a remoção da dentina cariada pode ser executada de diversas maneiras, todas consideradas técnicas mais conservadoras. Elas se baseiam na manutenção de grande parte da dentina infectada, diferenciando-se entre si por alguns detalhes, abordados por Kidd[88] em uma revisão sobre o assunto e descritos no Quadro 1.5.

Maltz *et al.*[89] avaliaram, em um estudo prospectivo e a longo prazo, a remoção incompleta da dentina cariada em 32 dentes permanentes. O protocolo seguido foi: remoção completa da cárie nas paredes circundantes e incompleta na parede pulpar, seguida de capeamento pulpar indireto com cimento de hidróxido de cálcio e cimento modificado de óxido de zinco e eugenol; após 6 a 7 meses, o material provisório foi retirado e, então, sem a remoção de qualquer tecido, inseriu-se cimento

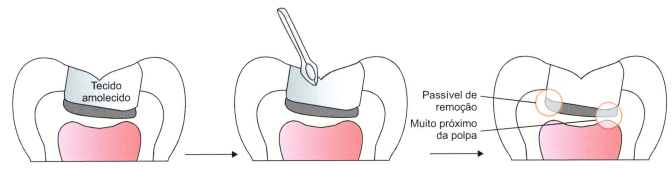

Figura 1.11 Aspectos envolvidos na remoção de dentina cariada em lesões profundas.

Quadro 1.5 Tratamentos ultraconservadores baseados na remoção incompleta de tecido cariado.

Tratamento*	Protocolo clínico	Resultados comuns aos vários estudos
Selamento com selantes de fissuras	Preenchimento da lesão cariosa contendo tecido infectado com um material selador de fissuras	As lesões que foram seladas desapareceram clínica e radiograficamente Os microrganismos foram eliminados ou diminuíram com o tempo Ausência de pulpites nos dentes selados As lesões cariosas aumentaram quando o selante foi perdido ou nos casos-controle (dentes que não foram selados)
Tratamento expectante	1ª consulta clínica (fase aguda de progressão da cárie): o tecido cariado amolecido é removido, e, então, o dente é restaurado com um material provisório 2ª consulta clínica: a restauração provisória é removida após um período de algumas semanas; há a escavação do remanescente cariado; e, por fim, o dente é restaurado com um material definitivo	O sucesso clínico é alto, com possível exposição pulpar durante a segunda escavação dentinária e poucos sintomas entre as duas consultas Na 2ª consulta, a dentina está mais seca, endurecida e escurecida Os microrganismos são alterados de uma flora cariogênica para uma menos cariogênica; mesmo assim, alguns microrganismos podem permanecer
Remoção seletiva de dentina cariada	O material restaurador é inserido sobre tecido cariado amolecido, sem que haja a sua posterior remoção para escavação completa da lesão cariosa	A progressão da lesão é paralisada, alcançando sucesso maior do que os grupos-controle (situação em que se escava totalmente a cavidade, para então inserir o material restaurador)

*Todos os três métodos são realizados sobre uma porção remanescente de tecido cariado.

de hidróxido de cálcio e confeccionou-se uma restauração de resina composta. Avaliações clínicas e radiográficas realizadas após 1 ano e meio, e após 3, 5 e 10 anos, permitiram aos autores constatar que a taxa de sucesso, caracterizada pela vitalidade pulpar, foi de 97%, 90%, 82% e 63%, respectivamente. A partir dos dados, podemos concluir que a remoção incompleta do tecido cariado apresenta taxas elevadas de sucesso mesmo após um longo período de tempo.

Sendo assim, um bom parâmetro para a remoção de dentina cariada, independentemente do tratamento restaurador utilizado, permanece sendo a dureza do tecido (remoção apenas daquele tecido mais amolecido e encontrado nas paredes circundantes da cavidade), devendo, no entanto, estar associada à capacidade crítica do profissional.

Depois de feita a remoção do tecido cariado, deve ocorrer a restauração do dente. Dependendo do tipo de lesão cavitada presente (ativa ou inativa), diferentes abordagens poderão ser executadas (Figura 1.10). Uma lesão cavitada ativa necessita de selamento para vedar o contato dos microrganismos bucais com o interior da cavidade, permitindo, assim, a recuperação e a remineralização do dente. Para essa finalidade, há atualmente no mercado diversos materiais restauradores; os critérios para sua escolha serão comentados nos capítulos referentes à restauração de dentes posteriores e anteriores (Capítulos 9 e 10, respectivamente).

As lesões cavitadas inativas, por sua vez, não necessariamente precisam ser seladas com um material restaurador. Na verdade, dependendo do tamanho da cavidade, elas podem ou não sofrer restauração. Uma cavidade grande provavelmente será um fator retentivo de biofilme, dificultando a higienização dos dentes e devendo, portanto, ser preenchida por um material restaurador, que devolverá forma, função e estética ao dente. Cavidades pequenas, entretanto, geralmente não representam risco de acúmulo de biofilme; fica, então, a cargo do profissional a decisão de restaurá-las ou não. Dessa forma, se o cirurgião-dentista confiar que o paciente será capaz de remover o biofilme acumulado em uma cavidade pequena, esta não necessitará de restauração. É importante salientar, ainda, a importância do correto controle do paciente, para que se possa evitar a reativação da doença e consequente formação de novas lesões.

Cárie secundária e substituição de restaurações

Mesmo depois de uma restauração com algum material restaurador propício, um dente não está isento de ser novamente lesionado pela cárie. O efeito protetor da restauração é ilusório, pois uma nova lesão de cárie pode surgir se houver o acúmulo de biofilme ao redor do dente, a chamada cárie secundária ou recorrente.[90]

A lesão de cárie secundária é idêntica etiológica e histologicamente à de cárie primária[91] (aquela que acomete um dente hígido pela primeira vez), visto ser uma reação específica ao acúmulo de biofilme. Ela normalmente se desenvolve na margem gengival/cervical de restaurações classe II e classe V (Figura 1.12), e não tanto na superfície oclusal, como foi erroneamente descrito por muito tempo.

O diagnóstico exato da cárie secundária é um problema antigo e que continua ainda hoje a ser enfrentado, principalmente porque, ao longo do tempo, muito se confundiu esse tipo de cárie com a cárie residual, isto é, aquela que foi mantida intencionalmente ou por acidente na cavidade dentária.[90]

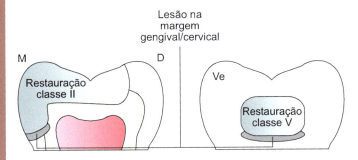

Figura 1.12 Localização da lesão de cárie secundária: na margem gengival de restaurações classe II e classe V. D = distal; M = mesial; Ve = vestibular.

Embora sejam muito semelhantes clínica e radiograficamente, cabe ao profissional diferenciá-las.[92]

As lesões de cárie residual, quando seladas do ambiente bucal, são inativadas devido à interrupção do processo de desmineralização,[93] de forma que a restauração inserida sobre aquele tecido desempenhe suas funções com excelência. No entanto, se por meio de um exame clínico-radiográfico, a cárie residual for confundida com uma lesão de cárie secundária, o profissional removerá e substituirá a restauração; uma substituição desnecessária, visto que a lesão de cárie residual provavelmente estaria inativada e adequadamente selada. Cria-se, diante desse impasse, um problema dramático: as trocas desnecessárias de restaurações, motivadas por um diagnóstico duvidoso entre presença de lesão de cárie residual e nova lesão de cárie (secundária).

O estudo de Oleinisky *et al.* avaliou a subjetividade do profissional durante o momento de decidir por substituir ou manter uma restauração.[94] Em um primeiro momento, os autores solicitaram que diversos cirurgiões-dentistas decidissem pela substituição ou não de várias restaurações, sendo a presença de cárie (residual ou secundária) e a existência de microinfiltração alguns dos motivos para a escolha. Em seguida, após procedimentos de acabamento e polimento de todas as restaurações, tais profissionais foram solicitados para uma nova avaliação, mas sem saberem que avaliariam os mesmos casos. Os resultados do estudo apontam que a decisão pela substituição das restaurações diminuiu significativamente da primeira avaliação para a segunda. Diante disso, os autores concluíram que a aparência da restauração influencia a decisão de substituí-la ou não: a possível presença de cárie secundária é um dos principais fatores que motivam as substituições.

Em decorrência de nem sempre haver um selamento hermético entre dente e material restaurador, muito se relacionou a existência de *gaps* (microespaços entre o dente e a restauração) ao fenômeno da microinfiltração e, por consequência, ao desenvolvimento de lesões de cárie secundária. No entanto, um estudo *in situ* realizado por Cenci *et al.* demonstrou não existir relação entre a microinfiltração e o surgimento de lesões de cárie secundária sempre que o flúor estiver disponível no biofilme formado ao redor da restauração.[95] Além disso, durante muitos anos, as pigmentações e/ou manchas situadas nas margens de uma restauração foram consideradas fatores preditores de atividade de cárie secundária;[91] as mudanças de coloração ao redor do material restaurador eram confundidas com sinais de microinfiltração, quando, na verdade, são apenas processos de deterioração do material. Ainda, essas pigmentações ou manchas se localizam predominantemente na superfície oclusal dos dentes, uma área de fácil higienização bucal e, portanto, na qual provavelmente o biofilme ativo não se acumularia. Uma lesão de cárie secundária, que necessita do acúmulo de biofilme para se desenvolver, dificilmente surgirá nessas regiões.

O diagnóstico correto da cárie secundária deve ser analisado sob algumas perspectivas, com o objetivo de evitar que restaurações sejam substituídas sem a real presença de uma lesão cariosa ativa nas suas margens. Assim, critérios como a localização da lesão (faces gengival/cervical × oclusal), a descoloração, o amolecimento ou não da lesão, a presença de cavidade ao redor de uma restauração, bem como os próprios resultados dos testes ou exames complementares de diagnóstico da cárie (ver Quadro 1.3), podem reforçar o diagnóstico da cárie secundária.

Frente a situações clínicas que coloquem o profissional em dúvida acerca de substituir ou não uma restauração, seja por suspeita de cárie secundária ou não, alguns tratamentos mais conservadores podem ser avaliados e/ou testados antes da remoção completa da restauração: (1) procedimentos de acabamento e polimento muitas vezes podem transformar a aparência de uma restauração defeituosa e, desse modo, mudar a decisão de substituí-la;[94] e (2) o reparo da restauração pelo acréscimo de material novo na porção defeituosa é uma técnica que preserva mais a estrutura dentária do que a substituição total, sendo, portanto, uma alternativa relevante para avaliar-se a satisfatoriedade da restauração.

O reparo da restauração é ainda uma prática pouco realizada. De fato, a maioria dos profissionais, ao suspeitar de cárie secundária, remove toda a restauração e confecciona uma nova. No entanto, o simples reparo da porção imprópria/defeituosa da restauração conserva mais a estrutura dentária sadia, expõe menos o paciente a um tratamento cirúrgico-restaurador, além de ser mais econômico por demandar menor quantidade de materiais de consumo.[90]

Por fim, tendo em vista que o acúmulo de biofilme acarreta o aparecimento de lesões de cárie secundária, a principal maneira de se prevenir o desenvolvimento da doença é por meio do controle eficaz do acúmulo de biofilme. Restaurações fraturadas, mal-acabadas e malpolidas, que são rotineiramente observadas na prática clínica, retêm facilmente o biofilme; para evitar, portanto, o aparecimento de novas lesões cariosas, é importante que o profissional resolva esses pequenos defeitos da restauração.

Concluímos dizendo que, caso seja diagnosticada a cárie secundária, o tratamento mais indicado deverá levar em consideração a progressão da lesão. Em alguns casos, o simples tratamento com flúor bastará; já em outros, será necessário executar o reparo ou a substituição da restauração.

Considerações finais

Por melhor que seja o atual entendimento da cárie dentária, nota-se que a sua prevalência ainda é grande. Para controlar efetivamente a cárie, é importante a percepção de que ela consiste em um processo saúde-doença, e não apenas em uma lesão representada por uma alteração estrutural de um dente. Dessa forma, ao ser detectada em um indivíduo, deve ser tratada o mais precocemente possível, para que sequelas inerentes à sua patogenia não progridam até que se torne necessária a restauração do dente.

Como comentamos ao longo do capítulo, diversos fatores estão relacionados com o desenvolvimento da cárie. Alguns atuam mais diretamente, como, por exemplo, os microrganismos presentes no biofilme, uma dieta à base de carboidratos fermentáveis, além de fatores existentes no meio bucal (a saliva, o flúor, os agentes antimicrobianos e frequentemente os selantes oclusais). Outros fatores, de atuação mais indireta, modulam a cárie; é o caso, por exemplo, dos hábitos alimentares e de higiene de cada indivíduo, do conhecimento sobre a cárie, do interesse/motivação pela saúde bucal e da condição socioeconômica e a educação.

A atenção do profissional da odontologia a cada um dos fatores envolvidos no processo carioso é fundamental. Somente após essa observação atenta, o cirurgião-dentista será capaz de controlar a abrangência da doença cárie. Ele é capaz de transformar a compreensão da cárie em um complexo processo de diagnóstico, controle e tratamento. Entretanto, não podemos responsabilizar unicamente o cirurgião-dentista pelo sucesso do tratamento, já que se trata de uma doença cujo tratamento envolve necessariamente o autocuidado do paciente.

Referências bibliográficas

1. Fejerskov O, Kidd EAM, editors. Dental caries: the disease and its clinical management. Copenhagen: Blackwell; 2003.
2. Brasil. Ministério da Saúde. Secretaria de Atenção à Saúde. Projeto SB Brasil 2010: pesquisa nacional de saúde bucal: resultados principais. Brasília: Ministério da Saúde; 2011. p. 1-92.
3. Aranha F. Bioquímica odontológica. 2ª ed. rev. e ampl. São Paulo: Sarvier; 2002.
4. Leites ACBR, Pinto MB, Sousa ERS. Aspectos microbiológicos da cárie dental. Salusvita. 2006; 25(2):135-48.
5. Tenuta LMA, Cury JA. Fluoride: its role in dentistry. Braz Oral Res. 2010; 24(Supl 1):9-17.
6. Keyes PH. The infectious and transmissible nature of experimental dental caries: findings and implications. Arch Oral Biol. 1960; 1:304-20.
7. Newbrun E. Cariologia. São Paulo: Santos; 1988. 326 p.
8. Marsh PD. Dental plaque as a biofilm and a microbial community: implications for health and disease. BMC Oral Health. 2006; 6(Supl 1):S14.
9. Selwitz RH, Ismail AI, Pitts NB. Dental caries. Lancet. 2007; 369:51-9.
10. Marsh PD. Microbial ecology of dental plaque and its significance in health and disease. Adv Dent Res. 1994; 8:263-71.
11. Rodrigues JA, Lussi A, Seemann R, et al. Prevention of crown and root caries in adults. Periodontology. 2000; 55:231-49.
12. Costerton JW, Stewart PS, Greenberg EP. Bacterial biofilms: a common cause of persistent infections. Science. 1999; 284:1318-22.
13. Nyvad, B, Marsh PD. A microbiota oral e biofilmes formados sobre os dentes. In: Fejerskov O, Kidd EAM, editores. Cárie dentária: a doença e seu tratamento clínico. São Paulo: Santos; 2003. p. 29-48.
14. Scheie AA, Petersen FC. The biofilm concept: consequences for future prophylaxis of oral diseases? Crit Rev Oral Biol Med. 2004; 15(1):4-12.
15. Kolenbrander PE, London J. Adhere today, here tomorrow: oral bacterial adherence. J Bacteriol. 1993; 175:3247-52.
16. Paes Leme AF, Koo H, Bellato CM, et al. The role of sucrose in cariogenic dental biofilm formation – new insight. J Dent Res. 2006; 85(10):878-87.
17. Fejerskov O, Manji F. Reactor paper: risk assessment in dental caries. In: Bader JD, editor. Risk assessment in dentistry. Chapel Hill: University of North Carolina Dental Ecology; 1990. p. 215-17.
18. Bardow A, Moe D, Nyvad B, et al. The buffer capacity and buffer systems of human whole saliva measured without loss of CO_2. Arch Oral Biol. 2000; 45:1-12.
19. Cury JA, Tenuta LM. Enamel remineralization: controlling the caries disease or treating early caries lesions? Braz Oral Res. 2009; 23(Supl 1):23-30.
20. Theilade E. The non-specific theory in microbial etiology of inflammatory periodontal diseases. J Clin Periodontol. 1986; 13:905-11.
21. Loesche WJ. Chemotherapy of dental plaque infections. Oral Sci Rev. 1976; 9:65-107.
22. Florio FM, Klein MI, Pereira AC, et al. Time of initial acquisition of mutans streptococci by human infants. J Clin Pediatr Dent. 2004; 28(4):303-8.
23. Aires CP, Tabchoury CP, Del Bel Cury AA, et al. Effect of sucrose concentration on dental biofilm formed in situ and on enamel demineralization. Caries Res. 2006; 40(1):28-32.
24. Cury JA, Rebelo MA, Del Bel Cury AA, et al. Biochemical composition and cariogenicity of dental plaque formed in the presence of sucrose or glucose and fructose. Caries Res. 2000; 34(6):491-7.
25. Paes Leme AF, Dalcico R, Tabchoury CP, et al. In situ effect of frequent sucrose exposure on enamel demineralization and on plaque composition after APF application and F dentifrice use. J Dent Res. 2004; 83(1):71-5.
26. Ribeiro CC, Tabchoury CP, Del Bel Cury AA, et al. Effect of starch on the cariogenic potential of sucrose. Br J Nutr. 2005; 94(1):44-50.
27. Stephan RM. Two factors of possible importance in relation to the etiology and treatment of dental caries and other dental diseases. Science. 1940; 92(2399):578-9.
28. Ccahuana-Vasquez RA, Tabchoury CP, Tenuta LM, et al. Effect of frequency of sucrose exposure on dental biofilm composition and enamel demineralization in the presence of fluoride. Caries Res. 2007; 41:9-15.
29. Cury JA, Tenuta LMA. Evidências para o uso de fluoretos em odontologia. Odontologia baseada em evidências [Internet] 2010 Jan [acesso em 29 ago 2015]; 2(4). Disponível em: http://www.dgo.cbmerj.rj.gov.br/documentos/OBE4Fluoretos.pdf
30. Cury JA. Controle químico da placa dental. In: Kriger L, coordenador. ABOPREV: promoção de saúde bucal. São Paulo: Artes Médicas; 1997. p. 129-40
31. Torres CRG, Kubo CH, Anido AA, et al. Antimicrobial agents and your potential of use in odontology. Rev Fac Odontol São José dos Campos. 2000; 3:43-52.
32. Schaeken MJ, Hoeven JS, Hendriks JC. Effects of varnishes containing chlorhexidine on the human dental plaque flora. J Dent Res. 1989; 68:1786-9.
33. Feldens EG, Feldens CA, Araujo FB, et al. Invasive technique of pit and fissure sealants in primary molars: a SEM study. J Clin Pediatr Dent. 1994; 18:187-90.
34. Maltz M, Jardim JJ, Alves LS. Health promotion and dental caries. Braz Oral Res. 2010; 24(Supl I):18-25.
35. Splieth CH, Ekstrand KR, Alkilzy M, et al. Sealants in dentistry: outcomes of the ORCA Saturday Afternoon Symposium 2007. Caries Res. 2010; 44:3-13.
36. Campos MIC, Ribeiro RA. Selantes de fóssulas e fissuras: critérios para o uso, métodos e técnicas de aplicação e controle preferidos por odontopediatras de Minas Gerais. Arq Odont. 2005; 41(1):75-91.
37. Subramaniam P, Konde S, Mandanna DK. Retention of a resin-based sealant and a glass ionomer used as a fissure sealant: a comparative clinical study. J Indian Soc Pedod Prev Dent. 2008; 26:114-20.
38. Ahovuo-Saloranta A, Hiiri A, Nordblad A, et al. Pit and fissure sealants for preventing dental decay in the permanent teeth of children and adolescents. Cochrane Database Syst Rev. 2008:CD001830.
39. Baseggio W, Naufel FS, Davidoff DC, et al. Caries-preventive efficacy and retention of a resin-modified glass ionomer cement and a resin-based fissure sealant: a 3-year split-mouth randomised clinical trial. Oral Health Prev Dent. 2010; 8:261-8.

40. Carvalho JC, Ekstrand KR, Thylstrup A. Dental plaque and caries on occlusal surfaces of first permanent molars in relation to stage of eruption. J Dent Res. 1989; 68:773-9.
41. Carvalho JC, Thylstrup A, Ekstrand KR. Results after 3 years of non-operative occlusal caries treatment of erupting permanent first molars. Community Dent Oral Epidemiol. 1992; 20:187-92.
42. Ekstrand KR, Bjorndal L. Structural analyses of plaque and caries in relation to the morphology of the groove-fossa system on erupting mandibular third molars. Caries Res. 1997; 31:336-48.
43. Gustafsson BE, Quensel CE, Lanke LS, et al. The Vipeholm dental caries study; the effect of different levels of carbohydrate intake on caries activity in 436 individuals observed for five years. Acta Odontol Scand. 1954; 11:232-64.
44. Uusitupa M, Tuomilehto J, Puska P. Are we really active in the prevention of obesity and type 2 diabetes at the community level? Nutr Metab Cardiovasc Dis. 2011; 21:380-9.
45. Fadel CB. Cárie dental precoce: qual o verdadeiro impacto da dieta em sua etiologia? Publ UEPG Cienc Biol Saúde. 2003; 9:83-9.
46. Fehr FR, Loe H, Theilade E. Experimental caries in man. Caries Res. 1970; 4:131-48.
47. Perinetti G, Caputi S, Varvara G. Risk/prevention indicators for the prevalence of dental caries in schoolchildren: results from the Italian OHSAR Survey. Caries Res. 2005; 39:9-19.
48. Robinson PG, Deacon SA, Deery C, et al. Manual versus powered toothbrushing for oral health. Cochrane Database Syst Rev. 2005:CD002281.
49. Rosema NA, Timmerman MF, Versteeg PA, et al. Comparison of the use of different modes of mechanical oral hygiene in prevention of plaque and gingivitis. J Periodontol. 2008; 79:1386-94.
50. Sambunjak D, Nickerson JW, Poklepovic T, et al. Flossing for the management of periodontal diseases and dental caries in adults. Cochrane Database Syst Rev. 2011; 12:CD008829.
51. Oppermann RV, Haas AN, Villoria GE, et al. Proposal for the teaching of the chemical control of supragingival biofilm. Braz Oral Res. 2010; 24(Supl I):33-6.
52. Paraskevas S. Randomized controlled clinical trials on agents used for chemical plaque control. Int J Dent Hyg. 2005; 3:162-78.
53. Cortelli SC, Cortelli JR, Aquino DR, et al. Self-performed supragingival biofilm control: qualitative analysis, scientific basis and oral-health implications. Braz Oral Res. 2010; 24(Supl I):43-54.
54. Lozer AC, Enumo SRF. Autocuidado dentário em alunos com e sem dificuldade de aprendizagem. Estud Psicol. 2007; 24:421-9.
55. Bratthall D, Hansel-Petersson G, Sundberg H. Reasons for the caries decline: what do the experts believe? Eur J Oral Sci. 1996; 104:416-22.
56. Holst D, Schuller AA, Aleksejuniene J, et al. Caries in populations – a theoretical, causal approach. Eur J Oral Sci. 2001; 109:143-8.
57. Goettems ML, Ardenghi TM, Romano AR, et al. Influence of maternal dental anxiety on the child's dental caries experience. Caries Res. 2012; 46:3-8.
58. Shearer DM, Thomson WM, Broadbent JM, et al. Does maternal oral health predict child oral health-related quality of life in adulthood? Health Qual of Life Outcomes. 2011; 9:1-8.
59. Thylstrup A, Fejerskov O. Textbook of clinical cariology. Copenhagen: Munksgaard; 1994.
60. Manji F, Fejerskov O, Nagelkerke NJ, et al. A random effects model for some epidemiological features of dental caries. Community Dent Oral Epidemiol. 1991; 19:324-8.
61. Ekstrand KR, Ricketts DN, Kidd EA. Reproducibility and accuracy of three methods for assessment of demineralization depth of the occlusal surface: an in vitro examination. Caries Res. 1997; 31:224-31.
62. Ekstrand K, Qvist V, Thylstrup A. Light microscope study of the effect of probing in occlusal surfaces. Caries Res. 1987; 21:368-74.
63. Conceição EN. Dentística: saúde e estética. 2ª ed. Porto Alegre: Artmed; 2007.
64. Hintze H, Wenzel A, Danielsen B, et al. Reliability of visual examination, fibre-optic transillumination, and bite-wing radiography, and reproducibility of direct visual examination following tooth separation for the identification of cavitated carious lesions in contacting approximal surfaces. Caries Res. 1998; 32:204-9.
65. Santos NB, Forte FDS, Moimaz SAS, et al. Diagnóstico de cárie hoje: novas tendências e métodos. J Bras Odontopediatr Odontol Bebê. 2003; 6:255-62.
66. Schneiderman A, Elbaum M, Shultz T, et al. Assessment of dental caries with Digital Imaging Fiber-Optic Transillumination (DIFOTI): in vitro study. Caries Res. 1997; 31:103-10.

67. Bin-Shuwaish M, Yaman P, Dennison J, et al. The correlation of DIFOTI to clinical and radiographic images in Class II carious lesions. J Am Dent Assoc. 2008; 139:1374-81.
68. Pretty IA. Caries detection and diagnosis: novel technologies. J Dent. 2006; 34:727-39.
69. Kiertsman F, Camargo LB, Bonifácio CC, et al. Efetividade do aparelho de fluorescência a laser no monitoramento da desmineralização e remineralização de lesões de cárie em superfície oclusal – estudo in situ. Rev Inst Ciênc Saúde. 2009; 27:384-9.
70. Eggertsson H, Analoui M, Veen M, et al. Detection of early interproximal caries in vitro using laser fluorescence, dye-enhanced laser fluorescence and direct visual examination. Caries Res. 1999; 33:227-33.
71. Ferreira Zandoná AG, Analoui M, Schemehorn BR, et al. Laser fluorescence detection of demineralization in artificial occlusal fissures. Caries Res. 1998; 32:31-40.
72. Pinelli C, Loffredo LCM, Serra MC. Effect of drying on the reproducibility of DIAGNOdent to detect caries-like lesions. Braz Dent J. 2010; 21:405-10.
73. Pinelli C, Lofredo LCM, Serra MC. Reprodutibilidade de um teste microbiológico para estreptococos do grupo mutans. Pesq Odont Bras. 2000; 24:13-8.
74. Houte J. Microbiological predictors of caries risk. Adv Dent Res. 1993; 7:87-96.
75. Consolaro A, Consolaro MFMO. Lesões cariosas incipientes e formação de cavidades durante o tratamento ortodôntico. Rev Clín Ortodon Dental Press. 2006; 5:104-11.
76. Ekstrand KR, Ricketts DN, Kidd EA. Occlusal caries: pathology, diagnosis and logical management. Dent Update. 2001; 28:380-7.
77. Pinto VG. Saúde bucal coletiva. São Paulo: Santos; 2000.
78. Fusayama T. Two layers of carious dentin: diagnosis and treatment. Oper Dent. 1979; 4:63-70.
79. Tomes J. A system of dental surgery. London: John Churchill; 1859.
80. Black GV. Operative dentistry. Chicago: Medico-Dental Publishing Company; 1908.
81. Kreulen CM, de Soet JJ, Weerheijm KL, et al. In vivo cariostatic effect of resin modified glass ionomer cement and amalgam on dentine. Caries Res. 1997; 31:384-9.
82. Weerheijm KL, Kreulen CM, de Soet JJ, et al. Bacterial counts in carious dentine under restorations: 2-year in vivo effects. Caries Res. 1999; 33:130-4.
83. Handelman SL, Leverett DH, Solomon ES, et al. Use of adhesive sealants over occlusal carious lesions: radiographic evaluation. Community Dent Oral Epidemiol. 1981; 9:256-9.
84. Maltz M, Oliveira EF, Fontanella V, et al. A clinical, microbiologic, and radiographic study of deep caries lesions after incomplete caries removal. Quintessence Int. 2002; 33:151-9.
85. Mertz-Fairhurst EJ, Curtis JW Jr, Ergle JW, et al. Ultraconservative and cariostatic sealed restorations: results at year 10. J Am Dent Assoc. 1998; 129:55-66.
86. Oliveira EF, Carminatti G, Fontanella V, et al. The monitoring of deep caries lesions after incomplete dentine caries removal: results after 14-18 months. Clin Oral Investig. 2006; 10:134-9.
87. Ricketts DN, Kidd EA, Innes N, et al. Complete or ultraconservative removal of decayed tissue in unfilled teeth. Cochrane Database Syst Rev. 2006; 3:CD003808.
88. Kidd EA. Clinical threshold for carious tissue removal. Dent Clin North Am. 2010; 54:541-9.
89. Maltz M, Alves LS, Jardim JJ, et al. Incomplete caries removal in deep lesions: a 10-year prospective study. Am J Dent. 2011; 24:211-4.
90. Mjor IA. Clinical diagnosis of recurrent caries. J Am Dent Assoc. 2005; 136:1426-33.
91. Kidd EA. Diagnosis of secondary caries. J Dent Educ. 2001; 65:997-1000.
92. Lima FG, Romano AR, Correa MB, et al. Influence of microleakage, surface roughness and biofilm control on secondary caries formation around composite resin restorations: an in situ evaluation. J Appl Oral Sci. 2009; 17:61-5.
93. Kidd EA, Joyston-Bechal S, Beighton D. Diagnosis of secondary caries: a laboratory study. Br Dent J. 1994; 176:135-8, 9.
94. Oleinisky JC, Baratieri LN, Ritter AV, et al. Influence of finishing and polishing procedures on the decision to replace old amalgam restorations: an in vitro study. Quintessence Int. 1996; 27:833-40.
95. Cenci MS, Tenuta LM, Pereira-Cenci T, et al. Effect of microleakage and fluoride on enamel-dentine demineralization around restorations. Caries Res.6 2008; 42:369-79.

2 Planejamento Integrado em Odontologia

Raquel Venâncio Fernandes Dantas ▪ *Rafael Guerra Lund*

Introdução

O plano de tratamento consiste em uma sequência de ações elaborada de forma racional para a tomada de decisões em saúde. Pode ser considerado ideal quando todas as alternativas planejadas forem executadas levando a resoluções definitivas com a menor intervenção possível.[1]

Os planos de tratamento podem variar segundo as áreas de atuação e as diferentes opções de tratamento, mas devem sempre proporcionar um atendimento de qualidade integrado ao paciente.

O cirurgião-dentista generalista deve ser capaz de realizar um planejamento odontológico integrado voltado para prevenção, diagnóstico, tratamento e manutenção das condições de saúde bucal do seu paciente.[2]

Diversos fatores influenciam a elaboração do plano de tratamento, tais como:

- Estado da doença do paciente
- Condições de arcar com os custos do tratamento[1]
- Índice de sucesso do tratamento
- Possíveis complicações
- Tempo ou quantidade de consultas necessárias para a conclusão do trabalho
- Influência na qualidade de vida do paciente,[1] entre outros.

Além dos citados, há ainda outro fator que precisa ser levado em conta para a elaboração do plano: *as reais necessidades e expectativas do paciente*. Muitas vezes o profissional sobrepõe suas próprias expectativas sobre o que realmente o paciente espera após a conclusão do seu tratamento.

A tarefa árdua está em fazer com que o estudante aprenda a examinar, diagnosticar, planejar atitudes e elaborar planos de tratamento quase simultaneamente.

Para uma atuação vinculada à promoção da saúde bucal, é imprescindível que o profissional/estudante realize um exame clínico e radiográfico detalhado, avaliando cuidadosamente o perfil psicológico e social e a saúde geral do paciente.[3] Além disso, para atingir o equilíbrio no processo saúde-doença, deve-se controlar os fatores etiológicos e determinantes das doenças que o paciente esteja apresentando.[4]

Além disso, o sucesso da odontologia moderna é derivado da união sinérgica de todas as especialidades – dentística, periodontia, endodontia, prótese, cirurgia e ortodontia – na construção de um sorriso saudável e estético.

Durante o planejamento, é necessário estar atento às etapas que serão executadas por meio de procedimentos periodontais, endodônticos e restauradores, tendo sempre como diretriz a atenção à saúde em um contexto mais amplo e integrado.[5,6]

No âmbito da clínica odontológica, a abordagem terapêutica apresenta uma série de objetivos para que, ao final do tratamento, obtenha-se sucesso. Sendo assim, uma etapa só deverá ser iniciada após o término da anterior.

O sucesso da terapêutica é definido pela elaboração de um plano de tratamento correto, ou seja, que consiga suprir a necessidade do indivíduo em relação ao controle da atividade da doença, associado à reabilitação estética e funcional do sistema estomatognático.[2]

A fase inicial do plano de tratamento funciona como diferencial entre a odontologia curativa e a odontologia integral, baseada nos princípios da promoção de saúde. Nessa etapa, direcionada à orientação e à educação, o profissional deve apresentar e explicar a situação bucal do paciente, com o intuito de promover mudanças de hábito, bem como os fatores que desencadearam aquela patologia e a forma de tratamento da doença. Esses cuidados devem ser mantidos mesmo durante as outras fases do tratamento, a partir de uma abordagem educativa e instrutiva que não pode ser negligenciada.[7]

Alguns exames precisam ser realizados periodicamente para controlar e acompanhar os cuidados do indivíduo em cada etapa do tratamento, como, por exemplo, corar a placa dentária com soluções evidenciadoras e sondar as superfícies dentárias, avaliando, dessa forma, a qualidade e a frequência do controle de higiene habitual por parte do paciente.[7]

Muitos planos de tratamento guardam semelhanças entre si, principalmente no que diz respeito aos procedimentos. No entanto, verificam-se algumas deficiências quanto à sua sequência. É necessário, portanto, exercitar na prática clínica a tríade diagnóstico–planejamento–plano de tratamento, já que o resultado final do tratamento depende, em grande parte, da elaboração ordenada do plano combinada com a sequência do trabalho clínico.

Exame clínico

Atualmente, a odontologia de promoção de saúde tem suas ações norteadas pelo diagnóstico da atividade de doença do paciente, e não apenas pela detecção de lesões de cárie. Alguns procedimentos clínicos devem ser seguidos com o intuito de detectar a condição de saúde bucal, garantindo um tratamento odontológico de qualidade, dentre os quais uma anamnese detalhada, um exame clínico intraoral correto e a execução de um plano de tratamento focado na prevenção da doença cárie.

No exame clínico intraoral, a aparência seca e esbranquiçada da mucosa bucal pode ser um indício de modificação do fluxo salivar, o que representa, por consequência, um maior risco à cárie do paciente.

A higiene bucal do paciente é avaliada por meio de inspeção visual – com ou sem o auxílio de soluções evidenciadoras – e determinada pela presença de placa. Sendo um indicativo de acúmulo constante de placa e gengivite, o sangramento gengival funciona como reforço da inspeção visual, não refletindo a situação observada apenas no momento da consulta.

A investigação com sonda exploradora de ponta romba ainda é um dos principais métodos diagnósticos de cicatrículas e fissuras utilizados pelos dentistas. Seu objetivo é remover placa das cicatrículas e das fissuras.

A presença de lesões cariosas nas superfícies lisas livres é encontrada nos pacientes com alta atividade cariogênica. A acessibilidade dessas regiões facilita o diagnóstico, geralmente baseado apenas na inspeção visual. Já para as superfícies proximais, em medida auxiliar de diagnóstico das suspeitas levantadas pela análise clínica, associa-se o exame radiográfico ao afastamento dos elementos dentários com elásticos ortodônticos, devido à dificuldade de visualização. Outra alternativa é relacionar as informações obtidas por intermédio dos métodos de diagnóstico aos demais itens indicativos da atividade de doença do paciente, avaliados na anamnese e no exame clínico.

A entrevista com o paciente, o exame do tecido duro e a avaliação do risco de cárie a partir da história pregressa da doença proporcionam o estabelecimento de um plano de prevenção e tratamento baseado no nível de risco de atividade de cárie do paciente. Outro método de avaliação de risco, o cariograma, é um modelo de *software* que inter-relaciona diversos fatores responsáveis pela cárie (experiência de cárie, dieta, bactérias, acúmulo de placa, capacidade tampão, fluxo salivar, presença de flúor). Apesar de existirem diversos métodos de predição de cárie, não há evidências científicas de consenso que apontem o melhor método ou que confirmem sua eficácia. No entanto, a experiência passada de cárie é o fator preditivo mais utilizado para determinar o risco do paciente e predizer o surgimento de novas lesões.

Exame radiográfico

O exame radiográfico é utilizado como método auxiliar no diagnóstico de cárie. Thylstrup e Fejerskov ressaltaram que a radiografia é um método não invasivo, principalmente quando comparada à sondagem, que pode causar cavitação no esmalte desmineralizado.[8]

No estudo de lesões de cárie, as radiografias interproximais são mais indicadas do que as periapicais. O uso massivo de tomadas radiográficas em estudos epidemiológicos é contestado devido à necessidade de se reduzir o risco de exposições a radiações ionizantes.[9] Por outro lado, segundo Weerheijm *et al.* e Scheutz, em países que apresentam baixos índices de cárie, as radiografias têm sido utilizadas como método auxiliar de diagnóstico de lesões interproximais e lesões ocultas na dentina.[10,11]

O desenvolvimento de técnicas e métodos de diagnóstico é importante, principalmente em função da possibilidade de sobretratamento.

Tratamento

Atendimentos das urgências

Algumas situações de urgência podem surgir na prática odontológica. A utilização dos cuidados nesses casos é um processo complexo que envolve fatores dentários, sociais, estruturais e psicológicos.

Dentre os diversos problemas de urgência da prática odontológica, os mais frequentes são pulpites, fraturas e avulsões dentárias. O cirurgião-dentista deve estar qualificado a solucioná-los, minimizando a dor e as sequelas que podem causar. Deve, também, fazer o correto encaminhamento do paciente para especialistas nas áreas que não sejam de sua aptidão.

Procedimentos restauradores

De acordo com a atividade de cárie do paciente, o profissional deve avaliar se o procedimento será conservador (fluorterapia) ou restaurador (ver Capítulo 1).

Após um completo exame clínico e radiográfico, o próximo passo é a confecção e/ou substituição das restaurações. Os procedimentos restauradores podem ser realizados de forma direta ou indireta e utilizar diversos materiais restauradores. Esses procedimentos serão mais bem descritos nos capítulos subsequentes.

Procedimentos periodontais

O que determina a excelência de um procedimento restaurador é a reação favorável do complexo dentinopulpar (ver Capítulo 7) e periodontal. Assim, o sucesso de qualquer tratamento reabilitador depende da resposta biológica de todo o sistema estomatognático ao procedimento executado, de forma que o objetivo final do tratamento seja a preservação e a restauração da saúde da dentição natural.

Existem certas situações clínicas nas quais, devido à extensão subgengival de lesões cariosas e de fraturas coronorradiculares, bem como de restaurações deficientes em nível subgengival ou subósseo, não é possível restaurar o dente da forma como se planejava.[12] Dessa maneira, alguns procedimentos periodontais de origem cirúrgica podem ajudar no tratamento restaurador final (ver Capítulo 17).

Procedimentos endodônticos

O diagnóstico é de fundamental importância na especialidade endodôntica para a determinação do tratamento a ser realizado. É como uma forma de arte, ao identificar uma doença a partir dos seus sinais e sintomas e chegar a uma conclusão essencialmente por meio da interpretação ponderada dos dados obtidos durante o exame do paciente.

A determinação do diagnóstico endodôntico correto representa a etapa inicial do tratamento cujo êxito ou fracasso depende do profissional e das inúmeras adversidades associadas não somente a alterações fisiopatológicas, mas também à manifestação do mecanismo da dor, a fatores morfoestruturais condicionados à idade do paciente, à intensidade e à frequência do dano pulpar, entre outros elementos.[13]

Dentre os recursos utilizados no diagnóstico clínico do estado da polpa, destaca-se o exame da sensibilidade pulpar, que acusa a presença de dor, identifica sua localização e diferencia dores de origem pulpar ou não.[13]

Os testes reconhecidos para avaliação da resposta pulpar consistem em estímulos térmicos e elétricos, este último amplamente utilizado até a década de 1980. Ainda se discute sobre a sua confiabilidade, pois existe a possibilidade eminente de ocorrência de falsos resultados positivos ou negativos. Como exemplos de casos possíveis de obtenção de falsos resultados positivos ou negativos, podemos destacar: dentes com restaurações extensas, com aparelhos ortodônticos, traumatizados, permanentes jovens ou com rizogênese incompleta, ou ainda aqueles casos de atresia da câmara pulpar decorrente de alterações patológicas ou fisiológicas.[13]

Diante do exposto, os recursos mais simples e práticos, e que também apresentam maior eficácia do ponto de vista clínico, são os métodos frequentemente usados no dia a dia, conhecidos como testes térmicos e de percussão. A estratégia de, pelo agente térmico frio, provocar estímulos na unidade sensorial pulpar trata-se de um método fácil e de rápida execução.

Para fins diagnósticos, o uso dos testes pelo calor, principalmente a guta-percha aquecida aplicada sobre o esmalte dentário, é um importante método a ser considerado. Esse tipo de teste vem sofrendo severas críticas quanto à possibilidade de produzir falsos resultados aliada à dificuldade em controlar a alta temperatura quando de sua aplicação, além de relatos sobre dor intensa.

No entanto, a capacidade em se estabelecer um diagnóstico endodôntico correto diferencia o dentista prático do verdadeiro cirurgião-dentista, criando responsabilidade pelo sucesso e insucesso.

Com base no diagnóstico previamente estabelecido, vários são os tratamentos empregados na terapia endodôntica, como, por exemplo, a proteção direta ou indireta e o tratamento expectante, no caso de um tratamento mais preventivo; a curetagem pulpar e a pulpotomia, segundo a filosofia de uma abordagem conservadora; e, como opção de tratamento mais radical, a pulpectomia e a obturação de condutos radiculares.

Procedimentos protéticos

As próteses dentárias podem ser confeccionadas sobre dentes ou implantes (próteses fixas); apoiadas simultaneamente em fibromucosa e dentes; ou apenas sobre dentes ou sobre mucosa (próteses removíveis).

Em vários casos, há necessidade de recuperação de espaços protéticos. Para tanto, dispomos de várias modalidades de tratamentos protéticos.

As próteses removíveis podem ser parciais ou totais, enquanto as fixas se dividem em unitárias ou múltiplas. Para cada situação de reabilitação, uma delas deverá ser escolhida. É importante salientar que todas as opções de tratamento protético visam restabelecer a estética, a fonética e a função mastigatória de pacientes com perdas dentárias.

Existem situações nas quais, como auxílio na escolha correta do tratamento, é possível recorrer aos testes de anestesia e de cavidade, embora o segundo seja considerado um recurso invasivo, porém eficaz.

Procedimentos ortodônticos

As intervenções clínicas compreendidas pela ortodontia preventiva e pela ortodontia interceptativa sugerem tratamentos precoces e simples que podem ser executados com facilidade pelo clínico geral. Porém, para a aplicação de tais condutas clínicas, é necessário, inicialmente, proceder ao diagnóstico correto, de modo que, ao final do tratamento, sejam restabelecidas condições para o desenvolvimento normal da oclusão em benefício do paciente.

A incidência de más-oclusões pode ser efetivamente reduzida se forem diagnosticadas condições incipientes capazes de alterar o desenvolvimento normal da oclusão dentária. Sendo assim, o problema pode ser prevenido ou ter seu grau de severidade atenuado a partir de procedimentos simples de ortodontia.

Dentre os procedimentos de ortodontia preventiva, a manutenção de espaço constitui-se como exemplo clássico de atuação. Dessa forma, a conservação do perímetro do arco dentário deve ser considerada durante todo o período de evolução da oclusão, após a perda prematura de dentes decíduos ou permanentes, seja por motivo de lesões cariosas ou traumatismos.[14]

O clínico geral é, de fato, aquele que faz o primeiro diagnóstico odontológico, e a saúde (ou doença) do sistema estomatognático dependerá, em grande parte, do conhecimento desse profissional.[15] A Figura 2.1 ilustra como guiar o plano de tratamento integral para procedimentos na odontologia.

Considerações finais

A proposta deste capítulo foi demonstrar que o planejamento clínico integrado é feito por meio de uma sequência terapêutica oriunda da pesquisa de dados sobre o paciente:

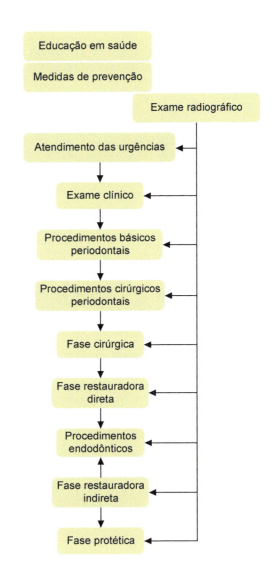

Figura 2.1 Esquema ilustrativo do plano de tratamento integrado em odontologia, no qual são descritas as prioridades em cada etapa terapêutica e as possíveis interações entre especialidades. Os exames clínico e radiográfico são complementares na maioria das etapas clínicas. Notar que "Educação em saúde" e "Medidas de prevenção" estão localizadas na parte superior da figura porque fazem parte de todas as etapas do plano de tratamento.

anamnese, história médica e dental, exame clínico, exames complementar e diagnóstico. Tal planejamento compreende estas fases, sequencialmente: motivo da consulta e/ou do tratamento, iniciando-se com a resolução dos casos de urgência; análise do estado de saúde bucal; adequação do ambiente bucal para posterior reabilitação propriamente dita.

Para além das citadas anteriormente, a fase de manutenção (autocuidado) do paciente também é muito importante. Consiste em um conjunto de procedimentos e recursos de que a terapêutica clínica dispõe para conservar a higidez das estruturas bucais conseguida por meio da prevenção e do tratamento. Tendo em vista que o risco de reincidência da doença estará sempre presente, esses procedimentos procuram manter a saúde oral, evitando recidivas e, portanto, o retratamento do paciente. Dessa forma, após a "alta" odontológica, devemos realizar o controle periódico (3 a 4 meses) do paciente para avaliar se ele adquiriu novos hábitos de higiene bucal e/ou dieta não cariogênica, tornando-se capaz de controlar os fatores associados à doença e, consequentemente, evitar a progressão de lesões de cárie por meio do autocuidado.

Os procedimentos de manutenção se baseiam fundamentalmente no efetivo controle da placa, na prescrição e no cumprimento de dieta e no uso contínuo de flúor em baixa concentração, como estratégia de promoção de saúde bucal. A saúde do paciente depende, dessa forma, da soma dos esforços do profissional e do próprio paciente.

Por outro lado, na ausência de lesões com atividade de cárie, o paciente receberá o diagnóstico de "paciente sem doença cárie" – com exceção de casos em que houver a presença de lesões de cárie ativa localizada em sítios com condições específicas (p. ex., dentes em infraoclusão, malposicionamento dentário) ou em áreas de difícil acesso para higiene, sendo a lesão uma consequência pontual de condições específicas, e não do processo da doença devidamente instalado. Esses pacientes, em singular, também serão diagnosticados como "pacientes sem doença cárie", uma vez que, tratada a lesão, não precisarão de tratamentos complementares, como intervenção nos fatores determinantes da doença, por não apresentarem alto risco de atividade de cárie. Além disso, após a alta, o controle desses pacientes sem a doença pode ser realizado em 12 ou 24 meses, visto que eles mesmos são capazes de evitar novas lesões por meio do autocuidado.

Referências bibliográficas

1. Bain CA. Developing treatment options: ideal and acceptable compromise plans. In: Treatment planning in general dental practice. London: Churchill Livingstone; 2003. p. 43-68.
2. Coelho-de-Souza FH, Klein-Jr CA. Filosofia de tratamento integrado. In: Fundamentos de clínica integral em odontologia. 1ª ed. São Paulo: Santos; 2009.
3. Conceição EN, et al. Dentística: saúde e estética. Porto Alegre: Artmed; 2007. p. 298-319.
4. Poi WR, et al. Considerações sobre o exame clínico integrado. Rev Assoc Paul Cir Dent. 2003; 57(1):19-22.
5. Buischi YP. Promoção de saúde bucal na clínica odontológica. Série EAP-APCD. São Paulo: Artes Médicas; 2000.
6. Weyne SC. A construção do paradigma de promoção de saúde: um desafio para as novas gerações. In: Kriger L. Promoção de saúde bucal: paradigma, ciência e humanização. 3ª ed. São Paulo: Artes Médicas; 2003. p. 1-24.
7. Marinho VA, Pereira GM. Cárie: diagnóstico e plano de tratamento. Rev Un Alfenas. 1998; 4:27-37.
8. Thylstrup A, Fejerskov O. Tratado de cardiologia clínica. 2ª ed. São Paulo: Santos; 2001. p. 367-81.
9. Pinto VG. Saúde bucal coletiva. São Paulo: Santos; 2000. p. 139-222.
10. Weerheijm KL, et al. Clinically undetected occlusal dentine caries: a radiographic comparison. Caries Res. 1992; 26(4):305-9.
11. Scheutz F. Basic principles and methods of oral epidemiology. In: Pine CE, editor. Community oral health. Oxford; 1997. p. 55-74.
12. Mondelli J, et al. Dentística restauradora: tratamentos clínicos integrados. São Paulo: Pancast; 1983.
13. Medeiros JMF, Pinto CA, Rosa LCL, et al. Avaliação da escolha dos testes de sensibilidade pulpar por clínicos gerais da cidade de Taubaté. Rev Odontol Univ Cid São Paulo. 2010; 22(1):30-8.
14. Moyers RE. Ortodontia. 4ª ed. Rio de Janeiro: Guanabara Koogan; 1991.
15. Douglass GD. Making a comprehensive diagnosis in a comprehensive care curriculum. J Dent Educ. 2002; 66(3):414-20.

3 Nomenclatura, Classificação das Lesões e Princípios Cavitários Diretos

Lisia Lorea Valente ▪ *José Luiz de Souza*

Nomenclatura

Segundo o Dicionário Aurélio, *nomenclatura* quer dizer "conjunto de termos peculiares a uma arte, ou ciência", ou seja, é o modo de nomear algo utilizando regras e metodologias próprias de uma determinada área da ciência. Portanto, nomenclatura é a terminologia (termos técnicos) empregada para facilitar a comunicação dos profissionais de uma mesma área.

De acordo com as superfícies dentais, as faces (lados da cavidade) podem ser nomeadas de seis maneiras diferentes, conforme explicado a seguir.[1,2]

Superfícies dentais

Os dentes apresentam cinco superfícies ou faces (Figura 3.1):

- Vestibular: face ou superfície voltada para os lábios e as bochechas
- Lingual/palatal: face voltada para o palato (arco superior), denominada palatal, e para a língua (arcada inferior), denominada lingual
- Mesial: superfície que mantém contato com os dentes adjacentes e se encontra mais próxima da linha média
- Distal: também mantém contato com os dentes adjacentes, porém é a mais afastada da linha média
- Oclusal ou incisal: faces voltadas para os dentes antagonistas. Chama-se oclusal nos dentes posteriores (pré-molares e molares) e incisal nos dentes anteriores (incisivos e caninos).

Terços das faces dos dentes

As faces dos dentes são divididas em terços (oclusal ou incisal, cervical, lingual, vestibular e médio) com o objetivo de marcar a localização e a extensão da cavidade (Figura 3.2). A superfície oclusal, em especial, tem estruturas próprias denominadas *cristas marginais*; *vertentes lisas e triturantes*; *arestas verticais e horizontais*; e *sulcos principais e secundários* (Figura 3.3). Para a execução correta de procedimentos e técnicas, bem como para a comunicação entre profissionais de odontologia, é necessário amplo conhecimento da terminologia das estruturas da superfície oclusal.

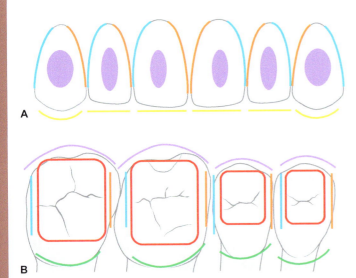

Figura 3.1 Dentes anteriores (**A**) e posteriores (**B**) evidenciando suas faces vestibular (*roxo*), lingual/palatal (*verde*), mesial (*laranja*), distal (*azul*), oclusal (*vermelho*), incisal (*amarelo*).

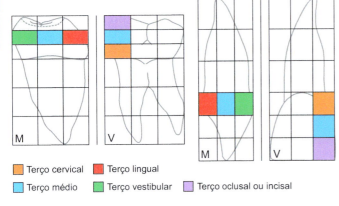

Figura 3.2 Localização e extensão da cavidade.

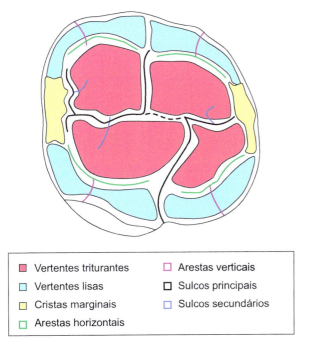

Figura 3.3 Estruturas da superfície oclusal.

Partes constituintes das cavidades

As partes que compõem as cavidades dos dentes estão explicadas a seguir (Figura 3.4).

Paredes circundantes. São paredes que definem o contorno da cavidade, ou seja, chegam até a sua superfície externa. Também podem ser chamadas de paredes laterais. Para facilitar a comunicação, sempre recebem o nome da face com a qual estão envolvidas (parede oclusal, mesial, distal, vestibular, lingual/palatal, ou parede cervical/gengival quando está próxima à região cervical dos dentes).

Paredes de fundo. Correspondem às paredes internas, ou seja, ao assoalho da cavidade. Essa parede nunca alcança a superfície e é nomeada de acordo com a posição em relação ao eixo longitudinal do dente. Quando paralela ao eixo longitudinal, é chamada de parede axial; quando perpendicular, é conhecida como parede pulpar.

Ângulos diedros. Localizam-se na intercessão entre duas paredes de uma cavidade e são denominados de acordo com as paredes envolvidas. Por exemplo, na junção das paredes mesial e lingual, há formação do ângulo mesiolingual ou linguomesial; na junção das paredes distal e vestibular, há o ângulo distovestibular ou vestibulodistal, dentre outros.[3,4]

Ângulos triedros. São ângulos formados pela junção de três paredes. Como nos ângulos diedros, são denominados de acordo com as paredes envolvidas. Por exemplo, na junção das paredes vestibular, pulpar e axial, forma-se o ângulo vestibulopulpoaxial; na junção das paredes gengival, lingual e axial, forma-se o ângulo gengivolinguoaxial, dentre outros.

Ângulo cavossuperficial. É formado entre a superfície externa do dente e a parede da cavidade. Também é chamado de margem ou interface, pois é considerado o limite da superfície externa com a borda da restauração (interface dente/restauração).

Profundidade. Relacionada com as paredes de fundo.

Extensão. Relacionada com as paredes circundantes.

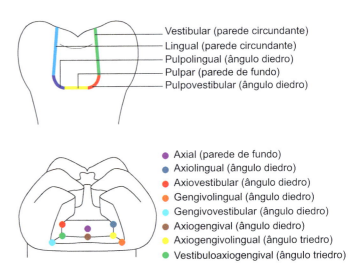

Figura 3.4 Partes constituintes de uma cavidade.

▸ Denominação das cavidades quanto à complexidade

Quanto à complexidade, as cavidades podem ser denominadas como:

- Simples: quando só existe uma face envolvida no preparo
- Composta: quando a quantidade de faces envolvidas no preparo não é superior a duas
- Complexa: a quantidade de faces envolvidas no dente preparado se mantém ou ultrapassa três.

▸ Denominação das cavidades quanto às faces envolvidas no preparo

De acordo com as faces envolvidas no preparo, as cavidades são denominadas do seguinte modo:

- Cavidade preparada na face oclusal: como se restringe a uma face, pode ser denominada cavidade simples ou cavidade oclusal
- Cavidade preparada em faces oclusal e mesial: como apresenta duas faces envolvidas, pode ser denominada cavidade composta, cavidade oclusomesial ou mésio-oclusal
- Cavidade preparada em faces oclusal, mesial e distal: por apresentar envolvimento de três faces, pode ser chamada de cavidade complexa ou cavidade mésio-oclusodistal.

Classificação das lesões cavitárias

Para obter melhor padronização e facilidade na comunicação, foram criadas diversas classificações das lesões e cavidades, e a que deu início ao embasamento científico foi a proposta por Black há mais de um século.[5] Ele instituiu cinco classes facilmente memorizáveis e que contemplam a maioria das situações clínicas:

Classe I. Lesões ou cavidades localizadas na face oclusal dos dentes posteriores (pré-molares e molares), nas regiões de cicatrículas e fissuras. Ocasionalmente, também podem ser encontradas na região de cíngulo, na face palatal de incisivos centrais e laterais superiores (Figura 3.5).

Classe II. Lesões e/ou cavidades que envolvem as faces proximais dos dentes posteriores (pré-molares e molares) (Figuras 3.6 e 3.7).

Classe III. Cavidades e/ou lesões que envolvem as faces proximais dos dentes anteriores (incisivos e caninos), em que não ocorre remoção do ângulo incisal (Figura 3.8).

Classe IV. Cavidades ou lesões que envolvem as faces proximais de incisivos e caninos e que comprometem pelo menos um dos ângulos incisais (Figura 3.9).

Classe V. Lesões e/ou cavidades preparadas no terço gengival das faces livres (vestibular e lingual) de todos os dentes. Podem ser de dois tipos – típicas ou atípicas. O primeiro

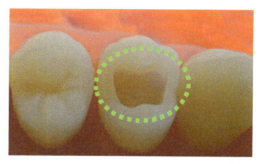

Figura 3.5 Preparo cavitário somente na face oclusal (classe I), denominado cavidade simples de acordo com a complexidade (só envolve uma face).

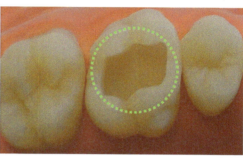

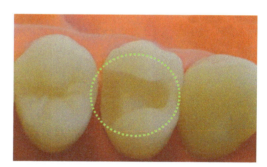

Figura 3.6 Preparo cavitário na face oclusal, estendendo-se para uma face proximal (classe II – oclusodistal), denominado cavidade composta de acordo com a complexidade do preparo.

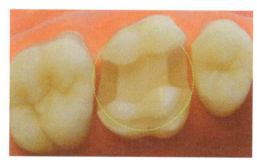

Figura 3.7 Preparo cavitário na face oclusal, estendendo-se para as faces proximais (cavidade classe II – mésio-oclusodistal), denominado cavidade complexa de acordo com a complexidade do preparo.

tipo encontra-se dentro do terço médio cervical, e o segundo envolve também os terços proximais (Figura 3.10).

Caso determinada situação não seja contemplada na classificação original de Black, deve-se lançar mão da classe VI de Howard e Simon (classe de Simon), que serve de complementação à classificação de Black.[6]

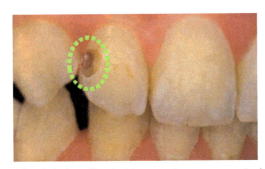

Figura 3.8 Cavidade classe III em incisivos superiores, sem remoção do ângulo incisal.

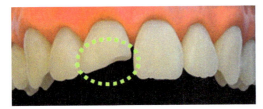

Figura 3.9 Cavidade classe IV, com remoção do ângulo incisal.

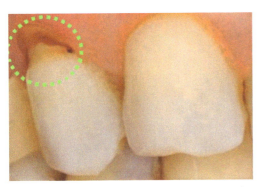

Figura 3.10 Cavidade classe V. (Imagem gentilmente cedida pela Dra. Eliana do Nascimento Torre.)

> **Atenção**
>
> Toda cavidade que não esteja inserida na classificação de Black é denominada segundo o autor que a criou.

Princípios cavitários diretos

Atualmente, a odontologia restauradora sofreu grandes mudanças relacionadas com os preparos cavitários. Com o surgimento de novos materiais adesivos, ou seja, com adesão à estrutura dental, não é mais necessário um preparo retentivo para o material restaurador. No século passado, a maneira empírica como os preparos eram realizados demonstrava falta de conhecimento mecânico e biológico, o que levou vários autores a estudarem o assunto. Em 1908, Black propôs normas e regras para um preparo cavitário que tivesse como objetivo principal reter o material restaurador, além de preservar a

> **Curiosidade**
>
> Em situações nas quais as cavidades se tornam incomuns à classificação de Black,[1] alguns autores sugeriram novas ideias ou apenas modificações a essa classificação, como:
>
> - Howard e Simon: classe VI. Por ser uma classe complementar às de Black, eles a descreveram como "lesões ou cavidades localizadas nas pontas das cúspides dos dentes posteriores, ou em bordos incisais dos dentes anteriores, sem envolvimento do ângulo incisal[2]
> - Sockwell: considerou como classe I as cavidades em cicatrículas e fissuras, como também a cavidade na face vestibular dos incisivos superiores[7]
> - Santos: considerou classe I (tipo ponto, tipo risco, tipo olho de cobra, tipo *shotgun* [tiro de espingarda]);[1] classe II (*slot vertical* de Markley, tipo túnel [Hunt Knight], Almquist [cavidade proximal com acesso através da crista marginal], Roggen Kamp [cavidade proximal com acesso pela face vestibular][8] e Crockett [cavidade estritamente na face proximal])[9]
> - Conceição e Leite: alterações relacionadas com a classe V, na qual consideram toda a extensão da superfície vestibular e lingual e não somente o terço gengival[4]
> - Mount e Hume: estabeleceram classificações com base nas áreas de incidência de lesões cariosas e propuseram cavidade tipo I, cavidade tipo II, cavidade tipo III, cavidade tipo IV, cavidade tipo V, classe I, classe II, classe III, nível I, nível II, nível III e nível IV[7]
> - Galan *et al.*: basearam-se nos dentes anteriores, principalmente em classe IV, e desenvolveram classificações tipo I, tipo II, tipo III, tipo IV, tipo V e tipo VI.[4]

estrutura dental. De acordo com ele, "o preparo cavitário é o tratamento mecânico das lesões causadas pela cárie, do modo mais conveniente às partes remanescentes do dente, com a finalidade de receber uma restauração, restaurando a forma original, dando-lhe resistência e prevenindo a recorrência da cárie na superfície tratada".[10]

Os princípios de Black não consideravam possível controlar o desenvolvimento de lesões cariosas sem restaurá-las. Por considerar que as lesões eram doenças e não um sinal, para "tratar" o paciente havia apenas a opção de remover essa lesão por meio do preparo da cavidade e, posteriormente, da restauração. Sendo as cicatrículas e fissuras os locais mais afetados pela "doença cárie", Black propôs a filosofia de estender para prevenir, ou seja, as margens das cavidades deveriam ser estendidas até encontrarem regiões de esmalte liso.[1]

Evolução dos preparos cavitários

Clássica

1908. Black propôs que a abertura vestibulolingual deveria ser igual ou inferior a 1/3 do volume da coroa, com paredes perpendiculares paralelas entre si.

1931. Bronner propôs que a abertura vestibulolingual deveria ser igual ou inferior a 1/3 do volume da coroa, porém com convergência das paredes circundantes para oclusal.

▶ Conservadora ou moderna

1951. Markley propôs que a abertura vestibulolingual deveria ser igual ou inferior a 1/4 do volume da coroa, mas com convergência das paredes circundantes para oclusal.
1972. Markley e Rodda propuseram que a abertura vestibulolingual deveria ser igual ou inferior a 1/4 do volume da coroa (oclusal), com convergência das paredes proximais.[11]
1972. Strickland propôs que a abertura vestibulolingual deveria ser igual ou inferior a 1/4 do volume da coroa, porém com convergência das paredes circundantes para oclusal e ângulos diedros arredondados.
1973. Gilmore propôs que a abertura vestibulolingual deveria ser igual ou inferior a 1/4 do volume da coroa, mantendo as paredes circundantes paralelas. Os ângulos internos deveriam ser arredondados.

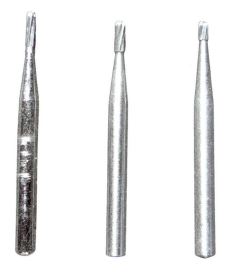

Figura 3.11 Brocas Carbide 245, 330 e 329, respectivamente. A broca 329 é semelhante à 330, apresentando apenas menor diâmetro.

Princípios cavitários clássicos

Em 1908, Black formulou sete normas básicas para serem seguidas como princípios cavitários: forma de contorno, forma de resistência, forma de retenção, forma de conveniência, remoção de dentina cariada remanescente, acabamento das paredes de esmalte e limpeza da cavidade.[1,7]

Forma de contorno. Deve ser a visualização do contorno que está abrangendo a lesão e onde será incluído o preparo cavitário. A determinação da forma de contorno ocorre por meio da remoção de todo o esmalte sem suporte dentinário, ou seja, estendendo-se até o contato de um tecido sadio. A localização do ângulo cavossuperficial deve apresentar-se em área com correto acabamento das bordas da restauração e com resistência à lesão, evitando a zona de contato oclusal. Essa remoção deve ser feita em alta rotação, com as brocas 329, 330 ou 245. A forma de contorno está interligada à extensão do processo carioso (Figura 3.11).

Forma de resistência. Para que haja resistência das paredes da cavidade sem que esta frature, é necessário que a abertura vestibulolingual não seja superior a 1/3 do volume da coroa do dente. Além desse requisito, existem outros, como: a convergência das paredes vestibular e lingual da caixa proximal para oclusal (formato da broca 330 já promove essa convergência); o paralelismo das paredes circundantes e a perpendicularidade à parede pulpar; os ângulos triedros ou diedros serem vivos; o ângulo cavossuperficial ideal ser de 70° a 90°; a perpendicularidade da parede pulpar em relação ao longo eixo do dente, como também o paralelismo dessa parede em relação à parede gengival; a remoção do esmalte sem suporte; e o ângulo axiopulpar arredondado, possibilitando melhor distribuição de forças ao longo do eixo. Desse modo, conclui-se que a forma de resistência é diretamente proporcional ao material restaurador, ou seja, devem ser seguidos princípios relacionados com a estrutura dentária e o material restaurador para que não ocorram fraturas nas paredes cavitárias, como também na restauração.

Forma de retenção. Característica necessária para evitar o deslocamento do material restaurador devido aos esforços mastigatórios. Podem apresentar-se a partir de dois tipos: retenções friccionais (atrito friccional do material restaurador *versus* cavidade preparada) e retenções adicionais (confecção de sulcos proximais, canaletas, cauda de andorinha, inclinações das paredes vestibular e lingual da caixa proximal, pinos, amálgama *pin* e dupla inclinação da parede cervical). É importante ressaltar que, caso a cavidade seja mais profunda do que larga ou com a mesma proporcionalidade, não é necessária a confecção de retenções.

Forma de conveniência. Procedimento operatório que se dá ao preparo cavitário de modo que fique o mais conveniente possível para se trabalhar na cavidade, facilitando o trabalho do cirurgião-dentista. Como exemplo desse processo, há o isolamento absoluto ou afastamento no acesso a uma cavidade proximal (no passado, seria o acesso por oclusal. Hoje, com a filosofia de preservação do tecido sadio, utiliza-se o acesso por proximal).

Remoção de dentina cariada remanescente. Essa etapa pode ser efetuada junto com a forma de contorno, pois, ao ser delimitada a extensão da lesão, já se remove a dentina cariada. Diante disso, surge uma dúvida que há décadas vem sendo tema de muitas discussões: quanto de tecido cariado deve ser removido? Essa é uma pergunta para a qual até hoje não existe resposta consensual; porém, é preciso tentar minimizar essa dúvida com base em três tópicos (ver Capítulo 1):[1] desenvolvimento do processo carioso, diferenciação correta entre lesões não cavitadas e cavitadas, procedimento com lesões cavitadas.

Acabamento das paredes de esmalte. Essa etapa promove remoção de irregularidades e prismas de esmaltes sem suporte (friáveis e fragilizados) para assegurar uma ótima

33

adaptação marginal da cavidade e do material restaurador. Caso o resultado seja ineficaz, podem ocorrer fraturas ao redor da restauração, prejudicando todo o trabalho inicial. Para essa etapa, utilizam-se instrumentos manuais, que serão mais bem relatados no Capítulo 4.

Limpeza da cavidade. Essa etapa é fundamental para todos os procedimentos restauradores, independentemente do material restaurador a ser utilizado. A cavidade deve apresentar-se limpa e seca antes da restauração, e deve ser removido tudo que puder permanecer no ato operatório (raspas de dentina, bactérias e fragmentos deixados durante a instrumentação). A limpeza da cavidade pode ser feita com agentes classificados como *desmineralizantes* (ácido fosfórico 37%, ácido cítrico 50%, ácido etilenodiaminotetracético [EDTA] 15%, ácido poliacrílico 15%) e *não desmineralizantes* (germicidas [água oxigenada 3% 10 vol. e solução de clorexidina 2%]; detersivos [detergentes como tergensol e tergentol]); alcalinizantes [produtos à base de hidróxido de cálcio]).

Princípios cavitários atuais

Algumas modificações foram surgindo com a entrada de materiais adesivos na prática do cirurgião-dentista, de modo a facilitar e preservar a estrutura dental sadia que antes era removida pelas normas dos princípios cavitários. Assim, tornaram-se possíveis o reforço da estrutura dentária e a manutenção do esmalte sem suporte dentinário. Entretanto, vale sempre lembrar que cada caso é único, e as decisões clínicas devem ser tomadas individualmente, com o máximo de conservação da estrutura dental e o bom senso do cirurgião-dentista na execução do procedimento.[1,7] Além disso, os aspectos biológicos e técnicos ou mecânicos (forma de retenção, forma de resistência, forma de contorno, forma de conveniência, remoção de dentina cariada remanescente, acabamento das paredes de esmalte e limpeza da cavidade) devem ser avaliados e discutidos minuciosamente pelo profissional (ver Capítulo 16).

Filosofias preventivas e restauradoras | Conceitos atuais

O desuso da filosofia de Black – estender para prevenir – e o surgimento dos sistemas adesivos foram pontos cruciais para a filosofia preventiva. Juntando o bom senso do cirurgião-dentista com a conservação máxima da estrutura dental sadia, reafixamos esse conceito atual de filosofia preventiva.

Uma restauração só deve ser realizada caso seja essencial para o controle da lesão, embora essa afirmação vá diretamente de encontro à prática da odontologia restauradora, em que toda lesão cavitada deve ser restaurada.[1]

Considerações finais

A partir do amplo conhecimento sobre a doença cárie (sua origem, progressão e, consequentemente, cavitação), tornou-se indispensável que os profissionais de odontologia apresentassem maior interesse na morfologia de preparos cavitários. Assim, ocorreu uma grande mudança relacionada com a filosofia de Black para a preservação da estrutura dental sadia, pois, com base nessa teoria, pode-se, além de remover o limite exato do processo carioso, viabilizar o retorno da saúde bucal do paciente e a preservação do tecido dental sadio.

Referências bibliográficas

1. Baratieri LN, Monteiro Jr S, et al. Odontologia restauradora: fundamentos e técnicas. Volume 2. São Paulo: Santos; 2010. p. 755.
2. Mondelli J, Ishikiriama A, Franco EB, et al. Fundamentos de dentística operatória. Volume 1. 1ª ed. São Paulo: Santos; 2006. p. 11-23.
3. Mandarino F, et al. Nomenclatura e classificação das cavidades [Internet]. Ribeirão Preto: FORP-USP; [citado em 15 jul. 2010]. Disponível em: http://www.forp.usp.br/restauradora/dentistica/temas/amalgama/amalgama_01/amalgama_01.pdf
4. Mandarino F, et al. Princípios gerais do preparo cavitário [Internet]. Ribeirão Preto: FORP-USP; [citado em 23 jun. 2011]. Disponível em: http://www.forp.usp.br/restauradora/dentistica/temas/amalgama/amalgama_02/amalgama_02.pdf
5. Black GV. Operative dentistry. Chicago: Medico Dental; 1908.
6. Howard WW. Atlas of operative dentistry. 2ª ed. St. Louis: Mosby; 1973.
7. Mondelli J, Ishikiriama A, Franco EB, et al. Fundamentos de dentística operatória. Volume 1. 1ª ed. São Paulo: Santos; 2006. p. 1-10.
8. Roggenkamp CL, Cochran MA, Lund MR. The facial slot preparation: a nonocclusal option for Class 2 carious lesions. Oper Dent. 1982; 7(3):102-6.
9. Rodrigues LEF. Resistência à fratura de dentes com restaurações atípicas de diversos materiais. São Paulo: Faculdade de Odontologia de São Paulo; 1994.
10. Busato ALS, Barbosa AN, Bueno M, et al. Dentística: restaurações em dentes posteriores. São Paulo: Artes Médicas; 1996. p. 302.
11. Rodda JC. Modern class II amalgam cavity preparations. N Z Dent J. 1972; 68:132-4.

4 Instrumentos, Materiais e Equipamentos Utilizados em Dentística Restauradora

Renato Azevedo de Azevedo • Rafael Guerra Lund

Introdução

O objetivo deste capítulo é apresentar para os estudantes de odontologia os principais instrumentos, materiais e equipamentos de uso geral em dentística restauradora. Apesar de alguns acessórios serem de uso comum em vários procedimentos odontológicos, eles serão apresentados com base em uma classificação que facilitará o entendimento do aluno.

Instrumentos exploradores

Espelho intrabucal

O espelho intrabucal, ou odontoscópio, é um dos mais importantes instrumentos exploradores usados na odontologia (Figura 4.1 A). Dentre suas diversas funções, estão:

- Possibilitar a visualização indireta de áreas que não podem ser visualizadas de maneira direta
- Promover iluminação em regiões onde a luz direta tem dificuldade de chegar graças à reflexão da luz do refletor
- Afastar os tecidos moles, visando melhorar o campo visual
- Ajudar o profissional a manter uma postura correta quando trabalhar em regiões de difícil acesso.

O espelho mais comum e mais utilizado é o de nº 5, que tem 24 mm de diâmetro. Existem outros espelhos de vários tamanhos usados nas diversas especialidades clínicas da odontologia.

Sonda exploradora

As sondas são importantes instrumentos táteis e sempre devem ser utilizadas delicadamente, ou seja, sem pressão excessiva. No mercado, existem vários tipos e numerações; porém, a mais usada em dentística é a sonda clínica nº 5 (Figura 4.1 B). Existem outras sondas, como a nº 3, que é muito comum na odontopediatria. Dentre as suas diversas funções, podemos citar:

- É utilizada durante a remoção do tecido cariado com a finalidade de determinar a consistência da dentina cariada (contaminada ou desorganizada)
- Possibilita a percepção de superfícies irregulares, podendo ser empregada para verificar a adaptação marginal das restaurações

• Pode ser utilizada para remover excessos de material nas faces proximais antes da remoção dos sistemas de matrizes.

Pinça clínica

As pinças são instrumentos de apreensão bastante utilizados nos procedimentos operatórios. Com elas, podem ser transferidos objetos pequenos, como bolinhas ou roletes de algodão, pinos, cones de endodontia ou até resíduos de restaurações de grande tamanho que, porventura, possam ter se deslocado no momento da intervenção restauradora. As pinças devem ser sempre de boa qualidade para evitar que algum objeto escape e seja aspirado ou deglutido pelo paciente na hora do seu deslocamento (Figura 4.1 C).

Sonda milimetrada

Apesar de ser utilizada em periodontia, a sonda milimetrada também pode ser empregada na dentística restauradora para auxiliar em algumas marcações, como, por exemplo, medir a extensão e a profundidade dos preparos cavitários. Além disso, há uma íntima relação entre a periodontia e a dentística com relação à utilização desse instrumento para a mensuração do espaço biológico (ver Capítulo 17).

Pinça Muller

A pinça Muller é usada para apreender de maneira firme o papel articular (carbono), que desempenha importante função para marcar os pontos de contato entre dentes antagonistas. Essa pinça e o papel juntos são utilizados para avaliação dos contatos proximais nas restaurações diretas e indiretas.

Fio dental

O fio dental é utilizado como ferramenta tátil nas regiões proximais, possibilitando a detecção de irregularidades nessas superfícies, como restaurações mal-adaptadas e lesões de cárie cavitadas ou não cavitadas. Além desse uso, o fio dental é empregado como auxiliar na adequação de um bom isolamento absoluto, por meio da confecção de amarrias (Figura 4.2).

Isolamento do campo operatório

Para se obter sucesso em qualquer procedimento clínico em dentística restauradora, é necessário um bom isolamento do campo operatório, o qual pode ser basicamente de dois tipos:

- Isolamento absoluto: realizado com dique de borracha, grampos e fio dental
- Isolamento relativo: não envolve dique de borracha e, geralmente, é executado com roletes de algodão, gaze, sugador, fio retrator e afastador de lábios, possibilitando um campo operatório parcialmente seco e limpo.

As vantagens, desvantagens, limitações e indicações dos dois tipos de isolamento serão discutidas no Capítulo 5.

Instrumentos utilizados para ambos os tipos de isolamento

▶ Lençol de borracha ou dique de borracha

São folhas de borracha que separam a cavidade oral e o campo operatório. Estão disponíveis no mercado em diversas cores (Figura 4.3), as quais devem sempre fazer contraste com a estrutura dental, facilitando a visualização do dente. Esse instrumento pode apresentar-se como folhas de borracha ou em rolo, sendo alguns aromatizados. É fabricado em látex e

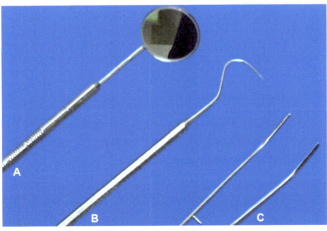

Figura 4.1 A. Espelho intrabucal **B.** Sonda clínica nº 5. **C.** Pinça clínica.

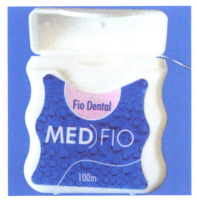

Figura 4.2 Fio dental.

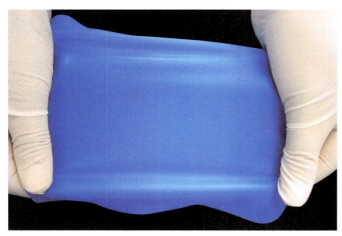

Figura 4.3 Lençol de borracha.

encontrado em espessuras variadas (0,13 a 0,39 mm). Quanto maior a espessura do lençol de borracha, maior a facilidade de afastar os tecidos gengivais. Em pacientes com os espaços interdentais muito apertados, é mais indicado o uso de lençóis mais finos.

▶ Arco de Young

É um dispositivo em forma de "U", de metal ou plástico, que apresenta garras ao longo de sua extensão, as quais possibilitam que o lençol de borracha seja fixado e estendido, permanecendo sob tensão. Existem outros arcos utilizados em odontologia, como o arco de Ostby; porém, o mais comum na dentística restauradora é o arco de Young (Figura 4.4).

▶ Caneta

Para fazer as marcações, deve ser usada uma caneta de ponta úmida, como as do tipo hidrocor, pois não necessitam de pressão para marcar o lençol no qual serão realizadas as perfurações.

▶ Alicate perfurador de Ainsworth

É um instrumento utilizado para fazer perfurações no dique de borracha de acordo com o(s) dente(s) que se quer isolar. Esse perfurador apresenta uma parte giratória com cinco orifícios de diâmetros diferentes, que podem ser utilizados para os diversos grupos dentários (Figura 4.5 A).

▶ Pinça porta-grampo

Esta pinça tem a função de abrir o grampo e colocá-lo no dente. As mais conhecidas são Brewer e Palmer. Após o término do procedimento, remove-se o grampo do dente com esse mesmo instrumento (Figura 4.5 B).

▶ Grampos

São estruturas metálicas cuja finalidade é estabilizar o lençol de borracha no dente. Os grampos também afastam os tecidos gengivais e estão divididos em dois grandes grupos: os com asas laterais e os sem asas laterais (Figura 4.6). O Quadro 4.1 apresenta os principais grampos com suas numerações e indicações de uso.

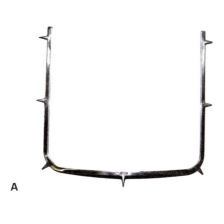

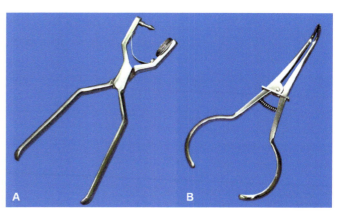

Figura 4.5 A. Alicate perfurador de Ainsworth. **B.** Pinça porta-grampo (Palmer).

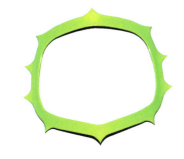

Figura 4.4 A. Arco de Young. **B.** Arco de Ostby.

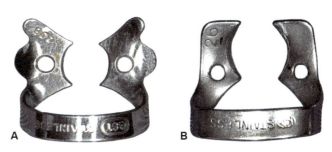

Figura 4.6 Grampos. **A.** Com asas laterais. **B.** Sem asas laterais

37

Quadro 4.1 Classificação dos grampos da série Ivory.

Grampos			
Número	200 a 205	206 a 209	210 a 211
Dentes	Molares	Pré-molares	Anteriores
Grampos especiais			
Número	26 a 28, W8A	12A, 13A, 14 e 14A	212
Dentes	Molares com pouca retenção	Molares com pouca retenção	Pré-molares, caninos e incisivos

▸ Lubrificante

O lubrificante é usado na face interna do lençol de borracha com a finalidade de facilitar sua passagem nos espaços interdentais. Deve ser hidrossolúvel para que, após a colocação do lençol em posição, este possa ser facilmente removido com um simples jato de água, não deixando resíduo no dente. Uma indicação barata e de fácil aplicação são os cremes de barbear, que podem ser removidos com facilidade por um jato de água.

▸ Tesoura

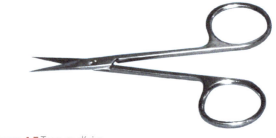

Figura 4.7 Tesoura clínica.

É utilizada para auxiliar na remoção do isolamento absoluto. Deve sempre estar bem afiada (Figura 4.7).

▸ Godiva

É um material termoplástico utilizado para estabilizar os grampos e o lençol de borracha. Pode apresentar-se como bastões ou placas (Figura 4.8 A). Para a manipulação da godiva, deve-se aquecê-la previamente próximo à chama de uma lamparina, a fim de que adquira uma forma mais plástica, facilitando sua adaptação ao local desejado (Figura 4.8 B). Por ser um material anelástico, seu endurecimento ajudará a fixar os grampos e o lençol.

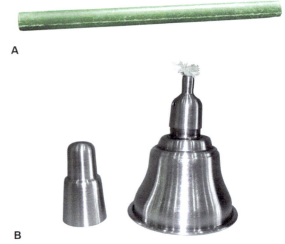

Figura 4.8 A. Bastão de godiva. **B.** Lamparina.

▸ Sugador

Os sugadores são utilizados para fazer a manutenção e o controle da umidade da cavidade oral, seja no caso de isolamento relativo ou de isolamento absoluto. Apresentam-se no mercado com várias formas (metal ou plástico), embora os descartáveis sejam os mais utilizados devido à praticidade e ao baixo custo. Os sugadores são muito importantes nas técnicas adesivas, pois sugam a grande quantidade de água que se aloja dentro da cavidade oral.

Também podem ser utilizados sugadores na forma de cânulas, muito usados na prática endodôntica. Eles apresentam a parte ativa com diâmetro menor, o que torna possível a aspiração de líquidos em excesso dentro dos preparos cavitários.

▸ Roletes de algodão

São empregados na técnica de isolamento relativo e devem ser posicionados no fórnice e na abertura dos ductos das glândulas salivares principais. Devem ser de boa qualidade, proporcionando absorção adequada da saliva para um bom controle da umidade.

▸ Afastador universal

É utilizado para facilitar o acesso à cavidade oral e, junto com o sugador e os roletes de algodão, forma o chamado *kit* de isolamento relativo (Figura 4.9).

▸ Fios retratores

Controlam o transporte dos fluidos gengivais, além de promoverem a retração da gengiva, o que torna possível o acesso a áreas de interesse para a execução dos procedimentos. Os fios ou cordas retratoras podem ou não estar embebidos em soluções químicas que provocam a vasoconstrição periférica. Geralmente, soluções à base de epinefrina, cloreto de alumínio e sulfato de alumínio são utilizadas como agentes hemostáticos.

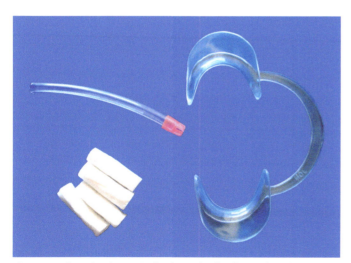

Figura 4.9 Sugador descartável, roletes de algodão e afastador (*kit* para isolamento relativo).

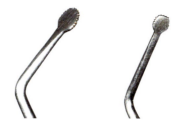

Figura 4.10 Espátulas para inserção de fio retrator.

O fio deve ser colocado com a gengiva previamente desidratada, e seu comprimento deve ser pouco maior que o diâmetro do dente. A colocação precisa ser feita com uma espátula apropriada, como a Fischer's Ultrapak® Packers, sem a extremidade cortante, que pode ser encontrada em duas opções de angulação em relação ao cabo: 30° e 90° (Figura 4.10).

Os fios retratores de gengiva podem apresentar várias espessuras (p. ex., fios da Ultrapak® têm seis espessuras: #000, #00, #0, #1, #2 e #3). Associadas a esses fios, podem ser utilizadas soluções hemostáticas (vasoconstritoras) como a epinefrina, presente nos fios Ultrapack®, a fim de evitar o sangramento da gengiva durante a colocação do fio retrator.

Existem relatos de pacientes que se sentiram desconfortáveis com o uso da epinefrina, pois a substância apresentou efeitos adversos que variavam de moderada sudorese até intensa taquicardia.[1] Além disso, a literatura relata a possibilidade de a epinefrina provocar efeitos de retração gengival.

Instrumentos cortantes manuais

São instrumentos que servem para cortar, clivar e planificar os tecidos dentais. Eles complementam os instrumentos rotatórios (ver adiante) e, quando bem empregados, podem diminuir sensivelmente a infiltração marginal pós-procedimento restaurador, evitando, assim, a possibilidade de lesões de cárie recorrentes.[2] Podem ser simples ou duplos e, no seu cabo, oitavado e serrilhado, possuem uma superfície lisa na qual está gravada uma numeração composta, geralmente, de três números, que indica a largura da lâmina em décimos de milímetro, o comprimento em milímetros e o ângulo formado entre a lâmina e o cabo do instrumento em graus centesimais (divisão de uma circunferência em 100 partes iguais). Os instrumentos que formam um ângulo reto com o eixo longitudinal da lâmina apresentam sempre três números, enquanto os que oferecem outra angulação têm quatro números. Este quarto número indica o ângulo formado pela extremidade cortante da lâmina do instrumento e o eixo longitudinal do mesmo.

Principais instrumentos cortantes manuais

▶ Cinzéis

Têm a função de clivar e planificar o esmalte dentário. Podem ser encontrados em diversas formas, como: retos, monoangulados e biangulados. Há ainda os cinzéis de Wedelstaedt, que são os mais versáteis e mais utilizados (Figura 4.11 A).

▶ Enxadas

As enxadas são semelhantes aos cinzéis, mas apresentam ângulo de 25° centesimais da lâmina. São utilizadas para alisar as paredes das cavidades, dando um acabamento final em suas paredes internas (Figura 4.11 B).

▶ Machados

Podem ser usados para esmalte e para aplainar e clivar as paredes das faces livres das caixas proximais em cavidades classe II. Os machados para dentina determinam a forma de retenção incisal em cavidades classe III (Figura 4.11 C).

▶ Recortador de margem gengival

Geralmente são empregados para planificar o ângulo cavossuperficial gengival e arredondar o ângulo axiopulpar. São utilizados também para determinar a retenção na parede gengival de cavidades classe II. As lâminas dos recortadores de margem gengival são curvas e anguladas, e, para cada lado, é usado um tipo de lâmina. Se o segundo número da fórmula do recortador for maior ou igual a 90, deve ser usado na caixa distal; porém, se for menor que 90, deve ser empregado na mesial (Figura 4.11 D).

▶ Formadores de ângulo

São usados principalmente nas cavidades classes III e V, acentuando ângulos diedros e triedros, e determinando a forma de retenção (Figura 4.11 E).

▶ Escavadores de dentina

Também chamados de "colheres de dentina" ou simplesmente de "curetas", são instrumentos utilizados basicamente para a remoção de tecido cariado. Podem apresentar-se em forma de disco ou semelhantes ao machado (Figura 4.11 F).

Afiação dos instrumentos manuais

Os instrumentos de corte manual devem ser periodicamente afiados para garantir sua efetividade na utilização dos preparos cavitários. Essa manobra pode ser executada de duas maneiras: manual ou mecânica.

Quando a afiação for feita manualmente, deve ser utilizada uma pedra de Arkansas previamente lubrificada e própria para afiar instrumentos de metal. O instrumento deve ser segurado firmemente, e, em seguida, deve-se movimentar a pedra, mantendo o instrumento parado. A movimentação da pedra possibilita que o ângulo de desgaste seja mantido com mais exatidão. Para que essa movimentação se torne mais fácil, é conveniente colar, em sua porção inferior, uma lâmina de madeira com as mesmas dimensões. Durante esse procedimento, é importante que a angulação do bisel do instrumento seja verificada e mantida correta. Os biséis devem permanecer em ângulo de cerca de 45° em relação à face da lâmina.

Caso a afiação seja feita de maneira mecânica, podem ser utilizadas pedras de Arkansas montadas ou discos de graduação fina adaptados em mandril para peça de mão. Os instrumentos

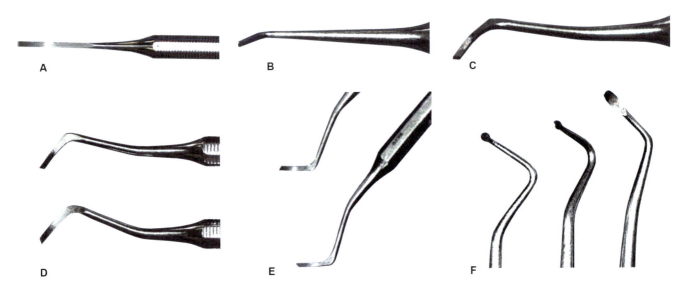

Figura 4.11 A. Cinzel. **B.** Enxada. **C.** Machado. **D.** Recortador de margem gengival. **E.** Formadores de ângulo. **F.** Colheres de dentina.

com um dos lados convexo e o outro plano, como as colheres de dentina, podem ser afiados utilizando-se pedras montadas e realizando o desgaste na parte plana.

A avaliação tátil da afiação pode ser realizada correndo-se o instrumento sobre um bastão de teste de afiação, de acrílico ou plástico, com textura e dureza semelhantes a uma unha – se, ao atritar o instrumento sobre esse bastão, forem removidas raspas da mesma, é sinal de que ficou bem afiado.

Instrumentos cortantes rotatórios | Brocas

Antes de abordar os instrumentos rotatórios propriamente ditos, é preciso tecer alguns comentários sobre os instrumentos que são acoplados nos rotatórios.

As turbinas ou canetas de alta rotação, por exemplo, podem chegar a 450.000 rpm (rotações por minuto). Devido ao calor provocado pelo atrito causado com o dente ou material restaurador, as turbinas apresentam um sistema de refrigeração a ar/água que é direcionado à ponta ativa das brocas, ou pontas diamantadas. Esse sistema, além de ser eficiente, evitando o aquecimento das estruturas dentais, serve também como agente de limpeza, removendo estruturas acumuladas durante o uso das canetas de alta rotação.

Para tirar ou colocar as brocas nesse instrumento, utiliza-se o saca-broca, que, nos modelos mais modernos (*push button*), já são dispensáveis.

As turbinas geralmente são usadas para o desgaste ou corte rápido da estrutura dentária e a determinação de formas de contorno. As brocas utilizadas nas turbinas ou canetas de alta rotação são lisas e mais finas que as empregadas na rotação convencional, ou baixa rotação.

Os micromotores usados em odontologia (baixa rotação) giram no máximo a 20.000 rpm e podem ser usados com contra-ângulo ou peça reta. Estão disponíveis no mercado apresentando ou não refrigeração à base de água.

A peça reta é de uso extraoral, enquanto o contra-ângulo, devido à sua forma, é intraoral. O contra-ângulo é usado em vários protocolos na área de dentística restauradora, sendo nele acoplados brocas, escovas, taças de borracha ou mandril para adaptação de discos abrasivos ou feltros. Na baixa rotação, há maior torque, ou seja, é possível exercer uma força maior sobre o dente com a broca sem que esta pare (até 1.000 g). Já nas canetas de alta rotação, esse torque é bem menor, pois o máximo que se pode exercer é uma força de 60 g sobre a broca para que haja um corte adequado (Figura 4.12).

Não se pode esquecer que, ao aumentar a força sobre a broca, aumenta a força de atrito e, com isso, promove-se mais calor, o que pode ser indesejado pela possibilidade de causar danos ao complexo dentinopulpar. Além da pressão exercida sobre a broca, outros fatores que promovem calor são: velocidade de rotação, tipo, qualidade, tamanho e tempo em que o instrumento de corte é utilizado.

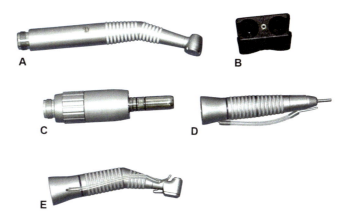

Figura 4.12 Peças de mão. **A.** Caneta de alta rotação. **B.** Saca-broca preto. **C.** Micromotor. **D.** Peça reta. **E.** Contra-ângulo.

▶ Dica clínica

Sabe-se que, se a rotação for superior a 4.000 rpm, deverá haver refrigeração para evitar danos ao tecido pulpar.

Os instrumentos rotatórios são utilizados com a finalidade de remover tecido cariado ou não cariado, por meio de desgaste ou de corte. Podem ser de vários materiais. Os mais comuns são as brocas de aço (feitas de liga de ferro e carbono) e as brocas Carbide (de carboneto de tungstênio). As Carbide são mais resistentes que as de aço e, por isso, mais utilizadas.

Os instrumentos de corte são denominados "brocas" e são compostos de três partes distintas:

- Haste: é a parte que faz a conexão da broca com o equipamento rotatório (peça de mão, contra-ângulo ou caneta de alta rotação ou turbina)
- Parte intermediária: fica entre a ponta ativa e a haste. Pode ser curta ou longa e também pode ser chamada de colo. As brocas de colo longo geralmente são usadas nas peças de mão, enquanto as de colo curto, nos contra-ângulos e nas turbinas, o que facilita seu uso dentro da cavidade oral
- Ponta ativa: é a parte que apresenta uma série de lâminas, as quais promovem o corte ao girarem.

Os instrumentos rotatórios de desgaste contam com as mesmas partes que os de corte; entretanto, não têm, na sua parte ativa, lâminas de corte, mas sim partículas abrasivas diamantadas aglutinadas ao metal.

Vale a pena salientar que, apesar de os instrumentos de corte e de desgaste serem bastante diferentes, ambos podem apresentar características geométricas muito semelhantes, como forma, diâmetro, angulação e comprimento. Tanto as brocas como as pontas diamantadas podem atuar em esmalte e em dentina, embora as pontas diamantadas geralmente sejam mais utilizadas nas canetas de alta rotação.

De acordo com a quantidade de rotações por minuto (rpm), três variações de rotação têm sido utilizadas como classificação: rotação baixa, com menos de 6.000 rpm; média, de até 100.000 rpm; e alta, acima de 100.000 rpm. A escolha depende do procedimento. Com baixa rotação, por exemplo, são realizadas profilaxias, remoção de tecido cariado e acabamento e polimento de restaurações; a rotação média é empregada em preparos cavitários, sulcos de retenção e biséis; já a rotação alta está relacionada com remoção de restaurações antigas, obtenção de contorno e redução de cúspides.

Um dos fatores de risco no trabalho do cirurgião-dentista é o ruído, principalmente o produzido pelas canetas de alta rotação (turbinas), que, de acordo com alguns estudos, é o que mais incomoda o profissional. Além disso, o ruído pode causar hipertensão arterial, estresse, intensificação de tensão muscular, incapacidade de concentração e perda auditiva induzida por ruído.[3]

A Council on Materials and Devices of the Dental Association classifica os instrumentos rotatórios por meio de formas básicas, utilizando números que identificam a forma e o tamanho das brocas.

A escolha do uso, tanto das brocas quanto das pontas diamantadas, é determinada basicamente por três fatores:

- Ponta ativa: esférica, roda, cilíndrica, tronco-cônica, em forma de cone invertido. As pontas ativas das brocas podem ser lisas ou picotadas
- Diâmetro das pontas ativas: está diretamente relacionado com a quantidade de tecido que a broca remove
- Potencial de corte ou desgaste: nas brocas, está relacionado com o tipo de lâmina (lisa ou picotada). Nas pontas diamantadas, está ligado ao tamanho das partículas de diamante, ou seja, quanto maior a partícula, maior o desgaste que a mesma promove. Os fabricantes as dividem em três grupos de acordo com o grau de abrasividade: convencionais, finas e extrafinas.

Instrumentos para restauração

Devido à grande quantidade de material para restauração existente no mercado, será abordada aqui uma visão geral, sendo citados alguns dos principais instrumentos usados na confecção de restaurações.

Espátulas para uso em resina

São usadas para inserir e adaptar o material restaurador nas paredes da cavidade, bem como para realizar a escultura dental (Figura 4.13 A).

Brunidores

São usados nas restaurações de amálgama antes e depois da escultura. Servem para proporcionar melhor adaptação do material ao dente, bem como promover superfícies lisas. Os brunidores também são utilizados para facilitar a adaptação das matrizes metálicas, favorecendo a melhora do ponto de contato (Figura 4.13 B).[2]

Porta-amálgama

É usado para levar o amálgama até a cavidade do dente. Pode também ser empregado para aplicar hidróxido de cálcio em algumas situações clínicas. Não deve ser usado o mesmo instrumento para os dois procedimentos, sendo aconselhável um para cada uso (Figura 4.13 C).

Porta-hidróxido de cálcio em pasta

É utilizado para levar a pasta de hidróxido de cálcio à cavidade do dente quando esta é empregada como material protetor do complexo dentinopulpar (Figura 4.13 D).

Porta-hidróxido de cálcio em pó

É utilizado para levar o hidróxido de cálcio em pó nos casos de capeamento direto ou de exposição pulpar acidental (Figura 4.13 E).

Condensadores

São instrumentos utilizados para condensar o amálgama de modo gradual, conforme ele é colocado, com o auxílio do porta-amálgama, no interior da cavidade (Figura 4.13 F).

Podem ter pontas ativas de vários tamanhos e formas (principalmente planas); porém, quanto menor o tamanho, maior a pressão exercida sobre o material. As pontas ativas planas limitam o escape do amálgama. Já quando a resina é usada como material restaurador, as pontas ativas dos condensadores devem apresentar ângulos arredondados.

Existem condensadores próprios para serem usados junto com alguns materiais, como os cimentos de ionômero de vidro, que têm a característica de evitar que o material fique aderido ao condensador.

Esculpidores de amálgama

O esculpidor de amálgama tem por finalidade esculpir as características anatômicas dos dentes que estão sendo restaurados.[2] Existem vários tipos, e os mais usados são os de Frahm e o de Hollemback número 3S, este último o mais comum e versátil (Figura 4.13 G).

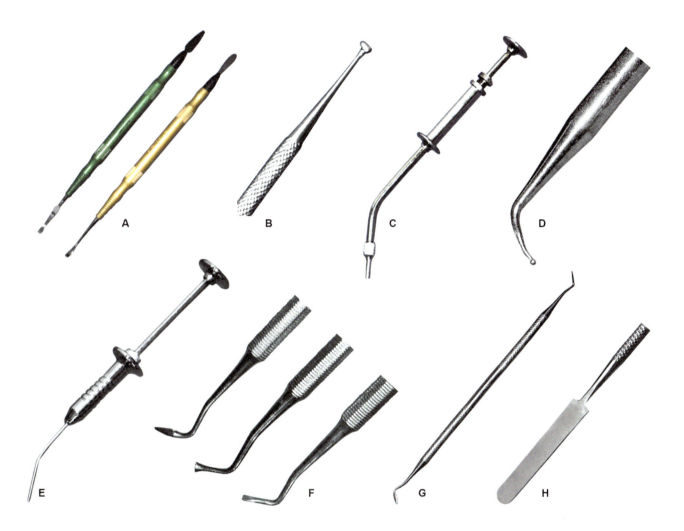

Figura 4.13 A. Espátulas para uso em resina. **B.** Brunidor para amálgama. **C.** Porta-amálgama. **D.** Porta-hidróxido de cálcio em pasta. **E.** Porta-hidróxido de cálcio em pó. **F.** Condensadores de amálgama. **G.** Esculpidor de Hollemback 3S. **H.** Espátula para manipulação de cimentos.

Espátula para manipulação de cimentos e placa de vidro polida

São encontradas no mercado em vários tamanhos e com grau de flexibilidade variado. São usadas para manipular cimentos (líquido/pó ou pasta/pasta), sempre sobre uma placa de vidro polida (Figura 4.13 H).

Matrizes

As matrizes têm por finalidade dar o contorno em restaurações que comprometem as faces proximais. Há basicamente dois tipos: a plástica, conhecida como matriz de poliéster, usada em dentes anteriores; e a metálica, mais utilizada em dentes posteriores. De modo geral, esse dispositivo pode ser utilizado com ou sem porta-matriz – instrumento que apreende os dois lados da matriz, fixando-a no dente. O porta-matriz mais usado é o Tofflemire.

As matrizes de metal retas podem apresentar-se com duas medidas: 7 mm, usadas em molares, e 5 mm, usadas em pré-molares (Figura 4.14 A). Existem ainda matrizes pré-fabricadas, como as de formato de bumerangue (Tofflemire), que facilitam a condensação do material, promovendo o contorno correto das restaurações (Figura 4.14 B).

A boa adaptação das matrizes é essencial para uma restauração de boa qualidade, sem excessos de material nas faces proximais.

Um tipo de matriz que também é usado como proteção para dentes vizinhos durante as etapas adesivas é a fita de politetra-fluoretileno, mais conhecida como *veda-rosca* (Figura 4.15).

Cunhas

As cunhas de madeira são as mais utilizadas e existem em diversos tamanhos, podendo ser adaptadas manualmente conforme a necessidade (Figura 4.14 C). Elas são inseridas na região interdental, com a finalidade de promover o afastamento

43

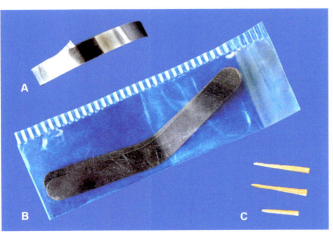

Figura 4.14 Matriz de aço de 7 mm (**A**) e em forma de bumerangue (Tofflemire) (**B**), e cunhas de madeira de tamanhos variados (**C**).

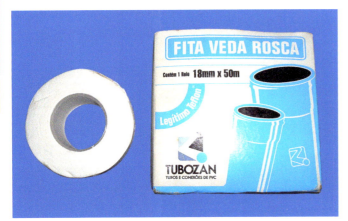

Figura 4.15 Matriz de politetrafluoretileno.

dos dentes e melhorar a adaptação da matriz, propiciando, assim, a obtenção de um bom ponto de contato. Para facilitar a colocação das cunhas no local adequado, deve-se usar uma pinça hemostática curva, que tem força de apreensão maior que a pinça clínica comum (Figura 4.16). As cunhas mais usadas são as de madeira, mas, no mercado, também estão à disposição as de plástico e as de borracha.

Pincéis

Instrumentos que, se usados com leveza, podem definir a forma e promover lisura nas restaurações diretas. Os pincéis finos podem ser úteis para aplicação de corantes. Os mais usados são os pincéis chatos, pois se comportam de maneira semelhante às espátulas.

Brushes

São indicados para transferência e aplicação de soluções ou produtos de uso odontológico na gengiva, nos dentes ou em preparos cavitários (p. ex., aplicação de adesivos em preparos

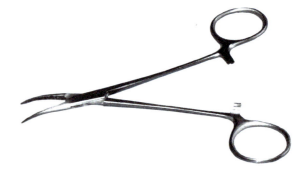

Figura 4.16 Pinça hemostática curva.

cavitários, de agentes dessensibilizantes, de condicionadores ácidos, silano e clorexidina em preparos cavitários etc.) (Figura 4.17).

Pote Dappen

Trata-se de pote de vidro ou de plástico utilizado para armazenar temporariamente vários materiais ou líquidos usados nos procedimentos diários de dentística restauradora (Figura 4.18).

Compasso de ponta seca

É utilizado para medir os três diâmetros da coroa (mesio-distal, cervicoincisal e vestibulolingual). Deve estar sempre acompanhado de uma régua milimetrada, o que auxilia o

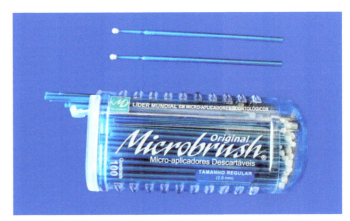

Figura 4.17 Microbrushes.

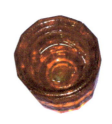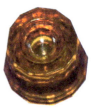

Figura 4.18 Pote Dappen.

cirurgião-dentista na restauração do espaço entre os dentes que estão sendo restaurados. O compasso também serve para medir o sorriso do paciente (Figura 4.19 A).

Especímetro

O especímetro é um instrumento utilizado em várias áreas da odontologia, entre elas cirurgia, ortodontia e dentística. Nesta última, ele é empregado para medir o desgaste nas restaurações de facetas laminadas, *inlay* e *onlay* de cerâmica pura. Também pode ser usado para calcular medidas como a distância mesiodistal de um ou de vários dentes, a fim de realizar o planejamento adequado da linha de sorriso, utilizando restaurações de resinas compostas. Outra utilidade desse instrumento é medir a quantidade de tecido desgastado durante um preparo para facetas (Figura 4.19 B).

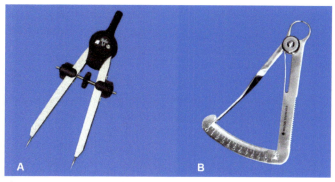

Figura 4.19 A. Compasso de ponta seca. **B.** Especímetro.

Instrumentos e materiais para acabamento

Atualmente, além de ter sua função restabelecida, um dente deve também alcançar um grau de estética natural, o que vem sendo, com certeza, o maior desafio dos dentistas. Superfícies ásperas e margens das restaurações inadequadamente acabadas causam acúmulo de placa dental, o que aumenta o risco de cáries secundárias. O principal objetivo de fazer um bom polimento, além da estética, é regularizar as margens oclusais e proximais, de modo que a restauração e o material restaurador estejam em perfeita continuidade com os tecidos dentários.

A vibração e o calor causados pelos instrumentos de acabamento podem criar microtrincas ao longo da superfície da resina; por isso, os passos de acabamento e o subsequente dano à superfície da resina devem ser minimizados. Somente após o polimento se dá por encerrado qualquer procedimento restaurador. Os instrumentos a seguir são os mais usados em dentística restauradora.

Discos abrasivos

Os discos abrasivos são encontrados em diversas granulações e podem ser utilizados tanto nas faces livres (vestibular e lingual) como nas faces proximais (distal e mesial), quando o acesso for possível. Também podem ser empregados manualmente ou com o auxílio de um mandril, que é colocado no contra-ângulo dos micromotores (baixa rotação). Geralmente, são à base de papel e apresentam diversas cores que codificam a granulação desejada (Figura 4.20). Os discos mais abrasivos podem auxiliar na definição de forma, enquanto os menos abrasivos proporcionam lisura e brilho.

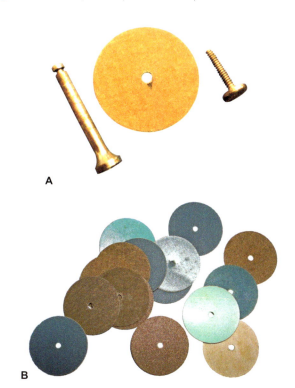

Figura 4.20 A. Mandril e disco de lixa. **B.** Discos de lixa com 16 mm de diâmetro, em quatro granulações codificadas por cores.

Esses discos são considerados básicos para as superfícies de restauração planas, podendo ser usados para contornar cristas marginais e em faces proximais – com baixa rotação – e com torque intermitente a fim de facilitar a visualização. Algumas marcas disponíveis no mercado e que atendem às necessidades são: Sof-Lex™ (3M ESPE, EUA), FlexiDisc™ (Cosmedent®, EUA), Super Snap® (Shofu®, Japão), OptiDisc® (Kerr, EUA) ou Astropol Discs® (Ivoclar Vivadent®, Liechtenstein).

Brocas multilaminadas

As brocas multilaminadas são muito utilizadas em restaurações de amálgama e usadas para ajuste das formas anatômicas. Esse instrumento pode apresentar até 30 lâminas, e, após seu uso, o resultado é de uma superfície altamente lisa.

Essas brocas são mais difíceis de controlar porque proporcionam menos sensibilidade tátil que as brocas diamantadas; logo, podem ser usadas em restaurações de resina somente para ajustar pequenas áreas. As brocas multilaminadas devem ser usadas com refrigeração à base de água, facilitando seu corte e evitando calor. Uma broca Carbide de 30 lâminas não deveria ser usada para resinas de micropartículas, pois produz somente uma superfície lisa em resinas híbridas de partículas pequenas.

As borrachas abrasivas estão disponíveis no mercado em variadas formas, o que possibilita trabalhar em quase todas as faces dos dentes. Existem também diversas granulações, proporcionando vários graus de desgaste e acabamento. As borrachas de granulação mais fina são capazes de promover um fino desgaste, o que resulta em superfícies lisas e com alto brilho.

Podem também ser encontradas no mercado borrachas específicas para alguns materiais, como amálgama, resina e cerâmicas, usadas para polir áreas previamente ajustadas sempre com rotação média e intermitente, evitando perda da anatomia. Uma marca facilmente encontrada é Enhance®, da Dentsply Caulk. Recentemente, alguns polidores diamantados, como D-Fine® (Cosmedent®, EUA), PoGo (Dentsply Caulk, EUA), CompoMaster® (Shofu®, Japão), ou borrachas sintéticas à base de silicone, como OneGloss® (Shofu®, Japão), foram introduzidos no mercado para conferir a compósitos híbridos o brilho das microparticuladas (Figura 4.21).

Pontas diamantadas

São muito utilizadas quando não se tem acesso aos discos abrasivos. São usadas com as granulações fina e extrafina. Como as pontas diamantadas estão disponíveis em várias formas, são de grande utilidade nos ajustes oclusais e no detalhamento das formas anatômicas. As pontas diamantadas finas são consideradas como um instrumento universal de acabamento por não serem agressivas a nenhum material estético. De acordo com a granulação, esse instrumento está disponível no mercado em diversas cores, o que facilita sua utilização no dia a dia da prática clínica. As pontas diamantadas ainda possibilitam ao clínico remover de maneira seletiva o excesso de resina, sem afetar significativamente a integridade marginal (45 e 15 μm).

Atualmente, existem vários *kits* para acabamento no mercado, como as pontas de silicone com óxido de alumínio, que oferecem mais resistência devido à presença do óxido de alumínio. Elas também são encontradas em diversas formas e granulações, geralmente dispostas em escala de cor.

Bisturi

As lâminas de bisturi são de grande utilidade para a remoção de excessos de compósito ou adesivo que tenham se estendido além das margens da restauração. A lâmina mais utilizada para esse fim é a nº 12 (Figura 4.22).

Tiras de lixa

As tiras de lixas são os dispositivos mais utilizados nas faces proximais (distal e mesial). Podem apresentar-se em metal ou em plástico e com apenas uma das faces com abrasivo. Alguns tipos de tiras de lixa, na sua área central, apresentam pequena extensão sem abrasivo, o que facilita sua colocação nos espaços interdentais sem rompimento do ponto de contato. Tiras de polimento, como as FlexiStrips® (Cosmedent®, EUA) ou VisionFlex™ (Brasseler USA®), podem funcionar de maneira apropriada apenas em áreas convexas ou planas; entretanto, não existe consenso a respeito das técnicas de polimento e acabamento ideais para essas áreas.

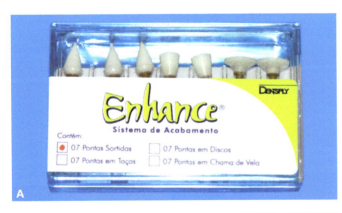

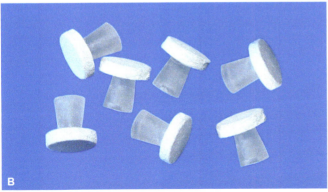

Figura 4.21 A. Discos sistema Enhance® (Dentsply) sortidos de borracha abrasiva. **B.** Sistema de pontas de feltro para acabamento e polimento de restaurações.

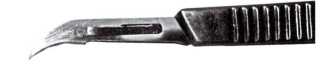

Figura 4.22 Cabo de bisturi com lâmina nº 12.

Taça de borracha e escovas e pastas abrasivas

A taça de borracha e as escovas (do tipo Robinson) são dispositivos que, quando utilizados junto com pastas abrasivas, ajudam bastante a suavizar a textura deixada pelas brocas. Quando as pastas apresentam baixa abrasividade e são usadas com esses instrumentos, o resultado é um alto grau de polimento. O polimento final com escovas e pastas parece vantajoso para áreas específicas como sulcos oclusais, pois as cerdas finas podem alcançar as superfícies côncavas e as áreas onde taças e pontas são grossas para alcançar.[4] Algumas marcas encontradas no mercado são: Sof-Lex™ (3M ESPE, EUA), Jiffy® Brush (Ultradent Products, EUA) e Occlubrush® (Kerr, EUA).

Existem algumas escovas especiais cujas cerdas são impregnadas com partículas abrasivas que podem ser usadas a seco. As pastas abrasivas, além de auxiliarem no acabamento por realizarem pequenos desgastes, o que promove alta lisura e polimento da superfície das restaurações, também evitam o calor em excesso na hora em que o polimento está sendo feito, que pode ser prejudicial para a longevidade das restaurações. Essas pastas devem ser atóxicas e solúveis em água, pois isso facilitará a remoção ao final do procedimento (Figura 4.23).

Quando apropriadamente manipuladas e acabadas, as resinas micro-híbridas podem alcançar um nível de polimento que se assemelha à textura de superfície do esmalte natural.[5,6]

Brocas de alta velocidade associadas a pastas de polimento propiciam margens e superfícies perfeitas; entretanto, esse tipo de acabamento não funciona com resina de microparticuladas, as quais ficam mais acabadas e polidas com discos. O uso de selantes de superfície, como o Fortify® (Bisco, EUA), ou de polidores líquidos como último passo para polimento ainda é muito controverso, pois estudos a curto prazo têm mostrado que microrrachaduras são causadas durante os procedimentos de acabamento. Contudo, não existem, ainda, pesquisas a longo prazo sobre o assunto.

A pergunta que ainda não tem resposta é o quanto de superfície deve receber acabamento. A possível tendência é alcançar a rugosidade das superfícies de esmalte antagônicas ou as irregularidades de perfil menores do que o tamanho médio de bactérias.

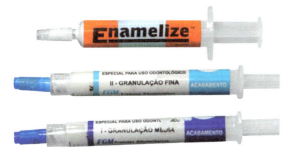

Figura 4.23 Pasta abrasiva para acabamento em resina composta.

Amalgamador

O amálgama é um material que vem sendo utilizado há mais de um século em odontologia. Apesar de, na última década, seu uso ter sido reduzido drasticamente devido à exigência estética e à melhoria das qualidades físico-químicas das resinas compostas, ele ainda é bastante usado em razão de seu baixo custo e sua técnica simples. Um fator negativo atribuído ao uso do amálgama diz respeito aos resíduos de mercúrio originados na sua manipulação, que não podem ser descartados no lixo ou esgoto comum pela possibilidade de causarem sérios danos ao meio ambiente. Embora a contaminação ambiental ou do paciente não limitem o uso do amálgama, é preciso ter cuidado na sua manipulação em razão do efeito bioacumulativo e tóxico do mercúrio.[7]

Ao longo de sua história, o amálgama sofreu algumas alterações na sua constituição química; porém, o modo como é feita sua trituração pouco mudou. Antes de existirem os amalgamadores, o material era triturado manualmente e, após ser pesado em uma balança manual (balança de Crandall), o mercúrio e a limalha eram colocados em um gral de vidro e triturados com pistilo também de vidro (Figura 4.24). A pressão média usada sobre o pistilo era de 0,9 a 1,4 kg em um tempo de 1 minuto, a uma velocidade de 200 translações por minuto. O material era retirado do gral e colocado em um dedal de borracha, no qual era homogeneizado. Para remover o excesso de mercúrio, era usado um pano de linho. O amálgama, então, era posto nesse pano e comprimido, removendo, assim, o excesso de mercúrio.

Os primeiros amalgamadores que apareceram no mercado apresentavam em seu interior dois reservatórios, um para o mercúrio e outro para a liga. Nesses modelos, existia a possibilidade de regulagem da relação mercúrio/limalha. Apesar dessa possibilidade de regulagem, o sistema apresentava como desvantagem a imprecisão da quantidade dispensada, formando, após a trituração, massa inadequada devido ao processo de proporção ser por volume, e não por peso. Esse processo se torna mais inadequado quando eram usadas limalhas que apresentavam partículas de formas diferentes,

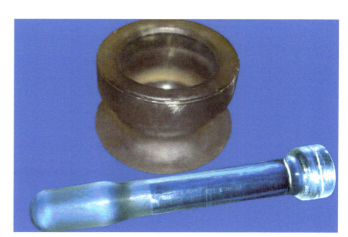

Figura 4.24 Gral e pistilo de vidro.

pois havia segregação destas quanto a forma, peso e tamanho após a trituração (Figura 4.25 A).

Atualmente, os amalgamadores mais utilizados são os de sistema vibrador, que lançam mão de cápsulas pré-dosificadas com limalha e mercúrio (Figura 4.25 B). Eles são mais seguros, ecologicamente corretos e, por serem pré-dosificados, produzem a massa adequada. Além de cápsulas de amálgama, encontram-se também disponíveis no mercado cápsulas de ionômero de vidro pré-dosificadas, que podem ser misturadas usando o mesmo aparelho.

Unidades fotoativadoras

As primeiras resinas compostas que apareceram no mercado eram ativadas quimicamente e apresentavam-se na forma de pasta-pasta, ou seja, uma pasta base e outra catalisadora. Entretanto, elas tinham uma série de problemas durante sua manipulação, além de pouca durabilidade. A primeira resina que utilizou a técnica de polimerização por luz ultravioleta (UV) foi a Nuva-Fil™ (Caulk), na década de 1970.

Os primeiros aparelhos fotopolimerizadores apresentavam lâmpadas de curta duração, radiação de raios UV, o que era prejudicial ao cirurgião-dentista e ao paciente. Além disso, a profundidade de polimerização era limitada a apenas 1 mm. No entanto, a resina fotopolimerizável já demonstrava vantagens sobre a pasta-pasta, tais como menor porosidade, estabilidade de cor e melhores propriedades físicas. Na década de 1980, os aparelhos fotopolimerizadores foram substituídos por outros de fotoativação, com luz visível, basicamente lâmpadas de halogênio. Esses aparelhos apresentavam custo razoavelmente barato e emitiam energia eletromagnética com comprimento de onda na faixa de 400 a 500 nm, o que era capaz de ativar os agentes fotoiniciadores, desencadeando o processo de polimerização. O grande problema desses aparelhos é que necessitavam de manutenção regular, pois seus componentes degradavam-se ao longo do tempo.

Os mais modernos têm acoplado um radiômetro, mostrador do tempo de exposição, que possibilita diferentes intensidades nas distintas técnicas de polimerização. Para os aparelhos com lâmpada de halogênio, que não apresentam o radiômetro, o ideal é que o cirurgião-dentista compre-o separadamente e faça medições periódicas, pois as lâmpadas de halogênio tendem a se degradar de modo mais rápido (Figura 4.26).

Para uma lâmpada que promova intensidade de luz de 400 mW/cm^2, o tempo de exposição deve ser de 40 a 60 segundos para que haja a polimerização adequada. A maioria dos fabricantes sugere que o tempo de exposição seja de 20 a 40 segundos, deduzindo que a intensidade da luz seja de 450 mW/cm^2. Bona *et al.*, em 1997, avaliaram a intensidade da luz de aparelhos fotopolimerizadores em clínicas públicas e particulares e obtiveram como resultado o fato de 60% dos aparelhos avaliados apresentarem intensidade inferior a 300 mW/cm^2, o que exigiria um tempo de exposição superior a 40 segundos para a resina alcançar suas propriedades mecânicas ideais.[8]

Atualmente, os fotopolimerizadores à base de diodos emissores de luz (LED) são os mais utilizados (Figura 4.27). Esses aparelhos utilizam menos energia que os de halogênio, pois trabalham em baixas voltagens e, por isso, estão disponíveis no mercado em modelos sem fio, com bateria recarregável, o que facilita seu uso. Esse tipo de fotopolimerizador praticamente não aquece, dispensando ventilador, além de emitir luz primária, o que faz com que não necessite de filtros. Tanto o ventilador como os filtros são indispensáveis nos aparelhos de lâmpada de halogênio.

Os aparelhos de LED convergem sua energia elétrica em forma de luz azul por eletroluminescência através de semicondutores, causando um aquecimento mínimo. Eles são capazes de emitir de 450 a 490 nm, o que é suficientemente capaz de polimerizar as resinas compostas, já que essa é a maior

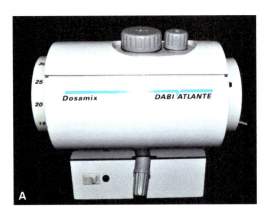

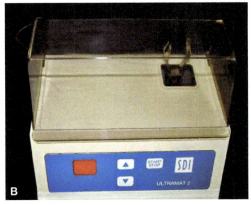

Figura 4.25 A. Amalgamador de reservatório. **B.** Amalgamador de cápsula.

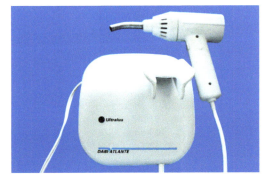

Figura 4.26 Fotopolimerizador de lâmpada de halogênio.

Quadro 4.2 Vantagens e desvantagens das lâmpadas de halogênio e de LED.

Tipo de lâmpada	Vantagens	Desvantagens
De halogênio	Tem custo baixo Apresenta amplo espectro É de fácil manutenção Tem tecnologia simples	Gera calor O aparelho sofre aquecimento Não é silencioso Precisa de manutenção regular
De LED	Quase não gera calor O aparelho é compacto É silencioso Tem luz de longa vida útil Seu aquecimento é reduzido	É difícil de ser aferido Só polimeriza canforoquinona Reduz a intensidade conforme se afasta a ponteira

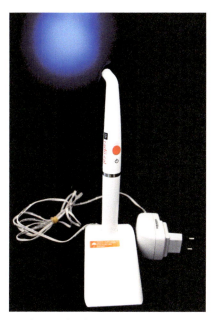

Figura 4.27 Fotopolimerizador de LED.

faixa de concentração das canforoquinonas. Outra vantagem desses aparelhos em relação aos de lâmpada de halogênio é a durabilidade da lâmpada, que é no mínimo 10 vezes maior. Alguns coiniciadores, como fenilpropanona e lucirin TPO, muitas vezes estão associados ao iniciador canforoquinona. Eles podem apresentar um espectro de absorção menor que 410 nm, razão pela qual não alcançam suas propriedades mecânicas ideais quando ativados por aparelhos de LED. Esse aspecto seria um ponto negativo desse tipo de aparelho.

Para procedimentos rotineiros em consultórios dentários, aparelhos de lâmpada de halogênio ou de LED devem ser escolhidos de acordo com os critérios de cada dentista (Quadro 4.2).

Considerações finais

A odontologia atual cada vez mais exige técnicas refinadas para um bom atendimento aos pacientes. Junto com as técnicas mencionadas, a exigência de conhecimento acerca de novos materiais, instrumentos e equipamentos tem sido indispensável para que se possa exercer a profissão de maneira adequada e precisa.

▶ **Dicas clínicas**

- Periodicamente, deve ser feita a manutenção nos aparelhos fotopolimerizadores, medindo com um radiômetro a intensidade da luz, a qual deve estar sempre em torno de 400 mW/cm^2
- Como é aconselhável aproximar o máximo a ponteira do fotopolimerizador da resina composta, para que não haja perda da intensidade de luz, é comum ficar excesso de material na ponta do aparelho, o que certamente diminui a potência da luz do aparelho
- Não é recomendado colocar plástico transparente tipo *rollpack*
- Em casos em que o polimerizador tenha de ficar distante da resina composta, é recomendado aumentar o tempo de exposição
- A espessura ideal de resina deve ser entre 1 e 2 mm, no máximo, considerando que o fotopolimerizador esteja em condições ideais
- Quanto mais escuras as resinas, menores a velocidade e a profundidade de polimerização. Logo, o tempo de exposição deve ser aumentado para 60 segundos
- Para terem maior vida útil, as resinas compostas podem ser armazenadas sob refrigeração, mas devem ser retiradas do refrigerador pelo menos 1 hora antes de serem usadas, já que as baixas temperaturas diminuem a eficácia da polimerização
- O tempo de exposição deve ser o mesmo tanto para a lâmpada de halogênio quanto para a de LED.

Referências bibliográficas

1. Bartlett JA. Tissue management precedent, the elastic impression. Detroit Dent Bull. 1961; 30:6-8.
2. Mondelli J et al. Dentística operatória. São Paulo: Savier; 1981. p. 27-37.
3. Seligman J. Efeitos não auditivos e aspectos psicossociais no indivíduo submetido a ruído intenso. Rev Bras Otorrinolaringol. 1993; 59(9):257-9.
4. Türkün LS, Türkün M. The effect of one-step polishing system on the surface roughness of three esthetic resin composite materials. OperDent. 2004 Mar-Apr; 29(2):203-11.
5. Türkün LS. Effect of re-use of a disposable micropolisher on the surface of a microhybrid resin composite. Am J Dent. 2004 Aug; 17(4):279-82.
6. Reis A, Loguercio AD. Materiais dentários restauradores diretos. São Paulo: Santos; 2007.
7. Mondelli J et al. Procedimentos pré-clínicos. São Paulo: Editorial Premier; 1998. p. 260.
8. Bona AD, Casalli JL, Schleder PV. Eficácia dos fotopolimerizadores utilizados em clínicas odontológicas. Rev Fac Odontol UPF. 1997; 2:41-50.

5 Isolamento do Campo Operatório

Lisia Lorea Valente ▪ *Márcia Bueno Pinto*

Introdução

O isolamento do campo operatório tem como principais finalidades eliminar ou diminuir a umidade do meio bucal, controlar a contaminação do procedimento e proporcionar mais conforto e segurança ao paciente. De acordo com o material restaurador e suas limitações, o isolamento pode ser de dois tipos:[1]

- Absoluto ou com o dique de borracha (tradicional ou combinado)
- Relativo ou com rolos de algodão (tradicional ou combinado).

Histórico

A necessidade de trabalhar sob condições de baixa umidade, sem saliva, tem sido reconhecida há séculos, e a ideia de usar uma folha de borracha para isolar o dente data de quase 150 anos atrás. A introdução desse artefato é atribuída a um cirurgião-dentista americano, Sanford Christie Barnum, que, em 1864, demonstrou, pela primeira vez, as vantagens de isolar o dente com uma folha de borracha. Naquela época, manter a borracha ao redor do dente (local programado) era bastante problemático; entretanto, em 1882, Delous Palmer introduziu o dique de borracha semelhante ao utilizado ainda hoje, além de um conjunto de braçadeiras de metal que poderia ser empregado para segurar o lençol nos dentes.[2]

ISOLAMENTO ABSOLUTO

É o mecanismo utilizado para *promover um campo de trabalho ideal na realização de procedimentos intrabucais*, especificamente restaurações diretas. Propicia um campo seco e livre de umidade, possibilitando máxima visibilidade da área a ser tratada e maior segurança para o paciente. Além disso, tem outras vantagens e indicações, bem como desvantagens e limitações, as quais serão descritas a seguir.[3–7]

Indicações

- Dentística restauradora:
  - Restaurações diretas
  - Preparos cavitários
  - Clareamento dental
  - Remoção de dentina cariada
  - Reparo ou troca de restaurações

- Demais especialidades:
  - Odontopediatria
  - Endodontia
  - Prótese.

Vantagens

- Campo limpo e seco isolado de saliva, sangue e fluidos bucais[4,8,9]
- Visibilidade e acesso mais adequados
- Prevenção de acidentes
- Proteção para o profissional e para o paciente[9]
- Otimização do desempenho de materiais restauradores
- Proteção e retração de tecidos moles[10]
- Qualidade de trabalho e ganho de tempo
- Imobilização dos movimentos da língua e das bochechas
- Redução de contaminação microbiana.[11]

Desvantagens

- Tempo gasto pelo profissional (por inexperiência)
- Desconforto para o paciente
- Dificuldade de aplicação em alguns casos.

Limitações

- Avaliação estética do campo operatório
- Dentes expulsivos, mal posicionados, semierupcionados ou amplamente destruídos
- Pacientes com limitações respiratórias ou mentais
- Alto custo e muito tempo gasto comparado ao isolamento relativo
- Perigo para pacientes alérgicos ao dique de borracha[12]
- Resistência por parte dos pacientes devido ao desconforto que o arco e o dique de borracha em posição causam.

Materiais e instrumentos necessários

- Lençol ou dique de borracha
- Pinça porta-grampo (Figura 5.1)
- Arco de Young ou porta-dique
- Perfurador de lençol ou dique de borracha (Figura 5.2)
- Grampos
  - 201 a 205: colocados em dentes molares
  - 206 a 209: colocados em dentes pré-molares
  - 210 a 211: colocados em dentes anteriores
  - 212: utilizado em dentes pré-molares, caninos e incisivos.

▶ Atenção

Os materiais e instrumentos utilizados no isolamento absoluto estão mais bem descritos no Capítulo 4.

Materiais auxiliares

- Fio dental: facilita a inserção do lençol nos pontos de contato dos dentes, o teste dos contatos proximais e a confecção de amarrias
- Lubrificante hidrossolúvel (p. ex., anestésico tópico): dificulta o rompimento do lençol de borracha e facilita a inserção nos pontos de contato
- Godiva de baixa fusão: imobiliza os grampos e aumenta a convexidade do dente, dificultando o movimento do dique de borracha
- Lamparina: é usada para o derretimento da godiva
- Sugador de saliva: impede o escoamento de saliva
- Tesoura: corta amarrias e pedaços de lençol que estejam atrapalhando (p. ex., lençol próximo à narina do paciente, dificultando a respiração)

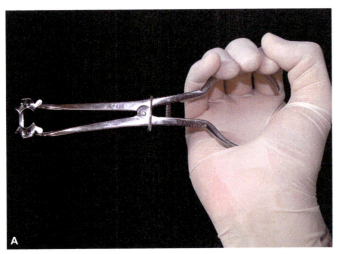 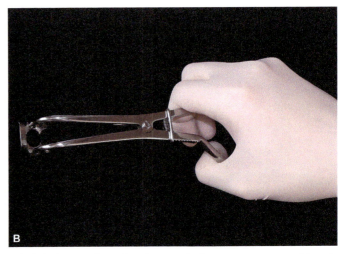

Figura 5.1 A posição da pinça e a empunhadura variam de acordo com a área a ser isolada. Imagens ilustrativas da empunhadura com o grampo posicionado para colocação nos arcos superior (**A**) e inferior (**B**).

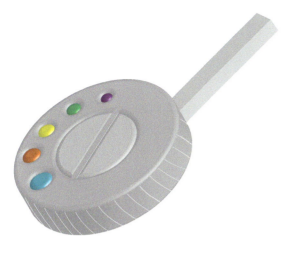

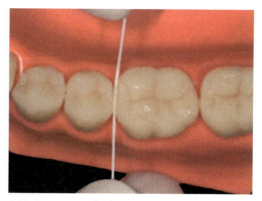

Figura 5.3 Verificação, com fio dental, dos pontos de contato nos dentes que serão isolados.

- Incisivos inferiores (grampos 210 e 211)
- Incisivos superiores (grampos 210 e 211)
- Caninos e pré-molares (grampos 206 a 209)
- Molares acompanhados por grampos com asa (200 a 205)
- Molares acompanhados por grampos sem asa (W8A e 26)

Figura 5.2 Desenho esquemático da plataforma giratória do perfurador de lençol de borracha, modelo de Ainsworth, demonstrando o uso respectivo ao elemento dentário, bem como exemplos de grampos correspondentes.

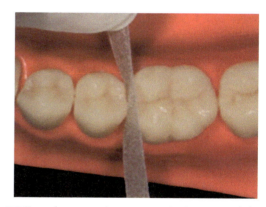

- Marcador permanente (caneta para CD/DVD): demarca pontos nos centros das cúspides dos dentes para perfuração pelo perfurador de Ainsworth
- Instrumento rombo: fixa a amarria na cervical do dente e auxilia na invaginação do lençol para dentro do sulco

Figura 5.4 Ajuste dos pontos de contato proximais com tiras de lixas.

- Tiras de lixa: ajustam o ponto de contato
- Seringa tipo Carpule/anestésico: caso necessário, anestesia a papila para colocação do dique de borracha
- Borrachas ortodônticas: realizam a separação interdentária
- Cianoacrilato (do tipo Super Bonder®): fixa o dique de borracha
- Alicate 121: apanha materiais pequenos (cunhas e grampos)
- Cunhas de madeira: imobilizam ou ancoram o dique de borracha.

Protocolo clínico

Preparo da cavidade bucal

- Profilaxia
- Verificação das áreas de contato com fio dental (Figura 5.3)
- Ajuste dos pontos de contato proximais com tiras de lixas (Figura 5.4)
- Aplicação de lubrificante hidrossolúvel nos tecidos moles (lábios, bochechas)
- Teste do grampo selecionado (Figura 5.5).

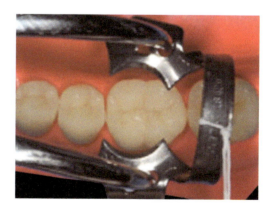

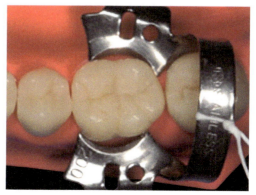

Figura 5.5 Teste do grampo com uso de amarrias.

▶ **Dica clínica**

No teste, o grampo deve *sempre* estar preso a uma amarria feita com fio dental por medida de segurança, pois o paciente pode acidentalmente ingerir ou aspirar o grampo durante o procedimento.

Preparo do dique de borracha

- Previamente à marcação, estica-se o lençol ou dique de borracha ao máximo de seu tensionamento, minimizando a tensão posteriormente sobre o grampo (Figura 5.6)[13]
- Após a liberação de tensionamento, faz-se a marcação do dique de borracha com caneta para CD/DVD de cor diferente da cor do dique de borracha. Essa marcação deve ser realizada no centro da superfície oclusal ou incisal do dente (Figura 5.7)
- Perfura-se o dique nas devidas posições demarcadas com perfurador de Ainsworth (Figura 5.8)
- Lubrifica-se o dique de borracha com lubrificantes hidrossolúveis para colocação do grampo apropriado
- Coloca-se o grampo no dique de borracha e no arco (Figura 5.9)
- Realiza-se a inversão da borracha nos dentes que serão isolados, o que impede a infiltração da saliva por promover o correto vedamento da região cervical (Figura 5.10)[4]
- Coloca-se o dique de borracha em posição para execução do procedimento (Figura 5.11).

▶ **Dicas clínicas**

- As marcações dos pontos nas superfícies incisais e oclusais para perfuração são executadas com caneta denominada marcador permanente (caneta para CD/DVD)
- A lubrificação do dique de borracha deve sempre ser feita na região interna, que permanece voltada para o tecido gengival[4]
- A inversão do dique de borracha deve ser feita com espátula para resina, fio dental e/ou jato de ar.

Isolamento absoluto do tipo combinado

- Grampos e amarrias (Figura 5.12)
- Modificação do isolamento por meio da união das marcações para perfuração (Figura 5.13)
- Utilização de dois grampos e cianoacrilato (Super Bonder®) (Figura 5.14).

▶ **Atenção**

O cianoacrilato é utilizado como opção auxiliar, principalmente em odontopediatria, pois não causa dano ou sensibilidade operatória e possibilita um tempo de trabalho que varia de 60 a 90 minutos.[8,14] O fato de não promover dano ocorre provavelmente devido à umidade da mucosa bucal, que impede a forte adesão da cola à superfície. A remoção do lençol de borracha com cianoacrilato após o término do procedimento apenas remove uma camada superficial de células do epitélio.[8]

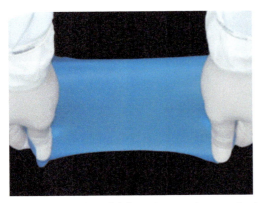

Figura 5.6 Estiramento do lençol de borracha antes da marcação do dique.

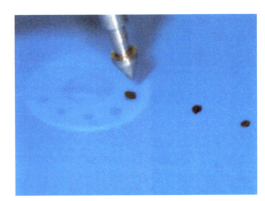

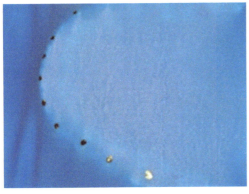

Figura 5.7 Marcação do dique de borracha.

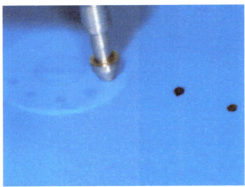

Figura 5.8 Perfuração do dique de borracha nas áreas demarcadas com perfurador de Ainsworth.

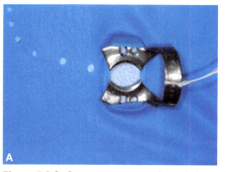 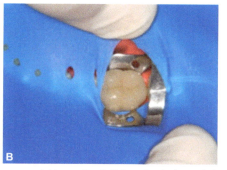 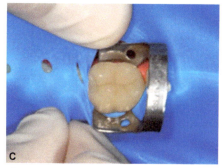

Figura 5.9 A. Grampo com asa no dique de borracha e arco de Young. **B** e **C.** Colocação do dique de borracha no grampo sem asa já posicionado na boca.

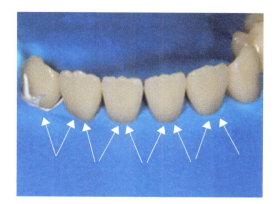

Figura 5.10 Inversão do dique de borracha.

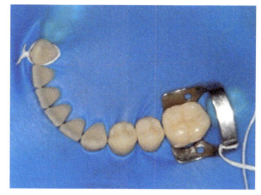

Figura 5.11 Isolamento concluído.

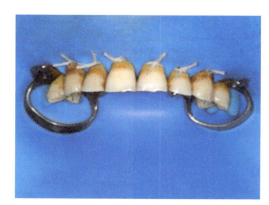

Figura 5.12 Isolamento absoluto do tipo combinado com utilização de dois grampos e fios dentais circundando cada cervical dos dentes (amarrias). É indicado para procedimentos de microabrasão e clareamento dental. (Imagem gentilmente cedida pela Dra. Eliana do Nascimento Torre.)

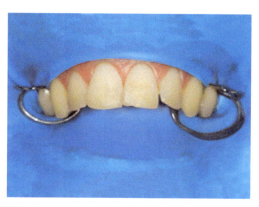

Figura 5.13 Isolamento absoluto do tipo combinado com dois grampos e a união de todas as perfurações presentes no dique de borracha para facilitar a visualização dos dentes e do periodonto. (Imagem gentilmente cedida pela Dra. Eliana do Nascimento Torre.)

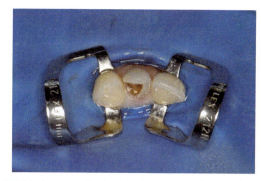

Figura 5.14 Isolamento absoluto do tipo modificado com dois grampos e cianoacrilato. (Imagem gentilmente cedida pela Dra. Patrícia dos Santos Jardim.)

▶ **Dicas clínicas**

- Deve-se incluir o maior número de dentes possível no isolamento
- Em dentes posteriores, isola-se pelo menos um dente posicionado distalmente àquele que será tratado e leva-se o isolamento até o canino do quadrante oposto, com exceção do tratamento endodôntico (só é isolado o dente que receberá o tratamento)
- Em dentes anteriores, isola-se de canino a canino ou de pré-molar a pré-molar quando o dente a ser restaurado é o canino.[4]

ISOLAMENTO RELATIVO

É um mecanismo utilizado para *procedimentos que visem à ausência de contaminação ou saliva*, um tipo de isolamento parcial de determinada região da boca. Ele também é classificado em dois tipos: *tradicional* e *combinado*. Para a utilização do isolamento relativo, é necessário que o operador tenha conhecimento das direções do fluxo salivar proveniente das glândulas parótidas, sublingual e submandibular.

Materiais restauradores que tenham o mínimo de tolerância à umidade podem ser contemplados com esse procedimento.

▶ Dicas clínicas

- Para conter o fluxo salivar da glândula parótida, os roletes de algodão devem ser colocados no fórnice (fundo de sulco), sobre a papila parotídea
- O fluxo salivar das glândulas sublingual e submandibular deve ser contido, colocando-se os roletes de algodão sobre o assoalho bucal do paciente (próximo à carúncula sublingual) (Figura 5.15).

Indicações

- Impossibilidade de realização de isolamento absoluto
- Dentes anteriores (confecção de facetas)
- Lesões cervicais
- Procedimentos rápidos (exame clínico).[2]

Vantagens

- Procedimento rápido
- Baixo custo
- Fácil confecção
- Eficiente quando bem utilizado.

Desvantagens

- Necessita da colaboração do paciente
- Não oferece proteção ao profissional e ao paciente.

Limitações

- Paciente com muito fluxo salivar
- Intolerância ao algodão
- Procedimentos que exijam ausência total de umidade.

Materiais e instrumentos necessários

- Trio clínico (sonda exploradora, pinça clínica e espelho intrabucal)
- Roletes de algodão
- Sugador salivar
- Fio retrator (Figura 5.16)
- Afastador labial (Figura 5.17).

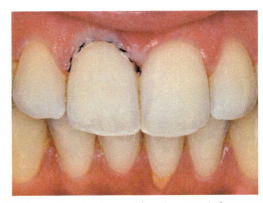

Figura 5.16 Isquemia do local exemplificando a ação do fio retrator.

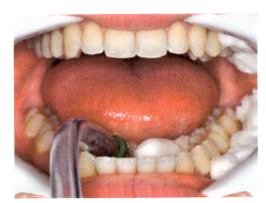

Figura 5.15 Isolamento relativo com roletes de algodão posicionados no fundo de sulco e no assoalho bucal, sugador de saliva e afastador labial.

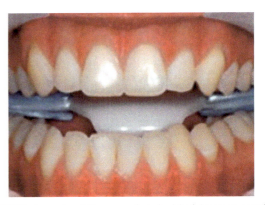

Figura 5.17 Isolamento relativo com afastador labial. (Imagem gentilmente cedida pela Dra. Silvia Terra Fontes.)

Considerações finais

O isolamento do campo operatório, seja de modo absoluto com dique de borracha ou relativo com rolos de algodão, é um passo fundamental na clínica odontológica quando se busca obter os melhores resultados das técnicas aplicadas. *Na dentística restauradora, o uso de resinas fotopolimerizáveis e procedimentos adesivos depende de um campo operatório livre de umidade; na endodontia, a contaminação do campo e a manipulação de instrumental de pequeno tamanho, como as limas, exigem atenção redobrada quanto às questões de biossegurança.* Considerando que o melhor tratamento disponível deve ser dispensado a todos os pacientes odontológicos, é pertinente recomendar que seja priorizado o isolamento com dique de borracha em todas as situações clínicas que envolvam esses procedimentos, independentemente do local onde são realizados, se em consultório privado ou no serviço público. É preciso lembrar que *todo isolamento absoluto não deve ser relativo, mas todo isolamento relativo deve sempre ser absoluto.*

Referências bibliográficas

1. Feierabend SA, Matt J, Klaiber B. A comparison of conventional and new rubber dam systems in dental practice. Oper Dent. 2011 May-Jun; 36(3):243-50.
2. Castellucci A. Endodontics. Roma: Edizioni Martina S.R.L.; 2004. v. 1, Cap. 10, p. 370.
3. Baratieri LN, Monteiro Jr S, et al. Odontologia restauradora: fundamentos e técnicas. São Paulo: Santos; 2010. v. 2, Cap. 2, p. 755.
4. Conceição EN. Dentística: saúde e estética. 2. ed. Porto Alegre: Artmed; 2007. Cap. 7, p. 130-45.
5. Kapitán M, Sustová Z. The use of rubber dam among Czech dental practitioners. Acta Medica (Hradec Kralove). 2011; 54(4):144-8.
6. Mala S, Lynch CD, Burke FM, et al. Attitudes of final year dental students to the use of rubber dam. Int Endod J. 2009 Jul; 42(7):632-8.
7. Mondelli J, Ishikiriama A, Franco EB, et al. Fundamentos de dentística operatória. 1ª ed. São Paulo: Santos; 2006. v. 1, Cap. 4, p. 343.
8. Damasceno LM, Portela MB, Primo LG, et al. Uso do cianoacrilato como auxiliar no isolamento absoluto: uma opção em odontopediatria. J Bras Odontopediatr Odontol Bebê. 2003; 6(32):276-80.
9. Mandarino F, et al. Isolamento do campo operatório [Internet]. Ribeirão Preto: FORP-USP; [citado em 22 jul. 2010]. Disponível em: http://www.forp.usp.br/restauradora/dentistica/temas/amalgama/amalgama_08/amalgama_08.html
10. Owens BM. Alternative rubber dam isolation technique for the restoration of Class V cervical lesions. Oper Dent. 2006; 31(2):277-80.
11. Cochran MA, Miller CH, Sheldrake MA. The efficacy of the rubber dam as a barrier to the spread of microorganisms during dental treatment. J Am Dent Assoc. 1989; 119(1):141-4.
12. Ponce S, et al. Allergic response to rubber dam: clinical and immunohistochemical study. J Dent Reser (IADR Abstract). 1999; 78.
13. Ruiz PA, Andrade ACM. Isolamento absoluto em endodontia [Internet]. [Citado em 12 out. 2010]. Disponível em: http://www.endodontia.org
14. Roahen JO, Lento CA. Using cyanoacrylate to facilitate rubber dam isolation of teeth. J Endod. 1992; 18(10):517-9.

6 Materiais Restauradores Temporários na Prática Clínica

Eduarda Rodrigues Dutra ▪ *Rafael Ratto de Moraes*

Introdução

É rotina na prática clínica a confecção de restaurações provisórias ou temporárias, que permanecem na boca apenas pelo tempo necessário para que o tratamento completo seja concluído. Os exemplos mais comuns são restaurações entre sessões de endodontia para adequação do meio bucal quando a cimentação de coroas ou próteses mais extensas não pode ser realizada de imediato, e após aumento de coroa quando a restauração transcirúrgica não é possível, entre outros. Embora tais restaurações tenham de permanecer na boca por pouco tempo, os materiais temporários devem preencher requisitos que garantam o sucesso do tratamento, independentemente da especialidade envolvida.

Características de um material restaurador ideal

- Não provoca lesão ao órgão dentário
- Veda hermeticamente a estrutura restaurada
- Apresenta expansão térmica similar à da estrutura dentária
- É de fácil manipulação, inserção e remoção
- Apresenta alta resistência mecânica e baixo desgaste
- É insolúvel nos fluidos bucais
- É estético e resistente ao manchamento.

Considerações clínicas

Tempo de permanência da restauração

A escolha do material deve considerar o tempo de duração da restauração temporária. Em períodos curtos de intervenção, com limite de 24 a 72 horas, a prioridade será o *vedamento* (indispensável em qualquer período de tempo) associado a *fácil manipulação e remoção*. Em situações de restauração provisória por período maior, entre 4 e 90 dias, o vedamento segue sendo prioridade, mas se agrega a ele a necessidade de *boas propriedades mecânicas*, como resistência a compressão e abrasão (desgaste), além de baixa solubilidade. Em situações de tratamento prolongado, quando são realizados procedimentos em períodos estendidos, deve-se considerar a utilização de materiais restauradores mais duradouros (e não temporários) para garantir o sucesso da terapia.

Segundo Cohen e Hargreaves,[1] o intervalo entre o selamento do sistema de canais radiculares e a restauração "definitiva" do dente é mais importante do que o material restaurador temporário a ser utilizado entre sessões.

Estrutura remanescente

A escolha do material temporário deve considerar o *comprometimento da estrutura dentária* a ser restaurada, ou seja, a fragilidade da estrutura remanescente. Quando esta for frágil, materiais mais resistentes e com propriedades adesivas deverão ser utilizados.

Retenção

A conformação da estrutura a ser restaurada determinará a necessidade de utilização de materiais adesivos (como materiais ionoméricos e resinosos) ou não adesivos.

Posição do dente na arcada

Os fatores a ser considerados estão descritos a seguir:

- Força mastigatória: decresce dos molares em direção aos incisivos.[2–4] Quanto maior a força mastigatória desempenhada pelo dente, maior a necessidade da escolha de material com alta resistência mecânica
- Estética: especialmente na região anterior, o material deve apresentar similaridade à estrutura natural do dente (cor, formato e translucidez) e ser resistente ao manchamento.

Material restaurador subsequente

Em geral, a escolha do restaurador temporário não depende da técnica restauradora a ser utilizada posteriormente. Embora alguns autores não recomendem o uso de material contendo eugenol antes da utilização de produtos resinosos, devido à potencial interferência na polimerização da resina[5,6] e no vedamento marginal das restaurações,[7] outros estudos mostram que essa interferência é pouco relevante,[8–11] já que o condicionamento ácido ou a aplicação de *primers* autocondicionantes podem remover o eugenol remanescente na estrutura.[11] O fator determinante para o "sucesso" da restauração é o cuidado com a técnica adesiva empregada.[9,12] Entretanto, caso o tempo decorrido entre a restauração temporária e a restauração "final" de resina composta seja curto (poucas horas ou dias), deve-se preferir o uso de restauradores temporários sem eugenol.

▶ Atenção

A discussão anterior não contempla a utilização de materiais contendo eugenol como base em restaurações com materiais resinosos, embora autores indiquem que, mesmo nesse caso, o efeito de inibição do eugenol pode ser insignificante.[12]

Facilidade de remoção

A facilidade de remoção é fator relevante para a escolha do restaurador temporário, especialmente quando a terapia em andamento requer diversas intervenções, como *tratamentos endodônticos*. Alguns materiais, como ionômero de vidro e restaurador temporário resinoso, apresentam maior resistência ao corte das brocas de alta rotação. Nesse aspecto, os materiais à base de óxido de zinco apresentam maior praticidade.

▶ Dica clínica

A remoção de materiais à base de óxido de zinco deve ser realizada com brocas Carbide, pois o desempenho de brocas diamantadas é prejudicado pelo acúmulo de resíduo do material temporário, deteriorando a capacidade de corte.

Classificação dos materiais restauradores

Não existe consenso na literatura quanto à classificação mais adequada para materiais restauradores temporários. A lista a seguir considera a composição e a reação de presa dos materiais:

- Cimento de ionômero de vidro (CIV)
- Cimentos de óxido de zinco e eugenol
- Cimentos de óxido de zinco sem eugenol
- Restauradores resinosos.

Cimento de ionômero de vidro

▶ Classificação

A classificação aqui adotada considera a composição dos CIV:

- Convencionais: materiais não modificados
- Reforçados por metais: partículas metálicas são adicionadas para reforço (pouco utilizados como restauradores temporários)
- Modificados por resina: materiais alterados pela adição de monômeros metacrilatos.

Apresentação comercial

Em geral, os CIV são comercializados como pó/líquido ou pasta/pasta e *primer*, no caso de alguns resinosos. Materiais resinosos podem ser encontrados, ainda, na forma de cápsulas pré-dosadas.

Composição

O *pó* do cimento convencional geralmente é composto por partículas de vidro contendo SiO_2, Al_2O_3, $AlPO_4$ e fluoretos (CaF_2, AlF_2, NaF). Os óxidos de Si e Al oferecem resistência mecânica ao material, e os fluoretos participam da reação de presa e da liberação de fluoretos. O tamanho das partículas pode variar conforme a indicação do material, entre 20 e 45 µm.

Nos CIV reforçados por metal, partículas de prata são sinterizadas ao pó, formando os chamados *cermets*. No cimento modificado por resina, o pó pode conter pigmentos e promotores de polimerização.

O *líquido* do cimento convencional constitui-se de solução aquosa de ácido carboxílico, que, dependendo do tipo, determina as propriedades e a indicação do material.

O ácido poliacrílico (ou polialquenoico) é o mais utilizado, mas outros ácidos, como maleico, tartárico e itacônico, são empregados na forma de copolímeros. Nos cimentos modificados por resina, monômeros resinosos como o metacrilato de 2-hidroxietila (HEMA) estão presentes.

Reação de presa

Reação do tipo ácido-base, levemente exotérmica, resulta na formação de sal (geleificação). Divide-se em três fases principais: deslocamento de íons e ionização do ácido poliacrílico; formação de matriz de polissais; e formação do gel de sílica. O desenvolvimento completo da presa pode demorar até 7 dias.

Em cimentos modificados por resina, soma-se à reação ácido-base a reação de polimerização radicalar, que pode ser fotoiniciada ou de dupla polimerização (foto e autopolimerização).

Manipulação

A *manipulação* deve seguir sempre as instruções do fabricante, e a dosagem tem de ser realizada com os dosadores que acompanham o material.

O tempo de manipulação varia entre 30 e 60 segundos. O CIV deve ser aglutinado, e não espatulado, pois a espatulação promove fratura das partículas de vidro, podendo alterar as propriedades mecânicas e a viscosidade do material.

A massa resultante deve ser homogênea e brilhante. O tempo de trabalho é de aproximadamente 3 minutos, e o material deve ser inserido na cavidade enquanto apresentar brilho. Para evitar a incorporação de bolhas, recomenda-se a utilização de seringa Centrix® com ponteiras que podem adequar-se ao tamanho da cavidade (Figura 6.1).

Após a perda do brilho, o material deve ser protegido contra perda (sinérese) ou absorção de água (embebição). É necessário, também, aplicação de proteção na superfície da restauração temporária, como verniz cavitário, esmalte de unha incolor ou adesivo odontológico.[4,13,14]

Alguns fabricantes recomendam o *condicionamento ácido da estrutura dentária* previamente à aplicação do material, com o objetivo de potencializar suas características adesivas.[15,16] O condicionador, em geral, é composto por solução aquosa de ácido poliacrílico (10 a 25%) ou ácido cítrico (5 a 10%). O líquido do CIV não deve ser utilizado como condicionador da superfície, pois alguns materiais apresentam o ácido poliacrílico liofilizado ao pó, sendo o líquido apenas solução aquosa com pouca capacidade de limpeza da superfície.

Atenção

Cuidados em conservação e manipulação
- Os frascos devem ser mantidos bem fechados para evitar ganho ou perda de água
- O frasco do pó deve ser agitado previamente à manipulação para homogeneizar os componentes
- O líquido não deve ser armazenado na geladeira
- O pó, o bloco de manipulação ou a placa de vidro podem ser refrigerados para aumentar o tempo de trabalho, mas o efeito é mínimo
- O frasco deve ser posicionado verticalmente à placa ou ao bloco de manipulação quando o líquido for proporcionado para diminuir a inclusão de bolhas de ar
- A colher dosadora do pó não deve ser pressionada nas laterais do frasco, assim como o pó não deve ser compactado na concha.

Importância da proporção pó:líquido
- A adição de menos pó resulta em mistura fluida, mais solúvel e com menor resistência à abrasão
- A adição de mais pó resulta em menor tempo de trabalho e presa, podendo diminuir a adesividade e a translucidez do material.

Cuidados para prevenir falha na adesão
- A cavidade deve estar limpa e seca antes da inserção do material
- Deve-se verificar a proporção correta dos componentes
- O material deve apresentar brilho no momento de ser levado à cavidade
- É preciso remover excessos com lâmina de bisturi, evitando deslocar o material da cavidade.

Propriedades

Como propriedades favoráveis, o CIV apresenta: liberação de fluoretos, adesividade à estrutura dentária, coeficiente de expansão térmica semelhante ao da dentina e baixa irritabilidade pulpar.

A liberação de flúor é um ponto a favor na indicação do material para o tratamento de pacientes com atividade de cárie ou alto risco de desenvolver a doença, embora a efetividade a longo prazo ainda suscite debates.[14,17,18]

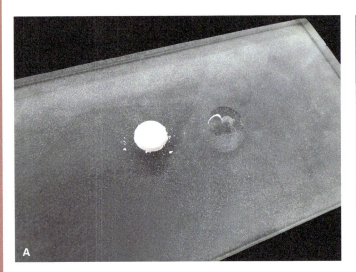
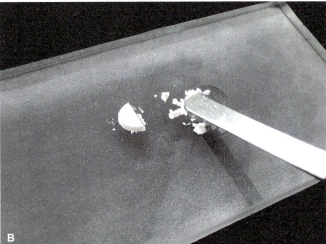
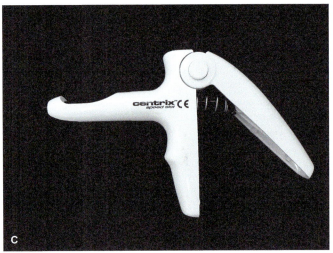
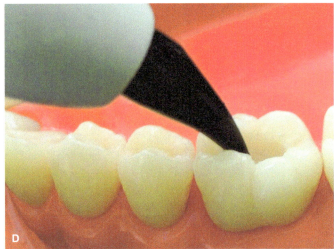

Figura 6.1 A. Material proporcionado na placa. **B.** Aglutinação. **C.** Seringa Centrix®, aplicador que auxilia na inserção do material e evita a formação de bolha. **D.** Aplicação do CIV com o auxílio da seringa Centrix®.

Como propriedades desfavoráveis, podem ser citadas: baixa resistência mecânica (material friável), potencial solubilidade aos fluidos bucais e opacidade, que desfavorece sua indicação quando a estética é relevante.

Como exemplos comerciais dos CIV podem ser citados, de acordo com a classificação:

- Convencionais: Vidrion R® (SS White®), Maxxion R (FGM), Meron C (VOCO), Magic Glass R (Vigodent®)
- Modificados por resina: Vitremer® (3 M ESPE), Ionoseal® (VOCO), Gold Label (GC).

Cimento de óxido de zinco e eugenol

▶ Classificação

A classificação aqui adotada leva em consideração a indicação do óxido de zinco e eugenol (OZE):

- Tipo I: para cimentação provisória
- Tipo II: para cimentação definitiva
- Tipo III: para restaurações provisórias de longa duração
- Tipo IV: para forramento.

O escopo deste capítulo se restringe ao cimento do tipo III, que será mais explorado.

▶ Apresentação comercial

Esses cimentos geralmente são apresentados na forma de pó e líquido.

▶ Composição

Os cimentos OZE do tipo III podem ser reforçados por polimetacrilato de metila (PMMA) ou por ácido ortoetóxibenzoico (EBA), conforme explicado a seguir:

- Reforçados por PMMA: *pó* – 80% de óxido de zinco, 20% de PMMA; *líquido* – eugenol
- Reforçados por EBA: *pó* – 60 a 75% de óxido de zinco, 20 a 35% de partículas de alumina, 5% de resina; *líquido* – em torno de 62% de EBA e 38% de eugenol.

Reação de presa

Ocorre pela quelação entre o óxido de zinco e o eugenol, formando sal de eugenolato de zinco. A água hidrolisa o óxido de zinco em hidróxido de zinco, que reage com duas moléculas de eugenol e formam o sal. De acordo com a quantidade de eugenol proporcionado e da água disponível após a reação de presa, pode ocorrer maior ou menor liberação de eugenol.

Atenção

Evitar umidade na placa de manipulação, pois a água acelera a presa.

Manipulação

O frasco do pó deve ser agitado para homogeneização dos componentes e, então, proporcionado em placa de vidro, utilizando a porção indicada pelo fabricante. Em geral, o pó é dividido em três porções (½, ¼ e ¼) e incorporado gradualmente ao líquido, que deve ser dispensado na placa apenas no momento da manipulação, evitando evaporação de componentes e contaminação. O líquido deve ser gotejado na placa com o frasco ou conta-gotas na posição vertical. A primeira gota deve ser descartada no próprio frasco ou no canto da placa, e a gota seguinte, dispensada na placa sem permitir incorporação de ar.

Geralmente, a proporção pó:líquido é de 1:1. Para manipulação, recomenda-se espátula 24 ou 36. Deve-se adicionar os 50% de pó ao líquido e espatular por 10 a 15 segundos, e a porção seguinte pelo mesmo tempo, seguido pela última porção. A massa resultante deve ser homogênea com consistência similar à massa de vidraceiro (Figura 6.2).

Propriedades

Como características desfavoráveis, os cimentos OZE, mesmo quando reforçados, apresentam propriedades mecânicas limitadas, especialmente em relação ao desgaste. Sua resistência à compressão é baixa, e o módulo de elasticidade, alto.

No entanto, sua aplicabilidade ainda é grande em virtude da ação terapêutica relacionada com a liberação de eugenol, considerado aspecto favorável em algumas situações.

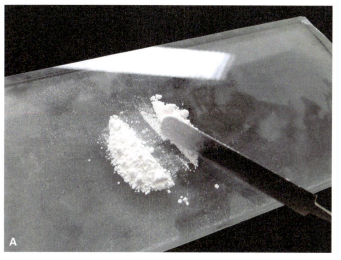
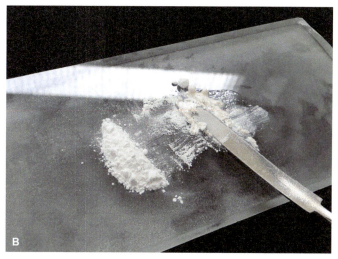
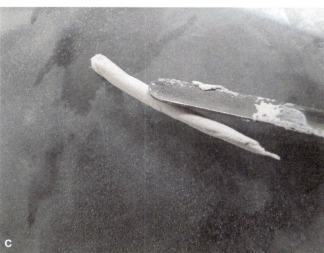
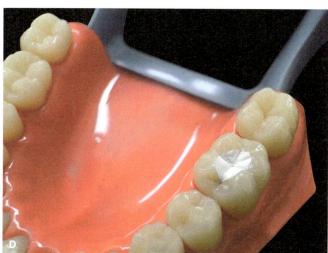

Figura 6.2 A. Material proporcionado de acordo com orientação do fabricante. **B.** Espatulação vigorosa, porém sem compactar o pó. **C.** Aspecto de massa de vidraceiro ao final da manipulação. **D.** Cimento à base de óxido de zinco e eugenol já inserido e com anatomia adequada.

O eugenol tem ação sedativa, anti-inflamatória e antibacteriana – propriedades convenientes para um material restaurador temporário.

Entre os exemplos comerciais de cimentos OZE, estão IRM® (Dentsply® Caulk), Interim (Biodinâmica®), MRI (Inodon).

Óxido de zinco sem eugenol

▸ Classificação

Não há classificação para esse tipo de material.

▸ Apresentação comercial

Esses materiais apresentam-se na forma de pasta, disponível em frascos ou bisnagas (Figura 6.3).

▸ Composição

Podem conter óxido de zinco, sulfato de zinco, sulfato de cálcio, glicolacetato, acetato de polivinil, resina etil-vinil-acetato (EVA), trietanolamina e carga inorgânica.

▸ Reação de presa

Os cimentos de óxido de zinco sem eugenol tomam presa por absorção de umidade (saliva) após 10 a 30 minutos.

▸ Manipulação

A pasta está pronta para inserção na cavidade e não necessita de manipulação prévia.

▸ Propriedades

Os cimentos de óxido de zinco sem eugenol podem apresentar grande expansão de presa pela sorção de fluidos do meio bucal. São materiais de fácil manipulação e têm

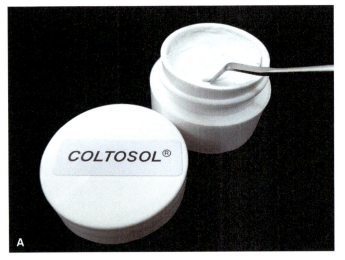
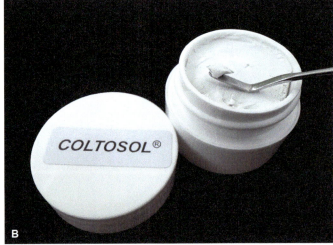
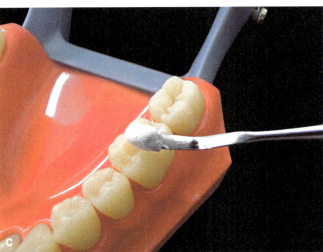
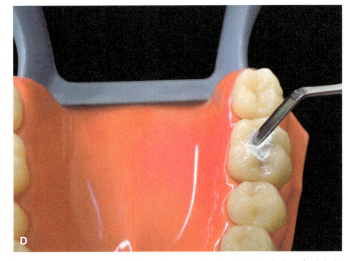

Figura 6.3 A. Exemplo de material à base de óxido de zinco sem eugenol. **B.** Cimento pronto para o uso. **C.** Inserção na cavidade. **D.** Praticidade e facilidade de aplicação (presa ocorrerá pelo contato com a umidade).

como propriedade favorável a boa capacidade de selamento. Como desvantagens, têm baixa resistência à abrasão e não são indicados em cavidades amplas, sujeitos a grandes cargas oclusais.

Entre os exemplos comerciais de cimentos de óxido de zinco sem eugenol estão Cavit™ (3 M ESPE), Coltosol® (Coltene®), Cavitec (Dentaltec®), Obtur (Maquira®).

Restauradores resinosos

▸ Classificação

Não há classificação definida.

▸ Apresentação comercial

Em geral, na forma de bisnaga, podendo apresentar diferentes consistências.

▸ Composição

São compostos por monômeros (di)metacrilatos, carga inorgânica e promotores de polimerização, podendo conter fluoretos.

▸ Reação de presa

Os restauradores temporários resinosos tomam presa por meio de reação de polimerização radicalar (fotopolimerização), de modo semelhante às resinas compostas.

▸ Manipulação

O material já vem pronto para ser utilizado e deve apenas ser inserido, em geral em incremento único (por ser translúcido) e fotoativado por pelo menos 40 segundos (Figura 6.4).

▸ Propriedades

Por ter componente resinoso, o material sofre contração de polimerização, o que pode ser uma limitação. O restaurador fica no estado borrachoide e sofre expansão por absorção de

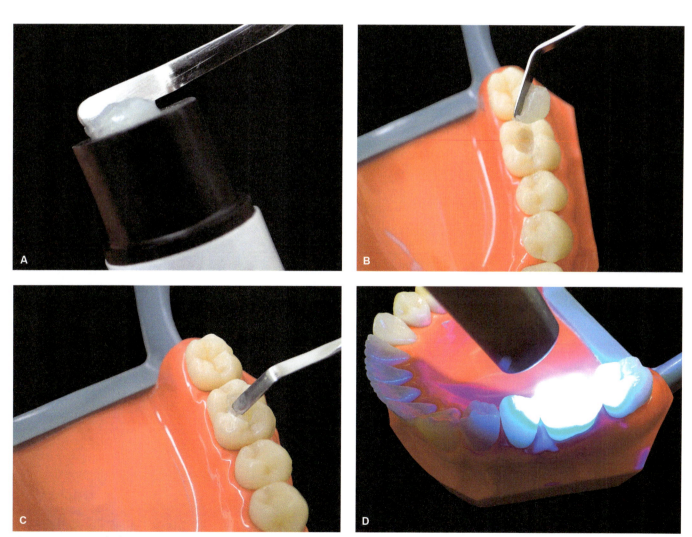

Figura 6.4 A. Exemplo de restaurador temporário resinoso pronto para uso. **B.** Inserção na cavidade em um incremento. Sua translucidez propicia efetiva fotopolimerização. **C.** Fácil adaptação na cavidade e reprodução da anatomia dentária. **D.** Fotoativação (utilizar a ponteira do fotopolimerizador perpendicular à cavidade).

água, que compensa a contração. Como propriedades favoráveis, podem ser destacados bom selamento marginal e fácil manipulação e remoção.

Entre os exemplos comerciais de restauradores resinosos, estão Bioplic (Biodinâmica®), Systemp® (Ivoclar Vivadent®), Fill Magic Tempo (Vigodent®), Applic (Maquira®) e Clip (VOCO).

Notas clínicas

Por ser este um capítulo voltado à prática clínica, os materiais restauradores temporários devem ser explorados em tal contexto. A seguir, estão expostas notas clínicas com orientações e observações relevantes sobre os materiais restauradores temporários (Quadro 6.1):

1. Conforme será explorado no Capítulo 7, alguns materiais utilizados como restauradores temporários podem ser utilizados como base cavitária, com o objetivo de proteger o material utilizado para forramento da cavidade e repor parte da dentina perdida. O CIV e os cimentos OZE têm essa versatilidade. Entretanto, o material que assume melhor esse papel é o CIV, que, em função de suas características mecânicas, consegue simular o tecido dentinário e não oferece contrapontos quando associado a restaurações adesivas.[19]

   Dentro desse contexto, a prática clínica consagra o seguinte protocolo: em sessão inicial, utiliza-se o CIV como material restaurador temporário e, de acordo com a resposta clínica à terapia aplicada, na sessão seguinte, o material pode ser rebaixado e adaptado como base cavitária. Essa conduta é uma excelente alternativa porque contorna um problema que envolve tal associação de materiais. Quando o CIV é utilizado diretamente em sessão única como base cavitária, é recomendado aguardar no mínimo 8 minutos para que ocorra a maturação da matriz de polissais. Somente após esse período realiza-se o condicionamento ácido do CIV e das paredes circundantes do remanescente dentário.[20] Caso contrário, a contração da resina aplicada como cobertura pode acarretar falha coesiva do material.[14]

   O procedimento em duas sessões ameniza a sensibilidade da associação do CIV como base e da resina composta como material restaurador definitivo, técnica denominada como restauração sanduíche. Entretanto, cabe destacar que o rebaixamento do CIV deve ser realizado de modo que a camada do material de base limite-se a aproximadamente 1 mm de espessura, haja vista a evidência de que restaurações posteriores de resina composta forradas com CIV podem apresentar mais falhas clínicas comparadas a restaurações não forradas.[21]

2. A não incorporação de todo o pó ao líquido ou a utilização de mais líquido que o recomendado acarreta a obtenção de materiais com propriedades mecânicas inferiores.

3. Exemplos de indicações de restaurações temporárias mais duradouras estão descritos a seguir:
   - Em tratamento expectante (ver Capítulo 7), em que a dentina afetada por cárie é mantida pela eminente probabilidade de exposição pulpar
   - Em dentes com necessidade endodôntica que necessitem de apicificação, situação em que é recomendada a utilização de medicação intracanal e na qual há necessidade de manutenção da restauração provisória por longos períodos.

4. Em relação à utilização de materiais restauradores temporários entre sessões de endodontia, é preciso ter o cuidado de não inserir grande volume de algodão dentro da câmara pulpar, mas apenas o mínimo necessário. Isso porque o excesso potencializa a fragilidade do remanescente quando submetido às cargas oclusais.[22]

Quadro 6.1 Síntese de recomendações e características dos materiais restauradores temporários com base na literatura científica.[23–28]

Material	Principais vantagens	Facilidade de inserção/remoção	Selamento	Resistência mecânica	Estética	Limitações
CIV	Adesividade e selamento	–	++	++	+	Solubilidade
Óxido de zinco e eugenol	Ações sedativa, anti-inflamatória e bactericida	+	–	+	–	Pouca resistência mecânica
Óxido de zinco sem eugenol	Fácil manipulação	+++	+	+	–	Pouca resistência à abrasão, longo tempo de presa
Restauradores resinosos	Fácil manipulação, maior resistência a desgaste, tempo de trabalho e selamento	++	+++	++	++	Contratação de polimerização

Os sinais indicam vantagens (+) ou limitações (–) dos materiais.
CIV = cimento de ionômero de vidro.

Considerações finais

Como parte das considerações finais, julga-se pertinente a leitura de estudos científicos que abordem o tema e que possam direcionar o profissional no momento da escolha do material mais adequado.

Embora estudos possam constatar falhas e contrapontos da utilização dos materiais restauradores temporários, fica evidente que seu emprego dentro do propósito correto (selar a estrutura dentária por curto espaço de tempo) corresponde, de maneira geral, às expectativas ofertadas pelos fabricantes.

Sendo assim, cabe ao cirurgião-dentista fazer a escolha mais apropriada para cada situação clínica, considerando custo, preferência pessoal e habilidade de manipulação, sem desconsiderar as evidências científicas que norteiam a prática de uma odontologia de excelência.

Referências bibliográficas

1. Cohen S, Hargreaves KM. Caminhos da polpa. 9ª ed. Rio de Janeiro: Elsevier; 2007.
2. Chain M. Materiais para restaurações provisórias em endodontia. In: Soares IJ, Goldberg F. Endodontia: técnica e fundamentos. Porto Alegre: Artmed; 2001.
3. Jensen AL, Abbott PV, Castro Salgado J. Interim and temporary restoration of teeth during endodontic treatment. Australian Dental Journal Suplement. 2007; 52(suppl 1):s83-s99.
4. Serra MC, Navarro MF, Freitas SF, et al. Glass ionomer cement surface protection. Am J Dent. 1994; 7(4):203-6.
5. Fujisawa S, Kadoma Y. Action of eugenol as a retarder against polymerization of methyl methacrylate by benzoyl peroxide. Biomaterials. 1997; 18:701-3.
6. Paul SJ, Schärer P. Effect of provisional cements on the bond strength of various adhesive bonding systems on dentine. J Oral Rehabil. 1997; 24(1):8-14.
7. Yap AU, Shah KC, Loh ET, et al. Influence of ZOE temporary restorations on microleakage in composite restorations. Oper Dent. 2002; 27(2):142-6.
8. Ganss C, Jung M. Effect of eugenol-containing temporary cements on bond strength of composite to dentin. Oper Dent. 1998; 23(2):55-62.
9. Peutzfeldt A, Asmussen E. Influence of eugenol-containing temporary cement on efficacy of dentin-bonding systems. Eur J Oral Sci. 1999; 107(1):65-9.
10. Prates LHM, Maia HP, Freitas SFT, Punchirolli SN. Compatibilidade entre restauradores temporários e um sistema adesivo. RGO. 2002; 50(1):37-41.
11. Zhang LJ, Ma CF, Wang ZY. Influence of eugenol-containing temporary cement on efficacy of dentin-bonding systems. Zhonghua Kou Qiang Yi Xue Za Zhi. 2004; 39(3):230-2.
12. He LH, Purton DG, Swain MV. A suitable base material for composite resin restorations: zinc oxide eugenol. J Dent. 2010; 38(4):290-5. Epub 2009 Dec 2.
13. Hattab FN, Amin WM. Fluoride release from glass ionomer restorative materials and the efects of surface coating. Biomaterials. 2001; 22:1449-58.
14. Reis A, Loguercio AD. Materiais dentários diretos – dos fundamentos à aplicação clínica. São Paulo: Santos; 2007. 423 p.
15. Hajizadeh H, Ghavamnasiri M, Namazikhah MS, et al. Effect of different conditioning protocols on the adhesion of a glass ionomer cement to dentin. J Contemp Dent Pract. 2009; 10(4):9-16.
16. Raggio DP, Sônego FG, Camargo LB, et al. Efficiency of different polyacrylic acid concentrations on the smear layer, after ART technique, by Scanning Electron Microscopy (SEM). Eur Arch Paediatr Dent. 2010; 11(5):232-5.
17. Burke FM, Ray NJ, McConnell RJ. Fluoride-containing restorative materials. Int Dent J. 2006; 56(1):33-43.
18. Wiegand A, Buchalla W, Attin T. Review on fluoride-releasing restorative materials – Fluoride release and uptake characteristics, antibacterial activity and influence on caries formation. Dental Materials. 2007; 23:343-62.
19. Fook ACBM, Azevedo VVC, Barbosa WPF, et al. Materiais odontológicos: cimentos de ionômero de vidro. Revista Eletrônica de Materiais e Processos. 2008; 3(1):40-5.
20. Navimipour EJ, Oskoee SS, Oskoee PA, et al. Effect of acid and laser etching on shear bond strength of conventional and resin-modified glass-ionomer cements to composite resin. Lasers Med Sci. 2012; 27(2):305-11. Epub 2011 Jan 14.
21. Opdam NJ, Bronkhorst EM, Roeters JM, et al. Longevity and reasons for failure of sandwich and total-etch posterior composite resin restorations. J Adhes Dent. 2007; 9(5):469.
22. Musser HH, Wilson PR. In: Walton RE, Torabinejad M. Princípios e práticas em endodontia. 2ª ed. São Paulo:Santos; 2002.
23. Fachin EVF, Perond M, Grecca FS. Comparação da capacidade de selamento de diferentes materiais restauradores provisórios. RPG Rev Pós Grad. 2007; 13(4):292- 8.
24. Hartwell GR, Loucks CA, Reavley BA. Bacterial leakage of provisional restorative materials used in endodontics. Quintessence Int. 2010; 41(4):335-9.
25. Johnsen SE, Svensson KG, Trulsson M. Forces applied by anterior and posterior teeth and roles of periodontal afferents during hold-and-split tasks in human subjects. Exp Brain Res. 2007; 178(1):126-34.
26. Oliveira EPM, Queiróz MLP, Melo TAF, et al. Eficácia do selamento provisório de três materiais restauradores ante a solução de nitrato de prata a 50%. Rev Sul-Bras Odontol. 2010; 7(1):73-7.
27. Pieper CM, Zanchi CH, Rodrigues-Junior SA, et al. Sealing ability, water sorption, solubility and toothbrushing abrasion resistance of temporary filling materials. Int Endod J. 2009; 42(10):893-9. Epub 2009 Jun 22.
28. Tortopidis D, Lyons MF, Baxendale RH, et al. The variability of bite force measurement between sessions, in different positions within the dental arch. J Oral Rehabil. 1998; 25(9):681-6.

7 Tratamentos Conservadores do Complexo Dentinopulpar

Eduarda Rodrigues Dutra ▪ *Flávio Fernando Demarco* ▪
Adriana Fernandes da Silva

Introdução

A dentística restauradora tem como principal objetivo promover a saúde bucal, buscando preservar a estrutura dentária sadia e restabelecer a função e a estética.

Quando há perda de substrato dentinário, o dente necessita ser restaurado, pois o complexo dentinopulpar já está sob lesão e deve ser protegido para que sua vitalidade seja mantida. A utilização de material bioestimulador interpondo dentina e material restaurador potencializa o processo de restabelecimento da normalidade e colabora na manutenção dessa vitalidade.

Vários fatores podem promover necrose pulpar, como, por exemplo, o procedimento operatório, que, por si só, pode promover dano aos tecidos pulpares.[1] O material restaurador também pode apresentar toxicidade e ser mais um fator coadjuvante de lesão.[2,3] Falha na confecção da restauração pode acarretar infiltração marginal e, por conseguinte, acúmulo de biofilme localizado, o que pode resultar em cárie secundária.[2]

Essa associação de fatores dificulta a reversão do processo inflamatório e pode levar a polpa à necrose, o que ressalta a importância da minúcia em cada etapa do procedimento restaurador e a necessidade de proteger ao máximo esse sistema. Na Figura 7.1, observam-se algumas variáveis que podem afetar o desfecho pós-operatório.[4]

A proteção do complexo dentinopulpar consiste na aplicação de um ou mais agentes protetores sobre a dentina (contaminada ou infectada) ou diretamente sobre a polpa, quando esta tiver sofrido exposição.[5]

Quando todo o tecido cariado é removido e o material protetor é aplicado sobre a dentina sadia profunda, denomina-se o processo de *proteção pulpar indireta*. No entanto, quando, na tentativa de evitar exposição pulpar eminente, deixa-se a dentina infectada na parede pulpar da cavidade, denomina-se *remoção parcial de dentina cariada*. Este método visa estimular a recuperação da polpa em fase de pulpite reversível, sem que haja exposição pulpar ou aumento de uma microexposição. Pode variar em modalidade de espera (tratamento expectante), modalidade imediata e tratamento restaurador atraumático (TRA) convencional ou modificado. Já em situações nas quais a polpa evidentemente foi exposta, como em traumatismos dentários, o procedimento é chamado de *proteção pulpar direta*, ou seja, quando o material protetor é colocado diretamente sobre a área de exposição.

Em situações clínicas mais adversas, é possível recorrer à curetagem pulpar ou ainda à pulpotomia, que consistem na excisão superficial ou total da polpa coronária, respectivamente.

Condição pulpar, profundidade da cavidade e idade dentária (pacientes senis ou dentes que já sofreram lesão) devem ser parâmetros para a escolha da terapia a ser aplicada e do material protetor mais adequado, associados às características intrínsecas do produto de escolha.

Diante do que o mercado oferece em opções de materiais protetores do complexo dentinopulpar, sejam forradores, bases protetoras, cavitárias ou selantes, torna-se cada vez mais complexa a escolha do material mais adequado para cada situação clínica. Da mesma maneira, as técnicas a serem aplicadas, a interação dos materiais e a opção pela melhor conduta em cada caso clínico ainda provocam

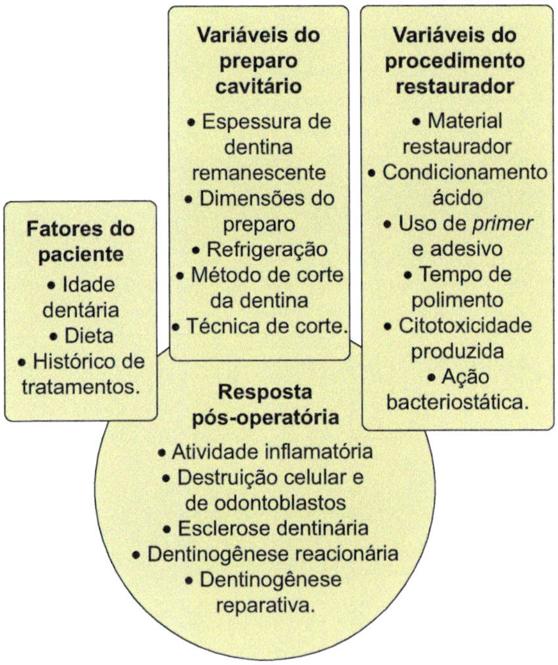

Figura 7.1 Variáveis e possíveis respostas pós-operatórias.[4]

dúvida. Por isso, o objetivo deste capítulo é auxiliar na tomada de decisões e oferecer o que a literatura científica atual recomenda para a proteção do complexo dentinopulpar.

Composição do complexo dentinopulpar

Dentina

A dentina, maior parte integrante do elemento dentário, é composta por 70% de porção inorgânica (principalmente hidroxiapatita), 18% de porção orgânica (80% de colágeno) e 12% de água.[6] Sua estrutura tubular favorece a permeabilidade transdentinária, resultando em comunicação com a polpa e inter-relação com os prolongamentos odontoblásticos que se estendem pelos túbulos, principalmente na porção mais profunda da dentina.[7,8] A quantidade de túbulos na superfície dentinária também é variável, pois, quanto mais profunda a porção de dentina, maior o número de túbulos por mm^2 (Figura 7.2).[7] Essa característica justifica maior preocupação com a proteção do complexo dentinopulpar quando o preparo cavitário é mais profundo.

Didaticamente, o dente humano é constituído por cinco tipos de dentina, que serão depositados ao longo da vida ou mediante estímulos.[7,9,10]

Tipos de dentina

- Dentina fisiológica primária: depositada rapidamente durante o desenvolvimento do dente até a formação do forame apical
- Dentina fisiológica secundária: depositada ao redor da polpa em ritmo muito mais lento do que o da primária, depois que a anatomia do dente está estabelecida
- Dentina terciária: com estrutura irregular, é formada em zonas subjacentes às áreas de irritação externa, a partir das células diretamente afetadas pelos estímulos patológicos. Subdivide-se em:
  - Reacional, quando a lesão é leve e a deposição de dentina subjacente é regulada pelos odontoblastos (p. ex., em atrição dentária)
  - Reparativa, quando, mediante intensa agressão, ocorre dano irreversível aos odontoblastos diretamente afetados, e as células progenitoras diferenciam-se para promover a deposição de tecido mineralizado subjacente à lesão (p. ex., cárie de rápida progressão) (Figura 7.3)
- Dentina esclerosada: caracteriza-se pela existência de túbulos dentinários obliterados com material calcificado, processo que é acelerado frente a determinados estímulos, como abrasão (Figura 7.4).

Na clínica odontológica diária, raros serão os casos em que o cirurgião-dentista intervirá em dentina com características histológicas normais, ou seja, sem nenhuma deposição de tecido mineralizado decorrente de estímulo externo. Ao longo

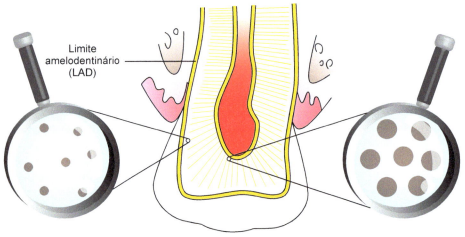

Figura 7.2 Há 45.000 túbulos/mm^2 próximo à polpa, e 20.000 túbulos/mm^2 próximo ao limite amelodentinário (LAD).

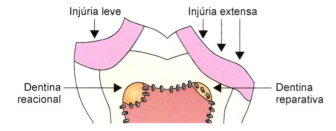

Figura 7.3 Diferença entre dentina reacional e reparativa.

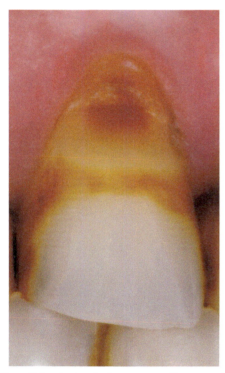

Figura 7.4 Caso clínico de abrasão. (Imagem gentilmente cedida pela Dra. Eliana do Nascimento Torre.)

da vida do indivíduo, a dentina vai sofrendo alteração no seu grau de mineralização, seja pelo processo fisiológico natural de senilidade, em resposta a processo carioso, preparo cavitário ou em reação a procedimentos restauradores.[2]

Polpa

A polpa é um tecido conjuntivo altamente especializado, que se situa na câmara pulpar e se estende pelos canais radiculares. É responsável pela vitalidade do dente e está intimamente conectada, pelo feixe vasculonervoso, aos tecidos periapicais e ao sistema circulatório a partir do forame apical.[8]

O metabolismo pulpar envolve dentina tubular, pré-dentina (matriz orgânica rica em colágeno), camada odontoblástica (composta pelos odontoblastos, que são células altamente diferenciadas responsáveis pela formação de dentina),[11] zona acelular de Weil, zona rica em células e tecido pulpar profundo (no qual se concentram fibroblastos, células mesenquimais indiferenciadas, vasos sanguíneos, fibras colágenas e fibras nervosas).[12]

▶ Funções da polpa

Há cinco funções desempenhadas pela polpa, listadas a seguir.

- Indutiva: sua primeira função é induzir a diferenciação do epitélio em lâmina dental e a formação em órgão do esmalte
- Formativa: produzir dentina
- Nutritiva: conduzir metabólitos essenciais até a dentina por meio dos prolongamentos odontoblásticos
- Protetora: promover resposta dolorosa mediante estímulo físico-químico
- De defesa ou reparadora: mediante estímulo, iniciar, respectivamente, processo de esclerose dos túbulos dentinários ou formação de dentina reparadora.[2,5,13]

▶ Atenção

Do mesmo modo, a dentina protege a polpa com seu arcabouço rígido, o que justifica a denominação desse sistema intimamente interligado como *complexo dentinopulpar*.

Determinantes do tratamento protetor de escolha

Profundidade da cavidade

A profundidade da cavidade é determinada pela quantidade de tecido dentinário perdido no processo carioso e no preparo cavitário (Figura 7.5). É o fator que, isoladamente, tem maior relevância na intensidade do processo inflamatório desencadeado na polpa.[14] Assim, quanto mais profunda for a cavidade resultante do processo operatório, maior será o número e a extensão das células odontoblásticas lesadas, o que determinará a intensificação do processo inflamatório previamente instalado.

As cavidades podem ser classificadas como:[4]

- Superficiais: ficam aquém, no nível ou ultrapassam ligeiramente o limite amelodentinário. São obtidas em remoções de defeito do esmalte, por exemplo

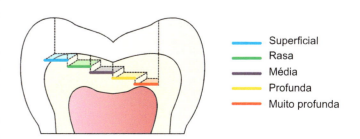

Figura 7.5 Profundidade da cavidade.

- Rasas: são obtidas em lesões incipientes, quando a parede de fundo encontra-se de 0,5 a 1,0 mm abaixo do limite amelodentinário
- Médias: envolvem até a metade da espessura da dentina remanescente (1 a 2 mm abaixo do limite amelodentinário). Em geral, são resultantes da troca de restauração ou de lesões cariosas de evolução lenta
- Profundas: mantêm apenas 0,5 mm de dentina remanescente
- Muito profundas: nesse caso, o assoalho da cavidade conta com menos de 0,5 mm de dentina até a polpa, podendo apresentar zonas róseas que evidenciam a proximidade pulpar.

Como clinicamente, e mesmo radiograficamente, existe grande dificuldade em determinar a profundidade real da cavidade, é prudente usar algum agente protetor recobrindo a porção mais profunda da parede de fundo, a fim de minimizar a reação pulpar e evitar a infiltração de materiais tóxicos e bacterianos via túbulos dentinários.

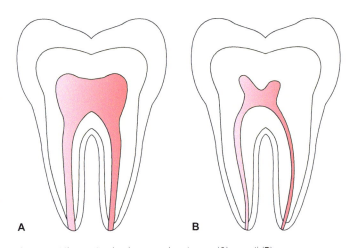

Figura 7.6 Ilustração de câmara pulpar jovem (**A**) e senil (**B**).

Idade dentária

A idade dentária é um fator importante na seleção da técnica operatória a ser empregada. Isso porque, de acordo com a "história" clínica do elemento dentário (restaurações antigas e suas extensões, disfunções oclusais), é possível obter a condição anatômica e histológica da polpa. Sendo assim, embora a câmara pulpar de pessoas idosas apresente sua conformação diminuída, em decorrência da deposição de dentina secundária depositada, frente à reação fisiológica natural do elemento dentário em função, pacientes jovens podem apresentar dentes senis, com câmara pulpar reduzida e tecido pulpar "envelhecido".[4] Esses fatores são direcionadores do material a ser utilizado para proteção do complexo dentinopulpar. Desse modo, com auxílio dos dados clínicos e radiográficos, antes de realizar um preparo cavitário, é preciso considerar a idade do dente a ser tratado. Em elementos jovens, devido a sua câmara pulpar e seus túbulos dentinários amplos, a necessidade de cobertura protetora geralmente é indispensável (Figura 7.6).

Condição pulpar

Com base nas informações de sintomatologia obtidas com a anamnese do paciente associada aos testes de sensibilidade pulpar e ao exame radiográfico, que devem ser realizados nos dentes a serem tratados, obtém-se um prognóstico clínico. A partir disso, pode-se começar uma manobra de intervenção. No entanto, se o paciente relatar dados que não corroboram um possível diagnóstico e acusar dor momentânea envolvida, por exemplo, em cavidades profundas e muito profundas, orienta-se a não realizar restauração definitiva e a utilizar medicação que amenize a reação inflamatória da polpa, até que o tratamento definitivo possa ser realizado. Em lesões cariosas extensas e de rápida evolução, a polpa encontra-se debilitada, com processo inflamatório agudo que pode ou não ser revertido.[9] A conduta do cirurgião-dentista diante de um caso clínico como esse será determinada durante a abertura da cavidade. Assim, a condição pulpar histológica deverá ser determinante tanto na escolha do procedimento a ser executado quanto no material protetor e restaurador a ser aplicado.

Estabelecida a condição pulpar e confirmada a possibilidade de reconstrução e recuperação da estrutura dentária remanescente, somada à motivação do paciente para o adequado controle de placa, pode-se partir para a escolha do tratamento restaurador conservador mais indicado, bem como do material protetor mais apropriado.

Materiais utilizados nos tratamentos conservadores

Embora a evolução dos materiais odontológicos seja uma realidade, a biocompatibilidade dos restauradores ainda não é a ideal, tornando relevante a utilização de agentes protetores, os quais, por sua vez, correspondem a mais um passo clínico a ser seguido, com sua sensibilidade de técnica e propriedades a serem consideradas.

Diante disso, deve-se ter em mente as características ideais de um material protetor:

- Ser isolante térmico e elétrico
- Ser bactericida e/ou bacteriostático
- Estimular:
  ○ Remineralização da dentina descalcificada
  ○ Esclerose dentinária subjacente à zona da lesão
  ○ Formação de dentina reparadora nas lesões profundas
- Ser biocompatível
- Ter resistência mecânica capaz de suportar a condensação dos materiais restauradores

- Evitar infiltração dos elementos tóxicos dos materiais restauradores e cimentantes e de microrganismos para o interior dos túbulos dentinários
- Ser insolúvel no ambiente bucal.

Embora nenhum material protetor preencha todos esses requisitos, a aplicação e a associação dos que há disponíveis no mercado, se bem indicados, desempenham bons resultados.

Os materiais protetores são classificados em: *selantes cavitários*, *bases cavitárias* e *forradores cavitários* (Figura 7.7).[15]

Selantes cavitários

Os selantes cavitários promovem o vedamento da embocadura dos túbulos dentinários e das paredes circundantes da cavidade, objetivando tornar o preparo cavitário o menos permeável possível a fluidos e bactérias. São indicados para as cavidades rasas e médias, locais em que a remoção de tecido cariado é feita por completo e viabiliza-se um tratamento restaurador convencional, sem proximidade ou exposição pulpar. São classificados como selantes os vernizes cavitários e os sistemas adesivos.

O uso de verniz cavitário como selante, associado ao amálgama, é uma combinação consagrada. Já sua associação com resina composta é inviável, pois os vernizes não apresentam adesão à dentina e contêm componentes que podem ser capazes de dificultar ou inibir a polimerização resinosa.[15] Por apresentarem grande solubilidade no meio bucal, os vernizes caíram em desuso, mesmo em associação com o amálgama. Assim, eles têm sido substituídos pelos sistemas adesivos.

O advento e a evolução dos sistemas adesivos alteraram a prática odontológica. Graças a isso, os conceitos de preparo cavitário foram modificados, e a estrutura remanescente passou a ser preservada como antes não era possível. Como esse assunto será explorado no Capítulo 8, dedicado especificamente aos sistemas adesivos, aqui será destacado seu papel como selante cavitário e sua utilização em dentina.

Basicamente, o mecanismo de adesividade e, consequentemente, o selamento ocorrem após a infiltração de monômeros resinosos através da camada superficial de dentina previamente desmineralizada e sua polimerização, formando uma camada de íntima inter-relação da trama colágena exposta com o monômero, denominada *camada híbrida*.[7,14] Com seus *tags* e *microtags* (prolongamentos e anastomoses que se estendem nos túbulos), a camada híbrida formada reduz a sensibilidade pós-operatória e a infiltração marginal, promovendo vedação dentinária nas restaurações adesivas (Figura 7.8).

Os sistemas adesivos podem ser de condicionamento ácido total, que agem a partir da remoção completa da *smear layer*; ou autocondicionantes, que dispensam a etapa de condicionamento ácido prévio e posterior lavagem. Atualmente, formas combinadas também existem, os denominados *adesivos universais* (ver Capítulo 8). Estudos demonstram que os sistemas autocondicionantes acarretam menor sensibilidade pós-operatória que os sistemas convencionais, o que é uma característica positiva.[16,17]

Bases cavitárias

Os agentes utilizados como base cavitária apresentam-se, em geral, na composição pó/líquido e têm por função proteger o material usado para forramento da cavidade, repor parte da dentina perdida, ajustar o preparo cavitário de acordo com a necessidade e, consequentemente, diminuir o volume de material restaurador definitivo. Pelo maior volume que ocupam na cavidade, são mais efetivos na proteção termoelétrica do dente. Devem ser utilizados em cavidades com profundidade média a grande, para não interferirem na resistência do remanescente dentário e da restauração definitiva. Os principais materiais com essa aplicação são: cimentos à base de óxido de zinco e eugenol e cimentos de ionômero de vidro, convencionais e modificados por resina.

Forradores cavitários

Os forradores apresentam-se, em geral, na forma de pó e líquido ou na forma de pasta. Após sua manipulação e inserção na cavidade, formam uma fina camada que funciona como barreira protetora e estimula a formação de ponte de dentina quando a polpa é exposta. Apresentam baixa resistência

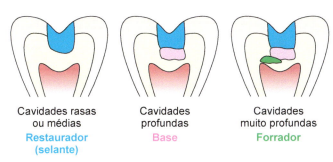

Figura 7.7 Classificação dos materiais protetores.

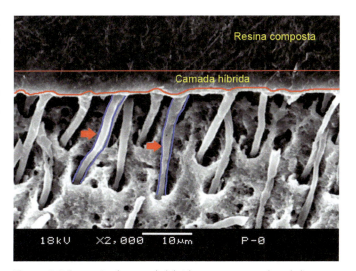

Figura 7.8 Formação da camada híbrida com seus *tags* (setas). (Imagem gentilmente cedida pelo Dr. Rafael Ratto de Moraes.)

mecânica e, por isso, são indicados para aplicação em cavidades profundas, com grande proximidade ou exposição pulpar. Devem contar com propriedades que auxiliem na cicatrização da polpa e amenizem os efeitos irritantes e tóxicos dos materiais restauradores definitivos, além de desempenharem ação bactericida e/ou bacteriostática.

Consagradamente, o material mais utilizado como agente forrador nas suas diferentes apresentações é o *hidróxido de cálcio*; porém, o *agregado trióxido mineral* (MTA, do inglês *mineral trioxide aggregate*) tem se mostrado como boa opção também. Em situações em que não ocorreu exposição pulpar e a cavidade é profunda, com o objetivo de atenuar a sensibilidade e a reação inflamatória, pode-se optar pelo *cimento de óxido de zinco e eugenol tipo IV*.

Hidróxido de cálcio

O hidróxido de cálcio é considerado o padrão-ouro para testes de biocompatibilidade[18] e, desde 1920, é utilizado. Sua indicação como forrador segue mantida e ainda ampliada (Quadro 7.1). Pode ser aplicado na forma de cimento, pasta, pó, suspensão e solução.[5]

Quadro 7.1 Vantagens e desvantagens do hidróxido de cálcio.

Vantagens	Desvantagens
É inicialmente bactericida e bacteriostático	Tem alta solubilidade ao meio (propriedade que pode facilitar infiltração marginal se o material for mal aplicado) (Figura 7.9)
Promove cicatrização e reparo a partir do seu pH	
Neutraliza o pH dos ácidos	Tem baixa resistência mecânica
Estimula sistemas enzimáticos	

Conceitos atuais mostram que, depois de totalmente formado, o tecido dentinário retém em sua *matriz extracelular* (MEC) moléculas que participam desse processo de formação, podendo ser considerado um reservatório de fatores do crescimento.[19,20] Essa descoberta norteou a hipótese de que a ação do hidróxido de cálcio, bem como a do MTA, é possível graças à capacidade de solubilização da MEC e à mobilização dessas moléculas bioativas. Esses materiais atuariam como moduladores do reparo tecidual do complexo dentinopulpar.

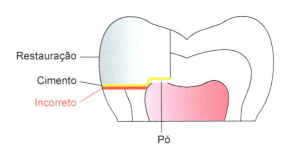

Figura 7.9 Aplicação incorreta do hidróxido de cálcio (*traço vermelho*).

Apresentações

O hidróxido de cálcio é comercialmente apresentado nos formatos de pasta base e pasta catalisadora (Figura 7.10) ou na forma de pasta única, que necessita ser fotoativada para reação de presa.

A utilização do hidróxido de cálcio na forma de pasta constitui-se da mistura do pó de hidróxido de cálcio pró-análise dissolvido em água destilada. Como não toma presa, a pasta é extremamente solúvel e não apresenta resistência mecânica. Além disso, é essencial a proteção com uma sobrebase (p. ex., o cimento de hidróxido de cálcio) ou a utilização de um material como o cimento de ionômero de vidro como base protetora do agente forrador.

Outra variação do hidróxido de cálcio é como solução ou suspensão, que podem ser preparadas pelo próprio profissional, adicionando de 10 a 20 g de hidróxido de cálcio pró-análise em 200 mℓ de água destilada. Essa dissolução deve ser mantida em repouso para que toda a suspensão sólida de hidróxido de cálcio decante, de modo que permaneça na superfície do recipiente apenas a solução alcalina a aproximadamente 0,2% de hidróxido de cálcio, que servirá para lavagem de toda a profundidade da cavidade para proteção pulpar e restauração posteriores. A "água de cal", como pode ser denominada, serve como neutralizadora da acidez cavitária, agente bacteriostático e hemostático.

A suspensão consiste no mesmo preparado da solução, sem deixar decantar o excesso de hidróxido de cálcio. O líquido leitoso resultante da mistura deve ser gotejado na cavidade, que deve ser seca indiretamente até a formação de uma fina

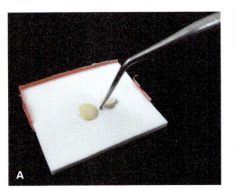
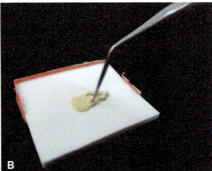
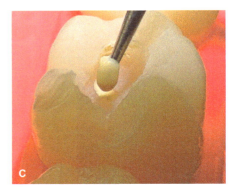

Figura 7.10 Sequência de manipulação do hidróxido de cálcio. **A.** Pasta base e pasta catalisadora proporcionadas. **B.** Manipulação do material. **C.** Inserção do cimento na cavidade.

película esbranquiçada e fosca na parede de fundo. Essa técnica tem sido substituída com a evolução dos cimentos de hidróxido de cálcio, em razão de sua praticidade, mas ainda é uma alternativa viável e barata na proteção do complexo dentinopulpar.

O hidróxido de cálcio pró-análise em forma de pó também é uma opção prática e de baixo custo, que não requer preparo prévio e, consagradamente, auxilia na proteção pulpar, tanto para formação da camada mineral de dentina como para promoção de hemostasia nos casos de exposição, curetagem ou excisão parcial da polpa. Para facilitar sua aplicação, pode-se lançar mão do aplicador de hidróxido de cálcio (Figura 7.11). As indicações do material de acordo com suas apresentações estão descritas no Quadro 7.2.

Agregado trióxido mineral (MTA)

O MTA é um material relativamente recente no mercado, composto por óxidos minerais e íons, e que se assemelha muito ao cimento Portland®, utilizado na construção civil. Esses dois materiais diferem pela regularidade das partículas que os constituem: as do MTA são menores e mais regulares, enquanto as do Portland® apresentam-se maiores, com formato irregular e detritos. Vários estudos *in vitro* e *in vivo*[3,5,21] demonstram sua biocompatibilidade quando colocado diretamente sobre a polpa de animais e de humanos, tanto de dentes permanentes quanto de dentes decíduos.

Indicado como material de escolha para capeamento pulpar direto, além de ser biocompatível, o MTA estimula a formação de ponte de dentina e é antimicrobiano. Seu comportamento é semelhante ao do hidróxido de cálcio, com a vantagem de estimular a formação de uma barreira dentinária mais homogênea e contínua, além de desencadear um processo inflamatório menos intenso.[2] Sua ação bioestimuladora se dá pela liberação de íons cálcio pelas adjacências dos tecidos, e sua ação antimicrobiana ocorre por doação de íons hidroxila e aumento do pH.

A solubilidade do MTA é menor do que a do cimento de hidróxido de cálcio após 24 h de inserção na cavidade e após 21 dias, assim como também é menor do que a do óxido de zinco e eugenol. Embora essa característica pareça positiva em um primeiro momento, a longo prazo significa menor liberação dos componentes antimicrobianos. Outro ponto desfavorável desse material é a dificuldade de inserção na cavidade e a baixa resistência à compressão inicial, o que vai melhorando ao longo do tempo.

Uma propriedade importante e que deve ser considerada no momento da escolha desse material, de acordo com o caso clínico, é o fato de o MTA não sofrer prejuízo com umidade e sangramento, o que o torna uma ótima alternativa nos tratamentos como pulpotomia e capeamento pulpar direto.[22]

Cimentos

O *cimento de óxido de zinco e eugenol* (OZE) é utilizado desde 1890 e tem como característica contribuinte para sua durabilidade de indicação o efeito sedativo e bactericida promovido pelo eugenol. No entanto, em dentística, embora possa servir como base cavitária, sua melhor aplicação é como restaurador temporário.

O *cimento de ionômero de vidro* (CIV) pode ser considerado um dos materiais de maior versatilidade em odontologia. Por conta de suas propriedades mecânicas favoráveis, como adesividade aos tecidos dentinários e coeficiente de expansão térmica linear próximo ao da estrutura dentária, tem bom desempenho como base cavitária.

Resumidamente, podem ser feitas algumas recomendações para a utilização dos materiais como protetores (Quadro 7.3).

Dica clínica

Uma alternativa bastante empregada na clínica diária é a utilização do CIV como material restaurador temporário, aguardando silêncio clínico do tratamento restaurador conservador aplicado e, posteriormente, rebaixando-o para aproveitá-lo como base cavitária de uma restauração definitiva. Essa é uma maneira de agilizar o procedimento e dispor do material com sua total maturação e melhores propriedades mecânicas.

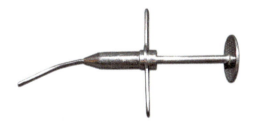

Figura 7.11 Aplicador de pó de hidróxido de cálcio ("beija-flor").

Quadro 7.2 Indicações do hidróxido de cálcio.

Tipo de apresentação	Quando utilizar
Pó*	Em proteção direta
Cimento	Em proteção direta, como forrador, como sobrebase em capeamentos feitos com pó ou pasta

*Quando o processo inflamatório que acomete a polpa é intenso, a inserção direta do cimento pode ficar dificultada pela hemorragia do tecido. Nesse caso, o pó de hidróxido de cálcio torna-se uma boa indicação, pois auxilia a hemostasia.

Métodos terapêuticos de proteção do complexo dentinopulpar

De acordo com o caso clínico apresentado, o paciente deverá seguir para tratamento e proteção do complexo dentinopulpar, que pode requerer:

- Proteção pulpar no caso de remanescente cariado
  - TRA
  - TRA modificado

Quadro 7.3 Indicações dos materiais protetores.

Sem exposição	Com exposição	Materiais alternativos e controversos
Cimento de ionômero de vidro Cimento de óxido de zinco e eugenol Cimento de hidróxido de cálcio	Cimento de hidróxido de cálcio Cimento MTA	Sistemas adesivos

MTA = agregado trióxido mineral.

- ○ Modalidade de espera/tratamento expectante (*stepwise excavation*)
- ○ Remoção parcial de cárie (*partial caries removal*)
- Proteção pulpar indireta
- Proteção pulpar direta
- Curetagem pulpar
- Pulpotomia.

Após o diagnóstico pulpar (pulpite reversível ou irreversível), devem-se levar em consideração alguns critérios para escolha da técnica operatória mais adequada, bem como do material restaurador, da base, do forrador e/ou do selante cavitário mais apropriado. Esses critérios são:

- Sensibilidade térmica e nível de comprometimento periapical
- Acessibilidade da cavidade para escovação
- Suscetibilidade do dente à fratura
- Motivação do paciente para controle da placa bacteriana.

Proteção pulpar no caso de remanescente cariado

Tratamento restaurador atraumático

As restaurações atraumáticas foram definidas por Frencken *et al.* como procedimentos feitos sem a utilização de instrumentos rotatórios e sem anestesia, nos quais as camadas mais profundas do tecido cariado são deixadas sob o material restaurador.[23] O material de eleição para restaurar esse tipo de cavidade é o ionômero de vidro. As limitações do uso das restaurações atraumáticas são impostas, basicamente, devido a maior desgaste superficial e menor rigidez do material restaurador quando comparado com os convencionais, como amálgama e resinas compostas. Uma limitação do emprego dessa técnica é quando a abertura da cavidade não permite a passagem do instrumento manual, o que pode ser contornado pela utilização de recortadores de bordo ou machados para romper a camada de esmalte socavado.

Essa técnica é bem indicada para atendimentos realizados em locais com poucos equipamentos, situação comum na saúde pública e em especialidades como a odontopediatria. Isso porque dispensa anestesia e instrumentos rotatórios cortantes, itens que, corriqueiramente, dificultam o manejo do paciente (Figura 7.12).[24]

Tratamento restaurador atraumático modificado

O TRA modificado consiste em utilizar os mesmos princípios do convencional, que preconiza a não realização do procedimento anestésico e a remoção do máximo de tecido cariado sem dor e com a utilização de instrumentos manuais, no entanto, em ambiente de consultório.[25] A opção por essa técnica restauradora, mesmo com recurso para uma restauração convencional, é uma alternativa conservadora e, como sua denominação relata, atraumática.

Modalidade de espera/tratamento expectante

O tratamento expectante (*stepwise excavation*) foi a primeira modalidade de tratamento conservador que deixa parte do tecido cariado. Provocou na área das técnicas restauradoras uma quebra intensa de paradigma, indo ao encontro da odontologia de mínima intervenção.

Basicamente, essa intervenção consiste em remover parcialmente a dentina cariada, de forma a manter a dentina amolecida (infectada/contaminada) nas paredes profundas da cavidade, com o intuito de evitar exposição pulpar; após determinado tempo de espera, realiza-se uma nova abordagem para remoção de todo o tecido cariado amolecido que ainda persiste. Assim, após esse tempo de espera, e em condições apropriadas, o complexo dentinopulpar estimula sob esse remanescente cariado a formação de uma dentina esclerosada.

O tratamento expectante é uma opção sensata e conservadora quando o profissional se depara com uma lesão cariosa

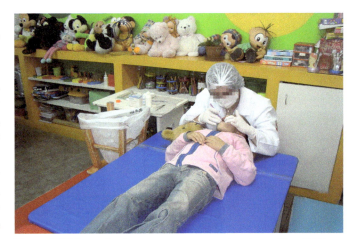

Figura 7.12 Execução de tratamento restaurador atraumático (TRA) em ambiente escolar sem consultório odontológico.

extensa, em que a sintomatologia dolorosa dá indícios de uma pulpite tendendo ao irreversível, e o exame radiográfico confirma a proximidade com a câmara pulpar. Esse procedimento oferece chance de recuperação à polpa e manutenção da sua vitalidade. Um dado clínico importante nesses casos é o relato de sintomatologia dolorosa prévia por parte do paciente.

As etapas da técnica operatória do tratamento expectante são:

- Com o paciente anestesiado e o dente devidamente isolado, a remoção do tecido cariado deve começar pelas paredes circundantes, para depois estender-se à parede de fundo
- A escavação deve ser realizada com cureta ou escavador de dentina manual, ou ainda com instrumento rotatório de baixa rotação, até que o máximo possível de dentina amolecida seja removida e se obtenha uma dentina de maior consistência, histologicamente classificada como contaminada
- A cavidade deve ser posteriormente irrigada, e a parede de fundo, recoberta com cimento de hidróxido de cálcio
- O selamento da cavidade deve ser realizado com material restaurador temporário, e, após 45 a 120 dias, se não houver sintomatologia dolorosa, o material restaurador provisório deverá ser totalmente removido e a detecção da remineralização da dentina cariada mantida deverá ser feita, se necessário, com a complementação da remoção de dentina amolecida. Só após essa etapa da técnica, o dente estará apto para a restauração definitiva.

▶ **Dica clínica**

Para remover o tecido cariado, deve-se empregar, além das curetas, brocas esféricas de aço em baixa rotação, nº 4 ou de maior diâmetro. Assim se evita remover em excesso o tecido cariado e expor a região do tecido pulpar.

▶ **Remoção seletiva de cárie**

Denomina-se remoção seletiva de cárie a técnica em que, diferentemente do tratamento expectante, não é realizada uma segunda intervenção para confirmar a remineralização do tecido cariado mantido.

Essa terapia está bem indicada para lesões de cárie profunda, nas quais o paciente apresenta quadro clínico compatível com pulpite reversível, o que remete à reversibilidade do processo inflamatório. Nessa circunstância, faz-se o selamento da cavidade com material restaurador temporário que em

▶ **Atenção**

"A permanência de dentina amolecida, porém selada, independente do material, produz interrupção do curso da doença, constatação científica que direcionou a uma nova forma de tratamento, muito mais conservador, minimamente invasivo e com manutenção da resistência do remanescente dentário."[25] Constatação que corrobora Maltz et al.[26]

seguida possa ser adaptado como base cavitária. Um material que desempenha bem essa função é o CIV, que pode ser rebaixado em sessão seguinte e mantido como base cavitária para imediata cobertura com restauração definitiva (Figura 7.13).

Proteção pulpar indireta

Esta terapia consiste na remoção de toda a dentina infectada (amolecida) e posterior forramento da parede pulpar da cavidade dentária sem que tenha ocorrido exposição da polpa, mas podendo ser observada por translucidez. Essa condição clínica pode ocorrer, por exemplo, em casos de classe III, nos quais a parede vestibular dificulta a observação pelo clínico, e em troca de restaurações extensas. Quando se realiza o teste de curetagem, esse tecido remanescente oferece resistência, embora nele ainda possam existir bactérias dentro dos túbulos (dentina contaminada).

Como sequência de menor complexidade e comprometimento do complexo dentinopulpar, têm-se as proteções indiretas em preparos cavitários superficiais, rasos ou médios. Esse tipo de terapia está mais bem descrito no Capítulo 9, que trata das técnicas de confecção e peculiaridades das restaurações em amálgama e em resina. No entanto, neste capítulo iremos nos ater a cavidades profundas e/ou muito profundas, quando há risco de exposição pulpar.

A técnica operatória da proteção pulpar indireta em *cavidade profunda e/ou muito profunda* consiste nas seguintes etapas:

- Com o paciente anestesiado e o dente devidamente isolado, deve-se remover todo o tecido cariado e/ou restaurador. O resultado final será um preparo cavitário profundo ou muito profundo
- Limpeza da cavidade: deve-se lavar com solução bactericida, como digliconato de clorexidina a 2% ou solução de hidróxido de cálcio
- 1ª opção (para cavidades profundas ou muito profundas em dentina sem esclerose): aplicar agente forrador + base cavitária + selante cavitário, além de inserir material restaurador definitivo
- 2ª opção (para cavidades profundas ou muito profundas em dentina com esclerose): aplicar base cavitária + selante cavitário, além de inserir material restaurador definitivo (Figura 7.14).

Proteção pulpar direta

Esta terapia consiste no recobrimento direto de polpa dentária exposta por acidentes operatórios, como, por exemplo, na troca de restaurações extensas ou em casos de traumatismo dentário. Seu objetivo é restabelecer a saúde da polpa e resguardá-la de agentes irritantes adicionais, mantendo sua vitalidade e estimulando a formação de dentina reparadora, também denominada ponte de dentina (Figura 7.15).[22] Uma situação clínica

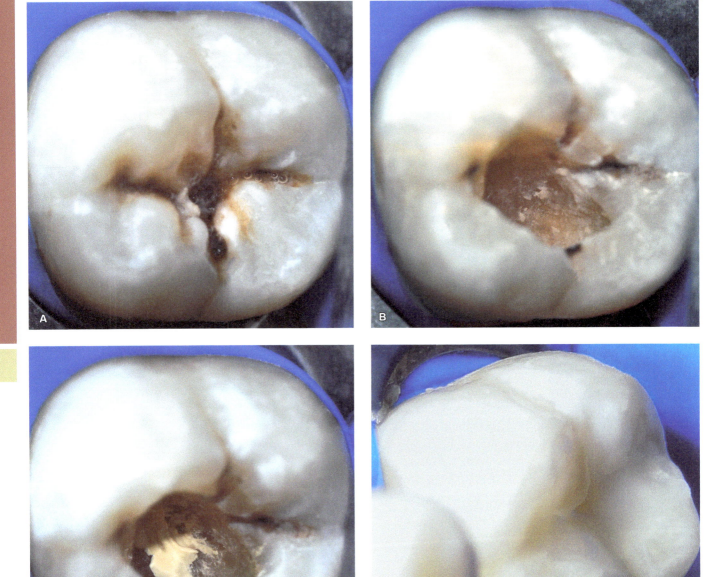

Figura 7.13 Sequência de um caso clínico de remoção parcial de dentina cariada modalidade imediata, ou seja, remoção parcial de cárie. **A.** Dente com lesão de cárie oclusal. **B.** Remoção parcial de dentina cariada profunda. **C.** Aplicação de agente forrador (cimento de hidróxido de cálcio). **D.** Restauração direta em resina composta.

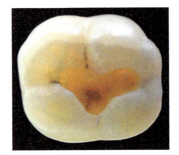

Figura 7.14 Exemplo de caso clínico de cavidade com dentina esclerosada (endurecida) que não requer proteção de um agente forrador, apenas de uma base.

corriqueira é quando ocorre um traumatismo dentário e o tempo de exposição do tecido pulpar não ultrapassa muitas horas.

A técnica operatória da proteção pulpar direta consiste nas seguintes etapas:

- Anestesia e isolamento do dente
- Limpeza da cavidade: pode ser realizada com soro fisiológico, solução de hidróxido de cálcio ou digliconato de clorexidina 2%
- Ampliação do preparo: com broca de corte (p. ex., 330, 328) ou esférica lisa, ampliar a área da exposição apenas para regularização das margens

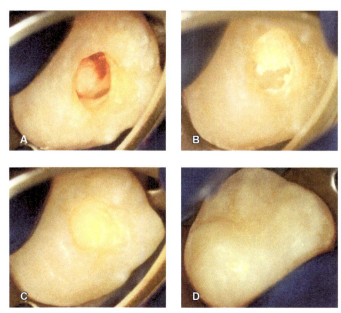

Figura 7.15 Caso clínico com restauração de proteção pulpar direta. **A.** Exposição pulpar. **B.** Agente forrador aplicado. **C.** Capeamento. **D.** Restauração final.

- Nova limpeza da cavidade. Observar coloração da polpa e hemostasia
- Aplicação do material de proteção:
  - 1ª opção: pasta ou pó de hidróxido de cálcio + cimento de hidróxido de cálcio + base cavitária + material selador (p. ex., sistema adesivo) + material restaurador
  - 2ª opção: cimento de hidróxido de cálcio ou MTA + base cavitária + material selador (p. ex., sistema adesivo) + material restaurador.

Curetagem pulpar

Consiste na remoção superficial da polpa coronária que eventualmente tenha sido exposta durante o tratamento conservador, possivelmente contaminada por microrganismos do meio bucal. Outra possível situação clínica ocorre após traumatismo dentário, quando o remanescente pulpar fica em contato com o meio bucal por poucas horas.

A técnica operatória da curetagem pulpar consiste nas seguintes etapas:

- Anestesia e isolamento do dente
- Procede-se, então, à abertura do orifício de exposição com brocas Carbide (p. ex., 330, 328)
- Remove-se de 1,5 a 2,0 mm de profundidade da polpa exposta, buscando extirpar toda a porção contaminada e irreversivelmente inflamada. Essa manobra deve ser realizada com cureta nova (bem afiada) ou com broca de aço esférica lisa. É imprescindível observar consistência ao corte
- Limpeza da cavidade: pode ser realizada com soro fisiológico, solução de hidróxido de cálcio ou digliconato de clorexidina 2%

- Hemostasia: deve-se observar o estancamento do sangramento após a limpeza da cavidade e o aspecto da coloração vermelho-viva da polpa
- Aplicar corticosteroide por 10 a 15 minutos (opcional; p. ex., Otosporin®)
- Aplicação do material:
  - 1ª opção: pasta ou pó de hidróxido de cálcio + cimento de hidróxido de cálcio + base cavitária: cimento de ionômero de vidro ou cimento à base de OZE como restaurador provisório (aguardar silêncio clínico para restauração definitiva) (Figura 7.16)
  - 2ª opção: substituir o pó ou pasta de hidróxido de cálcio por MTA e restaurar com material restaurador provisório.

Pulpotomia

A pulpotomia é a remoção da polpa presente na câmara pulpar (Figura 7.17), preservando-se o tecido pulpar que está nos condutos radiculares (canais).

Essa terapia está indicada somente nos casos em que a lesão inflamatória restringe-se a uma pequena porção da polpa coronária. Nesses casos, para dentes permanentes, sua indicação é realizada quando o quadro clínico apresentado é de pulpite reversível, após o diagnóstico de cárie. Os maiores índices de sucesso desse tratamento encontram-se em polpas jovens, devido ao fato de o tecido pulpar não estar completamente amadurecido.[27] Existe grande índice de problemas ocasionados pela pulpotomia, como mortificação pulpar ou formação de cálculos pulpares, o que restringe mais essa técnica em pacientes jovens. Por isso, ela está indicada, principalmente, na odontopediatria.

A técnica operatória da pulpotomia consiste nas seguintes etapas:

- Com o paciente anestesiado e o dente devidamente isolado, deve-se remover todo o tecido cariado e o teto da câmara pulpar. Essa manobra pode ser realizada com broca Carbide 330 ou 329
- Procede-se à excisão da polpa coronária com cureta ou broca esférica lisa. Cortar o tecido pulpar em 0,5 mm abaixo da entrada dos canais
- Remover de 1,5 a 2,0 mm de profundidade da polpa exposta, buscando extirpar toda a porção contaminada e irreversivelmente inflamada
- Limpeza da cavidade: deve ser realizada com soro fisiológico e solução de hidróxido de cálcio
- Promover hemostasia
- Aplicar corticosteroide por 10 a 15 min (opcional)
- Inserir agente forrador (pó ou cimento de hidróxido de cálcio ou MTA) + material restaurador provisório (ver Capítulo 6) (aguardar silêncio clínico para restauração definitiva) (Figura 7.18).

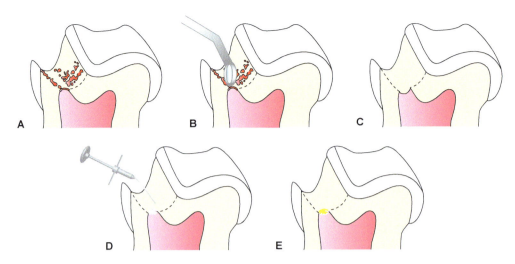

Figura 7.16 Ilustração de curetagem pulpar. **A.** Exposição pulpar. **B.** Curetagem pulpar. Após ampliação da cavidade, realiza-se a curetagem pulpar com cureta afiada e estéril. **C.** Remoção da porção superficial da polpa e hemostasia pulpar após limpeza. **D.** Inserção do pó de hidróxido de cálcio com "beija-flor". **E.** Porção da polpa exposta recoberta com cimento de hidróxido de cálcio (*em amarelo*) pronto para receber a base e o material selador.

▶ Dica clínica

Ao programar um tratamento conservador, é importante ter sempre um *kit* de urgência em caso de exposições pulpares, o qual deve conter curetas de dentina afiadas, cânula de aspiração, odontoscópio, brocas Carbide (330, 328) e esféricas lisas de haste longa.

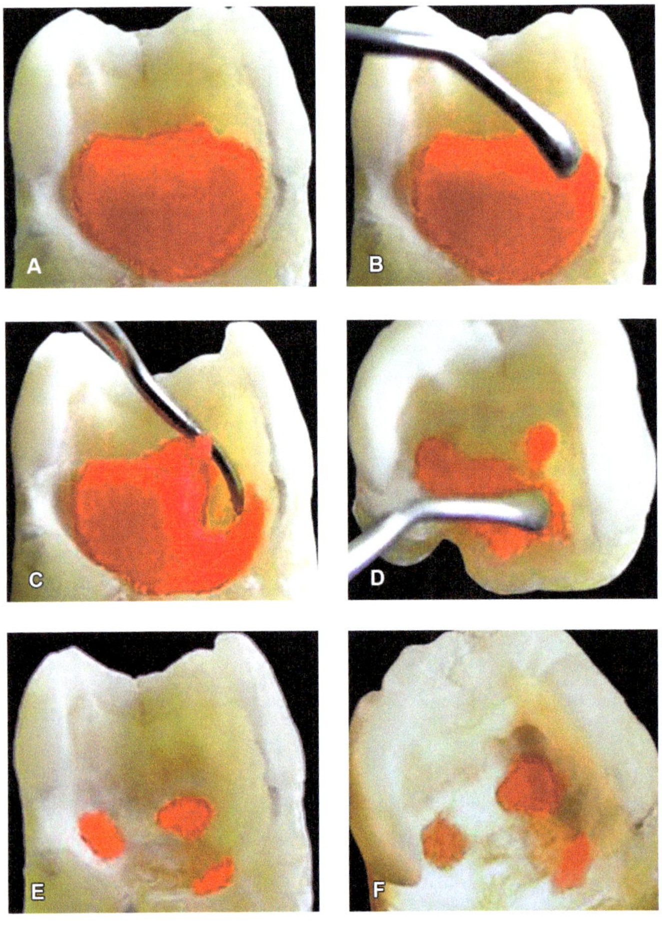

Figura 7.17 Ilustração da sequência de pulpotomia.

▶ Pulpotomia versus endodontia

Os dados da sintomatologia dolorosa obtidos a partir da anamnese, somados aos testes de sensibilidade pulpar, direcionam o diagnóstico. No entanto, o aspecto clínico da polpa exposta é o dado soberano. Esta deve apresentar cor vermelho-viva, hemostasia e consistência ao corte. Além disso, a idade do paciente é de grande relevância, haja vista a maior capacidade de regeneração dos elementos dentais mais jovens. Sendo assim, a opção por realizar um tratamento conservador como a pulpotomia ou um mais invasivo como a endodontia deve ser formulada com base em uma série de dados. Assim, quando bem indicada, é uma boa alternativa ao tratamento endodôntico, uma vez que despende menor custo e tempo,

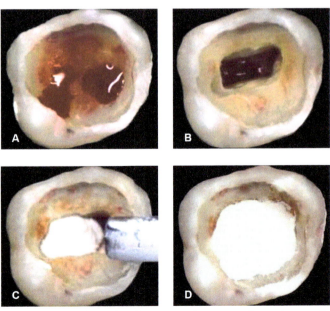

Figura 7.18 Caso clínico de pulpotomia. **A.** Exposição pulpar após remoção de todo o tecido cariado. **B.** Remoção de toda a porção coronária da polpa. **C.** Aplicação do pó de hidróxido de cálcio sobre a polpa. **D.** Cimento de hidróxido de cálcio sobrepondo o pó.

e é possível manter a vitalidade dentária e minimizar riscos de fraturas em decorrência do enfraquecimento da estrutura dentária após realização do preparo para endodontia. Além disso, no atendimento infantil, pelo menor tempo clínico que requer, a pulpotomia é uma alternativa viável e bem indicada.

▶ Observações para o sucesso de capeamento direto, curetagens e pulpotomias

Para garantir o sucesso dos tratamentos conservadores como a curetagem e a pulpotomia, alguns critérios devem ser observados e cuidados precisam ser tomados:

- Deve ser efetuada remoção de todos os debris e resíduos da cavidade dental, além de efetiva limpeza da cavidade
- A hemostasia pulpar deve ser auxiliada com a aplicação de materiais biocompatíveis, como o hidróxido de cálcio
- O agente capeador deve preencher os requisitos de biocompatibilidade e de bioestimulação
- O procedimento restaurador, sequencialmente realizado, deve ser efetivo, promovendo selamento hermético da cavidade
- O caso deve ser preservado, e o registro da sua evolução deve ser realizado pelo menos 5 anos depois, para observar possíveis calcificações pulpares ou mesmo sinais clínicos de necrose pulpar.

Considerações finais

Os tratamentos conservadores do complexo dentinopulpar são técnicas operatórias de primeira escolha na prática clínica diária quando a sintomatologia é favorável. Em circunstâncias em que a necessidade de tratamentos mais invasivos, como a endodontia, são eminentes, devem-se considerar os fatores socioeconômicos que tangenciam os aspectos biológicos e técnicos, e que direcionam para o seguinte questionamento: por que não tentar um tratamento conservador?

O cirurgião-dentista, tendo a percepção dessa realidade, certamente preservará vários elementos dentários que, por falta de recurso e opção dos pacientes mais carentes, possivelmente seriam extraídos no passado.

Referências bibliográficas

1. Goodis HE, Schein B, Stauffer P. Temperature changes measured *in vivo* at the dentinoenamel junction and pulpodentin junction during cavity preparation in the Maccaca fascicularis monkey. J Endod. 1988; 14:336-9.
2. Bouillaguet S. Biological risks of resin-based materials to the dentin-pulp complex. Crit Rev Oral Biol Med. 2004; 15(1):47-60.
3. Moharamzadeh K, van Noort R, Brook IM, et al. Cytotoxicity of resin monomers on human gingival fibroblasts and HaCaT keratinocytes. Dent Mater. 2007; 23:40-4.
4. Murray PE, et al. Preserving the vital pulp in operative dentistry: 4. Factors influencing successful pulp capping. Dent Update. 2002; 29(5):225-30, 232-3.
5. Modena KCS, et al. Cytotoxicity and biocompatibility of direct and indirect pulp capping materials. J Appl Oral Sci. 2009; 17(6):544-5.
6. Mjör IA, Sveen OB, Heyeraas KJ. Pulp-dentin biology in restorative dentistry. Part 1: normal structureandphysiology. Quintessence Int. 2001; 32(6):427-46 (review).
7. Marshall GW, Marshall SJ, Kinney JH, et al. The dentin substrate: structure and properties related to bonding. J Dent. 1997; 25(6):441-58.
8. Trowbridge HO, Kim S. Pulp development, structure and function. In: Cohen S, Burns RC (eds.). Pathways of the Pulp. Mosby. 1998. p. 386-424.
9. Paiva FPF, Passos IA, Madeiro AT, et al. Aspectos clínicos e histológicos da cárie aguda x cárie crônica. Rev Odont de Araçatuba. 2006; 27(1):49-53.
10. Yu C, Abbott PV. An overview of the dental pulp: its functions and responses to injury. Aust Dent J. 2007; 52(Suppl 1):S4-16.
11. Hahn CL, Liewehr FR. Innate immune responses of the dental pulp to caries. J Endod. 2007; 33(6):643-51.
12. Mjör IA, Sveen OB, Heyeraas KJ. Pulp-dentin biology in restorative dentistry. Part 1: normal structureandphysiology. Quintessence Int. 2001; 32(6):427-46. Review.
13. Mondelli, J. Proteção do complexo dentinopulpar. São Paulo: Artes Médicas, EAP-PCD; 1998.
14. Loguercio AD, Reis A, Minto AMP, Mandarino F. Agentes para a proteção do complexo dentinopulpar: cimentos odontológicos. In: Reis A, Loguercio AD. Materiais dentários diretos – dos fundamentos à aplicação clínica. São Paulo: Santos; 2007. Cap. 3. 423 p.
15. Reis A, Loguercio AD. Materiais dentários diretos – dos fundamentos à aplicação Clínica. São Paulo: Santos; 2007. 423 p.
16. Santini A, Miletic V. Quantitative micro-Raman assessment of dentine demineralization, adhesive penetration, and degree of conversion of three dentine bonding systems. Eur J Oral Sci. 2008; 116:177-83.
17. Van Meerbeek B, Kanumilli P, De Munck J, et al. A randomized controlled study evaluating the effectiveness of a two-step self-etch adhesive with and without selective phosphoric-acid etching of enamel. Dental Materials. 2005; 21:375-380.
18. Goldberg M, Six N, Decup F, et al. Bioactive molecules and the future of pulp therapy. Am J Dent. 2003; 16:66-76.
19. Smith AJ. Vitality of the dentin-pulp complex in health and disease: growth factors as key mediators. J of Dental Educ. 2003; 67(6).
20. Smith TM. Incremental dental development: methods and applications in hominoid evolutionary studies. J Hum Evol. 2008; 54(2):205-24.
21. Ferracane JL, Paul R, Cooper PR, et al. Can interaction of materials with the dentin-pulp complex contribute to dentin regeneration? Odontology. 2010; 98:2-14.
22. Silva AF, Tarquinio SB, Demarco FF, et al. The influence of haemostatic agents on healing of healthy human dental pulp tissue capped with calcium hydroxide. Int Endod J. 2006; 39:309-16.
23. Frencken JE, Songpaisan Y, Phantumvanit P, et al. An atraumatic restorative treatment (ART) techinique: evaluation after one year. Int Dent J. 1994; 44(5):460-4.
24. Gomes AC, Biella VDG, Mastrantonio SDS, et al. The atraumatic restorative treatment (Art) as an alternative for treatment of abies with cleft: a case report. Rev Odont de Araçatuba. 2003; 24(2):52-5.
25. Busato ALS, et al. Dentística: novos princípios restauradores. São Paulo: Artes Médicas; 2004.
26. Maltz M, Oliveira EF, Fontanella V, et al. A clinical, microbiologic, and radiographic study of deep caries lesions after incomplete caries removal. Quintessence Int. 2002; 33(2):151-9.
27. Mass E, Zilberman U. Long-term radiologic pulp evaluation after partial pulpotomy in young permanent molars. Quintessence Int. 2011; 42(7):547-54.

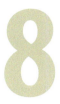

8 Sistemas Adesivos

Eliseu Aldrighi Münchow ▪ *Wellington Luiz de Oliveira da Rosa* ▪
Cesar Henrique Zanchi ▪ *Evandro Piva*

Introdução

O advento dos sistemas adesivos para uso odontológico em meados do século 20, associado à maior compreensão dos mecanismos de união aos tecidos dentais mineralizados (esmalte e dentina), não somente determinou significante avanço tecnológico para o desenvolvimento de novos materiais restauradores, mas também foi importante para o rompimento de antigos paradigmas que norteavam a prática odontológica.

Até poucas décadas atrás, a confecção de um preparo cavitário retentivo no remanescente dental era necessária para "fixar" mecanicamente a restauração, já que os materiais restauradores disponíveis na época não contavam com mecanismos eficientes de adesão (ver Capítulo 3). Desse modo, o profissional realizava desgastes de tecido dentário sadio a fim de aumentar a área de contato com o material restaurador e/ou aprisioná-lo mecanicamente por meio da confecção de sulcos, canaletas, *pins* ou cavidades geometricamente retentivas. Esses desgastes, hoje considerados excessivos, enfraqueciam ainda mais o remanescente já fragilizado, fato que, não raramente, conduzia a fraturas coronárias e/ou radicular com subsequente perda dental.

Assim, a disponibilidade de materiais e técnicas que propiciavam algum tipo de adesão ao esmalte e à dentina, junto com o maior conhecimento histológico desses tecidos e dos mecanismos envolvidos no desenvolvimento da cárie dental, propiciaram a concepção de uma nova filosofia restauradora, mais conservadora e "biológica", por meio de uma prática minimamente invasiva.[1]

A história da adesão é recente na odontologia, com seu marco inicial em 1955, quando Buonocore demonstrou que o pré-tratamento do esmalte dentário com substâncias ácidas proporcionava maior adesão para as restaurações de resina acrílica.[2] Desde então, o estabelecimento de uma união satisfatória entre o material restaurador e os tecidos dentários mineralizados passou a ser investigado, resultando na descoberta do complexo mecanismo que envolve a adesão ao esmalte e, principalmente, à dentina.

Posteriormente, Nakabayashi *et al.*, empregando técnicas de microscopia eletrônica, descreveram o mecanismo básico de adesão aos tecidos dentários, caracterizando-o como um processo que envolve a substituição de uma camada mineral superficial por monômeros resinosos, os quais, após polimerização *in situ*, permanecem retidos por meio de união micromecânica.[3] Esse processo foi então denominado *hibridização* ou *formação de camada híbrida* (Figura 8.1).

Neste capítulo, não se pretende esgotar um tema tão abrangente que envolve vários e complexos mecanismos físicos, químicos, biológicos e suas interações. De maneira objetiva, serão abordados os principais processos envolvidos na adesão dentária, bem como os tipos de sistemas adesivos disponíveis no mercado, suas indicações e técnicas de aplicação.

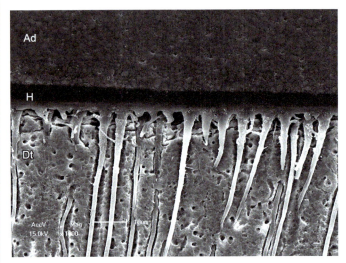

Figura 8.1 Microscopia eletrônica de varredura (MEV) de uma camada híbrida (H) unindo dentina (Dt) e adesivo (Ad).

Princípios da adesão

Na odontologia, a adesão pode ser compreendida como a união de duas faces por intermédio de um sistema adesivo. Essa união cria uma interface que pode apresentar-se de duas maneiras: ou uma das faces é o próprio adesivo se unindo a uma superfície, constituindo, assim, uma interface adesiva simples; ou o adesivo é o material intermediário ligando duas faces entre si, caracterizando a formação de uma interface adesiva complexa (Figura 8.2).[4]

A maioria dos procedimentos adesivos envolve a formação de uma interface adesiva complexa. Para isso, o adesivo necessita apresentar algumas características básicas para desempenhar a sua função com propriedade, as quais estão ilustradas na Figura 8.3 e listadas a seguir:

- Aderência, conquistada com a limpeza superficial do substrato dentário
- Molhamento, ou seja, facilidade em se espalhar superficialmente
- Adaptação íntima, evitando o encapsulamento de ar ou de outros materiais no seu interior
- Resistência física, química e mecânica
- Nível de polimerização, minimizando os processos de degradação higroscópica e hidrolítica.

Além dessas características, que são fundamentais para se obter adesão satisfatória, o tipo e a qualidade do substrato dentário influenciam significativamente a qualidade final da interface de união.

O mecanismo de adesão ao esmalte dentário é consideravelmente diferente do realizado em dentina, e isso se deve principalmente a diferenças na proporção entre as fases mineral (inorgânica) e orgânica (Quadro 8.1).[5] Enquanto o esmalte é formado quase totalmente por minerais, a dentina apresenta uma composição mais heterogênea, com maior concentração de água e componentes orgânicos, o que repercute diretamente no processo adesivo.[6]

Adicionalmente, a micromorfologia diferenciada entre esmalte e dentina também influencia o modo de formação da camada híbrida. Em razão disso, as características desses substratos serão comentadas separadamente.

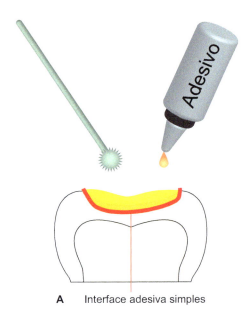

A Interface adesiva simples

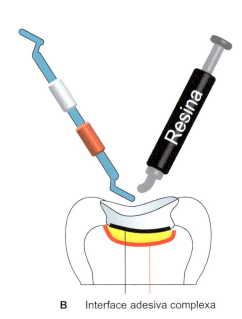

B Interface adesiva complexa

Figura 8.2 Esquema demonstrando os dois tipos de interface adesiva: a simples, em que o adesivo é aderido a apenas uma superfície (**A**); e a complexa, aderindo a duas superfícies (**B**).

Quadro 8.1 Composição química em massa do esmalte e da dentina.

Fase/conteúdo químico	Esmalte (%)	Dentina (%)
Fase mineral	97	70
Fase orgânica	2	20
Água	1	10

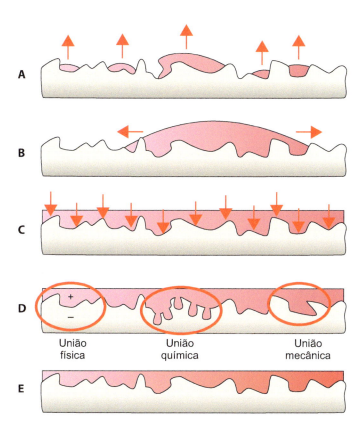

Figura 8.3 Características ideais em um agente de união. **A.** Aderência. **B.** Molhamento. **C.** Adaptação íntima. **D.** Resistências física, química e mecânica. **E.** Boa polimerização.

Adesão ao esmalte

Histologicamente, o esmalte dentário é o tecido mais mineralizado e resistente do corpo humano. Ele é constituído por aproximadamente 97% de hidroxiapatita (a forma cristalizada do fosfato de cálcio), 2% de proteínas não colágenas (enamelina e amelogenina) e 1% de água (ver Quadro 8.1).[5]

O esmalte corresponde à estrutura mais superficial do dente, e sua unidade básica é um prisma – agrupamento de hidroxiapatita. Os prismas têm diferentes direções de acordo com a região do dente; entretanto, podem estar ausentes na porção mais superficial, região denominada de camada aprismática.[4]

A disposição irregular dos prismas torna o esmalte um substrato propício à adesão, pois, após aplicação de um ácido (condicionamento ácido), uma dissolução seletiva da superfície é estabelecida, tornando-o superficialmente poroso e, por consequência, favorável ao processo adesivo. Assim, microrretenções mecânicas são formadas na porção superficial de sua estrutura (Figura 8.4).[2]

Além de produzir microporosidades superficiais, o condicionamento ácido é responsável pelo aumento da energia superficial do esmalte, tornando-o mais receptivo ao adesivo e, assim, facilitando a difusão de monômeros para o interior desses microporos.[4]

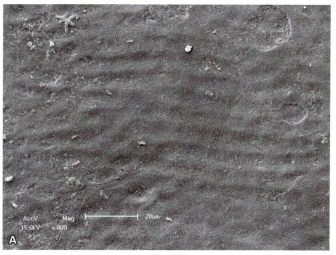
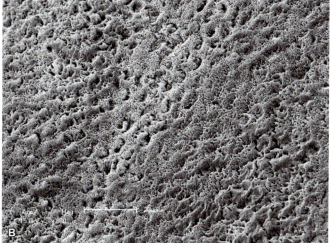

Figura 8.4 Microscopia eletrônica de varredura do esmalte dentário antes (**A**) e depois (**B**) do condicionamento ácido de sua superfície.

A adesão ao esmalte foi efetivamente obtida em 1955, quando Buonocore propôs a técnica do condicionamento ácido,[2] e tem demonstrado bons resultados de resistência de união a longo prazo.[7] Contudo, o processo de adesão à dentina ainda apresenta alguns desafios, principalmente devido à maior complexidade da sua estrutura histológica. Isso torna o método adesivo em dentina mais sensível, aumentando a dificuldade da técnica operatória.

Adesão à dentina

A dentina é um tecido conjuntivo avascular e mineralizado que forma a parte mais volumosa do dente. É um substrato constituído por 70% de matéria inorgânica, 20% de compostos orgânicos (17% de fibras colágenas e 3% de outros tipos de fibras) e 10% de água (ver Quadro 8.1), embora essas proporções possam variar conforme a idade do indivíduo.[7]

Além do maior conteúdo orgânico, a dentina tem uma estrutura morfológica mais complexa que a do esmalte. Ela está organizada em pequenos túbulos rodeados por tecido orgânico e inorgânico, que compreendem as dentinas peritubular e intertubular. Os túbulos dentinários são originados ao contornarem os prolongamentos odontoblásticos, que se retraem em direção à polpa com o passar do tempo, liberando um espaço por onde circula o fluido dentinário.[5] O número e o diâmetro dos túbulos variam conforme a localização na dentina (Figura 8.5) e a idade do indivíduo.

Recobrindo o interior dos túbulos existe uma camada de dentina quase totalmente mineralizada, denominada dentina peritubular. Já a intertubular, porção com grande quantidade de matéria orgânica,[6] ocupa o restante do corpo da dentina, correspondendo à maior parte do volume dentinário.[8]

Na dentina, diferentemente do esmalte, o condicionamento ácido expõe uma rede de fibras colágenas ao desmineralizar a fase mineral do substrato. Assim, é por meio do encapsulamento resinoso dessas fibras que a união ao substrato dentinário é obtida; porém, devido às características inerentes de um conteúdo orgânico, elas necessitam de cuidados especiais durante o processo de hibridização.

As fibras colágenas mantêm-se em expansão e, por assim dizer, aptas à infiltração adesiva somente quando uma situação de umidade ocorre. Em caso de secar-se totalmente o substrato dentinário após o seu condicionamento ácido, essas fibras colabam, prejudicando a formação da camada híbrida. Por essa razão, o processo adesivo necessita de um ambiente úmido, pois só assim o adesivo é capaz de infiltrar nas fibras em expansão e nos microporos criados.[3]

A Figura 8.6 ilustra uma comparação entre o processo adesivo em esmalte e em dentina.

Atualmente, diversos tipos de sistemas adesivos estão à disposição no mercado, atuando diferentemente segundo o tipo de substrato dentário. A classificação dos sistemas adesivos será discutida adiante.

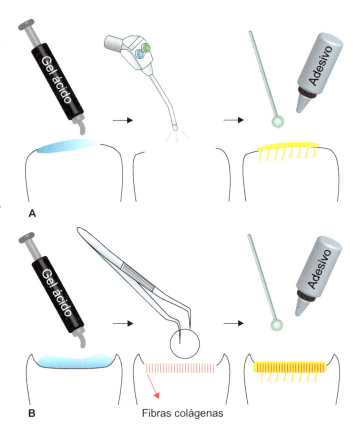

Figura 8.6 Esquema do mecanismo de adesão ao esmalte (**A**) e à dentina (**B**). No primeiro caso, após a secagem total da superfície, uma retenção micromecânica entre adesivo e esmalte é formada; no segundo caso, a secagem deve ser moderada (com papel absorvente), mantendo as fibras em expansão. Assim, as ligações químicas e retenções micromecânicas entre adesivo e dentina são estabelecidas.

▶ **Atenção**

A inexistência de fibras colágenas no esmalte dentário possibilita que ele seja totalmente seco após a lavagem do condicionador ácido. Na verdade, o principal mecanismo de união nesse substrato é por meio da formação de retenções micromecânicas. Já a adesão à dentina ocorre tanto pela união química do adesivo com as fibras colágenas como pela retenção micromecânica na embocadura nos túbulos e microporos formados, embora esta última seja o principal mecanismo.

Classificação dos sistemas adesivos

Ao longo dos anos, diferentes classificações surgiram como maneira de padronizar o conhecimento sobre os sistemas adesivos. Uma classificação não muito prática, denominada *classificação por gerações*, organizou-os segundo critérios de composição e ordem cronológica de introdução no mercado;[6] porém, ela se encontra praticamente em desuso. Não obstante, uma nova classificação surgiu quanto à maneira pela qual o sistema adesivo interage com a *smear layer* (ver Boxe "Atenção", adiante).

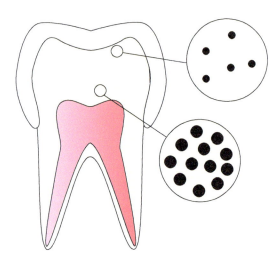

Figura 8.5 Esquema da variação estrutural da dentina em relação à proximidade com o tecido pulpar. Em dentina profunda, a quantidade de dentina intertubular é menor devido ao maior diâmetro dos túbulos dentinários.

> **Atenção**
>
> Antes do procedimento adesivo, o preparo cavitário, seja devido à remoção de tecido cariado ou à remoção de uma restauração antiga, encontra-se em situação tal que restos teciduais (esmalte e dentina), saliva, bactérias, sangue e outras substâncias estão presentes e ligados nas dentinas intertubular e peritubular, além de vedarem os túbulos dentinários.[8] Esse conjunto de substâncias é conhecido por *smear layer*, ou lama dentinária, e forma uma camada que reduz a permeabilidade da dentina e do esmalte.[6]

A interação com a *smear layer* pode acontecer de duas maneiras, dependendo da sua remoção (completa ou parcial) ou da sua modificação. A completa remoção acontece quando se utiliza alguma substância ácida como etapa separada, com posterior lavagem da superfície. Essa técnica é conhecida como convencional ou "condicione e lave" (*etch-and-rinse*). As técnicas que removem parcialmente ou modificam a *smear layer* são denominadas autocondicionantes (*self-etch*), visto que a etapa de condicionamento ocorre simultaneamente à de infiltração do adesivo.[9]

Assim, um sistema adesivo pode ser conceituado como conjunto de substâncias que serão aplicadas durante todo o procedimento adesivo. Seus componentes, com suas respectivas funções e seus substratos de atuação, estão listados no Quadro 8.2.

Condicionador ácido

O primeiro componente de um sistema adesivo é o condicionador ácido, cuja função é tornar a superfície dentária receptiva à infiltração adesiva. Nos sistemas convencionais, o material geralmente utilizado nessa etapa é o gel de ácido fosfórico, com concentração que pode variar de 30 a 40%, embora existam outros tipos de substâncias para a mesma finalidade.

O mecanismo pelo qual um condicionador ácido atua aumentando a receptividade do substrato dentário ao adesivo se deve principalmente a dois fatores: primeiramente, essa substância limpa a superfície do dente, removendo impurezas (*smear layer*). Desse modo, ocorre o aumento da aderência do substrato, uma das características fundamentais em um agente de união (ver Figura 8.3); finalmente, a aplicação dessa substância sobre uma estrutura altamente mineralizada cria microporosidades na superfície, o que favorece a formação de retenções micromecânicas que contribuem para aumentar a resistência mecânica de união do adesivo ao dente.[4]

Primer

O segundo componente de um sistema adesivo é o *primer*, uma solução constituída basicamente de monômeros hidrófilos e solventes, cuja função é favorecer a penetração do adesivo, além de manter as fibras colágenas em expansão. Após o condicionamento ácido, a dentina necessita de um ambiente úmido (hidrófilo) para ser hibridizada pelo adesivo. Em razão de o adesivo ser um material caracteristicamente hidrófobo, isto é, incompatível com a dentina condicionada, o *primer*, que é hidrófilo, facilita a infiltração dos monômeros,[10] além de promover um bom molhamento do adesivo e uma adaptação íntima entre ele e a dentina, características necessárias em um procedimento adesivo (ver Figura 8.3).[4]

> **Atenção**
>
> O *primer* não precisa ser aplicado no esmalte porque não há fibras colágenas; ainda, o adesivo hidrófobo consegue penetrar adequadamente nas porosidades criadas pelo condicionamento ácido.

Adesivo

O terceiro e último componente de um sistema adesivo é o adesivo propriamente dito, também chamado de adesivo de cobertura. Ele é constituído de monômeros hidrófobos, geralmente o bisfenol A-glicidil metacrilato (bis-GMA), e algum diluente, como o trietilenoglicol dimetacrilato (TEGDMA), que apresentam compatibilidade tanto com o *primer* como com a resina composta.[7] Pode ser aplicado em dentina e em esmalte; porém, devido ao caráter hidrófobo, não é quimicamente compatível com a dentina úmida.[11]

O adesivo é o material que confere resistência física, química e mecânica, além de adequado grau de conversão, complementando as características necessárias a um sistema adesivo (ver Figura 8.3).

O condicionamento ácido do dente e a aplicação do *primer* e/ou adesivo de cobertura não necessariamente envolvem etapas operatórias separadas. Dependendo de como cada um deles for aplicado sobre o dente ou apresentado comercialmente, dois tipos de sistemas adesivos podem ser escolhidos: os convencionais e os autocondicionantes.

Quadro 8.2 Componentes dos sistemas adesivos, seus respectivos substratos de atuação e suas funções.

Integrantes dos sistemas adesivos	Substrato de atuação	Função principal
Condicionador ácido	Esmalte/dentina	Tornar o substrato dentário apto a receber o adesivo
Primer	Dentina	Preparar a dentina com monômeros hidrófilos a fim de melhorar a penetração adesiva
Adesivo	Esmalte/dentina	Unir o material restaurador ao dente

Sistemas adesivos convencionais

Os sistemas adesivos convencionais são aqueles que empregam o passo operatório de condicionamento da superfície dentária separadamente dos demais passos, sendo geralmente realizado com o gel de ácido fosfórico a 37%, e posterior lavagem com água e secagem.

Em seguida, a aplicação do sistema adesivo pode ocorrer de duas maneiras: (1) aplicação do *primer* seguida da aplicação do adesivo de cobertura, em etapas separadas, caracterizando um sistema adesivo convencional de três passos clínicos (condicionamento ácido + aplicação do *primer* + aplicação do adesivo); ou (2) os componentes do *primer* e do adesivo de cobertura estão misturados em um mesmo recipiente, resultando em uma única etapa de aplicação. Isso caracteriza um sistema adesivo convencional de dois passos, ou sistema convencional simplificado (condicionamento ácido + aplicação do adesivo) (Figura 8.7).[11,12]

O condicionamento ácido realizado separadamente das demais etapas remove totalmente a *smear layer*, aumentando a permeabilidade do substrato dentário. O tempo de aplicação recomendado em esmalte é de 30 segundos, enquanto em dentina é de 15 segundos. A etapa de condicionamento ácido termina com a remoção do gel, realizada com abundante lavagem da superfície (*spray* ar/água), no mínimo, pelo mesmo tempo de aplicação do ácido, e com posterior secagem do dente. Em esmalte, a secagem deve remover qualquer resquício de umidade, e, para isso, um jato de ar por 10 segundos ou a utilização de papel absorvente são meios eficazes.

Já em dentina, a secagem deve ser moderada, visto que um pouco de umidade é necessário para manter as fibras colágenas em expansão.[10] Dessa maneira, a secagem com jato de ar deve ser evitada, uma vez que tal método é de difícil controle por parte do profissional e depende muito da profundidade e do formato da cavidade dentária. Além disso, pode ocasionar facilmente o colabamento do colágeno exposto. Portanto, recomenda-se a utilização de papel absorvente (Figura 8.8).

Dependendo do formato da cavidade dentária, algumas paredes da dentina serão mais facilmente desidratadas do que outras.[13,14] Devido a isso, deve-se atentar para a existência de regiões com excesso ou falta de água, pois qualquer uma dessas situações poderá prejudicar a adesão.

O sinal clínico de um condicionamento ácido ideal do esmalte, no caso da técnica convencional, é a aparência fosca/branco-opaca obtida com a secagem do substrato (Figura 8.9). Esse aspecto é facilmente alcançado se o gel ácido for aplicado pelo tempo correto, exatos 30 segundos. Com a lavagem e a posterior secagem, a perda de brilho superficial denotando desmineralização do esmalte é a característica visual desejável.

Contudo, existem situações em que o esmalte dentário e a própria dentina são resistentes à ação de ácidos, o que dificulta sua desmineralização. Por exemplo, indivíduos com dentes envelhecidos (com alto grau de esclerose ou hipermineralização) ou com fluorose apresentam maior concentração de flúor no esmalte e, consequentemente, mais resistência ao condicionamento da superfície.[4] Dentes decíduos, por sua vez, geralmente têm esmalte aprismático não desgastado, sendo, portanto, mais insolúveis em meio ácido.[5] Nesses casos, para se obter o condicionamento adequado, o aumento do tempo e/ou a agitação do ácido durante a aplicação são recomendados.[8] Além disso, a asperização do esmalte com pontas diamantadas remove o esmalte acidorresistente mais superficial, favorecendo a formação de microporosidades retentivas.

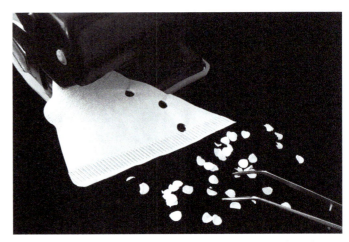

Figura 8.8 Confecção dos discos de papel absorvente a partir da perfuração de filtro/coador de café. Note que o tamanho do pedaço de papel obtido é condizente com o provável tamanho da maioria das cavidades dentárias a serem restauradas.

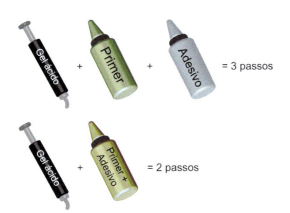

Figura 8.7 Apresentação comercial dos sistemas adesivos convencionais. O sistema de três passos prevê a aplicação separada do condicionador (gel) ácido, do *primer* e do adesivo, enquanto o sistema de dois passos incorpora os componentes do *primer* e do adesivo em uma única etapa.

▶ Dica clínica

Um tipo de papel absorvente que pode ser utilizado para fins de secagem ideal do substrato dentário é o filtro ou coador de café. Para tanto, utilizando um perfurador de papel, é possível confeccionar pequenos discos desse material (ver Figura 8.8). Contudo, antes de ser utilizado no dente, cada pedaço de papel deve ser esterilizado em autoclave.

Em um trabalho em que se avaliou o efeito de diferentes tempos de condicionamento ácido sobre dentes com diversos graus de fluorose dentária, constatou-se, clinicamente, que, em casos de fluorose leve (linhas ou manchas opacas discretas), o tempo deve ser igual ao de dentes sem fluorose (30 segundos).

Em se tratando de fluorose moderada (esmalte completamente opaco), o tempo deve ser pelo menos dobrado (60 segundos). Em casos de fluorose grave (dentes manchados ou com perda de tecido mineral), o esmalte hipermineralizado mais superficial tem de ser removido; então, o dente deve ser condicionado por pelo menos 60 segundos.[15]

Dentes decíduos têm algumas características diferentes das dos dentes permanentes, e, com relação à adesão, a principal delas é que o esmalte apresenta maior espessura de camada aprismática.[16] Sendo assim, o aumento no tempo de condicionamento é indicado, mas a exatidão desse tempo tem sido discutida durante vários anos. Antigamente, recomendava-se de 1 a 4 minutos; depois, o mesmo tempo de aplicação que o aplicado para os dentes permanentes (30 segundos). Entretanto, o tempo de 15 segundos é suficiente para criar resultados semelhantes ao efeito de 30 segundos.[15,17]

A dentina de dentes decíduos apresenta menos rigidez quando comparada à dos dentes permanentes. Consequentemente, o tempo de condicionamento deve ser menor (7 segundos), fato demonstrado por Sardella *et al.*,[18] que compararam a resistência de união entre material restaurador e substrato dentinário após aplicação de ácido fosfórico a 37% em diferentes tempos (7 e 15 segundos). Os autores, junto com outro trabalho,[19] sugeriram que o tempo de 7 segundos é suficiente para hibridizar a dentina. O Quadro 8.3 ilustra os tempos recomendados para o condicionamento ácido de dentes permanentes e decíduos em diferentes substratos e situações clínicas.

Independentemente do caso que motive o aumento no tempo de condicionamento ácido dos tecidos dentários, um cuidado especial deve ser considerado acerca da dentina, pois esse substrato é sensível ao sobrecondicionamento. Em caso de o preparo cavitário estender-se até a dentina, a mesma deve estar sempre protegida da sobre-exposição ácida e não deve ultrapassar 15 segundos em dentes permanentes e 7 segundos em dentes decíduos.

Após o condicionamento ácido do dente, o *primer* poderá ser aplicado separada e previamente ao adesivo (sistema de três passos), ou como uma etapa única, em que os componentes hidrófilos e hidrófobos estão misturados em uma única solução (sistema de dois passos). As particularidades de cada um desses sistemas adesivos serão descritas a seguir.

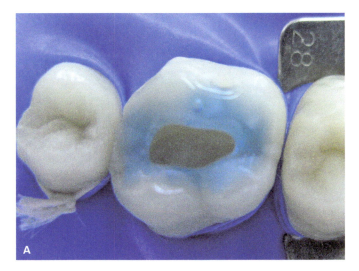
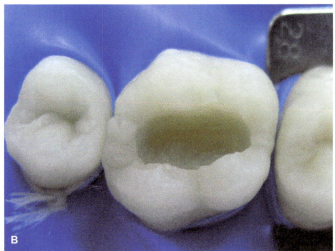
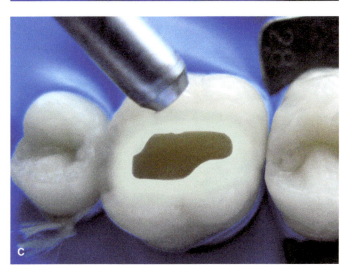

Figura 8.9 A. Condicionamento ácido do esmalte dentário utilizando gel de ácido fosfórico a 37%. **B.** Aspecto do esmalte após a lavagem do gel ácido. **C.** Aparência do esmalte após a secagem com jato de ar por 10 segundos.

Quadro 8.3 Tempo de condicionamento dos substratos dentários em diferentes situações clínicas.

Dentição	Substrato	Tempo de condicionamento (segundos)
Permanente	Esmalte normal	30
	Dentina	15
	Esmalte acidorresistente	60
Decídua	Esmalte normal	15
	Dentina	7
	Esmalte acidorresistente	30

Sistemas adesivos de três passos

O esmalte e a dentina são substratos morfologicamente diferentes e, por isso, necessitam de estratégias específicas para serem adequadamente hibridizados. O *primer*, com uma composição hidrófila, facilita a infiltração do adesivo na dentina úmida e, portanto, deve ser aplicado separadamente deste último. O adesivo de cobertura, com uma composição hidrófoba, é quimicamente compatível com o esmalte condicionado, o qual dispensa a aplicação prévia de um *primer*. Assim, um sistema adesivo de três passos, embora tenha maior número de etapas clínico-operatórias e seja tecnicamente mais complexo, é um dos sistemas ideais para promover adesão às diferentes estruturas dentárias.[20]

Se o adesivo de cobertura for aplicado diretamente sobre a dentina parcial ou totalmente úmida sem o uso prévio do *primer*, algumas complicações podem acontecer: a natureza hidrófoba do adesivo sobre a condição úmida da dentina pode provocar um fenômeno de separação de fases[21] devido à incompatibilidade física existente (forças de atração e repulsão de moléculas); outro possível problema é a penetração insuficiente de monômeros por entre as fibras colágenas,[21] o que acarreta perda de qualidade da camada híbrida formada, além de facilitar a retenção de água no interior da interface adesiva, favorecendo a degradação hidrolítica e a redução da longevidade da união.[22]

Além dos monômeros hidrófilos, o *primer* também é constituído de grande concentração de solventes orgânicos, como etanol, acetona, água ou a combinação desses. O solvente tem as funções de facilitar a evaporação do conteúdo de água residual remanescente do processo de hibridização, aumentar a hidrofilicidade da composição e fluidificar os monômeros. Dependendo do tipo de solvente utilizado e do seu valor de tensão superficial de água, maior eficiência ou não em volatilizar a água residual poderá ser esperada.[23] Dessa maneira, percebe-se a importância de aplicar o *primer* separadamente do adesivo de cobertura, já que este último não tem solvente na sua composição e, por isso, não é capaz de volatilizar as moléculas residuais de água.

Recomenda-se aplicar o *primer* (com um pincel Microbrush®) sobre a dentina por aproximadamente 20 segundos. Em seguida, com um jato de ar afastado cerca de 10 cm da cavidade, deve-se secá-la, facilitando, assim, a evaporação do solvente e da água residual.

Os sistemas adesivos convencionais de três passos são considerados o padrão-ouro da adesão, e vários são os trabalhos que demonstram sua superioridade em relação aos sistemas de dois passos.[11,12,20,24] Um exemplo de marca comercial é a Scotchbond™ Multi-Purpose, da 3M ESPE (Figura 8.10).

Sistemas adesivos de dois passos

Há muito, considera-se a adesão ao esmalte uma técnica simples; porém, o processo adesivo em dentina não é tão previsível assim. Primeiramente, o substrato dentinário condicionado

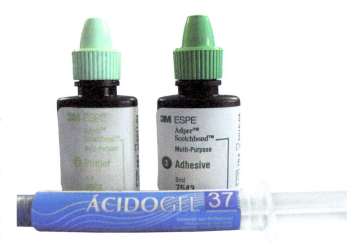

Figura 8.10 Sistema adesivo convencional de três passos Scotchbond™ Multi-Purpose, da 3M ESPE.

requer a manutenção de umidade suficiente para preservar a expansão das fibras colágenas, pois só assim a infiltração do adesivo é possível. Para tanto, são necessários cuidados especiais durante a lavagem do agente condicionador e a secagem da superfície. Em seguida, a aplicação do *primer* deve ser criteriosa, a fim de que se evapore o máximo possível de solvente e água residual presente na dentina superficial. Deve-se atentar ainda para o fato de que, dependendo do tipo de solvente, o grau de evaporação será diferente.

Não obstante, o adesivo de cobertura deve ser aplicado em quantidades equivalentes às dimensões da cavidade, pois a aplicação em grandes volumes pode comprometer a polimerização do material, além de facilitar o manchamento das margens da restauração. Percebe-se, então, que o protocolo técnico de um sistema adesivo convencional de três passos (descrito anteriormente) também envolve cuidados especiais.[25-27]

Como maneira de simplificar o processo adesivo em dentina, os sistemas de dois passos surgiram no mercado (ver Figura 8.7). Neles, os constituintes do *primer* e do adesivo de cobertura estão misturados em solução única, ou seja, monômeros hidrófilos, hidrófobos e solventes. Essa concepção reduziu uma etapa clínica de aplicação e, com isso, a sensibilidade da técnica operatória por parte do profissional, embora tal redução seja apenas em parte, já que os cuidados pós-condicionamento ainda são fundamentais.

Além disso, o aumento na concentração de solventes orgânicos nos sistemas de dois passos e a consequente redução da fração de monômeros resultou na necessidade de aplicar várias camadas do adesivo, intercalando com a secagem da superfície para evaporação da água e do solvente, a fim de se obter um substrato suficientemente saturado de monômeros. Assim, em alguns casos, os fabricantes recomendam a aplicação de até seis camadas do adesivo para uma interface adesiva satisfatória.

Todavia, se a ideia inicial era simplificar a técnica adesiva em dentina, percebe-se que, embora a quantidade de frascos tenha sido reduzida (ver Figura 8.7), a de passos operatórios aumentou. Assim, à semelhança dos sistemas de três passos, a técnica não melhorou quanto à praticidade de uso. Alguns exemplos comerciais de sistemas adesivos convencionais de dois passos estão ilustrados na Figura 8.11.

Independentemente do protocolo de aplicação, os sistemas adesivos de dois passos têm algumas desvantagens quando comparados aos de três passos. A mistura de componentes hidrófilos e hidrófobos em uma mesma solução pode causar o fenômeno de separação de fases, devido à imiscibilidade entre compostos polares e apolares.[28] Esse fenômeno pode ocorrer tanto dentro do frasco de armazenamento como *in situ*, após aplicação na superfície dentária.[21] Desse modo, poderá ocorrer a formação de uma camada híbrida heterogênea, em parte constituída pelos componentes hidrófilos e em parte pelos hidrófobos.

Adicionalmente, os monômeros hidrófilos, por serem quimicamente polares, tendem a sofrer processos de degradação hidrolítica mais rápido que os monômeros hidrófobos.[22] Por conseguinte, eles absorvem grande quantidade de moléculas de água, o que pode, direta e indiretamente, enfraquecer a resistência mecânica da resina adesiva[29] e/ou facilitar o manchamento e a pigmentação das margens das restaurações.

Sistemas adesivos autocondicionantes

Diferentemente dos sistemas convencionais, os sistemas adesivos autocondicionantes dispensam o condicionamento prévio da superfície dentária com ácido fosfórico, pois apresentam um *primer* contendo monômeros ácidos, que removem ou modificam a *smear layer*, desmineralizando parcialmente a superfície dentária. De modo simultâneo, os monômeros resinosos penetram na rede de fibras de colágeno (quando em dentina) e nas microporosidades criadas no esmalte,[30] hibridizando superficialmente os tecidos dentários.

Esses agentes de união podem ser encontrados no formato de dois passos, em que o *primer* ácido é aplicado previamente ao adesivo de cobertura; ou no formato simplificado de passo único, em que todos os componentes, tanto do *primer* ácido como do adesivo (monômeros ácidos, hidrófilos e hidrófobos, solventes e diluentes) são misturados em solução.[31] O formato de passo único, o mais simplificado de todos, pode apresentar-se em frasco único, no qual todos os componentes estão dissolvidos em um mesmo recipiente, ou em dois frascos diferentes, cujos conteúdos devem ser misturados previamente à aplicação do adesivo (Figura 8.12).

A grande vantagem dos adesivos autocondicionantes em relação aos convencionais é a eliminação da etapa de condicionamento prévio da superfície dentária, principalmente quanto aos cuidados de remover o excesso de umidade da dentina.[32] Por isso, esses adesivos são menos sensíveis tecnicamente, o que os torna vantajosos em determinadas situações, como no caso de uma restauração envolvendo esmalte e dentina, em que a ausência e a presença de umidade, respectivamente, não são mais necessárias a esses substratos.

Por outro lado, a não lavagem do ácido, junto com a menor agressividade do *primer* autocondicionante, impede a total remoção da *smear layer*, tornando-a constituinte da camada híbrida. Além disso, a infiltração dos monômeros resinosos ocorre ao mesmo tempo que a desmineralização provocada pelo *primer* ácido, e isso é responsável por criar uma camada híbrida mais homogênea se comparada com a hibridização da técnica convencional. Ademais, a espessura dessa camada é menor, pois os *primers* autocondicionantes são menos agressivos que o ácido fosfórico. Sabe-se que diferentes tipos e concentrações de monômeros ácidos alteram

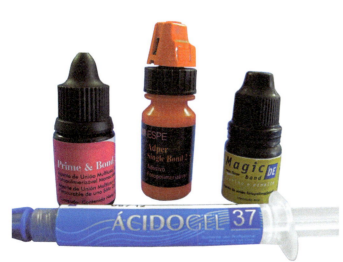

Figura 8.11 Sistemas adesivos convencionais de dois passos: Prime & Bond 2.1, da Dentsply®; Adper™ Single Bond 2, da 3M ESPE; e Magic Bond DE, da Vigodent®.

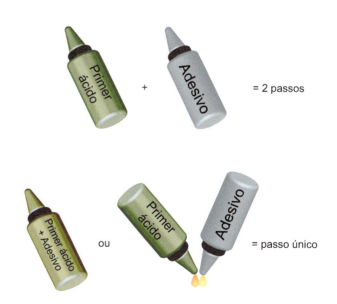

Figura 8.12 Apresentação comercial dos sistemas adesivos autocondicionantes. Os sistemas de dois passos incluem a aplicação separada do *primer* ácido e do adesivo de cobertura, enquanto o de passo único pode ser aplicado via frasco único (com todos os componentes misturados) ou via dois frascos, que devem ser misturados previamente à aplicação do adesivo.

o pH do *primer*, que pode ser leve, moderado ou de forte acidez. Assim, a capacidade de remoção/modificação da *smear layer* e desmineralização do substrato dentário pode ocorrer em diferentes graus e padrões.[8]

Sistemas adesivos autocondicionantes de dois passos

O sistema autocondicionante de dois passos envolve, primeiramente, a aplicação de um *primer* constituído de: monômeros ácidos, cuja função é desmineralizar a estrutura dental; monômeros hidrófilos, que atuam na infiltração resinosa pelo colágeno exposto; e solventes, responsáveis pela remoção das moléculas de água residuais do preparo cavitário e por manter os componentes em solução homogênea. O *primer* autocondicionante deve ser aplicado com agitação por aproximadamente 20 segundos, a fim de promover melhor dispersão e infiltração dos monômeros nos microporos formados, bem como favorecer a ação dos monômeros ácidos na estrutura dentária.

Ao contrário dos sistemas convencionais, o *primer* ácido atua modificando a *smear layer* até alcançar a camada de dentina superficial, zona responsável pela hibridização propriamente dita. Após a aplicação do *primer*, deve-se secar a superfície por no mínimo 10 segundos, visando à volatilização dos solventes. Em seguida, a aplicação do adesivo de cobertura aumenta a concentração de monômeros hidrófobos, promovendo a formação de uma camada híbrida com melhores propriedades mecânicas.[4,11] Finalmente, a fotopolimerização do adesivo é realizada pelo tempo recomendado pelos fabricantes. Um exemplo de produto comercial é o Clearfil SE Bond®, da Kuraray Medical Inc (Figura 8.13).

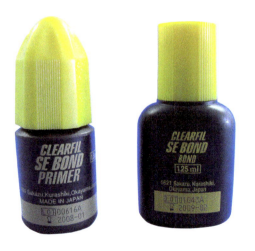

Figura 8.13 Sistema adesivo autocondicionante de dois passos Clearfil SE Bond®, da Kuraray Medical Inc, constituído de um *primer* ácido e um adesivo de cobertura.

Em termos de durabilidade das restaurações adesivas utilizando sistemas autocondicionantes de dois passos, os resultados dos estudos clínicos apontam para índices de falha anual e longevidade semelhante aos apresentados pelos sistemas convencionais de três passos (padrão-ouro) quando o preparo cavitário envolve a dentina.[11] Isso se deve, provavelmente, ao fato de o *primer* ser aplicado previamente ao adesivo de cobertura, o qual desempenha um papel diferencial.[33] Contudo, os mesmos resultados não são observados quando a adesão é realizada exclusivamente em esmalte, pois o *primer* ácido não é capaz de desmineralizar suficientemente a camada aprismática superficial ou mesmo os prismas subjacentes.[8] Entretanto, segundo Kanemura et al.,[34] a asperização superficial do esmalte com pontas diamantadas antes da aplicação do sistema autocondicionante de dois passos resulta em aumento significativo na resistência de união.

Sistemas adesivos de passo único

Os sistemas adesivos autocondicionantes de passo único, também conhecidos como *all-in-one*, foram desenvolvidos com o intuito de reduzir ainda mais o tempo e a sensibilidade da técnica operatória, pois envolvem a aplicação de uma única solução contendo todos os componentes necessários à adesão dentária. Assim, a mesma solução realizará o condicionamento do substrato dental, bem como a infiltração dos monômeros hidrófilos e hidrófobos. Esses sistemas são apresentados de duas maneiras: frasco único e dois frascos, cujas soluções devem ser misturadas previamente à aplicação (ver Figura 8.12).

Os sistemas de passo único têm a vantagem de reduzir significativamente os passos operatórios, o que é interessante ao profissional para economia de tempo clínico. No entanto, os resultados obtidos com esses adesivos são bastante variados, pois a mistura de monômeros ácidos com solventes e monômeros de diferentes composições químicas provoca instabilidade físico-química.[11] Um exemplo de marca comercial é a Adper™ Prompt™, da 3M ESPE (ver Figura 8.14).

Devido a isso, alguns fabricantes lançaram sistemas adesivos mais versáteis que permitem escolher qual estratégia de adesão utilizar: convencional ou autocondicionante. Essa nova família foi chamada de "adesivos universais" ou "multimodo" e representa a mais recente geração de adesivos disponíveis no mercado.[35-37] Foram desenvolvidos sob o conceito dos adesivos de passo único autocondicionantes, mas possuem a versatilidade de ser adaptáveis à situação clínica, podendo ser aplicados de três formas principais: com condicionamento ácido prévio em dentina e esmalte (condicionamento total); com condicionamento ácido prévio apenas em esmalte (condicionamento seletivo); e sem condicionamento ácido prévio (autocondicionante).[35,37] Essa versatilidade permite ao

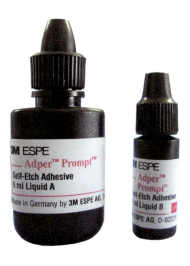

Figura 8.14 Sistema adesivo autocondicionante de passo único Adper™ Prompt™, da 3M ESPE, cuja mistura do líquido A com o líquido B resulta na etapa única de aplicação.

cirurgião-dentista decidir qual protocolo adesivo é mais adequado para a cavidade que está sendo preparada. O primeiro a ser lançado no mercado foi o Single Bond™ Universal (3M ESPE).

Na literatura, existem diversos trabalhos comparando a longevidade de restaurações realizadas com sistemas adesivos convencionais ou autocondicionantes. Uma lista de vantagens e desvantagens desses sistemas está no Quadro 8.4. Adicionalmente, a técnica operatória de um sistema adesivo convencional de três passos está demonstrada na Figura 8.15.

Indicações e limitações de uso

Apesar das diversas aplicações técnicas dos sistemas adesivos atuais, nem todas estão indicadas para qualquer situação clínica. Sistemas adesivos simplificados (convencionais de dois passos e autocondicionantes de passo único), por exemplo, são incompatíveis com materiais duais (dupla ativação) ou ativados quimicamente que utilizam aminas terciárias como agentes de iniciação da polimerização.[8,11] Isso se deve porque ambos os sistemas adesivos são caracteristicamente ácidos, e, dessa maneira, a camada mais superficial, que não se polimeriza em razão da inibição pelo contato com o oxigênio, reage com a amina terciária (base) existente no material resinoso que será aplicado logo acima do adesivo. Consequentemente, a interface de união entre adesivo e resina é mal estabelecida, e isso é prejudicial ao processo adesivo.[38]

A explicação para esse fenômeno é de que a camada não polimerizada do adesivo (superficial) tem grande quantidade de íons oriundos dos monômeros ácidos não reagidos, o que torna a interface adesiva hipertônica em relação ao tecido dentinário subjacente. Essa diferença no gradiente osmótico possibilita a movimentação de moléculas de água da dentina para o adesivo, resultando em formação de bolhas na interface adesivo/resina, o que compromete a qualidade da camada híbrida.[8]

Assim, em caso de utilização de resinas ou cimentos resinosos duais ou de ativação química, os sistemas adesivos mais indicados são os convencionais de três passos e os autocondicionantes de dois passos, pois fornecem uma camada final de adesivo de cobertura que não é caracteristicamente ácida, compatível com tais materiais.

Quadro 8.4 Vantagens e desvantagens dos sistemas adesivos convencionais e autocondicionantes.

Sistema adesivo	Vantagens	Desvantagens
Convencional de três passos	Ótimos resultados de resistência de união ao esmalte e à dentina Durabilidade da adesão Componentes hidrófilos e hidrófobos separados Compatibilidade com materiais de presa dual/química	Várias etapas de aplicação (vários frascos) Técnica operatória sensível
Convencional de dois passos	Esmalte normal Dentina Esmalte acidorresistente	Componentes hidrófilos e hidrófobos misturados Aplicação de múltiplas camadas Incompatibilidade com cimentos e resinas duais Tendência de pigmentação dos bordos da cavidade dentária
Autocondicionante de dois passos	Desmineralização e infiltração monomérica simultâneas Bons resultados de resistência de união à dentina Dispensa a etapa de lavagem da cavidade	Desmineralização suave Resistência de união ao esmalte pouco satisfatória Poucos estudos clínicos de avaliação do desempenho
Autocondicionante de um passo	Única aplicação Técnica pouco sensível Tempo clínico reduzido	Resistência de união ao longo do tempo insatisfatória Componentes hidrófilos e hidrófobos misturados

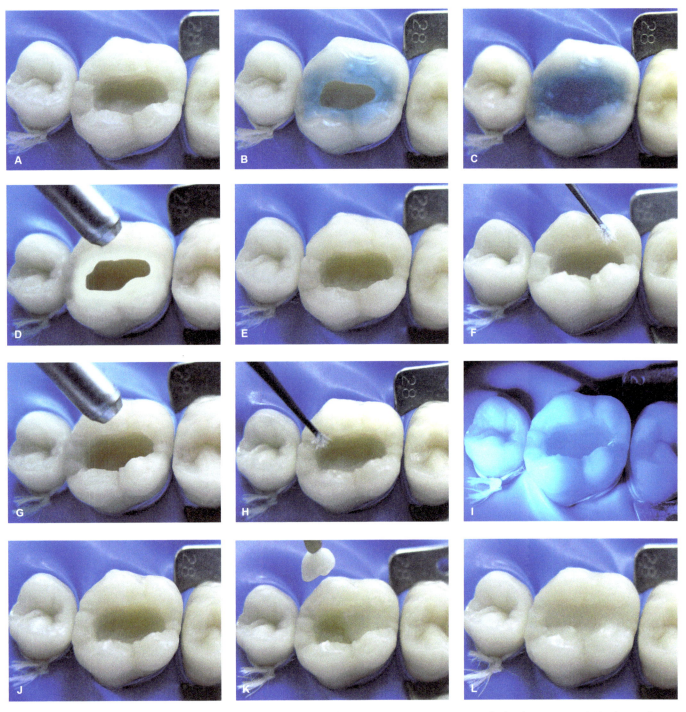

Figura 8.15 Protocolo de aplicação de um sistema adesivo convencional de três passos. **A.** Preparo cavitário. **B.** Condicionamento ácido do esmalte por 15 segundos. **C.** Condicionamento ácido da dentina por 15 segundos e mais 15 segundos do esmalte. **D.** Lavagem do ácido por no mínimo 15 segundos. Secagem da dentina com papel absorvente e do esmalte com jato de ar. Note o aspecto branco/opaco do esmalte. **E.** Aparência levemente úmida da dentina. **F.** Aplicação do *primer* em esmalte e dentina por 20 segundos. **G.** Secagem com jato de ar por 10 segundos. **H.** Aplicação do adesivo de cobertura por 10 segundos. **I.** Fotoativação de acordo com as recomendações do fabricante. **J.** Aspecto brilhante da superfície dentária. **K.** Confecção da restauração com resina composta. **L.** Aspecto final do dente (ver Capítulo 9). A aplicação de um sistema adesivo convencional de dois passos é semelhante; porém, deve-se aplicar o adesivo conforme as recomendações do fabricante, com secagem depois de cada camada aplicada e fotoativação somente após a aplicação da última camada.

Considerações finais

A pesquisa científica envolvendo a odontologia adesiva tem investido dinheiro e esforço no aprimoramento da adesão às estruturas dentárias. Como consequência, vários estudos têm demonstrado a obtenção de satisfatória resistência de união entre dente e adesivo, além de provarem a superioridade dos sistemas adesivos convencionais de três passos e autocondicionantes de dois passos, considerados mais complexos tecnicamente em relação aos demais tipos.

Todavia, embora exista grande diversidade de materiais para o cirurgião-dentista escolher, a aplicabilidade de um sistema adesivo depende bastante da experiência do operador (aquele que aplica o adesivo) e do protocolo clínico de aplicação, fatores que têm maior influência do que outros relacionados com a composição química ou a classificação do adesivo utilizado.[13,39,40] Vários estudos já demonstraram que quanto mais etapas forem necessárias à aplicação de um sistema adesivo, mais sensível será sua técnica, e, consequentemente, mais suscetível ao erro estará o profissional.[14,20,41]

Dessa maneira, após tudo o que foi discutido e conceituado neste capítulo, é importante reafirmar que a escolha pelo melhor sistema adesivo é de fundamental importância e deve ser realizada criteriosamente sob embasamento clínico e científico. Muito se tem desenvolvido atualmente, e vários produtos estão à disposição no mercado odontológico. Cabe a cada profissional escolher o que melhor lhe convenha utilizar, pois, desse modo, pode-se esperar pelo sucesso do tratamento restaurador a longo prazo.

Referências bibliográficas

1. Peters MC, McLean ME. Minimally invasive operative care. I. Minimal intervention and concepts for minimally invasive cavity preparations. J Adhes Dent. 2001; 3(1):7-16.
2. Buonocore MG. A simple method of increasing the adhesion of acrylic filling materials to enamel surfaces. J Dent Res. 1955; 34(6):849-53.
3. Nakabayashi N, Kojima K, Masuhara E. The promotion of adhesion by the infiltration of monomers into tooth substrates. J Biomed Mater Res. 1982; 16(3):265-73.
4. Craig RG, Powers JM. Materiais dentários restauradores. 11ª ed. São Paulo: Santos; 2004. p. 259-86.
5. Katchburian E, Arana V. Histologia e embriologia oral. 1ª ed. Rio de Janeiro: Guanabara Koogan; 1999.
6. Conceição EN. Dentística: saúde e estética. 2ª ed. Porto Alegre: Artmed; 2007. Cap. 7, p. 130-45.
7. Pashley DH, Tay FR, Breschi L, et al. State of the art etch-and-rinse adhesives. Dent Mater. 2011; 27(1):1-16.
8. Reis A, Loguercio AD. Materiais dentários restauradores diretos: dos fundamentos à aplicação clínica. 1ª ed. São Paulo: Santos; 2007. Cap. 6. p. 181-216.
9. Perdigao J, Lambrechts P, van Meerbeek B, et al. Morphological field emission-SEM study of the effect of six phosphoric acid etching agents on human dentin. Dent Mater. 1996; 12(4):262-71.
10. Carvalho RM, Yoshiyama M, Pashley EL, Pashley DH. In vitro study on the dimensional changes of human dentine after demineralization. Arch Oral Biol. 1996; 41(4):369-77.
11. De Munck J, Van Landuyt K, Peumans M, et al. A critical review of the durability of adhesion to tooth tissue: methods and results. J Dent Res. 2005; 84(2):118-32.
12. De Munck J, Van Meerbeek B, Yoshida Y, et al. Four-year water degradation of total-etch adhesives bonded to dentin. J Dent Res. 2003; 82(2):136-40.
13. Miyazaki M, Onose H, Moore BK. Effect of operator variability on dentin bond strength of two-step bonding systems. Am J Dent. 2000; 13(2):101-4.
14. Tay FR, Gwinnett AJ, Wei SH. The overwet phenomenon: a transmission electron microscopic study of surface moisture in the acid-conditioned, resin-dentin interface. Am J Dent. 1996; 9(4):161-6.
15. Al-Sugair MH, Akpata ES. Effect of fluorosis on etching of human enamel. J Oral Rehabil. 1999; 26(6):521-8.
16. Correa MSNP. Odontopediatria na primeira infância. 1ª ed. São Paulo: Santos; 1998. Cap. 26. p. 347.
17. Gwinnett AJ, Garcia-Godoy F. Effect of etching time and acid concentration on resin shear bond strength to primary tooth enamel. Am J Dent. 1992; 5(5):237-9.
18. Sardella TN, de Castro FL, Sanabe ME, et al. Shortening of primary dentin etching time and its implication on bond strength. J Dent. 2005; 33(5):355-62.
19. Osorio R, Aguilera FS, Otero PR, et al. Primary dentin etching time, bond strength and ultra-structure characterization of dentin surfaces. J Dent. 2010; 38(3):222-31.
20. Ferrari M, Tay FR. Technique sensitivity in bonding to vital, acid-etched dentin. Oper Dent. 2003; 28(1):3-8.
21. Guo X, Spencer P, Wang Y, et al. Effects of a solubility enhancer on penetration of hydrophobic component in model adhesives into wet demineralized dentin. Dent Mater. 2007; 23(12):1473-81.
22. Ferracane JL. Hygroscopic and hydrolytic effects in dental polymer networks. Dent Mater. 2006; 22(3):211-22.
23. Pashley EL, Zhang Y, Lockwood PE, et al. Effects of HEMA on water evaporation from water-HEMA mixtures. Dent Mater. 1998; 14(1):6-10.
24. Perdigao J, Geraldeli S, Hodges JS. Total-etch versus self-etch adhesive: effect on postoperative sensitivity. J Am Dent Assoc. 2003; 134(12):1621-9.
25. Eick JD, Cobb CM, Chappell RP, et al. The dentinal surface: its influence on dentinal adhesion. Part I. Quintessence Int. 1991; 22(12):967-77.
26. Kanca J III. Improving bond strength through acid etching of dentin and bonding to wet dentin surfaces. J Am Dent Assoc. 1992; 123(9):35-43.
27. Marshall GW Jr, Marshall SJ, Kinney JH, et al. The dentin substrate: structure and properties related to bonding. J Dent. 1997; 25(6):441-58.
28. Van Landuyt KL, De Munck J, Snauwaert J, et al. Monomer-solvent phase separation in one-step self-etch adhesives. J Dent Res. 2005; 84(2):183-8.
29. Yiu CK, Tay FR, King NM, et al. Interaction of resin-modified glassionomer cements with moist dentine. J Dent. 2004; 32(7):521-30.
30. Pashley DH, Carvalho RM. Dentine permeability and dentine adhesion. J Dent. 1997; 25(5):355-72.
31. Tay FR, Pashley DH. Aggressiveness of contemporary self-etching systems. I: Depth of penetration beyond dentin smear layers. Dent Mater. 2001; 17(4):296-308.
32. Giachetti L, Scaminaci Russo D, Bertini F, et al. Effect of operator skill in relation to microleakage of total-etch and self-etch bonding systems. J Dent. 2007; 35(4):289-93.
33. Reis A, Loguercio AD, Carvalho RM, et al. Durability of resin dentin interfaces: effects of surface moisture and adhesive solvent component. Dent Mater. 2004; 20(7):669-76.
34. Kanemura N, Sano H, Tagami J. Tensile bond strength to and SEM evaluation of ground and intact enamel surfaces. J Dent. 1999; 27(7):523-30.

35. Goes MF, Shinohara MS, Freitas MS. Performance of a new one-step multi-mode adhesive on etched vs non-etched enamel on bond strength and interfacial morphology. J Adhes Dent. 2014;16(3):243-50.

36. Hanabusa M, Mine A, Kuboki T, et al. Bonding effectiveness of a new 'multi-mode' adhesive to enamel and dentine. J Dent. 2012; 40(6):475-84.

37. Rosa WLO, Piva E, Silva AF. Bond strength of universal adhesives: a systematic review and meta-analysis. J Dent. 2015; 43(7): 765-76.

38. Sanares AM, Itthagarun A, King NM, et al. Adverse surface interactions between one-bottle light-cured adhesives and chemical-cured composites. Dent Mater. 2001; 17(6):542-56.

39. Frankenberger R, Kramer N, Petschelt A. Technique sensitivity of dentin bonding: effect of application mistakes on bond strength and marginal adaptation. Oper Dent. 2000; 25(4):324-30.

40. Pioch T, Stotz S, Buff E, et al. Influence of different etching times on hybrid layer formation and tensile bond strength. Am J Dent. 1998; 11(5):202-6.

41. Pereira PN, Okuda M, Nakajima M, et al. Relationship between bond strengths and nanoleakage: evaluation of a new assessment method. Am J Dent. 2001; 14(2):100-4.

9 Restaurações Diretas em Dentes Posteriores | Amálgama e Resina

Eliana do Nascimento Torre ▪ *Rudimar Antonio Baldissera*

Introdução

Atualmente, existem no mercado várias opções de produtos para restaurações em dentes posteriores. Como materiais indiretos, podem ser citadas as restaurações metálicas fundidas; as cerâmicas, com reforços das mais diferentes naturezas em sua infraestrutura; e as resinas laboratoriais. Para as técnicas diretas, existem o amálgama de prata, as resinas compostas (Figura 9.1) e os cimentos de ionômero de vidro. Estes últimos, por terem algumas limitações mecânicas, como sua pouca resistência ao desgaste em áreas de grandes esforços mastigatórios, não serão discutidos neste capítulo.

As restaurações diretas têm a vantagem de não incluírem a etapa laboratorial e terem menos etapas clínicas. Em contrapartida, dependem diretamente da colaboração do paciente e da habilidade do clínico que as executa.

A escolha do material adequado para cada caso clínico não é uma tarefa fácil. É necessária uma avaliação completa individualizando cada paciente. A higiene oral é um aspecto de fundamental importância, porque dela depende a saúde periodontal e dentária do paciente.

Pessoas com alto risco de cárie, com uma dieta cariogênica e higiene oral deficiente, precisam passar por um tratamento de condicionamento antes do tratamento restaurador, com instruções de higiene e dieta adequadas. É preciso também avaliar cautelosamente o tipo de oclusão, desgastes dentários, extensão do tecido cariado, além do envolvimento de estruturas de reforço dentárias, como cristas marginais, teto da câmara pulpar e cúspides. Além disso, deve-se observar a região em que o elemento dentário localiza-se no arco dental, para avaliar se a estética é fundamental.

O material com o qual seu antagonista está restaurado também é de extrema importância, pois alguns materiais podem sofrer desgastes prematuros se estiverem em contato com outros mais resistentes. Outro fator relevante é a possibilidade de isolamento dos dentes a serem restaurados, e, por fim, a expectativa do paciente que está em condição de doença e busca uma alternativa para melhorar sua saúde bucal, com previsão de longevidade e, na maioria das vezes, com necessidades estéticas.

A odontologia restauradora atual tem enfoque minimamente invasivo, o qual preconiza somente a remoção do tecido cariado e quase nenhum desgaste dentário além do necessário. Os preparos cavitários estão muito mais conservadores, e as formas de retenção e resistência visam à máxima preservação tecidual.[1]

A escolha do material adequado para restaurações em dentes posteriores depende de:

- Higiene do paciente
- Dieta
- Oclusão
- Localização do dente no arco dental
- Antagonista
- Extensão do tecido cariado
- Possibilidade de isolamento.

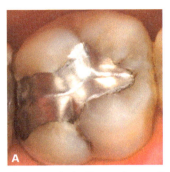
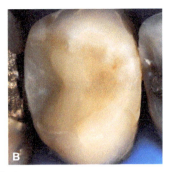

Figura 9.1 A. Amálgama de prata. **B.** Resina composta.

Restaurações de amálgama

Ainda que esta seja a era da odontologia estética, não é possível deixar de considerar a história de longevidade clínica das restaurações de amálgama de prata e sua simplicidade técnica. Tais características a fazem, ainda, representar uma alternativa de tratamento restaurador direto em dentes posteriores. A atuação em dentística restauradora deve ser vinculada à prática de promoção de saúde do indivíduo como um todo, e não ficar restrita somente ao emprego de técnicas estéticas. A técnica usada para as restaurações de amálgama é bem menos sensível e mais tolerante às dificuldades clínicas quando comparada com a técnica usada em restaurações com resinas compostas. Devido a isso, o amálgama ainda é utilizado, principalmente nos serviços públicos.[2]

O material

O amálgama é um material restaurador de uso direto, constituído por uma liga de mercúrio, prata, cobre e estanho, que também pode conter paládio, zinco e outros elementos para melhorar suas características de manipulação e desempenho clínico. A especificação nº 1 da American Dental Association (ADA) exige que as ligas de amálgama contenham, predominantemente, os metais prata e estanho. Os outros elementos citados são permitidos em quantidades menores que esses dois.

Quando o amálgama é triturado, o pó da liga coexiste com o mercúrio liquefeito, dando à mistura uma consistência plástica. Começam, então, a ocorrer reações da prata (Ag) com o mercúrio (Hg) e do estanho (Sn) com o Hg. Também ocorre a ligação do cobre (Cu) com o Sn. À medida que o Hg é consumido, o amálgama se cristaliza. Há três fases (ou etapas de formação de cristais sólidos): a fase γ (Ag_3Sn), a fase γ_1 (Ag_2Hg_3) e a fase γ_2 ($Sn_{7-8}Hg$).[3]

As propriedades físicas do amálgama dependem das fases microestruturais. Quanto mais partículas de Ag-Sn não consumidas são retidas na estrutura final, mais resistente é o amálgama. O componente mais fraco é o da fase γ_2, que é menos estável em ambiente corrosivo. Quando uma liga tem alto teor de cobre, este pode unir-se com os elementos Ag e Sn, praticamente eliminando a fase γ_2 durante as reações de cristalização, formando a fase ε (Cu_3Sn). A eficácia das partículas na prevenção da formação da fase γ_2 depende da porcentagem de cobre na mistura.[3]

Classificação das partículas quanto à forma

- Esféricas: produzidas por atomização, as partículas da liga adquirem formato arredondado, pois as gotículas do metal liquefeito solidificam-se antes de se chocarem com qualquer superfície, preservando uma forma esférica. As ligas com partículas esféricas necessitam de menor quantidade de mercúrio que as ligas usinadas típicas, porque têm uma área de superfície menor por volume
- Irregulares ou usinadas: surgem quando um lingote recozido da liga é submetido a um torno mecânico com uma ferramenta de corte. As aparas recolhidas têm forma de agulha e podem ter seu tamanho reduzido por moagem.

Classificação quanto ao conteúdo de cobre e zinco

- Alto teor de cobre: apresentam mais de 6% de cobre (em peso) em sua composição. Essas ligas tornaram-se os materiais de preferência em virtude de suas propriedades mecânicas melhoradas, suas características de corrosão e sua melhor integridade marginal quando comparadas com as de baixo teor de cobre. Há dois tipos de ligas desse tipo. O primeiro é um pó de fase dispersa, uma mistura de pelo menos duas espécies de partículas – uma liga usinada com baixo conteúdo de cobre e uma esférica com alto teor de cobre. O segundo é um pó de composição única; existem apenas ligas esféricas com alto conteúdo de cobre
- Baixo teor de cobre: apresentam quantidade de cobre inferior a 6% em peso em sua composição (Quadro 9.1).

Quadro 9.1 Marcas comerciais e suas composições quanto ao conteúdo de cobre e zinco.

Nome	Cobre (%)	Zinco (%)	Fabricante
Permite	15,4	0,2	SDI
Gs80	28,7	Não	SDI
Lojic +	11,8	Não	SDI
Dispersalloy	11,8	1	Dentsply
Velvalloy	3	1	SS White

> ▶ **Atenção**
>
> O amálgama produzido com ligas de fase dispersa é mais resistente que o produzido com apenas o pó usinado de baixo teor de cobre, devido ao aumento das partículas de liga residuais e à resultante redução da matriz. As partículas de Ag-Cu e Ag-Sn comportam-se como agentes de carga resistentes.

Classificação quanto à composição de zinco

- Ligas sem zinco: apresentam, em peso, quantidades iguais ou inferiores a 0,01% do elemento zinco
- Ligas com zinco: apresentam, em peso, mais de 0,01% de zinco.

▶ Zinco

A quantidade de zinco está relacionada com uma propriedade do amálgama chamada de expansão tardia, em que ligas contendo zinco em sua composição apresentam o elemento reagindo com a água (contaminação por umidade na fase de trituração ou condensação na cavidade). O hidrogênio produzido por essa ação eletrolítica Zn-H$_2$O não se combina com o amálgama, acumulando-se no interior da restauração. Isso aumenta a pressão interna a níveis elevados, causando o *creep*. Essa expansão tem início no período entre 3 e 5 dias, e pode continuar por meses (ver Quadro 9.1).

> ▶ **Dica clínica**
>
> Ligas de amálgama de prata contendo zinco podem sofrer expansão tardia; porém, têm a vantagem de terem maior plasticidade e melhor integridade marginal devido ao zinco.

Propriedades do material

- Resistência à compressão alta: suporta grandes esforços mastigatórios
- Baixa resiliência: as forças da mastigação são transmitidas diretamente para as estruturas dentárias, muitas vezes ocasionando fraturas quando o remanescente tem pouca estrutura
- Resistência à tração baixa: requer preparos retentivos
- *Creep*: ocorre mais nas ligas com baixo conteúdo de cobre. Ligas com elevado *creep* têm maior probabilidade de degradação marginal
- Corrosão: ligas com menor conteúdo de cobre têm resultado mais rápido em corrosão na interface restauração-estrutura dental. Isso promove um selamento nas restaurações, o que é vantajoso se não for em excesso. Nas ligas com alto teor de cobre, esse processo ocorre em menor quantidade e mais lentamente.

Indicações do amálgama de prata

- Cavidades classe I: nas quais a estética não seja de fundamental importância
- Cavidades classe II: compostas e complexas, desde que não haja necessidade estética
- Cavidades classe V: em situações especiais, como nos casos em que o isolamento é praticamente impossível devido à técnica bem menos sensível do amálgama. Entretanto, a recomendação por materiais não adesivos caminha junto a maior desgaste de estrutura dentária sadia
- Dentes posteriores amplamente destruídos: nos casos em que as condições financeiras do paciente não possibilitem a execução de uma restauração indireta.[4]

Vantagens

- Resistência ao desgaste
- Vedamento marginal, aumentado com o tempo
- Grande experiência clínica, com 2 a 3 vezes mais longevidade do que as resinas compostas. Nesse aspecto, há um contraponto que chama a atenção: as resinas compostas começaram a ser usadas em dentes posteriores mais recentemente que o amálgama. Esse fato torna a história clínica dos materiais estéticos em dentes posteriores bem menor que a dos amálgamas[2]
- Facilidade de manipulação: tempo clínico relativamente pequeno (cápsulas pré-dosadas); estabelecimento fácil e adequado do ponto de contato
- Custo inferior quando comparado ao das restaurações de resinas diretas, e menor ainda quando comparado ao das resinas indiretas ou cerâmicas
- Técnica menos sensível de ser executada.

Limitações

- Estética: é a grande limitação do amálgama na era da odontologia estética
- Existência de mercúrio: não há evidências científicas que comprovem a intoxicação sistêmica pelo mercúrio proveniente das restaurações de amálgama;[2] o problema maior é o ambiental, segundo especificação da RDC Anvisa 33/2003, B2 – resíduos odontológicos: "os resíduos [...] de amálgama odontológicos devem ser embalados e enviados para os centros de reciclagem desses produtos de acordo com a vigilância sanitária municipal". Portanto, deve-se ter cuidado na manipulação dos resíduos com amálgama
- Ausência de união à estrutura dental: preparos menos conservadores que o de materiais adesivos
- Reação liquenoide: restaurações de amálgama contendo mercúrio e que apresentam corrosão são consideradas o principal fator etiológico de manifestação crônica em

alguns pacientes e, em outros, de uma hipersensibilidade tardia de contato. Esta pode apresentar-se clinicamente em três grupos: (a) manchas brancas, lesões estriadas, em placas ou reticulares; (b) lesões erosivas ou atróficas; (c) lesões ulceradas. Os sintomas relatados são, em geral, ardência, desconforto, prurido, dor ou gosto metálico na boca. Porém, trata-se de uma patologia rara e que, normalmente, desaparece com a remoção da restauração.[5]

Preparos para restaurações de amálgama

Black ditou formas de retenção, de resistência e de contorno para restaurações de amálgama, às quais denominou princípios gerais (ver Capítulo 3).[6] Entretanto, atualmente, o princípio mais importante é o da máxima preservação dos tecidos dentários com a mínima intervenção. Porém, como o amálgama não apresenta retenção nenhuma à estrutura dentária, uma forma de conveniência deve ser obedecida. O próprio formato das brocas utilizadas na remoção do tecido cariado já dita a forma de retenção. Por exemplo, as brocas 245 ou 330, em posição paralela ao longo eixo do dente, usadas em alta rotação e em movimentos pendulares, já deixa a configuração da cavidade com paredes vestibular e lingual convergentes para oclusal, formando ângulos arredondados. O tecido cariado na parede pulpar deve ser removido com curetas ou brocas Carbide em baixa rotação, de preferência com irrigação. Podem-se utilizar materiais adesivos ionoméricos para preencher regiões de esmalte sem suporte de dentina, para que a restauração seja mais conservadora e tenha resistência.

As restaurações de amálgama devem ter uma profundidade que possibilite a retenção do material. Caso a cárie seja inicial e tenha afetado somente o esmalte, o material mais adequado será a resina composta e não o amálgama, pois este último não teria espessura suficiente nem ficaria retido na cavidade sem que houvesse a necessidade de remoção de tecido dentário sadio.

Retenções

É preciso atentar para o aspecto histopatológico do desenvolvimento da cárie em esmalte e em dentina nas diferentes localizações, para que, ao se remover o tecido cariado, já se estabeleçam retenções diretas para o material (Quadro 9.2).

Devido ao desenvolvimento mais rápido da cárie em tecido dentinário, é necessário um acesso maior e adequado em esmalte para a remoção de toda a dentina infectada, a qual já não é mais passível de remineralização. Essa remoção de tecido com instrumentação correta das imediações amelodentinárias muitas vezes já oferece a retenção e a espessura necessárias para o material restaurador.

Quadro 9.2 Desenvolvimento da cárie em esmalte e dentina.

Cárie em esmalte	Cárie em dentina
Superfícies lisas	Triângulo com base voltada para o limite amelodentinário (em superfícies lisas e oclusais é sempre igual) (Figura 9.2)
Triângulo com ápice para o limite amelodentinário (Figura 9.2)	
Superfícies oclusais	
Triângulo com base voltada para o limite amelodentinário (Figura 9.2)	

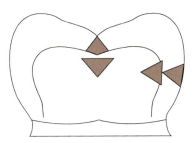

Figura 9.2 Lesões de cárie em esmalte e dentina.

▶ Retenções adicionais

- Caixas: paredes convergentes para a oclusal e ângulos internos arredondados (Figura 9.3 A)
- *Amalgapins*: pequenos orifícios esféricos, feitos em dentina, normalmente um *pin* por cúspide perdida. São feitos com brocas Carbide arredondadas (330 ou 329), em alta rotação, com bastante irrigação, aprofundando-se de 2 a 3 mm no tecido dentinário e, por fim, fazendo um chanfro na superfície da cavidade com uma broca de diâmetro ligeiramente maior que o das primeiras (Figura 9.3 B)
- Sulcos, canaletas: contínuas ou separadas (Figura 9.3 C)
- Câmara pulpar: a própria câmara pulpar é usada em dentes com tratamento endodôntico (Figura 9.3 D)
- Pinos: intradentinários e cimentados no canal radicular. Os intradentinários rosqueados, porém, não são frequentemente usados, pois são colocados à custa de tecido sadio e induzem tensões no remanescente e no material restaurador, além de não mostrarem maior eficácia quando comparados com restaurações sem os pinos (Figura 9.3 E)[7]
- Amálgama adesivo: um sistema adesivo ou um material ionomérico é usado sob a restauração de amálgama. Embora possa ocorrer menor microinfiltração quando se usa cimento de ionômero de vidro resinoso sob uma restauração de amálgama,[8] quando a longevidade e a sobrevivência das restaurações com e sem o material adesivo foram avaliadas, verificou-se semelhança entre comportamentos. Devido a isso, sugere-se a técnica mais simplificada, com menores tempo clínico e custos (Figura 9.3 F).[9]

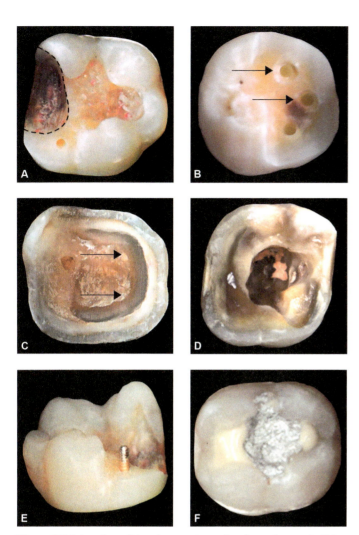

Figura 9.3 Retenções adicionais em restaurações de amálgama. **A.** Caixa. **B.** *Pins.* **C.** Canaleta contínua. **D.** Câmara pulpar. **E.** Pinos dentinários. **F.** Amálgama adesivo.

Protocolo clínico de restauração classe I

1. Verificação dos contatos oclusais: observar os contatos em máxima intercuspidação habitual (MIH), relação cêntrica (RC) e em movimentos de lateralidade para facilitar a escultura final da restauração (Figura 9.4 A).
2. Anestesia, se necessário.
3. Isolamento do campo operatório (ver Capítulo 5).
4. Remoção do tecido cariado: máxima preservação tecidual, conferindo, no momento do preparo cavitário, as retenções necessárias ao material. O próprio formato das brocas (330 ou 245) já provê ângulos arredondados; se usadas em angulação correta, elas promovem retenções com paredes convergindo para oclusal (ver Capítulo 3). Nessa fase, as paredes gengivais devem ser preparadas com recortadores de bordos cervicais, para que não fique nenhum esmalte sem apoio de dentina na região (Figura 9.4 B).
5. Limpeza da cavidade: com bolinha de algodão e clorexidina a 0,2%.
6. Proteção do complexo dentinopulpar com cimentos de hidróxido de cálcio e/ou cimentos ionoméricos, dependendo da profundidade da lesão cariosa (ver Capítulo 7).
7. Trituração do amálgama: atualmente, a trituração mecânica é a mais usada; porém, se a trituração manual for necessária, deve-se seguir as recomendações do fabricante quanto às proporções de mercúrio/liga. Quando usadas as ligas em cápsulas, é preciso não exceder o tempo recomendado para não prejudicar as propriedades mecânicas do material. Assim, deve-se empurrar o êmbolo da cápsula (Figura 9.4 C), perfurando a película que separa o pó do líquido; posicionar corretamente nas hastes internas do amalgamador e colocar o tempo correto para a trituração; remover a cápsula, abri-la e dispensar o material em uma dedeira de borracha, observando o aspecto plástico da liga (Figura 9.4 D) e inserindo-a na cavidade com o porta-amálgama (Figura 9.4 E).
8. Condensação: com condensadores de tamanho menor para maior, deve-se inserir o material na cavidade (ligas convencionais e mistas) e iniciar com os maiores (ligas esféricas), adaptando o amálgama em todas as paredes, dentro dos ângulos, até que se ultrapassem um pouco os limites da cavidade, com pequeno excesso (Figura 9.4 F a H).
9. Brunidura pré-escultura: neste passo, adapta-se o material ao dente, passando o brunidor de forma arredondada no sentido material-dente, para que seja removido algum excesso de mercúrio e para que, em seguida, seja possível iniciar a escultura e não haja nenhuma falha na restauração (Figura 9.4 I).
10. Escultura: deve-se iniciar com instrumentos cortantes, os esculpidores de Frahm, e a 3S (Hollemback) (ver Capítulo 4). Iniciar a escultura imediatamente após a brunidura pré-escultura, tendo em mente a anatomia original, para que se consiga reproduzir os sulcos principais e secundários e as cristas marginais, observando os contatos com o antagonista, previamente marcados (Figura 9.4 J).
11. Brunidura pós-escultura: da restauração para o dente, são feitos movimentos de pressão com os brunidores 29 ou 33 (ver Capítulo 4), para deixar a restauração mais homogênea e com menos porosidades, melhorando a adaptação marginal (Figura 9.4 K).
12. Remoção do isolamento.
13. Ajuste oclusal: análise de todos os contatos oclusais (MIH, RC, excursivos), removendo todo contato prematuro que possa estar interferindo na oclusão. Depois disso, o paciente pode ser liberado (Figura 9.4 L).
14. Acabamento e polimento: intervalo de 24 horas para que o material já tenha adquirido em torno de 70% da sua resistência final. O objetivo é deixar a superfície extremamente lisa, diminuindo os acúmulos de placa bacteriana sobre ela. Podem-se usar brocas multilaminadas de

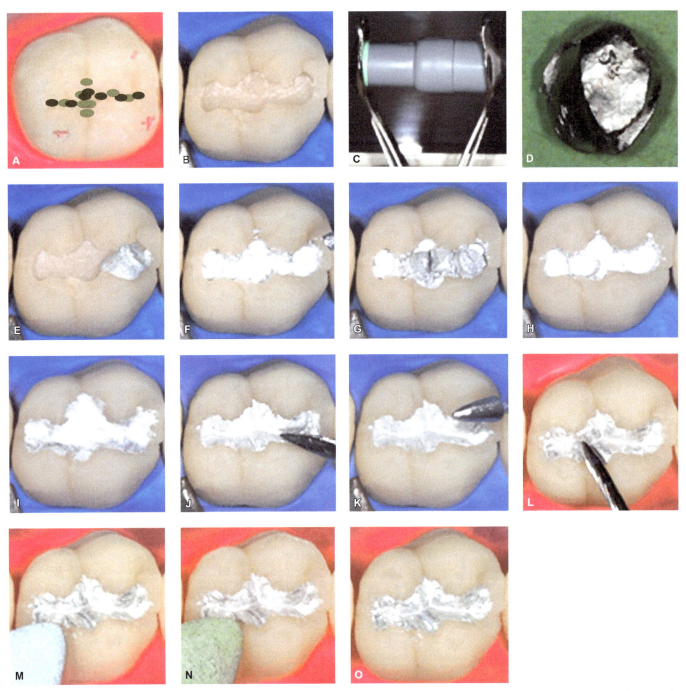

Figura 9.4 Sequência clínica de uma restauração classe I de amálgama. **A.** Contatos oclusais visualizados. **B.** Remoção do tecido cariado/isolamento do campo operatório. **C.** Cápsula de amálgama em amalgamador. **D.** Plasticidade do amálgama. **E.** Início da condensação do material na cavidade. **F** a **H.** Término da condensação. **I.** Brunidura pré-escultura. **J.** Escultura. **K.** Brunidura pós-escultura. **L** a **N.** Acabamento e polimento da restauração. **O.** Aspecto da restauração concluída.

tamanho compatível com a restauração, em baixa rotação, com movimentos intermitentes. Em um segundo momento, usam-se também borrachas abrasivas, com abrasividade decrescente (nas cores marrom, verde e azul), e o brilho final pode ser obtido com escovas e pastas específicas para polimento de amálgama. Nesse procedimento, deve-se observar o aumento de calor sobre o dente e, preferencialmente, fazê-lo sob isolamento para evitar o contato do mercúrio liberado com a cavidade bucal (Figura 9.4 M a O).

Protocolo clínico de restauração classe II

1. Verificação dos contatos oclusais.
2. Anestesia, se necessário.
3. Isolamento do campo operatório (ver Capítulo 5).
4. Remoção do tecido cariado: no caso de restaurações contendo duas ou mais faces, é necessário decidir qual será o acesso à cárie, sempre com base no princípio de máxima

conservação tecidual. Deve-se iniciar o preparo com uma ponta diamantada de calibre pequeno em alta rotação sempre bem irrigada, para que, depois do acesso ao esmalte da crista marginal, seja utilizada uma broca maior e em baixa rotação ou curetas afiadas para a finalização da remoção do tecido cariado. É preciso observar a existência de esmalte sem suporte dentinário. Caso isso ocorra, pode-se removê-lo com instrumentos cortantes afiados ou fazer uma base de ionômero de vidro sob este esmalte para preservar a estrutura sadia (Figura 9.5 A).

5. Retenção adicional: se a retenção necessária ainda não foi alcançada, podem-se utilizar artifícios adicionais (ver Figura 9.3) para neutralizar as forças de tração sobre a restauração.
6. Proteção do complexo dentinopulpar, se necessário (ver Capítulo 7).
7. Colocação da matriz e da cunha: etapa importante para um ponto de contato correto, sem excessos cervicais. Escolhe-se a matriz, realiza-se a brunidura e adapta-se a mesma à cavidade (Figura 9.5 B). A seguir, reanatomiza-se uma cunha de madeira com uma lâmina de bisturi nº 15 (Figura 9.6), de modo que ela se encaixe perfeitamente sob o ponto de contato, não amassando a matriz nem deixando excesso se ficar muito abaixo da parede gengival. Além disso, as cunhas promovem leve afastamento dentário, melhorando o ponto de contato.
8. Trituração do amálgama.
9. Condensação: inicia-se a condensação pelas retenções adicionais, como, por exemplo, pelos *pins*, depois pelas caixas proximais e, por fim, no restante da cavidade (Figura 9.5 C e D).
10. Brunidura pré-escultura, escultura e brunidura pós-escultura: semelhante ao protocolo de restauração classe I (Figura 9.5 E a G). Remoção do isolamento: somente remover a matriz e a cunha quando for observada resistência do material, com o cuidado de abrir o porta-matriz e remover delicadamente a matriz de um lado e depois do outro. Terminar os detalhes finais da escultura, principalmente nas superfícies proximais, e brunir novamente (Figura 9.5 H).
11. Ajuste oclusal: é necessário cuidado, pois um contato forte prematuro pode levar à fratura da restauração nessa fase. Após o ajuste adequado, liberar o paciente.
12. Acabamento e polimento: em outra sessão, com pontas de acabamento de granulação decrescente (ver Figura 9.4 L a N), podem ser passadas também lixas proximais de metal.

Restaurações em resina composta

As resinas compostas surgiram no mercado como uma evolução das resinas acrílicas restauradoras e, atualmente, são constituídas por uma fase orgânica e outra inorgânica (ver Capítulo 10). O uso de resinas compostas em dentes posteriores tem sido amplamente divulgado devido às pesquisas com tais materiais, desde o advento do condicionamento ácido do esmalte dental,[10] passando pela introdução propriamente dita das resinas na odontologia[11] até a atualidade, com a descoberta dos siloranos (resina composta com substituição do Bis-GMA, com contração volumétrica em torno de 1%).

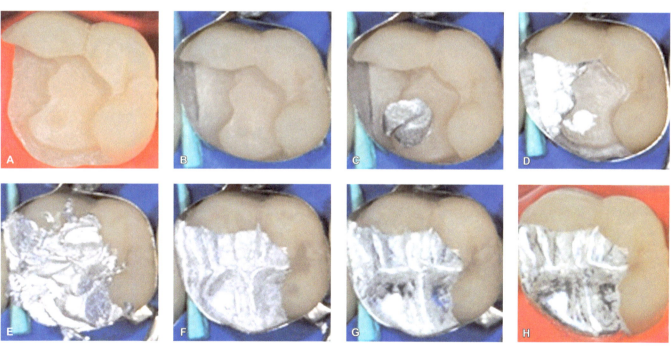

Figura 9.5 Protocolo de restauração de amálgama classe II. **A.** Remoção de tecido cariado e confecção de *pin* além da caixa proximal; houve a perda de toda a cúspide mesiopalatina. **B.** Isolamento do campo operatório, colocação de matriz metálica circunferencial com porta-matriz Tofflemire e cunha de madeira. **C.** Início da condensação pelo *pin*. **D.** Condensação do material na caixa proximal. **E.** Término da condensação. **F.** Término da escultura. **G.** Término da brunidura pós-escultura. **H.** Aspecto final da restauração.

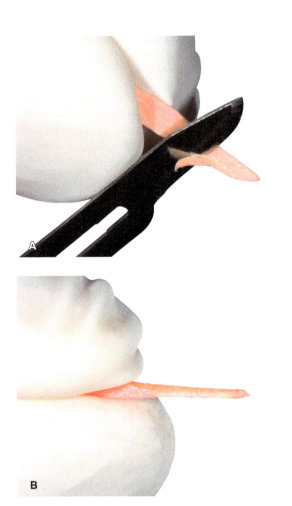

Figura 9.6 A. Adequação de cunha de madeira com lâmina de bisturi nº 15. **B.** Observar o aspecto mais anatômico da cunha de madeira.

Devido à insistência de Leinfelder,[12] que sugeriu mudanças na composição do material, houve grande melhora nas propriedades físico-mecânicas das resinas compostas. A estrutura delas foi bastante modificada para a melhora da estabilidade dimensional e da resistência.

Com a evolução desses materiais, o tamanho das partículas de carga inorgânica diminuiu, e a resistência ao desgaste, a estabilidade de cor e a resistência ao manchamento melhoraram. Os avanços dos sistemas de união à dentina (ver Capítulo 8) também contribuíram para o aumento do uso clínico das resinas compostas em dentes posteriores.

Atualmente, as resinas compostas diretas são indicadas para dentes anteriores e posteriores, variando a quantidade e o tamanho de carga para cada indicação.

Se em dentes anteriores as propriedades fundamentais são lisura superficial, brilho e cor, em dentes posteriores, propriedades como radiopacidade e resistência ao desgaste são primordiais. Leinfelder[13] estabeleceu também quais propriedades deveriam ser modificadas para que as resinas pudessem ser usadas em dentes posteriores.

Os materiais e as técnicas restauradoras adesivas atuais tornaram possível tratar esteticamente dentes posteriores portadores de grandes lesões, com previsão de sucesso razoável, desde que certos princípios biológicos e mecânicos sejam seguidos. Uma restauração bem executada, com sistema adesivo adequado, seja ela direta ou indireta, deve estar em harmonia com o complexo dentinopulpar e com a saúde periodontal.

No preparo de cavidades em dentes prestes a receber restaurações adesivas diretas, o primeiro ponto a ser lembrado é o da máxima preservação tecidual. Nos dentes posteriores, estruturas como cristas marginais, cristas oblíquas de cúspides e vertentes poderão ser preservadas, mesmo onde o esmalte não tiver apoio completo de dentina.[14] Somente as camadas de esmalte friáveis devem ser eliminadas durante o processo de acabamento das margens das restaurações, e os prismas de esmalte fragilizados devem ser removidos.[14]

O formato da cavidade depende basicamente da extensão da lesão de cárie, ou das formas interna e externa da restauração a ser substituída.

Ainda é considerado um desafio adesão em áreas nas quais exista somente dentina ou próximas da junção cemento-esmalte.[15] Quando há pouco ou nenhum esmalte nas margens cervicais, sabe-se que a qualidade da adesão será relativamente pobre. Como consequência, pode-se optar por uma base de cimento de ionômero de vidro (*open sandwich*) no degrau cervical, o que oferece qualidade de vedamento marginal aceitável.[16,17] Até agora, não há evidências clínicas de estudos longitudinais que mostrem o meio mais confiável de lidar com esse problema. Todavia, a expectativa clínica de vida de uma restauração adesiva direta é de mais de 22 anos com desempenho clínico aceitável. Isso mostra que as resinas compostas podem ser indicadas para dentes posteriores.[18]

Vantagens

- Preparo conservador, limitado à remoção do tecido cariado
- Estética e função
- Reforço da estrutura dental remanescente
- Facilidade de reparo
- Custo inferior quando comparado com o das restaurações indiretas.

Limitações

- Sensibilidade da técnica restauradora: é necessário um controle rigoroso da umidade, e, em dentes posteriores, o ideal é o isolamento absoluto; a técnica de inserção da resina deve ser criteriosa, com incrementos bem pequenos
- Tensão de contração de polimerização: característica das resinas compostas à base de Bis-GMA e diluentes, as quais têm seu volume reduzido após a formação das cadeias polimerizadas. As resinas atuais apresentam fator de contração reduzido (em torno de 2%), mas ainda presente, caracte-

rística que pode contribuir para o desenvolvimento das cáries secundárias, principalmente em regiões proximais em restaurações classe II, e também para a sensibilidade pós-operatória
- Possibilidade de manchamento superficial: caso não seja feito o polimento adequado, as resinas estão sujeitas a todo tipo de pigmentos contidos na alimentação, principalmente em faces proximais, nas quais há maior dificuldade de acabamento. Uma tendência atual é a introdução, no mercado odontológico, de resinas híbridas com tamanho médio predominante de partículas de cargas menores, em torno de 0,4 mm, chamadas nanométricas. Isso melhora o polimento e a manutenção da superfície dessas resinas, com manutenção de sua resistência
- Adesão inferior em locais com ausência de esmalte: esse ainda é um problema sem protocolo bem estabelecido
- Extensão da área a ser restaurada: as restaurações diretas em dentes posteriores são mais indicadas quando há caixas oclusais e oclusoproximais não muito grandes, sem perda de cúspides e com paredes cervicais não muito baixas. Caso contrário, a indicação seria para as restaurações indiretas laboratoriais.[19] Quanto maior a extensão da lesão cariosa ou da restauração a ser substituída, maiores as chances de fratura, principalmente em molares, nos quais é necessária uma resistência maior às forças mastigatórias.[20,21]
- Sensibilidade pós-operatória: pode ser evitada com brocas novas, muita refrigeração, proteção correta do complexo dentinopulpar (ver Capítulo 7), isolamento adequado, utilização do protocolo de hibridização correto, seja qual for o sistema adesivo utilizado (ver Capítulo 8), inserção de pequenos incrementos e polimerização pelo tempo certo.

Contatos proximais em cavidades classe II

- Esfera pré-polimerizada de resina composta: ao iniciar os incrementos das paredes proximais, quando da altura do ponto de contato, polimeriza-se uma pequena esfera de resina fora da cavidade, que, com uma pinça, é colocada no meio de massa de resina não polimerizada e pressionada direto no ponto de contato, polimerizando todo o conjunto (Figura 9.7)
- *Contact Pro*: dispositivo em acrílico com dois tamanhos, um para molares e outro para pré-molares (direito e esquerdo). Ao ser adaptado em um incremento de resina ainda não polimerizado em uma superfície proximal, ele promove um ponto de contato melhor quando pressionado sobre a matriz. Esse instrumento deixa duas ranhuras negativas na resina, que devem ser preenchidas com uma resina *flow* (Figura 9.8)
- Pré-cunhamento: feito com cunha de madeira, promove espaçamento para a matriz, viabilizando adequado contato

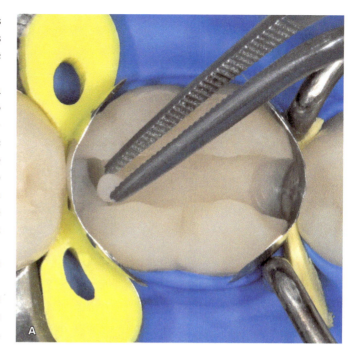

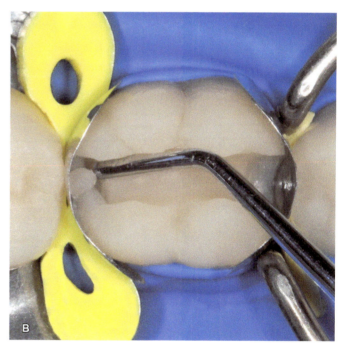

Figura 9.7 A. Inserção de esfera de resina pré-polimerizada. **B.** Pressão da esfera de resina sobre a matriz para a confecção do ponto de contato.

proximal e ajudando no preparo da parede gengival. Em restaurações mésio-oclusodistais, duas cunhas são colocadas durante o preparo; porém, no momento da restauração, só permanece a cunha e a respectiva matriz da caixa que está sendo preenchida
- Sistema Palodent® ou similar: matrizes de metal, côncavas, pré-contornadas, de pequena espessura e flexíveis (Figura 9.9 A), usadas com anel posicionador próprio do sistema (Figura 9.10). Essas matrizes proporcionam um ponto de contato melhor quando comparadas com as de metal circunferenciais (Tofflemire)[22,23]

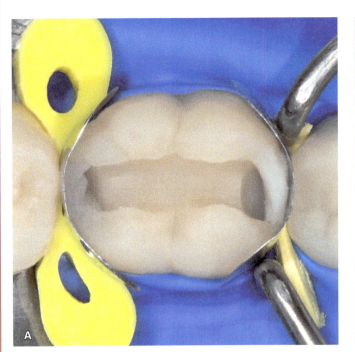
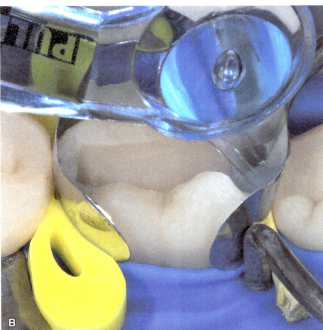
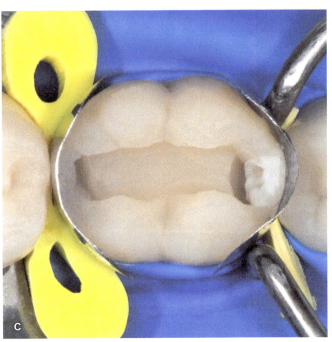
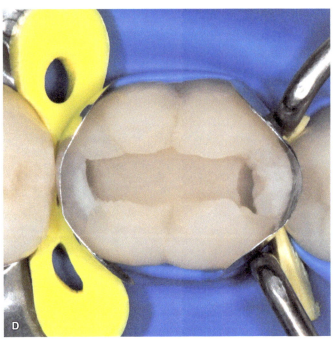

Figura 9.8 A. Incremento de resina não polimerizado. **B.** Sistema *Contact Pro* posicionado sobre a resina e inclinado sobre a matriz para obtenção do ponto de contato adequado. **C.** Ranhuras na resina já polimerizada. **D.** Colocação de resina *flow* para preenchimento dos espaços gravados no material.

- Matriz de aço convencional ou Tofflemire (Figura 9.9 B): em dentes posteriores, quando usadas seccionadas, promovem bons resultados clínicos[24]
- Cunhas de madeira: existem de vários tamanhos e marcas comerciais; porém, devem sofrer individualização com uma lâmina de bisturi nº 15 (ver Figura 9.6), para que não distorçam a matriz nem permitam o excesso da restauração (Figura 9.9 C)
- Cunhas elásticas: existem de várias espessuras e, por terem formato de oito, já seguram a matriz e garantem sua concavidade. São inseridas com a pinça porta-grampo e devem ficar abaixo do ponto de contato (Figuras 9.9 D e 9.11)
- Matrizes individuais: feitas sob medida, com alicate nº 121 para o rebite. Existem também no mercado matrizes descartáveis que dispensam o porta-matriz, facilitando sua colocação em áreas proximais em que o acesso é mais difícil. Há diversas espessuras (Omni-Matrix™, Ultradent) (Figura 9.12)
- Matrizes de metal com porta-matriz: têm 5 mm ou 7 mm e são usadas com dispositivos chamados de porta-matrizes Ivory e Tofflemire (ver Capítulo 4).

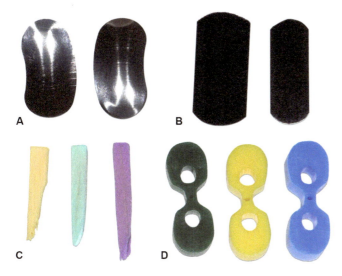

Figura 9.9 A. Matrizes côncavas pré-contornadas. **B.** Matrizes Tofflemire seccionadas. **C.** Cunhas de madeira. **D.** Cunhas elásticas.

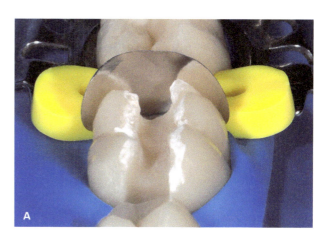

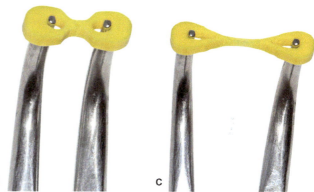

Figura 9.11 A. Cunhas elásticas e matriz pré-contornada. **B** e **C.** Cunha elástica com pinça de inserção (pinça porta-grampo).

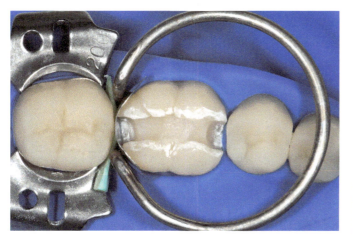

Figura 9.10 Matriz parcial, côncava e pré-contornada; anel do sistema Palodent®.

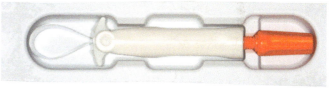

Figura 9.12 Porta-matriz individual com matriz, descartável (Omni Matrix™, Ultradent).

Técnicas de polimerização

- *Soft-start*: baixa intensidade inicial seguida de alta intensidade (manutenção da fase pré-gel, na qual há diminuição do estresse de contração[25,26]

- Pulso tardio: baixa intensidade inicial, espera de alguns segundos a 1 minuto, seguida de alta intensidade.[27] Nessa técnica de espera, há redução do estresse de polimerização semelhante à da técnica de *soft-start*, mas seu tempo clínico é bem maior.

▶ Dica clínica

Existem no mercado aparelhos fotopolimerizadores com programas de intensidade de luz (p. ex., *soft*, *high*, *low*). Entretanto, é possível utilizar técnicas como a de *soft-start*, afastando inicialmente a luz do preparo (em torno de 5 cm) por 5 segundos (baixa intensidade, aproximadamente 300 mW/cm²) e, em seguida, aproximando-a pelo restante do tempo (alta intensidade, em torno de 800 mW/cm²). Assim, com qualquer aparelho de fotopolimerização, haverá intensidade inicial menor de luz, seguida de intensidade maior.

Técnica incremental

Esta técnica para a colocação da resina composta tem o objetivo de diminuir a contração de polimerização inerente ao material, reduzindo o estresse de polimerização e, consequentemente, as sensibilidades pós-operatórias e a possibilidade de cáries secundárias, principalmente em regiões cervicais de cavidades classe II.

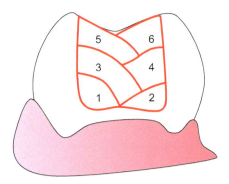

Figura 9.13 Esquema didático da técnica incremental em dentes posteriores.

As técnicas de inserção incremental sugerem a colocação de pequenos incrementos de resina composta, de aproximadamente 2 mm (Figura 9.13), polimerizados individualmente. Isso diminui o fator de configuração cavitária (fator C) em função de a união de cada incremento restringir-se a poucas paredes, promovendo mais áreas de superfícies livres para escoamento e alívio das tensões, e também devido à menor quantidade de material que sofrerá contração.[28]

Inicia-se a inserção da resina pelas paredes proximais (em restaurações classe II). Cada incremento deve ficar em contato com, no máximo, duas paredes da cavidade (p. ex., parede gengival e vestibular, parede gengival e palatina). Esse procedimento reduz muito a contração de polimerização, uma vez que o fator C também é reduzido (Figura 9.14).

> **Atenção**
>
> Quanto menor o fator C, menor a contração de polimerização. Fator de configuração cavitária ou fator C é o quociente da divisão das áreas unidas de uma resina composta e das áreas livres dessa resina (passíveis de deformação). Assim, fator C = áreas unidas/áreas desunidas. Esse fator estabelece que o número de superfícies em que a resina encontra-se aderida deve ser menor ou, no máximo, igual ao número de superfícies não aderidas.

> **Dica clínica**
>
> Quanto menos paredes da cavidade dentária a resina composta contactar simultaneamente, menor será o estresse de polimerização.

Protocolo clínico de restauração classe II com resina composta

1. Verificação de contatos oclusais: as interfaces dente-restauração não devem ficar sobre pontos de contato oclusais, sob pena de um desgaste maior dessa união (Figura 9.15 A).
2. Profilaxia.

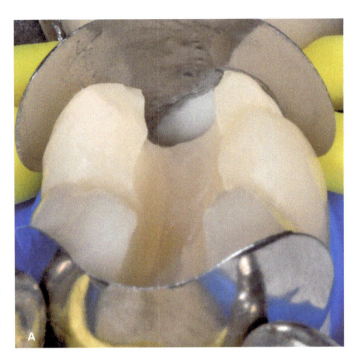

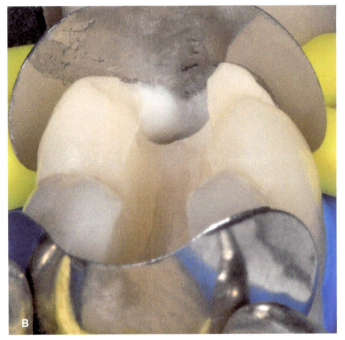

Figura 9.14 Técnica incremental em dentes posteriores. **A.** Primeiro incremento: faces vestibular e gengival. **B.** Segundo incremento: faces lingual e gengival.

3. Seleção do matiz: coloca-se bolinha de resina de diferentes matizes na região cervical do dente (onde a espessura do esmalte é menor), polimeriza-se a mesma e anota-se o matiz. Normalmente a dentina artificial em dentes posteriores é feita com resinas chamadas de corpo (*body*), resinas simplesmente para dentina (D) ou resinas opacas (O); e o esmalte artificial é feito com resinas para esmalte (E) ou resinas mais translúcidas (T), que podem ser mais ou menos leitosas, mais ou menos amareladas (Y). Verificam-se também hipoplasias nas vertentes de

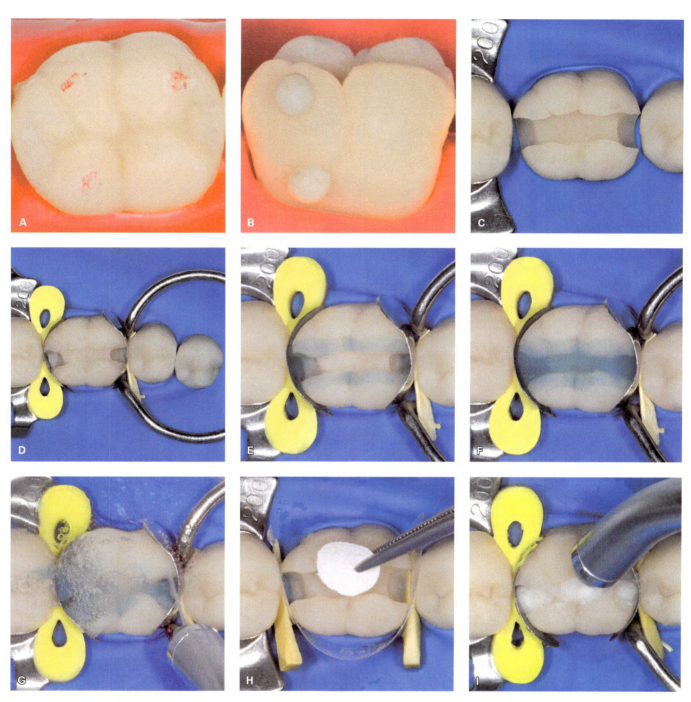

Figura 9.15 Sequência de uma restauração classe II com resina composta. **A.** Avaliação dos contatos oclusais. **B.** Seleção do matiz da resina na cervical e no terço oclusal. **C.** Cavidade preparada e dentes isolados. **D.** Matrizes parciais côncavas, cunhas elásticas e de madeira, e anel do sistema Palodent®. **E.** Aplicação do ácido fosfórico a 35% por 30 s no esmalte. **F.** Aplicação do ácido fosfórico a 35% por 15 s na dentina. **G.** Lavagem. **H** e **I.** Secagem com papel absorvente e leves jatos de ar. **(continua)**

cúspides dos dentes adjacentes e/ou pigmentações nas oclusais dos dentes. Caso se opte por pigmentações, o uso de pigmentos intrínsecos ao último incremento de resina é recomendado (Figura 9.15 B).[29]
4. Anestesia.
5. Isolamento: de preferência o absoluto, por se tratar de dentes posteriores.
6. Preparo do dente: restrito à remoção do tecido cariado ou à configuração da restauração preexistente; acertar bordos de esmalte fragilizados com recortadores de margem cervical (Figura 9.15 C).
7. Colocação de matriz e cunhas interproximais: matriz de aço com menor espessura, flexível, pré-contornada e brunida. Usada de encontro à superfície proximal adjacente, reproduz uma área de contato melhor, que é o ponto mais crítico na classe II. Matrizes transparentes são mais difíceis de serem bem adaptadas, pois dificultam um ponto de contato adequado em dentes posteriores, e não mostram

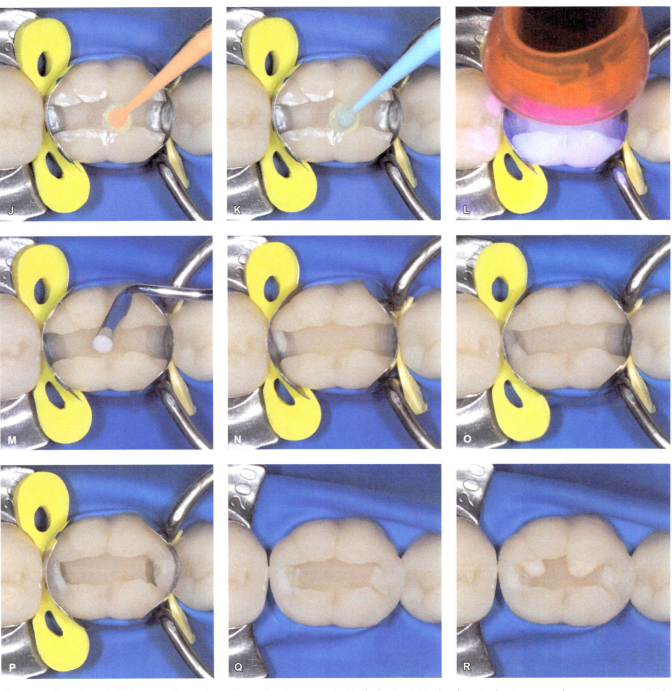

Figura 9.15 (continuação) J. Aspecto esbranquiçado do esmalte e levemente úmido da dentina; início da colocação do *primer* e jato de ar para a evaporação do solvente. **K** e **L.** Aplicação do *bond*, leve jato de ar e fotopolimerização. **M** a **P.** Início da colocação dos incrementos de resina nas caixas proximais, polimerizando por 20 s cada incremento. **Q.** Removem-se as matrizes após a finalização das paredes proximais. **R** a **T.** Iniciam-se os incrementos sob as cúspides na superfície oclusal com auxílio de sonda exploradora.

(continua)

resultados diferentes quando comparadas com as de metal (Figura 9.15 D).[24]

8. Hibridização: dependendo da profundidade da cavidade, é feita uma proteção do complexo dentinopulpar (ver Capítulo 7), ou é realizada diretamente a hibridização sobre o tecido dentário. Se for usado um sistema de adesivos convencional de três passos, é feito o condicionamento com ácido fosfórico a 35%, iniciando pelo esmalte (30 a 60 segundos) (Figura 9.15 E) e a seguir em dentina (15 segundos) (Figura 9.15 F), seguido de lavagem com água (pelo tempo mínimo, igual ao do condicionamento) (Figura 9.15 G) e secagem, protegendo a dentina com bolinhas de papel absorvente a fim de manter certa umidade (Figura 9.15 H e I). Sistemas à base de acetona são mais sensíveis à técnica de secagem e evaporação do solvente quando comparados aos adesivos à base de álcool ou água (ver Capítulo 8). Nesse momento, o esmalte terá um aspecto esbranquiçado, e a dentina, levemente umedecido. Faz-se, então, a aplicação do *primer* em toda a superfície dentinária, com

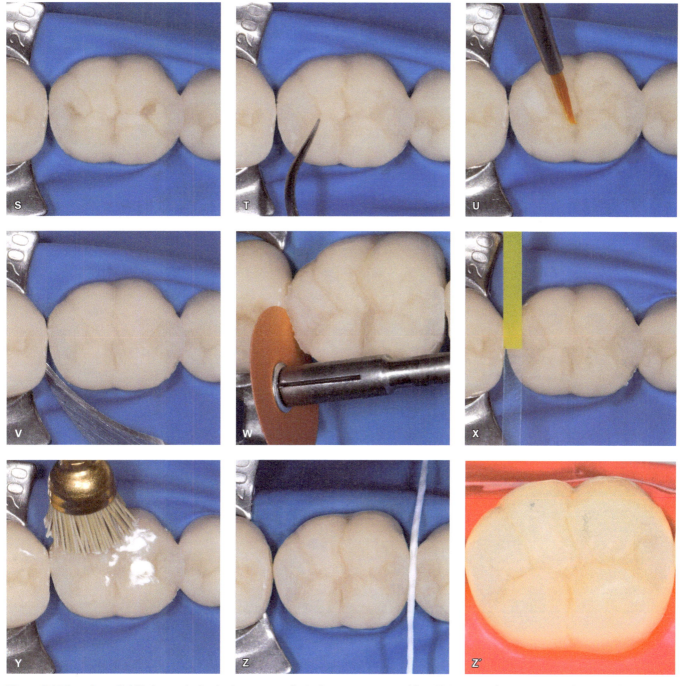

Figura 9.15 (continuação) U. Acomodação dos incrementos finais da resina com pincel fino. **V.** Remoção de excessos com lâmina de bisturi nº 12. **W.** Acabamento com discos de lixa sequenciais. **X.** Tiras de lixa nas superfícies proximais. **Y.** Polimento com escovas e pasta para polimento. **Z.** Verificação dos contatos proximais. **Z'.** Aspecto da restauração finalizada, contatos oclusais semelhantes aos iniciais.

leves jatos de ar para a evaporação do solvente (Figura 9.15 J) e aplicação do adesivo (*bond*) pela superfície do esmalte e da dentina, momento em que ambas as superfícies devem se apresentar brilhantes, com aspecto caramelizado. Seguem-se leve jato de ar e fotoativação por 60 segundos (Figura 9.15 K e L).
9. Inserção do compósito: inicia-se a inserção da resina pelas paredes proximais, com o cuidado de tocar, no máximo, em duas paredes por incremento (p. ex., parede gengival e vestibular, parede gengival e palatina). Isso reduz muito a contração de polimerização, pois o fator C é reduzido. Técnicas para obtenção do ponto de contato adequado já estão detalhadas anteriormente neste capítulo (Figura 9.15 M a O).
10. Polimerização após cada incremento: deve-se colocar os incrementos de resina sob as vertentes das cúspides, após a restauração já ter sido transformada de classe II em classe I. Esse procedimento facilita a anatomia e reduz os excessos grosseiros a serem retirados no final (Figura 9.15 P a U).

11. Polimerização final: sabendo-se que a existência de oxigênio inibe a polimerização das últimas camadas de resina, deve-se aplicar um gel hidrossolúvel no fim da restauração e sobrepolimerizar, para que a superfície fique completamente polimerizada.
12. Acabamento e polimento: com lâmina de bisturi nº 12, devem-se remover excessos cervicais. Com discos de lixa (Sof-Lex™ Pop-On XT, da 3M Espe), arredondar bordas próximo-oclusais, dando-lhes convexidade natural. Com pontas diamantadas douradas e/ou brocas multilaminadas de 16 a 30 lâminas, remover pequenos excessos ou contatos prematuros; usar tiras de lixas nas proximais, cuidando para não remover o ponto de contato. Faz-se o polimento superficial da restauração com pontas de borracha sequenciais e, depois, com pasta diamantada própria para compósitos ou com escovas especiais impregnadas com carbeto de silício (Jiffy® Brush, da Ultradent) (Figura 9.15 V a Z). Não há diferença significativa entre o polimento imediato após a restauração e o polimento em outra sessão.[30]
13. Remoção do dique de borracha.
14. Ajustes oclusais: adequados em MIH, RC e lateralidade. Remover qualquer contato prematuro nesse momento (Figura 9.15 Z').

▶ Dicas clínicas

- Nem sempre o paciente quer ter pigmentações acastanhadas em sulcos posteriores. Nesse momento, a comunicação com o indivíduo é de fundamental importância
- É recomendado remover o excesso do *bond* com cânulas de sucção (de endodontia) e, então, polimerizar. Assim, tem-se uma espessura homogênea do adesivo, sem excessos.

Considerações finais

A adesão de resinas em margens cavitárias em dentina não é favorável e resulta em uma união bem mais instável.[15]

Estudos clínicos comparando falhas de restaurações de amálgama e de resina composta não mostram diferenças estatísticas de longevidade.[21] Entretanto, uma comparação entre restaurações de amálgama e de resina composta mostrou melhor desempenho para o amálgama, principalmente quando as restaurações eram largas e tinham mais de três faces envolvidas.[4]

Referências bibliográficas

1. Tyas MJ, Anusavice KJ, Frencken JE, et al. Minimal intervention dentistry – a review. FDI Commission Project 1-97. Int Dent J. 2000; 50(1):1-12.
2. Kovarik RE. Restoration of posterior teeth in clinical practice: evidence base for choosing amalgam *versus* resin. Dent Clin N Am. 2009; 53(1):71-6.
3. Anusavice KJ. Phillips materiais dentários. 11ª ed. Rio de Janeiro: Elsevier; 2005.
4. Bernardo M, Luis H, Martin MD, et al. Survival and reasons for failure of amalgam *versus* composite posterior restorations placed in a randomized clinical trial. JADA. 2007; 138(6):775-83.
5. Issa Y, Duxbury AJ, Macfarlane TV, et al. Oral lichenoid lesions related to dental restorative materials. Br Dent J. 2005; 198:361-6.
6. Black GV. A work of operative dentistry. Chicago: Medico-Dental Publishing Co.; 1908.
7. Summitt JB, Burgess JO, Berry TG, et al. The performance of bonded vs. pinretained complex amalgam restorations. A five-year clinical evaluation. JADA. 2001; 132:923-31.
8. Cenci MS, Piva E, Potrich F, et al. Microleakage in bonded amalgam restorations using different adhesive materials. Braz Dent J. 2004; 15(1):13-8.
9. Fedorowicz Z, Nasser M, Wilson N. Adhesively bonded *versus* non-bonded amalgam restorations for dental caries. Cochrane Database Syst Rev. 2009; 7 (4):CD007517.
10. Buonocore M. A simple method of increasing the adhesion ofacrilic filling materials to enamel surfaces. J Dent Res, Chicago.1955; 34(6):849-53.
11. Bowen RL. Properties of silica-reinforced polimer for dental restorations. J Am Dent Assoc, Chicago. 1963; 66(1):57-64.
12. Leinfelder KF. Current developments in posterior composite resins. Adv Dent Res. 1988; 2(1):115-21.
13. Leinfelder KF. Composite resins systems of posterior restorations. Pract Periodont Aest Dent. 1993; 1:23-7.
14. Mondelli J. Fundamentos de dentística operatória. Santos; 2006.
15. De Munck J, Van Landuyt K, Peumans M, et al. A critical review of the durability of adhesion to tooth tissue: methods and results. J Dent Res. 2005; 84(2):118-32.
16. Andersson-Wenckert IE, van Dijken JW, Kieri C. Durability of extensive class II open-sandwich restorations with a resin-modified glass ionomer cement after 6 years. Am J Dent. 2004; 17(1):43-50.
17. Lindberg A, van Dijken JW, Lindberg M. 3-year evaluation of a new open sandwich technique in Class II cavities. Am J Dent. 2003; 16(1):33-6.
18. Da Rosa Rodolpho PA, Donassollo TA, Cenci MS et al. 22-Year clinical evaluation of the performance of two posterior composites with different filler characteristics. Dent Mater. 2011; 27(10):955-63.
19. Hirata R, Higashi C, Masotti A. Simplificando o uso de resinas compostas em dentes posteriores. R Dental Press Estét. 2004; 1(1):18-34.
20. Da Rosa Rodolpho PA, Cenci MS, Donassollo TA, et al. A clinical evaluation of posterior composite restorations: 17-year findings. J Dent. 2006; 34(7):427-35.
21. Opdam NJM, Bronkhorst EM, Roeters JM, et al. A retrospective clinical study on longevity of posterior composite and amalgam restorations. Dental Materials. 2007; 23:2-8.
22. Saber MH, Loomans BA, El Zohairy A, et al. Evaluation of proximal contact tightness of class II resin composite restorations. Oper Dent. 2010; 35(1):37-43.
23. Wirsching E, Loomans BA, Klaiber B, et al. Influence of matrix systems on proximal contact tightness of 2- and 3-surface posterior composite restorations in vivo. J Dent. 2011; 39(5): 386-90.
24. Demarco FF, Pereira-Cenci T, de Almeida André D, et al. Effects of metallic or translucent matrices for class II composite restorations: 4-year clinical follow-up findings. Clin Oral Invest. 2011; 15(1):39-47.
25. Krämer N, Lohbauer U, García-Godoy F, et al. Light curing of resin-based composites in the LED era. Am J Dent. 2008; 21(3):135-42.
26. Zanchi CH, de Carvalho RV, Rodrigues Junior SA, et al. Shrinkage stress of three composites under different polymerization methods. Braz Oral Res. 2006; 20(2):137-42.
27. Jiménez-Planas, et al. Developments in polimerization lamps. Quintessence Int. 2008; 39:74-84, 180.
28. Carvalho RM, Pereira JC, Yoshiyama M, et al. A review of polymerization contraction: the influence of stress development versus stress relief. OperDent. 1996; 21:17-24.
29. Garone NN, Martinelli GG, Vitorazo BF. Caracterização oclusal de restaurações diretas de resina composta em dentes posteriores. In: 25ª atualização clínica em odontologia. São Paulo: Artes Médicas; 2007.
30. Venturini D, Cenci MS, Demarco FF, et al. Effect of polishing techniques and time on surface roughness, hardness and microleakage of resin composite restorations. Oper Dent. 2006; 31(1):11-7.

10 Restaurações Diretas em Dentes Anteriores

Eliana do Nascimento Torre ▪ *Josué Martos*

Introdução

Na odontologia, o conceito de estética é extremamente subjetivo e está relacionado com a beleza, a harmonia e as necessidades do paciente. Por isso, a interação de novas técnicas e novos materiais restauradores possibilita a reprodução de estruturas dentárias perdidas, devolvendo forma e função de tal modo que o trabalho seja imperceptível.

A estética é um símbolo não somente de saúde e beleza, mas também de situação econômica e social. Com a sua valorização, as técnicas restauradoras minimamente invasivas proporcionaram a expansão da atual filosofia conservadora da odontologia.[1] Nesse contexto, as restaurações adesivas diretas em dentes anteriores podem envolver desde uma pequena porção da estrutura dental perdida e/ou acometida até, eventualmente, grandes partes faltantes (Figura 10.1).

Antigamente, as opções de materiais restauradores estéticos eram muito limitadas. O cimento de silicato tinha baixa resistência mecânica, alta solubilidade e pouca retenção, o que causava a remoção excessiva e desnecessária de tecido sadio. Posteriormente, surgiram as resinas compostas macroparticuladas e quimicamente ativadas, as quais já tinham a vantagem de serem adesivas, ou seja, mais conservadoras. Entretanto, era um material bem limitado quanto a opção de cores e lisura superficial.

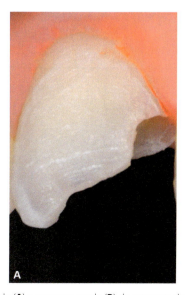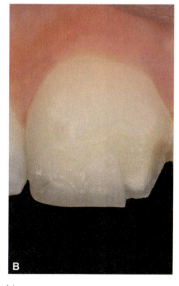

Figura 10.1 Grande (**A**) e pequena perda (**B**) de estrutura dentária.

Atualmente, existem diferentes materiais restauradores para dentes anteriores. Resinas compostas, cerâmicas e ionômeros de vidro estão entre as opções para a confecção de restaurações estéticas. O ionômero de vidro é indicado para restaurações diretas, limitado a lesões de pequenas áreas, sem traumas oclusais, tendo sua estética comprometida quando comparado com as resinas compostas. As cerâmicas têm estética surpreendente, mas são usadas indiretamente e dependem de um bom laboratório e um bom técnico. As resinas são os materiais mais versáteis, pois podem ser utilizadas direta ou indiretamente. A possibilidade de adesão às estruturas de esmalte e dentina alterou totalmente a maneira de executar o preparo cavitário. O conceito que buscava criar cavidades que se adequassem ao material restaurador, em detrimento da estrutura dentária, deu lugar a uma abordagem mais conservadora, na qual o preparo limita-se à remoção do tecido cariado e das estruturas de esmalte demasiadamente frágeis.

Características das resinas compostas

O aspecto negativo das resinas compostas está ligado à sua matriz orgânica, que, assim como a dos adesivos dentários, está sujeita à degradação hidrolítica e ao envelhecimento com o passar do tempo.[2,3]

O colágeno integrante da camada híbrida também sofre essa degradação devido à ação de enzimas chamadas metaloproteinases da matriz (MMPs).[4,5]

Quanto maior for o volume de resina utilizada e quanto mais complexa for a geometria da cavidade a ser restaurada, mais significativa a contração de polimerização se tornará. A adesão com o esmalte é bem mais previsível e confiável do que a adesão com a dentina.[3,4]

Existem diferentes técnicas de inserção e polimerização para diminuir os efeitos da contração. A técnica de inserção incremental apresenta possibilidades de controlar a relação entre as superfícies aderida e livre da cavidade (fator C). Cada incremento de resina deve ter contato com, no máximo, duas superfícies de cada vez (Figura 10.2).

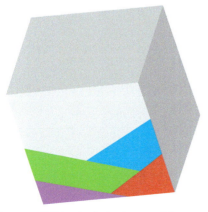

Figura 10.2 Esquema didático da técnica incremental.

As técnicas de polimerização por pulso tardio (baixa intensidade inicial e alta intensidade final) possibilitam prolongar a fase em gel no processo de polimerização, promovendo a diminuição do estresse excessivo entre a interface dente–restauração.[6]

Composição versus propriedades mecânicas das resinas compostas

Após 4 décadas de uso clínico, as resinas compostas ocupam lugar de destaque entre os biomateriais. Por isso, é necessário que o cirurgião-dentista conheça as relações que existem entre propriedades biomecânicas, estruturais e físico-químicas, além das indicações para selecionar o melhor material para cada caso clínico.

A resina composta, como seu nome já diz, é um material com duas fases distintas unidas, cujas propriedades resultam da combinação das mesmas.

A parte orgânica é composta ainda hoje por moléculas com alto peso molecular, em especial o bisfenol glicidil metacrilato (Bis-GMA), cujos radicais, ao sofrerem reação de polimerização, dão origem a um polímero de estrutura reticulada, resistente e quimicamente estável. A alta viscosidade dessa molécula torna necessária a adição de monômeros diluentes (os mais usados são o Bis-GMA e o dimetacrilato de trietilenoglicol [TEGDMA]) para possibilitar a incorporação da carga e aumentar o grau de conversão do material.[7]

Sua fração inorgânica é descrita pelo tamanho de suas partículas. Propriedades clínicas importantes, como contração de polimerização e resistência ao desgaste e à fratura, estão relacionadas com a distribuição do tamanho das partículas – quanto mais gradual e ampla for essa distribuição, menor será a contração e melhores serão as propriedades mecânicas. Essas partículas podem ser de sílica coloidal (com tamanho de 0,04 mm ou 40 nm) ou de vidros de metais pesados, como bário, zircônia e estrôncio.[8]

Para que as duas porções comportem-se como um único corpo, é necessária uma forte união entre elas. Isso é possível pelo tratamento das partículas com um composto orgânico com capacidade de se unir quimicamente a ambas as fases, um silano (Figura 10.3).

A maneira mais utilizada para diferenciar os compósitos está baseada na composição de sua fase inorgânica.

Os materiais existentes atualmente no mercado são classificados em três grupos: híbridos, microparticulados e nanoparticulados. Os híbridos contêm até 15% de sílica coloidal (40 nm), e o restante são partículas maiores de vidros de bário, estrôncio e zircônia. De acordo com o tamanho médio das partículas de vidro, os materiais híbridos podem ser subdivididos em micro-híbridos ou nano-híbridos (partículas com tamanho entre 0,1 e 1 mm) (Quadro 10.1).

O conteúdo médio de carga em volume é de 60%, o que garante boas propriedades mecânicas e, em materiais de partículas menores, também um polimento satisfatório.

Os compostos que contêm apenas sílica são tradicionalmente chamados de microparticulados. Nesses, quanto menor a partícula inorgânica, melhor seu polimento e sua manutenção.[9] Porém, a fração inorgânica de compostos microparticulados não ultrapassa 40% do volume total, o que deixa esse material limitado mecanicamente. Atualmente, novas tecnologias possibilitam a incorporação de sílica na mesma proporção das encontradas em compostos híbridos – em torno de 60% de partículas inorgânicas, graças ao melhor controle na distribuição de tamanho das partículas menores que 100 nm. Isso propicia um polimento semelhante ao das resinas microparticuladas, mas com propriedades mecânicas superiores; essas resinas são as chamadas nano-híbridas. Há também as nanoparticuladas, que contêm 60% (em volume) de partículas de 20 nm e aglomerados de partículas (*nanoclusters*) entre 0,6 e 1,4 mm. Suas propriedades físicas são semelhantes às das resinas micro-híbridas, com igual conteúdo de carga.[10]

Recentemente, foi lançada no mercado uma resina composta com monômero-base diferente dos monômeros das resinas tradicionais, denominada silorano. Esse monômero tem contração bem menor quando comparado às demais resinas compostas, aproximadamente 0,9% de redução de volume. Essa resina conta com um sistema adesivo próprio, autocondicionante de dois passos. O tamanho médio de suas partículas é de 0,4 mm, que ocupam em torno de 58% do volume do material, atribuindo-lhe resistência. No que diz respeito a opacidade e translucidez, as resinas à base de silorano são muito diferentes de outras tradicionais antes da polimerização; porém, após esse processo, há semelhança entre os diferentes materiais.[11]

Propriedades fundamentais das resinas compostas

Esculpibilidade. Deve ser facilmente esculpível e se manter no lugar até o momento da polimerização, sem escoar (Figura 10.4). **Resistência à fratura.** Principalmente nos casos de grandes perdas de estrutura dental, como em fraturas de ângulo, por exemplo, existe a necessidade de propriedades mecânicas melhoradas, que se assemelhem às dos tecidos naturais, esmalte-dentina (Figura 10.5).

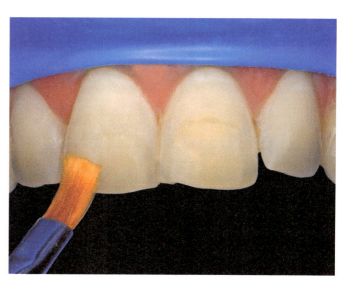

Figura 10.4 Resina sendo esculpida com pincel antes da polimerização.

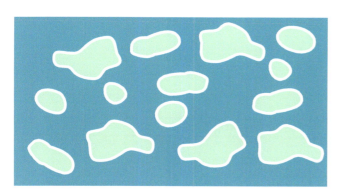

☐ Matriz inorgânica
☐ Silano
■ Matriz orgânica

Figura 10.3 Composição básica de uma resina composta.

Quadro 10.1 Indicações das resinas compostas de acordo com suas partículas de carga.

Resinas compostas	Indicações
Híbridas	Anteriores e posteriores
Micro-híbridas	Anteriores e posteriores
Nano-híbridas	Anteriores e posteriores
Microparticuladas	Anteriores
Siloranos	Posteriores

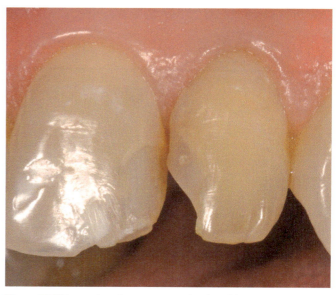

Figura 10.5 Fratura de resina em restauração classe IV.

Resistência ao desgaste. Mais relacionada com as restaurações posteriores, refere-se à resistência ao estresse oclusal, não perdendo polimento e boa longevidade.
Polimento. Homogeneidade, estética e lisura proporcionados pelo tamanho das cargas inorgânicas. Quanto menor o tamanho das cargas, melhor o polimento (Figura 10.6).
Estabilidade de cor. Relacionada com a penetração de corantes. É necessário fazer manutenção periódica (Figura 10.7).[12]
Radiopacidade. Mais importante para dentes posteriores. Essa propriedade não permite a passagem de energia radiante, para que se possa fazer diagnóstico diferencial com cáries secundárias e estruturas da região cervical.
Opacidade/translucidez. As resinas atuais têm diferentes opacidades para compor a policromia natural dos dentes. Basicamente, em uma ordem decrescente de opacidade, existem resinas de dentina (D), de corpo (B), de esmalte (E) e translúcidas (T). As de esmalte e as translúcidas ainda podem ser cromáticas se tiverem diferentes nuances, ou acromáticas se forem mais homogêneas (Figura 10.8).[13]

▶ **Atenção**

O halo opaco ocorre por causa da direção dos prismas na região incisal; a luz incide e direciona-se para baixo.

Opalescência. Propriedade semelhante à do esmalte, que reflete a luz natural na tonalidade azul e absorve essa mesma luz em uma tonalidade âmbar (pois há mudança no comprimento de onda) (Figura 10.9).
Fluorescência. Propriedade de refletir luz ultravioleta com comprimento de onda maior. Quando o material fica exposto à luz ultravioleta, a absorção, a reflexão e a deflexão se equilibram nos percentuais em que isso normalmente ocorre em dentes naturais. A passagem da luz, então, é superior a 30%; assim, não fica parecendo sombra escurecida. A dentina é 3 vezes mais fluorescente do que o esmalte (Figura 10.10).

Esquema de translucidez das resinas compostas. Esquema de translucidez das

Figura 10.8 Esquema de translucidez das resinas compostas.

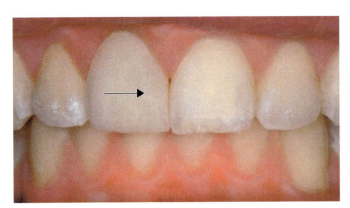

Figura 10.6 Restauração classe IV após polimento.

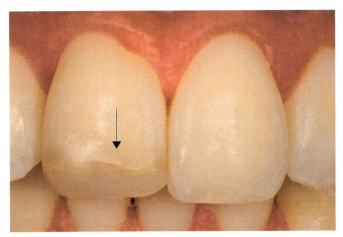

Figura 10.7 Perda da cor da resina composta.

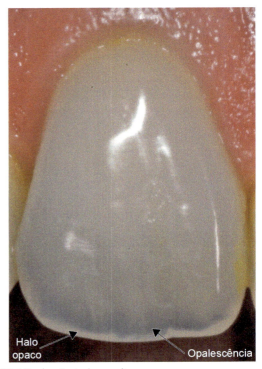

Figura 10.9 Opalescência do esmalte.

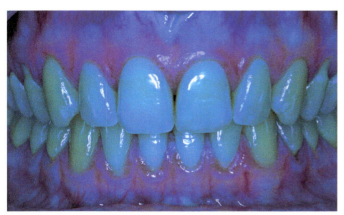

Figura 10.10 Fluorescência.

Cor

O conceito de cor é formado por seus aspectos físicos, sua percepção pelo olho humano e por componentes psicológicos. A cor tem três dimensões: matiz, croma e valor (Figura 10.11).[14]

Matiz. É a família da cor. Para resinas compostas existem quatro matizes: A (marrom), B (amarelo), C (cinza) e D (vermelho) patenteados.

Croma. É a saturação de determinado matiz, ou a intensidade da cor. Ele existe em uma escala de 1 a 7 nas bisnagas de resina composta. Valores de croma menores estão relacionados com pacientes mais jovens ou com dentes clareados; já valores maiores de croma, com pacientes mais velhos ou dentes mais saturados.

Valor. É a dimensão acromática da cor, a quantidade de preto e branco em um objeto. Está relacionado com opacidade, translucidez e luminosidade. Assim, quanto maior o valor, mais opaco e esbranquiçado é o dente; e quanto menor o valor, mais translúcido e acinzentado.

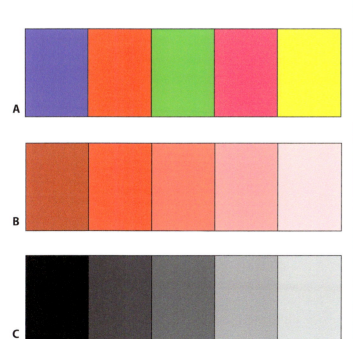

Figura 10.11 Exemplos de matizes (**A**) e de variação de croma (**B**) e valor (**C**).

Possibilidades clínicas de restaurações diretas em dentes anteriores

Restaurações em dentes anteriores fraturados ou de classe IV. Alternativa que ajuda a conservar ao máximo a estrutura dentária, com menor custo se comparada com restaurações indiretas. Também pode ser realizada como substituição de restauração deficiente, quando houver comprometimento da saúde e/ou da estética do paciente (Figura 10.12).

Restaurações proximais ou de classe III. Preparos minimamente invasivos, limitados à remoção de tecido cariado (Figura 10.13).

Restaurações cervicais ou de classe V. Lesões de abrasão, abfração ou erosão podem ser restauradas com resina composta (Figura 10.14).

Recontorno estético, fechamento de diastemas. Quando há desarmonia entre um ou mais dentes, é possível, com o acréscimo de resina composta, devolver o equilíbrio e a estética (Figura 10.15).

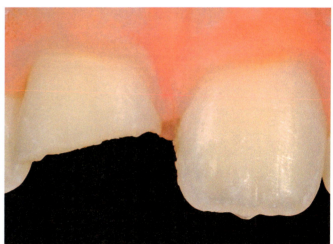

Figura 10.12 Fratura classe IV.

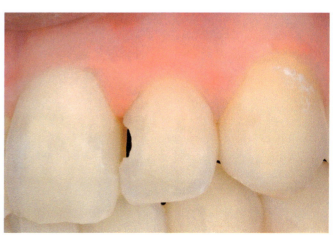

Figura 10.13 Cárie na proximal do incisivo lateral.

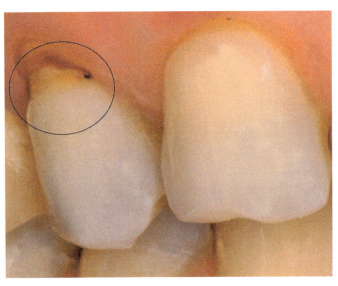

Figura 10.14 Lesão cervical não cariosa em pré-molar superior.

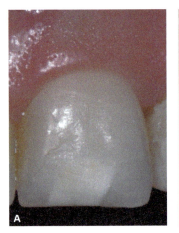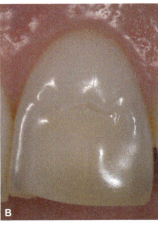

Figura 10.16 A. Hipoplasia de esmalte. **B.** Malformação de esmalte.

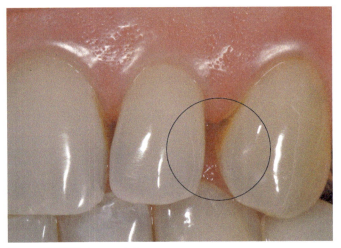

Figura 10.15 Diastema anterior.

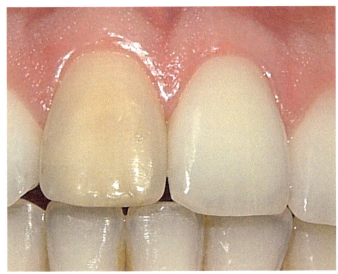

Figura 10.17 Incisivo central escurecido.

Restaurações de defeitos de esmalte. Alterações de formação de esmalte e/ou hipoplasias cujo resultado não foi satisfatório com técnicas mais conservadoras (Figura 10.16).

Facetas diretas estéticas. Serão detalhadas no Capítulo 13. A Figura 10.17 mostra escurecimento intrínseco de incisivo central, o qual já passou por clareamento e pode ter sua estética melhorada com faceta de resina composta.

Limitações

- Paciente com bruxismo, enquanto não for restabelecido equilíbrio oclusal, principalmente em restaurações tipo IV ou V
- Pacientes com má higiene oral
- Pacientes com hábitos nocivos, como cigarro, ou que frequentemente façam ingestão de alimentos corantes, como chimarrão, café e vinho tinto. É necessário que o cirurgião-dentista informe o paciente sobre a possibilidade de ocorrer manchamento precoce das restaurações
- Pacientes não colaboradores durante a execução dos procedimentos restauradores, pois o protocolo clínico é meticuloso.

Vantagens

- Excelente resistência devido às diversas possibilidades de materiais existentes atualmente no mercado
- Preparos minimamente invasivos
- Restaurações confeccionadas, na maioria das vezes, em uma única sessão
- Boa relação custo-benefício
- Grande facilidade de reparo
- Possibilidade de biomimetizar com perfeição a opacidade e a translucidez existentes nos dentes naturais com os diferentes materiais com capacidade de transparência, translucência e opacidade.[13]

Seleção da resina composta

Para a obtenção de resultados realmente satisfatórios, com restaurações "invisíveis", é importante observar a estrutura dentária sadia e suas propriedades ópticas.

A última camada de uma restauração deve ter uma resina fluorescente para a restauração ser fluorescente. O que diferencia uma restauração biomimética de outra é a dosagem na espessura de cada material; para isso, é necessário observar com cuidado a espessura da dentina e do esmalte em cada caso.[13,14]

Pode-se usar uma escala de cor comercial, como a Vitapan® Classical e a Vita® 3D-Master (Figura 10.18), ou fazer uma escala de cor com a própria resina, pois existem muitas variações de opacidade e translucidez nas resinas, as quais mudam após a polimerização (Figura 10.19).[15]

Atualmente, há grande diversidade na nomenclatura das resinas, uma vez que cada empresa faz a sua. Entretanto, basicamente existem resinas de dentina, resinas de corpo, resinas de esmalte (cromático e acromático) e resinas transparentes de efeito (Quadro 10.2).

Protocolo clínico de restauração classe IV com guia palatina

1. Exame clínico detalhado.
2. Radiografias periapicais.
3. Fotografias iniciais do caso, antes mesmo de se removerem as restaurações preexistentes. Devem ser tiradas fotos de: rosto, sorriso (Figura 10.20), lábios em repouso, lábios afastados com dentes em oclusão (Figura 10.21 A e B), lábios afastados frontal e lateralmente, lábios afastados e fundo negro atrás dos dentes anteriores, além de uma fotografia em preto e branco.
4. Moldagem do paciente na primeira sessão, para que, após o encerramento diagnóstico do caso (Figura 10.21 C), seja confeccionado um guia em silicone (Figura 10.21 D) a fim de facilitar a colocação do primeiro incremento de resina composta na face palatina.
5. Profilaxia.
6. Escolha do matiz, se possível olhando diretamente a dentina do paciente; observação do croma dessa dentina e da translucidez do esmalte, anotando se existem áreas de opacidade, se o esmalte é cromático ou acromático, se é possível enxergar halo opaco e opalescência na incisal dos dentes adjacentes. Ir fazendo um mapa do que é observado. Neste passo, é importante usar a própria escala do material restaurador.
7. *Mock-up*. Na primeira sessão, é interessante fazer uma simulação, sem condicionamento ácido, sobre o próprio dente fraturado, com as camadas de resina incrementais, como no mapa, para uma previsão do resultado final. Esse *mock-up* não precisa ter acabamento e serve para corrigir, previamente à confecção da restauração, possíveis erros de espessura ou translucidez/opacidade de materiais (Figura 10.21 E).
8. Isolamento. Pode ser absoluto, relativo combinado ou modificado (ver Capítulo 5).
9. Adaptação do guia de silicone já recortado na sua porção vestibular, para ter certeza de que não existem interferências, e que o guia está assentado perfeitamente na face

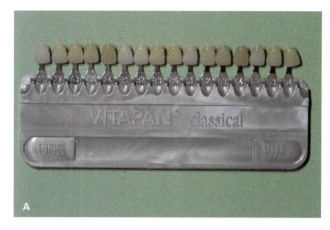

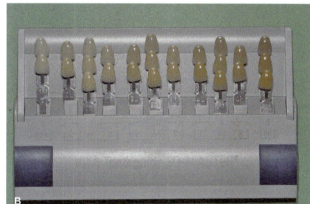

Figura 10.18 Escalas comerciais. **A.** Vitapan® Classical. **B.** Vita® 3D-Master.

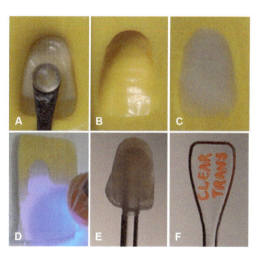

Figura 10.19 A e **B.** Molde com silicone dos dentes de uma escala comercial. **C.** Colocação da resina na moldagem. **D.** Colocação desse conjunto embaixo de uma placa de vidro e polimerização. **E** e **F.** Colagem de espátulas de plástico na escala com a marca e o nome da resina.

Quadro 10.2 Algumas marcas comerciais de resinas compostas, com tamanho de partícula de carga e graus de opacidade e translucidez.

Tipos de resina	Resinas de dentina/opacas/de corpo	Resinas de esmalte cromático	Resinas de esmalte acromático	Resinas transparentes de efeito
Microparticuladas	Durafill VS O	Durafill VS	Durafill VS I	Durafill VS I
	Renamel Microfill O	Renamel Microfill	Renamel Microfill I	Renamel Microfill I
Híbridas	Charisma O	Charisma	Charisma I	Charisma I
	Filtek Z100 D	Filtek Z100	Filtek Z100 I	Filtek Z100 I
	Filtek Z250 D	Filtek Z250	Filtek Z250 I	Filtek Z250 I
	Tetric Ceram D	Tetric Ceram	Tetric Ceram T	Tetric Ceram T
	Herculite XRV D	Herculite XRV E	Herculite XRV I	Herculite XRV I
Micro-híbridas	4 Seasons Dentin	4 Seasons Enamel	4 Seasons Value	4 Seasons Effects
	Esthet X O	Esthet X	Esthet X E	Esthet X E
	Point 4 O	Point 4	Point 4 T	Point 4 T
	Vitalescence	–	Vitalescence Pearl	Vitalescence Trans
	Amelogen Plus	–	Amelogen Plus E	Amelogen Plus Trans
	Opallis	Opallis	Opallis Value	Opallis Trans
Nanoparticuladas	Filtek Z350 XT D E B	Filtek Z350 XT E	Filtek Z350 XT T	Filtek Z350 XT TA/TG/TB
Nano-híbridas	Premise Opaque	Premise Body	Premise Translucent	Premise Translucent
	Tetric N Ceram D	Tetric N Ceram	Tetric N Ceram T	Tetric N Ceram I
Siloranos	Filtek P90	Filtek P90	Filtek P90	Filtek P90

Adaptado de Fonseca et al., 2008.[16] D = dentina; E = esmalte; I = incisal; O = opaca; T = translúcida.

palatina do dente a ser restaurado e também dos dentes adjacentes (Figura 10.21 F).
10. Regularização das margens de esmalte, se existirem, com ponta diamantada de granulação fina 3195F.
11. Hibridização. Inicia-se pelo condicionamento do esmalte com ácido fosfórico a 37%, abrangendo além da linha de fratura, e, depois nos 15 segundos finais, o condicionamento da dentina (Figura 10.21 G). Lava-se com água por pelo menos o mesmo tempo do condicionamento (Figura 10.21 H a J). Aspira-se com sugador de endodontia toda a quantidade excessiva de água do esmalte, deixando a dentina levemente umedecida (Figura 10.21 K). Aplica-se, então, o sistema adesivo escolhido de acordo com instruções do fabricante.
12. Fotopolimerização por 20 segundos (Figura 10.21 L).
13. Reaplicação do componente hidrofóbico do sistema adesivo, se necessário. Polimeriza-se novamente por mais 20 segundos. Essa etapa é para homogeneizar e aumentar a espessura da camada híbrida, diminuindo, assim, a possibilidade de sensibilidade dentinária.
14. O primeiro incremento de resina deve ser colocado no guia de silicone (Figura 10.21 M). Tal resina deve ter resistência mecânica (híbrida), pois precisa resistir aos esforços mastigatórios. Deve também ser translúcida ou de esmalte. Pode ser cromática, idealmente, de acordo com mapa preestabelecido, ou acromática, que é mais homogênea. O incremento tem de ser aplicado com cuidado e paciência, com espátula e pincel, e deve ter espessura bem fina e transparente, preenchendo a borda incisal, porém com o cuidado de deixar espaço para a estratificação das resinas opacas e translúcidas subsequentes.
15. Colocação do guia em posição e remoção de algum excesso nas proximais, se necessário. Aplicar certa pressão por palatina e polimerizar por 60 segundos.
16. Remoção do guia com muito cuidado, observando o ar entrando sob a resina aos poucos. Tem-se, então, a forma do dente a ser reconstruído (Figura 10.21 N).

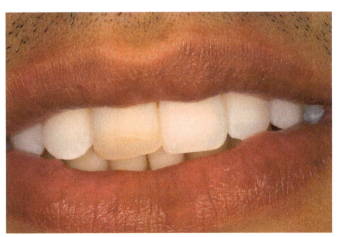

Figura 10.20 Restauração classe IV deficiente.

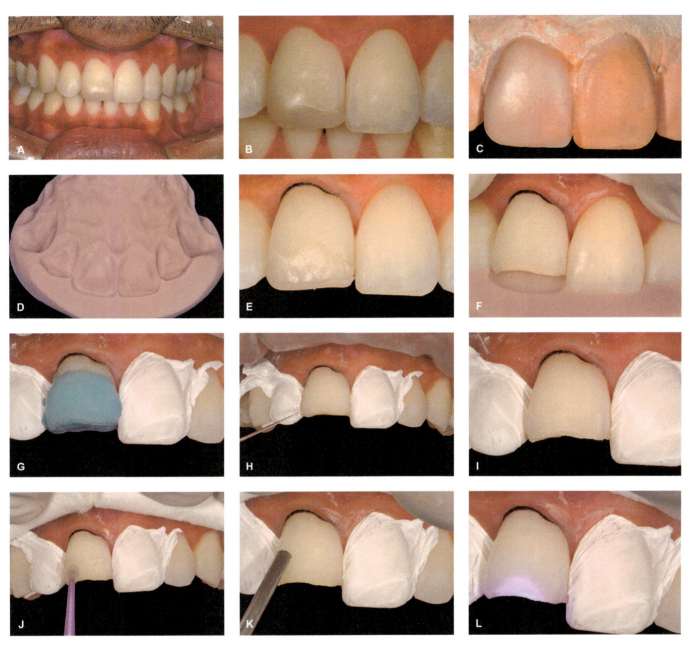

Figura 10.21 A e **B.** Restauração comprometida esteticamente. **C.** Enceramento para melhorar a forma. **D.** Moldagem do enceramento para confecção de muralha palatina. **E.** *Mock-up* para avaliar as espessuras dos incrementos de resina composta. Neste momento, não é feito condicionamento ácido. **F.** Prova da muralha palatina. **G.** Proteção dos dentes adjacentes e condicionamento com ácido fosfórico a 37%. **H.** Lavagem. **I.** Aspecto do dente condicionado. **J.** Sistema adesivo. **K.** Remoção dos excessos com cânula de sucção. **L.** Fotopolimerização.

(continua)

17. O segundo incremento, correspondente ao corpo da restauração, é de uma resina opaca ou de dentina, de preferência com croma alto, sempre tratando cada caso individualmente (Figura 10.21 O). Essa resina deve ser colocada na interface dente-restauração e passar sobre a zona da fratura, sendo levada até cerca de 1,5 a 2 mm da borda incisal. Forma-se, nessa etapa, a anatomia dos mamelos dentinários com um instrumento fino, como uma sonda. Polimerizar por 20 segundos.
18. Sobre o segundo incremento de resina de croma alto, outro de croma mais baixo deve ser aplicado. Cuidar para não sobrepor os mamelos (Figura 10.21 P).

▶ **Dica clínica**

Para calcular o espaço que ainda existe para os outros incrementos, sempre se deve observar em uma vista de incisal para cervical. Caso isso não seja feito, corre-se o risco de remover resinas de efeito no acabamento e no polimento.

19. Acrescentar uma resina de esmalte translúcido por toda a superfície e acomodá-la com o pincel. Se necessário, sobre essa resina, colocar outra de esmalte com valor (previamente escolhida com as escalas de cor na fotografia em preto e branco). Esta última deve possibilitar

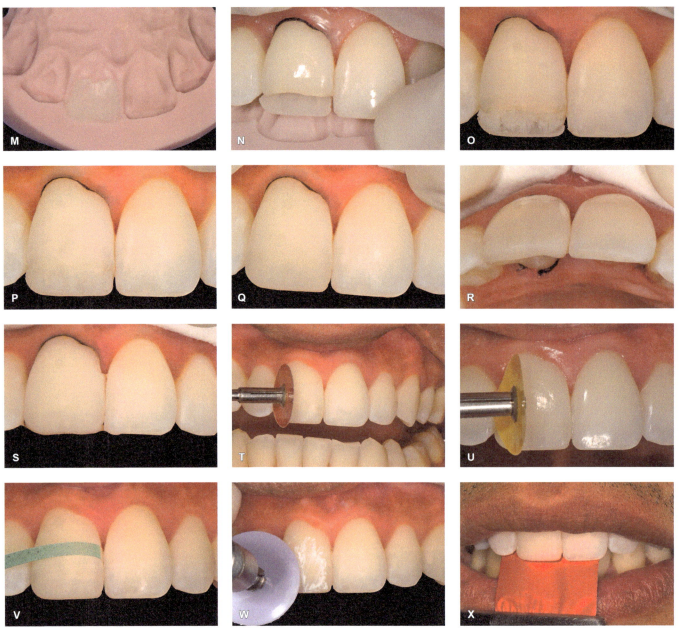

Figura 10.21 (continuação) M. Incremento de resina de esmalte na muralha. **N.** Fotopolimerização do primeiro incremento em posição e remoção da muralha de silicone. **O.** Incrementos de resina de dentina, formando os mamelos. **P.** Mais incrementos de resina de dentina. **Q** e **R.** Finalização com resinas de esmalte. **S.** Gel hidrossolúvel para polimerização final. **T** e **U.** Acabamento com discos Sof-Lex®. **V.** Tiras de lixa. **W.** Discos de feltro com pastas de polimento. **X.** Ajustes oclusais, se necessário.

ótimo polimento e pode ser microparticulada ou nanoparticulada. Polimerizar por 40 segundos (Figura 10.21 Q e R).
20. Aplicação de gel hidrossolúvel por toda a superfície e polimerização por mais 40 segundos. Essa etapa serve para polimerizar os radicais livres da superfície da resina que não polimerizam com a presença de oxigênio (Figura 10.21 S).
21. Dar acabamento fazendo anatomia primária e polimento inicial, com pontas diamantadas de granulação fina ou com discos de lixa Sof-Lex® Pop-On (3M ESPE), sempre na direção do dente para a resina (Figura 10.21 T a W).

22. Checar contatos oclusais (Figura 10.21 X). Pode-se fazer o acabamento e o polimento na mesma sessão ou em uma próxima, pois não há diferença significante.[17]
23. Fazer anatomia fina e polimento final, lembrando que a forma é mais importante do que a cor. Para isso, com grafite ou com purpurina extrafina, demarcar a superfície vestibular do dente adjacente para que seja fácil visualizar sua anatomia e reproduzi-la no dente restaurado. Fazer com uma ponta diamantada, em baixa velocidade, as marcações dos lóbulos vestibuloincisais, com movimentos leves e pendulares. De acordo com a textura dos dentes adjacentes, pode-se também marcar horizontalmente as periquemácias na superfície vestibular, com a mesma ponta

diamantada. O polimento final pode ser feito com discos de feltro (ver Figura 10.21 W) ou escovas (carbeto de silício) e pasta diamantada própria para polimento.

Protocolo clínico de fechamento de diastemas e recontorno dentário

1. Se a cor dos dentes estiver adequada, seguir os mesmos passos iniciais do protocolo de restauração classe IV.
2. Moldagem, fotos, enceramento diagnóstico, guia de silicone (Figura 10.22 A a C).
3. Profilaxia. Experimenta-se o guia de silicone para ver se está completamente passivo nas estruturas dentais.
4. Isolamento do campo operatório. Este poderá ser o relativo combinado, com fios retratores, roletes de algodão e afastadores labiais. Nesse tipo de restauração, é importante poder observar todo o periodonto e as estruturas vizinhas.
5. Condicionamento ácido por 30 segundos em todo o esmalte, protegendo dentes vizinhos com fita adesiva. Lavar com água pelo mesmo tempo do condicionamento. Aplica-se somente o *bond* do sistema adesivo em toda a superfície do esmalte condicionado e polimeriza-se por 20 segundos em cada superfície.
6. Inserção dos primeiros incrementos na própria silicona, colocando-os em posição e pressionando-os bem por palatina. Em seguida, procede-se à polimerização.
7. Após colocados todos os incrementos de resina no dente, removem-se excessos mais grosseiros da primeira reconstrução e inicia-se a etapa de condicionamento ácido no dente adjacente, como citado anteriormente.
8. Acabamento e polimento são feitos como mencionado anteriormente para restaurações classe IV.
9. O caso é registrado através de fotografias finais, de preferência com as mesmas angulações e tomadas das iniciais (Figura 10.22 D). A harmonia estética é obtida sem desgaste dental algum (ver Figura 10.23).

▶ **Atenção**

Nesse caso, como nas restaurações classe IV, deve ser feita, previamente ao início do procedimento restaurador, a seleção dos matizes e a saturação por meio da translucidez do esmalte, pois não haverá dentina exposta como nas restaurações de fraturas ou de classe III.

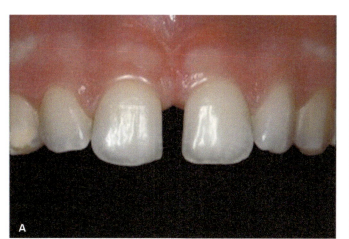
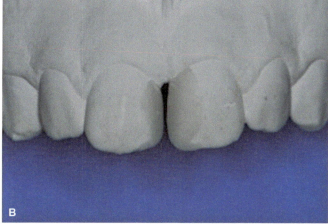
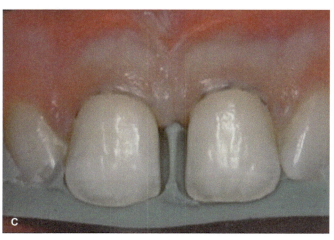
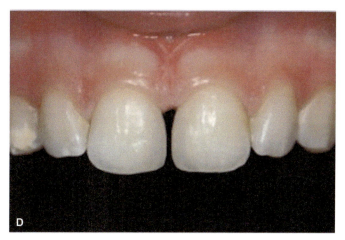

Figura 10.22 A. Diastema de grande proporção na região anterossuperior. **B.** Modelo encerado. **C.** Muralha em posição. **D.** Restaurações feitas. (Extraída com permissão de Schneid *et al.*, 2012).[18]

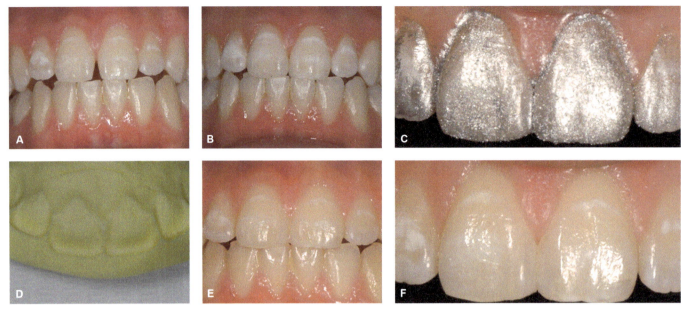

Figura 10.23 A. Diastema de pequenas proporções na região anterossuperior: diastema pequeno. **B.** *Mock-up* com resina sem condicionamento ácido. **C.** Colocação de pó de purpurina fina para visualizar melhor a anatomia conseguida. **D.** Muralha feita após enceramento. **E** e **F.** Restaurações finalizadas. (Fotos gentilmente cedidas pela Dra. Lisia Lorea Valente.)

Protocolo clínico de restauração classe III

1. Verificação do matiz e da saturação do elemento dental antes do isolamento, profilaxia.
2. O isolamento pode ser absoluto ou relativo combinado (ver Capítulo 5).
3. Remoção do tecido cariado de alta rotação, sempre com muita irrigação (pontas esféricas diamantadas para acessar o esmalte e brocas Carbide para a remoção da dentina cariada) nas cavidades classe III. O acesso deve ser preferencialmente por via lingual ou palatina (Figura 10.24); porém, se a extensão da lesão cariosa já tiver alcançado o esmalte vestibular (Figura 10.25), este deverá ser removido
4. Proteção do complexo dentinopulpar.
5. Hibridização.
6. Iniciar incrementos de resina pela face palatina, onde deverá ser colocada uma resina mais translúcida, ou de esmalte. Polimerizar cada incremento por 20 segundos.
7. Em seguida, os incrementos serão de uma resina mais opaca, ou de dentina, ou ainda chamada de corpo. Caso nessa etapa seja utilizada uma resina translúcida, a restauração ficará com baixo valor, ou acinzentada.
8. Terminar o último incremento vestibular com resina de esmalte, de preferência microparticulada ou nanoparticulada, para facilitar o polimento superficial. Acomodar a resina com a espátula e terminar sua anatomia com pincel achatado específico.
9. Remoção do isolamento.
10. Verificação dos contatos oclusais, remoção dos excessos com lâmina de bisturi nº 12 e discos de lixa (Sof-Lex® Pop-On 3M ESPE) e tiras de lixa nas proximais.
11. Acabamento e polimento com pontas siliconadas abrasivas e/ou discos de feltro com pasta para polimento.

▶ Atenção

As cáries interproximais podem afetar somente a superfície palatina, com integridade do esmalte vestibular (Figura 10.24), ou podem alcançar também a região vestibular (Figura 10.25). No primeiro caso, o acesso é pela face palatina ou lingual, e, por consequência, um mimetismo é facilmente obtido.

Protocolo clínico de restauração classe IV sem guia palatina

O protocolo de restauração classe IV, feita com isolamento absoluto e sem a guia palatina, é ilustrado na Figura 10.26.

▶ Atenção

Alguns procedimentos em regiões anteriores podem ser feitos sem o uso de matriz e cunhas, desde que se tenha o cuidado de proteger os dentes adjacentes previamente ao condicionamento ácido e ao sistema adesivo. Porém, é necessário cuidado para que ocorra o mínimo de excessos, evitando que a técnica se torne mais trabalhosa.

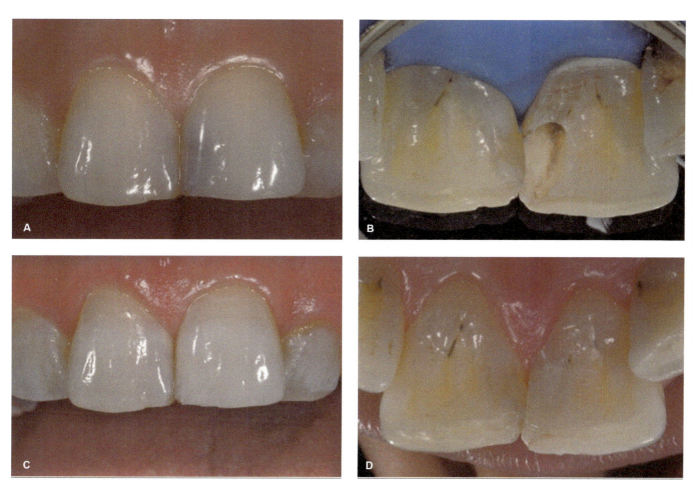

Figura 10.24 Restauração classe III com acesso pela face palatina. O esmalte vestibular foi totalmente preservado. **A.** Aspecto escurecido sob esmalte. **B.** Remoção do tecido cariado pela face palatina. **C.** Aspecto da restauração finalizada, vista vestibular. **D.** Vista palatina.

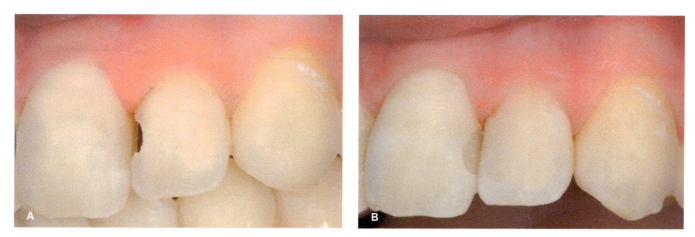

Figura 10.25 Restauração classe III com acesso pela face vestibular, antes (**A**) e depois (**B**).

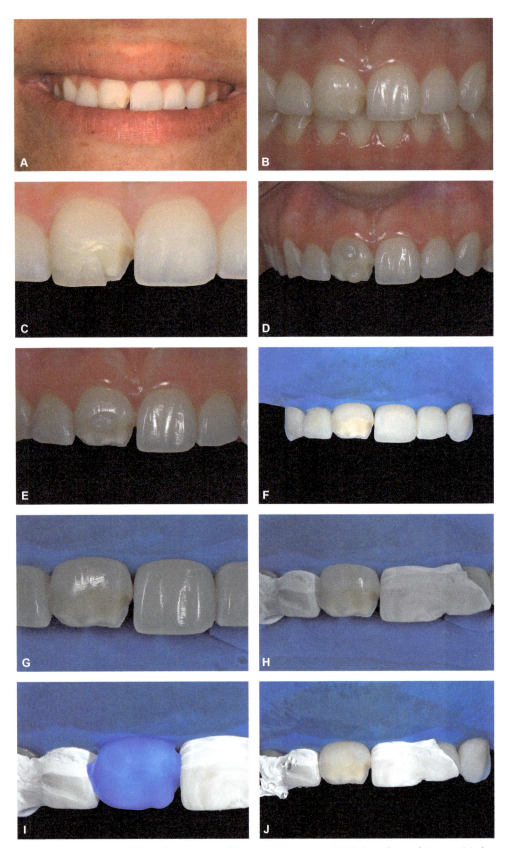

Figura 10.26 A. Fotografia do sorriso inicial com fratura de restauração de resina em incisivo central. **B.** Outra fotografia intraoral da fratura. **C.** Vista aproximada com fundo escuro; notar translucidez do esmalte do incisivo adjacente. **D.** Após profilaxia, seleção da resina a ser utilizada. Incremento polimerizado de resina de maior translucidez na cervical do dente fraturado (A2E, 4 Seasons®, Ivoclar Vivadent®) e outro de maior opacidade no terço médio da coroa (A2D). **E.** Prova de um incremento de resina de alto valor, o qual pareceu estar bem próximo do matiz do esmalte do elemento dental (High Value). **F** e **G.** Isolamento absoluto. **H.** Proteção dos dentes adjacentes com fita vedante de politetrafluoretileno (PTFE). **I.** Condicionamento com ácido fosfórico a 37%. **J.** Lavagem como descrito previamente.

(continua)

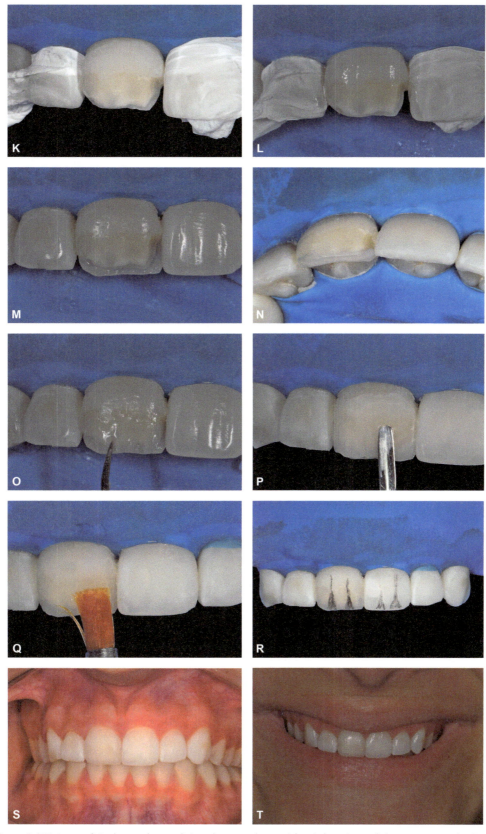

Figura 10.26 (continuação) K. A superfície de esmalte condicionada parece bem evidenciada após condicionamento, e a dentina mostra-se levemente úmida. **L.** Aplicação do sistema adesivo. **M.** Colocação do primeiro incremento de resina translúcida (A2E), feito a mão livre na face palatina. **N.** Neste momento, é necessário tomar cuidado com a remoção prévia de excessos, sempre observando a inclinação do incisivo adjacente e o eixo de incisal a cervical para a visualização do espaço existente para a colocação de todos os incrementos de resina. **O.** Colocação de resina A2D, confeccionando os mamelos e a translucidez incisal com a ponta de uma sonda exploradora. **P** e **Q.** Finalizando, é colocado outro incremento de resina translúcida (A2E) e de resina de alto valor (High Value). **R.** Acabamento final, mimetizando os sulcos vestibulares do incisivo adjacente, com ponta diamantada fina 3195 (KG Sorensen) em baixa rotação, e finalização do acabamento e do polimento. **S.** Aspecto da restauração em uma vista intraoral. **T.** Foto do sorriso final logo após a remoção do isolamento absoluto.

Considerações finais

A realização de restaurações diretas em resinas compostas promove a harmonia do sorriso e melhora a estética e a saúde como um todo. É necessário saber respeitar os limites de cada material para conseguir maior durabilidade das restaurações. O correto diagnóstico e o planejamento prévio levam a resultados satisfatórios. Os aspectos relacionados com a colaboração e os hábitos alimentares do paciente propiciam uma criteriosa e acertada escolha do material restaurador. O verdadeiro mimetismo nas restaurações diretas em dentes anteriores é conseguido com a observação criteriosa de espessura, opacidade e translucidez de cada tecido que compõe os dentes.

Referências bibliográficas

1. Baratieri LN, Araujo Jr EM, Monteiro Jr S. Composite restorations in anterior teeth: Fundamentals and possibilities. Quintessence Books; 2005.
2. Tay FR, Pashley DH, Loushine RJ, et al. Self-etching adhesives increase collagenolytic activity in radicular dentin. Journal of Endodontics. 2006; 32(9):862-8.
3. De Munck J, Van Landuyt K, Peumans M, et al. A critical review of durability of adhesion to tooth tissue: methods and results. J Dent Res. 2005; 84(2):118-32.
4. Pashley DH, Tay FR, Yiu C, et al. Collagen degradation by host-derived enzymes during aging. J Dent Res. 2004; 83(3):216-21.
5. Breschi I, Mazzoni A, Ruggeri A, et al. Dental adhesion review: aging and stability of the bonded interface. Dent Mater. 2008; 24(1):90-101.
6. Zanchi CH, et al. Shrinkage stress of three composites under different polymerization methods. Braz Oral Res. 2006; 20(2):137-42.
7. Peutzfeldt A. Resin composites in dentistry: the monomer systems. Eur J Oral Sci. 1997; 105:97-116.
8. Gonçalvez F, Pfeifer CS, Ferracane JL, et al. Contraction stress determinants in dimethacrylate composites. J Dent Res. 2008; 87:367-71.
9. Mitra SB, Wu D, Holmes BN. An application of nanotechnology in advanced dental materials. J Am Dent Associac. 2003; 134(10):1382-90.
10. Ferracane JL. Resin composite – State of the art. Dental Materials. 2011; 2(7):29-38.
11. Pérez MM, Ghinea R, Ugarte-Alván RI, et al. Color and translucency in silorane-based resin composite compared to universal and nanofilled composites. Journal of Dentistry. 2010; 38:1106.
12. Gordan W, Garvan CW, Blaser PK, et al. A long term evaluation of alternative treatments to replacement of resin-based composite restorations. Results of a seven-year study. J Am Dent Assoc. 2009; 140:1476-84.
13. Villarroel M, Fahl N, Sousa AM, et al. Direct esthetic restorations based on translucency and opacity of composite resins. J Esthet Restor Dent. 2011; 23:73-88.
14. Dietschi D, Ardu S, Krejci I. A new shading concept base on natural tooth color applied to direct composite restorations. Quintessence Int. 2006; 37(2):91-102.
15. Fahl Jr N. A polychromatic composite layering approach for solving a complex class iv/direct veneer/diastema combination: part II. Pract Proced Aesthet Dent. 2007; 19(1):17-22.
16. Fonseca AS, et al. Odontologia estética – A arte da perfeição. São Paulo: Artes Médicas; 2008.
17. Venturini D, Cenci MS, Demarco FF, et al. Effect of polishing techniques and time on surface roughness, hardness and microleakage of resin composite restorations. Oper Dent. 2006; 31(1):11-7.
18. Schneid N, Régio MRS, Baldissera RA, Martos J. Fechamento de diastema entre incisivos centrais permanentes com tratamento ortodôntico associado à restauração adesiva. Rev Clín Orthod Dental Press. 2012; 11(1):72-7.

11 Acabamento e Polimento de Restaurações Diretas

Anelise Fernandes Montagner ▪ *Adriana Fernandes da Silva* ▪ *Maximiliano Sérgio Cenci*

Introdução

Após a confecção das restaurações, são indicadas as etapas de acabamento e polimento, com o objetivo de finalizar e garantir excelência ao procedimento restaurador. As etapas de acabamento são frequentemente reduzidas quando se aplicam a restaurações executadas de maneira criteriosa em todos os passos operatórios; não podem, entretanto, ser negligenciadas, pois irão diminuir a intensidade e o manchamento superficial que podem ocorrer no período inicial após a confeção da restauração. Porém, é importante salientar que é comum, nas restaurações, a presença do manchamento marginal ao longo do tempo, visto que o ambiente oral afeta a rugosidade da superfície e as propriedades estéticas dos materiais restauradores. Porém, seu aparecimento não constitui fator único e decisivo para a troca da restauração,[1,2] e sim para reparo.

O *acabamento* é uma etapa operatória que fornece à restauração um contorno adequado, com refinamento da macro e microanatomia do elemento dentário propriamente dito e maior harmonia entre todos esses elementos, proporcionando, dessa forma, uma aparência estética de maior naturalidade. Ao acabamento também são atribuídos a remoção de pequenos excessos do material restaurador e o estabelecimento de margens contínuas com a superfície dentária.

Concluída essa etapa, o *polimento* da restauração se faz necessário. Ele deve remover as irregularidades da superfície com a finalidade de torná-la o mais lisa e brilhante possível, aprimorando a aparência estética da restauração. São utilizados, para tanto, produtos com diferentes granulações. O objetivo final do polimento é, portanto, obter uma superfície simultaneamente lisa e natural, o que se consegue por intermédio de dispositivos com abrasividade decrescente e de agentes de polimento que resultem em uma área livre de microrrugosidades.

Estudos demonstram que restaurações não polidas conduzem a um aumento da incidência de fricção e, consequentemente, a um maior desgaste da área de esmalte na oclusal do dente antagonista em contato.[5] Por tais prejuízos e também por seus diversos benefícios, para todas as restaurações diretas, quer seja de amálgama, quer seja de resina composta, existe a necessidade da realização destas duas etapas: acabamento e polimento.

Em termos práticos, cabe-nos questionar: será que, a longo prazo, essas etapas concedem propriedades significativas ao material restaurador? Será que podem aumentar a longevidade das restaurações ou interferir na saúde gengival?

▶ **Atenção**

O polimento e o acabamento produzem superfícies menos rugosas e com menor energia de superfície, mais lisas e brilhantes, favoráveis esteticamente e biologicamente ao conjunto dente/restauração.[3,4]

Segundo estudos, a fase de acabamento e polimento é de extrema importância, dentre outros fatores, para o sucesso e durabilidade de uma restauração,[6] pois garante a lisura superficial – fator que influencia não só a caracterização estética, mas também a durabilidade, uma vez que os poros aumentam a dificuldade de higienização, provocando manchamento e eventual diminuição das propriedades mecânicas. Superfícies rugosas possibilitam a formação e o acúmulo de maior quantidade de biofilme, já que fornecem maior área para adesão das bactérias, além de constituírem zonas de proteção contra as forças de cisalhamento.[7,8]

Dessa maneira, uma restauração cuja superfície rugosa esteja próxima da margem gengival pode estar frequentemente associada à inflamação dos tecidos gengivais. Um estudo longitudinal com acompanhamento de 26 anos observou que restaurações subgengivais finalizadas inadequadamente são prejudiciais à saúde gengival: pode-se detectar perda de inserção clínica dentro de 3 anos após a colocação da restauração.[9]

Uma superfície deve ser, portanto, polida apropriadamente para que se possa evitar a presença de irregularidades associadas a um processo de acabamento e polimento malsucedido, como, por exemplo, o manchamento superficial precoce da restauração, maior retenção de biofilme, irritação gengival, lesão de cárie recorrente, abrasividade, maior desgaste e percepção tátil pelo paciente.[8,10]

Alguns fatores devem ser cuidadosamente avaliados para que se consiga, durante o acabamento e polimento das restaurações, uma estética que se harmonize à saúde do paciente, tais como: tamanho, forma, reflexão de cor, textura de superfície, sulcos e cristas.

Para melhor entendermos todo o processo que envolve as restaurações, iremos comentar separadamente as de amálgama e as de resina composta, pois são materiais que necessitam de diferentes técnicas de polimento e acabamento devido às características inerentes a cada um, ou seja, são etapas técnicas e material-dependentes.

Acabamento e polimento de restaurações de amálgama

Quando usamos amálgama, o acabamento deve ser realizado imediatamente depois da restauração; já o polimento final deve ser executado, no mínimo, 48 horas após a condensação do material na cavidade, ou seja, em outra sessão clínica.[11] Esse intervalo de tempo é necessário para esperar a presa completa do material. Dessa forma, imediatamente após a confecção da restauração, o que pode ser feito é apenas a remoção dos excessos, o ajuste dos contatos oclusais e, se necessário, um polimento inicial.

Após o ajuste oclusal, o acabamento é iniciado com brocas de 12 lâminas específicas para utilização em amálgama. Essas brocas são disponibilizadas em diversos formatos

▶ Dica clínica

Para o ajuste oclusal, deve-se secar o conjunto dente/restauração e o dente antagonista, posicionar o papel articular (que deve ser de pequena espessura) e pedir para o paciente realizar os movimentos mandibulares de máxima intercuspidação habitual (MIH), lateralidade e protrusão.

(Figura 11.1 A), e devem ser utilizados aqueles que melhor se adaptarem ao conjunto dente/restauração, ou seja, melhor se ajustarem às vertentes de cúspides, fóssulas e sulcos, salientando-os e procurando tornar a superfície o mais lisa possível. Em seguida, para promover maior refinamento da escultura oclusal, e remover os possíveis riscos deixados pelas brocas, podem ser empregadas borrachas abrasivas de grossa granulação (Figura 11.1 B).

No acabamento da face proximal, podem ser usadas ou tiras estreitas de lixa específicas para utilização em restaurações de amálgama, ou tiras de lixa de diferentes granulometrias utilizadas para acabamento de restaurações de resina composta, que são constituídas por abrasivo acoplado à base de óxido de alumínio e costado de poliéster. Existem tiras de lixa com duas abrasividades: de granulação média (cinza) e de granulação fina (branca). Cada tira possui um centro neutro (sem abrasivo) para introdução nas superfícies interproximais. Deve ser aplicada abaixo do ponto de contato, com movimentos vestibulolinguais e vice-versa, para evitar desgaste do ponto de contato interproximal restabelecido.

O polimento das restaurações de amálgama é dividido em duas etapas. O *polimento inicial*, realizado na mesma sessão clínica que a confecção da restauração, pode ser feito com taça de borracha ou escova Robinson tipo pincel (Figura 11.1 C), modificada ou de forma cônica, juntamente com pastas abrasivas à base de pedra-pomes fina e glicerina ou água como veículo. A taça de borracha e a escova Robinson devem ser aplicadas de maneira intermitente e com leve pressão para evitar o superaquecimento, o que poderia fazer com que o mercúrio aflorasse à superfície da restauração.[12]

No polimento inicial, também é possível empregar borrachas abrasivas de média e fina granulações (Figura 11.1 B). O conjunto de borrachas para polimento de amálgama é composto por instrumentos em forma de taças e de cones, com abrasividade decrescente: o azul, de granulação mais grossa, é empregado para pré-polimento; o verde, de granulação média,

▶ Atenção

Estudos demonstram que a utilização adequada da matriz proximal para confecção da restauração diminui ou até mesmo dispensa a necessidade de polimento: após a remoção da matriz, a superfície da restauração já se encontra altamente polida, e uma nova etapa de polimento poderia produzir variados graus de infiltração.[11]

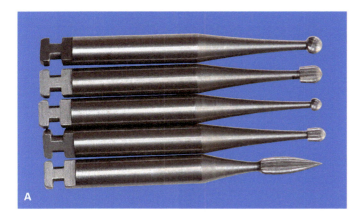
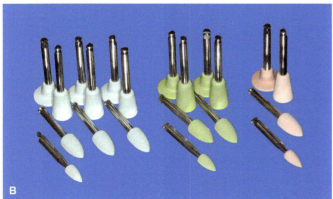
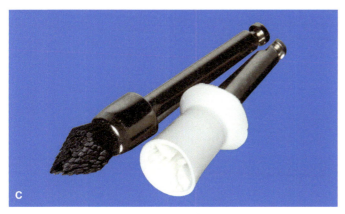

Figura 11.1 A. Brocas de 12 lâminas de diferentes formatos utilizadas para polimento de restaurações de amálgama. **B.** Borrachas abrasivas de diferentes formatos e granulações. Cada cor representa uma granulação diferente (azul, verde, rosa). **C.** Taça de borracha e a escova Robinson.

para o polimento intermediário; o rosa, de granulação fina, para polimento e brilho finais. As cores dependem da marca de cada conjunto; encontram-se comercialmente, por exemplo, *kits* nas cores marrom, verde e azul (Kit 8089, da KG Sorensen). A utilização das borrachas abrasivas também deve ser intermitente e com leve pressão. As taças devem envolver as áreas de vertentes de cúspides e cristas marginais.

Quanto ao *polimento final*, há diferentes opções: (1) pasta de óxido de estanho, óxido de zinco e álcool 96° GL; (2) pedra-pomes e água; (3) branco de Espanha e água ou álcool 96° GL; e, por fim, (4) Amalgloss com água ou álcool. Seja qual for a escolha, todos devem ser aplicados com escova de Robinson tipo pincel ou taça de borracha.

> **Dica clínica**
>
> Em restaurações de amálgama antigas, muitas vezes o repolimento já revitaliza a restauração, eliminando a necessidade de troca.[13]

Acabamento e polimento de restaurações de resina composta

Devido à ampla demanda por estética e à grande melhoria na qualidade dos materiais restauradores atuais, a resina composta vem sendo largamente utilizada em restaurações, tanto de dentes anteriores quanto de posteriores, permitindo elevada durabilidade da restauração em longo prazo.[2] Porém, para alcançar os benefícios que o uso desse material pode promover, é essencial que os clínicos entendam a importância das técnicas de acabamento e polimento e saibam como incorporá-las adequadamente à prática clínica.

A diminuição do tamanho médio das partículas de carga das resinas compostas atuais e sua distribuição na matriz da resina são fatores que aumentaram a capacidade de polimento das restaurações de resina sem sacrificar a resistência. Quando apropriadamente manipuladas e acabadas, as resinas podem exibir um nível de polimento que se assemelha à textura da superfície do esmalte natural.[14]

No caso de restaurações proximais, a superfície obtida após a retirada da tira matriz apresenta-se, em princípio, altamente polida, assim como ocorre nas restaurações de amálgama. Em pouco tempo, entretanto, a resina perde a matriz e fica sem carga superficial, tornando-se áspera. Dessa forma, antes que se façam o acabamento e o polimento da restauração, os excessos devem ser retirados, com possível auxílio de instrumentos rotatórios em alta velocidade. E, finalmente, para o acabamento das regiões proximais e cervicais, pode-se empregar lâmina de bisturi número 12. Também é viável usar, nas faces proximais ou em áreas livres de contato interdental, tiras de lixa, como FlexiStrips® (Cosmedent, EUA) e VisionFlex™ (Brasseler, EUA), ou discos abrasivos. O uso da tira de lixa interproximal deve obedecer às seguintes etapas:

1. Introduzir a lixa na região interproximal através do centro neutro.
2. Realizar o acabamento da região proximal movimentando a lixa em "S" com movimentos vestibulolinguais e vice-versa.
3. Remover a lixa do espaço interproximal através do centro neutro.

Para o acabamento da restauração, utilizam-se pontas diamantadas de granulação fina e extrafina, bem como brocas multilaminadas de diversos formatos que se adaptem às vertentes de cúspides, fóssulas e sulcos. O polimento para a obtenção de uma superfície lisa e brilhante deverá ser realizado com borrachas e pastas abrasivas.

No passado, indicava-se que apenas os excessos grosseiros fossem removidos na mesma sessão clínica da restauração, postergando o refinamento para uma próxima. Atualmente, é possível que as etapas de acabamento e polimento ocorram imediatamente após a confecção das restaurações de resina composta (i. e., em uma mesma sessão clínica), sem produzir qualquer efeito prejudicial em relação ao polimento tardio.[15,16]

Existem diversos materiais eficientes para acabamento e polimento de restaurações de resina composta; cada um deles se ajusta melhor a determinadas regiões, a variar entre regiões com superfície lisa e regiões com superfícies de fóssulas e fissuras.

Superfícies lisas

São consideradas superfícies lisas as restaurações de classes III, IV e V. Em restaurações que se estendem pelas proximidades da gengiva, inicia-se com a remoção de excessos grosseiros, normalmente por intermédio de uma lâmina de bisturi nº 12 e/ou de pontas diamantadas e/ou de brocas Carbide multilaminadas acopladas em alta rotação. A lâmina de bisturi deve ser aplicada, preferencialmente, no sentido da resina para o dente, tendo em vista que o movimento no sentido contrário poderia causar "lascas" na restauração. Já durante a utilização das pontas e brocas, é necessário ter cuidado para não desgastar o esmalte do dente e, assim, expor o ângulo cavossuperficial.

▶ Dica clínica

As brocas multilaminadas para acabamento de resina composta são adaptadas em alta rotação, diferentemente das brocas de 12 lâminas para acabamento de amálgama, que são acopladas em baixa rotação.

▶ Pontas diamantadas

Existem pontas diamantadas de granulação fina (F) ou extrafina (FF) (Figura 11.2 A). As pontas de granulometria fina (46 micrômetros) são identificadas pela presença de um anel de cor vermelha, e as pontas de granulometria extrafina (30 micrômetros), por um anel de cor amarela em suas hastes. Existem *kits* para acabamento de resina composta pré-montados que contêm as principais pontas diamantadas presentes na rotina clínica (Figura 11.3). Nestes casos podemos indicar as pontas 3195 F e FF, 1190 F e FF, 3198 F ou 2135 F (KG Sorensen).

As pontas diamantadas, devido à característica de desgaste, podem produzir riscos na superfície da restauração, o que não sucede com o uso das brocas multilaminadas, graças à sua habilidade de corte. Deve-se, portanto, empregar primeiro as pontas diamantadas e, depois, as brocas multilaminadas; somente então se fará uso dos demais instrumentos de polimento.

▶ Dica clínica

Em restaurações como, por exemplo, as de classe IV, a texturização deve ser realizada durante o acabamento. Dependendo das características individuais de cada paciente, algumas características dentárias naturais, como os lóbulos e sulcos de desenvolvimento, sulcos horizontais e a própria textura superficial dental, devem ser ressaltadas nesta etapa.

▶ Brocas multilaminadas

São brocas Carbide produzidas com diamante natural e aço inoxidável e projetadas para ajustar, conformar e dar acabamento a diversos tipos de materiais restauradores. Possuem, na maioria dos casos, de 12 a 30 lâminas, as quais permitem alta precisão no corte (Figura 11.2 B). Também são apresentadas em diversos formatos, como, por exemplo, H48L (Komet) e 7103-1.2 (Carbil), sendo necessário escolher a broca que melhor se adapte ao caso.

▶ Discos abrasivos

Após as pontas diamantadas e as brocas, podemos utilizar os discos diamantados, os quais estão disponíveis em quatro granulações (grossa, média, fina e extrafina) que podem ser

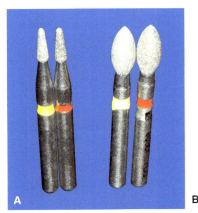
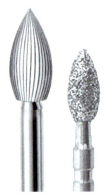
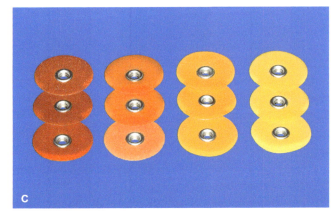

Figura 11.2 A. Pontas diamantadas 3118 F/FF e 2137 F/FF. **B.** Broca multilaminada e ponta diamantada. Observe as diferenças entre as pontas. **C.** Sequência de discos abrasivos da série Sof-Lex™ Pop-On laranja. Observe que as granulações dos discos abrasivos variam conforme a cor, diminuindo do laranja-escuro até o amarelo-claro.

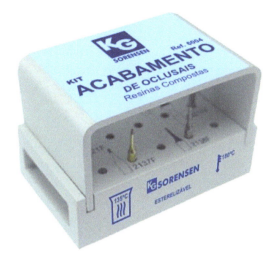

Figura 11.3 Exemplo de *kits* de acabamento pré-montados que contêm pontas diamantadas para acabamento de restaurações de resina composta em diversos formatos: bola, côncava, chama, pera, tronco-cônica longa, chanfro-tronco-cônica, cilíndrica e agulha. Este *kit* pode ser empregado para acabamento tanto de superfícies oclusais quanto lisas.

▶ Atenção

É importante salientar que, ao trocar de disco abrasivo, recomenda-se a lavagem com água abundante do conjunto dente/restauração, evitando, assim, "riscar" a restauração pela mistura dos grânulos de uma lixa aos de outra.

identificadas pelas cores. As granulações grossas e médias são indicadas para contorno; as finas, para acabamento; e as superfinas, para obtenção de um excelente polimento. É possível conseguir alto brilho e lisura superficial seguindo-se a sequência recomendada do abrasivo mais grosso até o superfino. A parte do disco que deve ser aplicada sobre a restauração é a áspera.

O sistema de discos sequenciais flexíveis é um dos mais apropriados para o polimento final de resinas compostas híbridas e de micropartículas; no entanto, sua utilização só é possível em superfícies convexas e planas.

Atualmente, existem no mercado sistemas para cada tipo de superfície. Um dos exemplos é o sistema de acabamento e polimento cujos discos estão disponíveis em duas séries: azul e laranja (Sof-Lex™ Pop-On – 3M ESPE, ver Figura 11.2 B), cada um apresentando diferentes tonalidades, variando conforme a granulação, e em dois tamanhos (3/8" e 1/2"). Os discos da série azul são indicados para superfícies labial/bucal/lingual, superfícies oclusais selecionadas e bordas incisais. Já os discos da série laranja são recomendados para áreas interproximais e superfícies bucal/mesial/distal. Apresentam um centro metálico que facilita o encaixe no mandril, que é específico para o sistema e deve ser acoplado em contra-ângulo. Trata-se de um sistema diferenciado que possibilita conseguir um alto grau de excelência na finalização da restauração.

▶ Pontas siliconadas

São borrachas abrasivas siliconadas que também se apresentam em diferentes formatos e granulações, com marcações de cores diversas na haste (Figura 11.4 A). Devem ser utilizadas sobre a superfície aplicando leve pressão e com movimentos intermitentes, o que reduz a produção de calor e potencializa a sua ação. Para as regiões de superfície livre, são indicadas as com formato de lentilha e torpedo, por serem mais planas. Tais pontas são acopladas a baixa rotação, podendo já estar acopladas a uma haste ou necessitar de um mandril específico. Cabe ressaltar que, para o seu uso, não é necessário empregar a pasta diamantada, pois ela neutralizaria a ação da própria ponta siliconada.

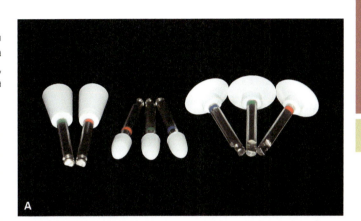

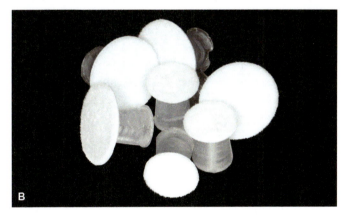

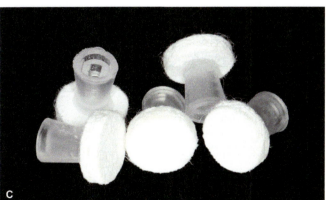

Figura 11.4 A. Pontas siliconadas de diferentes granulações (conforme a cor na haste) e de diferentes formatos: taça, côncavo e lentilha. **B.** Discos de feltro não impregnados de pasta diamantada. **C.** Discos de feltro impregnados de pasta diamantada.

▸ Discos de feltro

São discos utilizados para suportar pastas e abrasivos empregados no polimento de materiais restauradores e do esmalte dental (Figura 11.4 B). São flexíveis, proporcionando o polimento de superfícies irregulares ou curvas e melhor adaptação às margens dos dentes, além de dotados de sistema de encaixe rápido, que facilita seu acoplamento ao mandril específico.

Atualmente, alguns discos de feltro já dispõem de pasta diamantada para polimento na sua composição (Figura 11.4 C). É preciso estar atento, visto que, nesse caso, não será necessária a aplicação de pasta de polimento.

▸ Dica clínica

Em caso de substituição do disco de feltro, podem ser utilizadas escovas especiais de carbeto de silício para o acabamento.

▸ Pasta diamantada

As pastas de polimento foram desenvolvidas para alcançar um polimento atrelado a alto brilho em resinas compostas, não sendo indicadas para restaurações de amálgama. São produzidas a partir de ingredientes atóxicos, solúveis em água, especialmente selecionados para auxiliar na lubrificação durante o polimento, minimizando a geração de calor, e para facilitar a remoção ao final do tratamento.

As pastas possuem diamante micronizado e, a depender da marca comercial e da especificidade, variam de granulação extrafina (2 a 8 mícrons) a média (30 a 80 mícrons). São caracterizadas pela alta dureza, com a finalidade de atender às exigências de polimento e brilho de porcelana, esmalte dental, resinas e outros materiais restauradores.

Superfícies de fóssulas e fissuras

Estão incluídas nesse grupo as restaurações de classes I e II. Assim como nas restaurações de superfícies lisas, iniciam-se as etapas de acabamento e polimento pela remoção de excessos grosseiros, normalmente com aplicação de pontas diamantadas e/ou brocas Carbide multilaminadas.

▸ Brocas multilaminadas

Para a escolha adequada, a anatomia dental e a forma das brocas devem ser observadas, dando preferência para as formas ovaladas (H379/Komet®) quando o objetivo for o desgaste compensatório na região oclusal.

▸ Pontas diamantadas

Para melhor adaptação às superfícies, as pontas mais utilizadas são as 3118 F e FF, 3168 F e FF, que possuem formato de chama e pera, respectivamente, e ainda outras tronco-cônicas, como a 1112 F. Existem *kits* específicos para acabamento em regiões oclusais, pois reúnem pontas que, por seu formato, se adaptam melhor à região de fóssulas e fissuras, facilitando o ajuste oclusal e a remoção de excessos sem alterar a anatomia definida.

▸ Pontas siliconadas

Quando não há necessidade de ajuste oclusal ou refinamento de escultura dental, o acabamento da superfície oclusal deve ser executado apenas com pontas abrasivas siliconadas. Para as regiões de fóssulas e fissuras, as indicadas são as em formato de ogiva e taça (cônicas).

▸ Discos de feltro

Os mesmos utilizados para superfícies lisas podem ser aplicados; não faz diferença, já que todos os discos disponíveis comercialmente têm formato de lentilha, variando apenas no tamanho.

▸ Pasta de polimento

Assim como os discos de feltro, as pastas de polimento para superfícies lisas também podem ser aplicadas no acabamento de regiões de fóssulas e fissuras (Figura 11.5).

Notas clínicas

1. Ocasionalmente, o paciente pode apresentar uma restauração antiga de amálgama ou resina composta que não necessita de troca mas se encontra com manchamento superficial e textura inadequados. Nesses casos, um simples reparo com sessão de polimento pode revitalizar a restauração, sem a necessidade de troca.
2. Para obter melhor resultado no corte, tanto com brocas e pontas diamantadas quanto com discos abrasivos e pontas siliconadas, acione a alta e a baixa rotação, respectivamente,

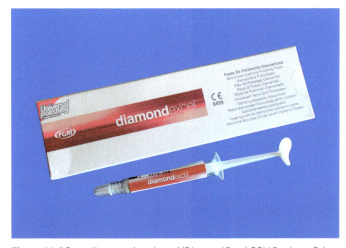

Figura 11.5 Pasta diamantada universal (Diamond Excel, FGM Produtos Odontológicos).

antes de fazer contato com a superfície da restauração; desative somente após o contato. Empregue pouca pressão e faça movimentos como os de um pincel. Evite imprimir pressões de corte transversal.
3. A vibração e o calor excessivos causados pelo uso de instrumentos de acabamento e polimento, seja em baixa ou em alta rotação, podem criar microtrincas ao longo da superfície da resina e produzir injúrias tanto para a restauração como para a estrutura dental; portanto, use refrigeração adequada e diminua a rotação do micromotor.

▶ Dica clínica

Não remova o lençol de borracha (dique) ao iniciar o acabamento mais grosseiro. Desse modo, evita-se lesão aos tecidos bucais, como as mucosas labial e lingual.

Considerações finais

É preciso ter em mente que o tempo pode influenciar o polimento obtido, de forma que as restaurações polidas apresentam superfície melhor após uma semana.

Quando os procedimentos de acabamento e polimento são realizados de maneira correta, os materiais restauradores, como o amálgama e a resina composta, podem promover grandes melhorias tanto na estética quanto nas propriedades mecânicas das restaurações. Há, para cada um dos materiais restauradores, uma forma correta de manipulação e uma técnica operatória adequada. Suas características essenciais também devem ser conhecidas pelo profissional, para que se possa obter sucesso no tratamento.

Referências bibliográficas

1. Rodolpho PAR, Cenci MS, Donassollo TA, et al. A clinical evaluation of posterior composite restorations: 17-year findings. J Dent. 2006; 34:427-35.
2. Rodolpho PAR, Donassollo TA, Cenci MS, et al. 22-year clinical evaluation of the performance of two posterior composites with different filler characteristics. Dent Mater. 2011; 27:955-63.
3. Larson TD. Why do we polish? Part one. Northwest Dent. 2011; 90:17-22.
4. Larson TD. Why do we polish? Part two. Northwest Dent. 2011; 90:31-8.
5. Watanabe T, Miyazaki M, Takamizawa T, et al. Influence of polishing duration on surface roughness of resin composites. J Oral Sci. 2005; 47:21-5.
6. Ferreira RS, Lopes GC, Baratieri LN. Direct posterior resin composite restorations: considerations on finishing/polishing. Clinical procedures. Quintessence Int. 2004; 35:359-66.
7. Carlén A, Nikdel K, Wennerberg A, et al. Surface characteristics and in vitro biofilm formation on glass ionomer and composite resin. Biomaterials. 2001; 22:481-87.
8. Aykent F, Yondem I, Ozyesil AG, et al. Effect of different finishing techniques for restorative materials on surface roughness and bacterial adhesion. J Prosthet Dent. 2010; 103:221-7.
9. Schätzle M, Land NP, Anerud A, et al. The influence of margins of restorations of the periodontal tissues over 26 years. J Clin Periodontol. 2001; 28:57-64.
10. Lesage B. Finishing and polishing criteria for minimally invasive composite restorations. Gen Dent. 2011; 59:422-8.
11. Bryant RW, Collins CJ. The finishing and early marginal fracture of clinical amalgam restorations. J Dent. 1989; 17:111-6.
12. Boyer DB, Edie JW, Chan KC. Effect of clinical finishing procedures on amalgam microstructure. J Dent Res. 1980; 59:129-133.
13. Cardoso M, Baratieri LN, Ritter AV. The effect of finishing and polishing on the decision to replace existing amalgam restorations. Quintessence Int. 1999; 30:413-8.
14. Türkün LS. Effect of re-use of a disposable micro-polisher on the surface of a microhybrid resin composite. Am J Dent. 2004; 17:279-82.
15. Venturini D, Cenci MS, Demarco FF, et al. Effect of polishing techniques and time on surface roughness, hardness and microleakage of resin composite restorations. Oper Dent. 2006; 31:11-7.
16. Cenci MS, Venturini D, Pereira-Cenci T, et al. The effect of polishing techniques and time on the surface characteristics and sealing ability of resin composite restorations after one-year storage. Oper Dent. 2008; 33:169-76.

12 Estética em Odontologia

Lisia Lorea Valente ▪ Patrícia dos Santos Jardim

Introdução

Atualmente, é cada vez mais constante a busca pelo sorriso perfeito. Por esse motivo, a estética, na odontologia, faz com que o profissional procure atualizar-se para executar novos procedimentos e técnicas. Os pacientes não mais aceitam dentes escurecidos e manchados, restaurações inadequadas, diastemas e sorriso gengival. A odontologia restauradora atual vive um dos melhores momentos, e a interação profissional–paciente tem constantemente se aprimorado.

Por meio de diferentes técnicas e materiais restauradores, a reprodução, ou mimetização, das características dos dentes naturais sempre foi um dos grandes desafios do cirurgião-dentista. Os esforços para atingir padrões adequados de perfeita reprodução dentária residem "simplesmente" em devolver a aparência natural aos dentes. Obter um "sorriso de novela" tem se tornado uma exigência entre jovens e adultos. No decorrer deste capítulo, estudaremos os requisitos necessários para alcançar a excelência de um sorriso considerado esteticamente ideal (Figura 12.1).

Análise facial

Antes de iniciarmos a análise dental, é necessário realizar um amplo estudo sobre a face, tendo como objetivo torná-la mais harmônica em relação ao plano dental. Dessa forma, faremos um exame frontal e de perfil do paciente por meio de pontos e linhas de referência, como posição dos olhos, nariz, lábios e mento.

Exame frontal | Linhas de referência

Linha interpupilar. É uma linha reta que passa no centro dos olhos e pode ser considerada correta quando paralela ao plano horizontal (Figura 12.2).
Linha média. É uma reta imaginária traçada verticalmente tendo como referência o centro da glabela, a ponta do nariz, o *filtrum* e o mento (Figura 12.3). Para apresentar um conjunto harmonioso da face, é necessário que essa linha seja centralizada e o mais perpendicular possível à linha interpupilar.[1,2] Podemos nos deparar com *desarmonias horizontais* (linha interpupilar e comissura labial) e com *desarmonias verticais* (linha média), que dificultam a estética odontológica. Nesses casos, porém, a escolha do melhor protocolo clínico a ser seguido deverá ser pautada pelo bom senso e decidida entre dentista e paciente.
Proporções faciais. Assim como nas linhas horizontais e verticais, a harmonia também deve estar presente nos terços faciais. São três os terços faciais, denominados superior, médio e inferior, que, ao serem divididos horizontalmente, devem apresentar tamanhos idênticos ou semelhantes. O terço

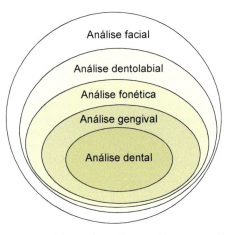

Figura 12.1 Esquema didático das análises estéticas na sequência em que serão descritas ao longo do capítulo.

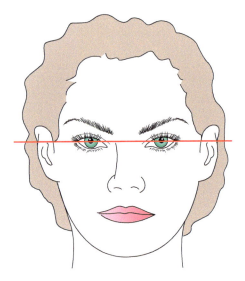

Figura 12.2 Desenho da linha interpupilar. É uma reta que passa pelo centro dos olhos.

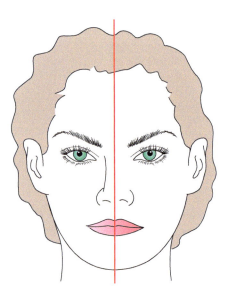

Figura 12.3 Desenho da linha média centralizada.

superior é a área localizada entre a linha do cabelo e a glabela; o terço médio, a área presente entre a glabela até a região subnasal; e o terço inferior, a área abaixo da asa do nariz (região subnasal) até a ponta do mento (Figura 12.4). Esta última desempenha um papel fundamental na determinação da aparência estética da face.[3,4]

Exame de perfil | Plano de referência (plano de Frankfurt)

Plano que se estende do ponto mais inferior da órbita até a parte superior do meato acústico ostial (pório).[5] Em posição normal, forma um ângulo de 8° com o plano estético – esse sim paralelo ao plano horizontal.

Perfil normal. Quando ocorre a união de três pontos de referência da face (glabela, subnasal e ponta do mento – pogônio), ocorre a formação de um ângulo aproximado de 170° (Figura 12.5).

Perfil convexo. Quando o paciente apresenta esse perfil, a angulação da união dos três pontos de referência apresenta-se reduzida, consequentemente notamos a convexidade da face (Figura 12.6).

Perfil côncavo. Ao apresentar um perfil côncavo, presume-se que a união dos três pontos de referência apresente uma angulação maior que 180° (Figura 12.7).

Linha-E ou plano de Ricketts. É uma reta que une a ponta do nariz à ponta do mento. Ela tem fundamental importância na análise de perfil e, juntamente com a avaliação dos lábios, determina o tipo de perfil de cada indivíduo. Para um perfil normal, é necessário que os lábios superior e inferior estejam distanciados, respectivamente, 4 mm e 2 mm da linha-E (Figura 12.8 A). O *ângulo nasolabial* é formado pela união de

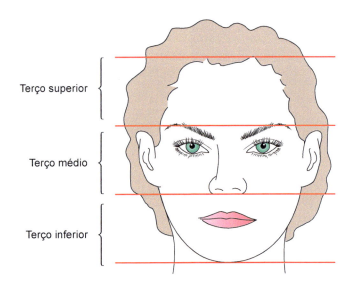

Figura 12.4 Desenho das proporções faciais nos terços superior, médio e inferior.

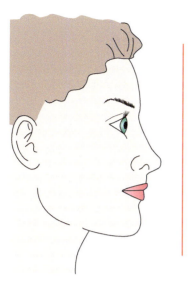

Figura 12.5 Desenho ilustrativo de perfil normal com angulação próxima a 170°.

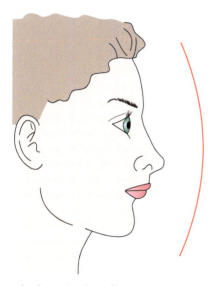

Figura 12.6 Desenho ilustrativo de perfil convexo, ou seja, com angulação menor que 180°.

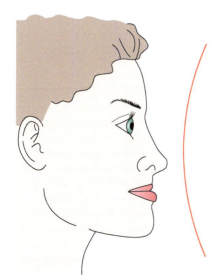

Figura 12.7 Desenho ilustrativo de perfil côncavo com angulação maior que 180°.

duas linhas, uma que tangencia a base do nariz e outra que tangencia a margem externa do lábio superior (Figura 12.8 B). Em um perfil normal, os ângulos variam, aproximadamente, de 90° a 95°, nos homens, e de 100° a 105°, nas mulheres.

▶ **Curiosidade**

Os indivíduos caucasianos apresentam uma distância média da linha-E em relação ao lábio superior de 7,5 mm e inferior de 5,2 mm. Já nos afrodescendentes, a linha-E se encontra a uma distância de 2,9 mm para o lábio superior e 0,3 mm para o lábio inferior.[5]

Lábios. Com base em seu formato, os lábios podem ser classificados em grossos (espessos), médios e finos. Em geral, o lábio superior deve apresentar a metade do tamanho do lábio inferior.
Filtro labial. É o centro da base do nariz (subnasal) à margem da base do lábio superior. Em geral, o filtro labial é de 2 a 3 mm mais curto que a altura da comissura labial, medida da base do nariz.[6]

▶ **Curiosidade**

Em pacientes jovens, observa-se um filtro labial menor que a medida citada devido ao crescimento acentuado do lábio superior. Com isso, incisivos centrais são bem mais visíveis em jovens que em adultos.

Já em adultos, um filtro labial curto gera uma inversão no lábio superior quando em repouso, o que gera aos olhos do observador uma imagem pouco atraente do ponto de vista estético.

Análise dentolabial

Segue-se agora a análise do terço inferior da face, ou seja, dos lábios e dentes especificamente; observaremos, portanto, o conjunto das proporções dentárias e do sorriso.

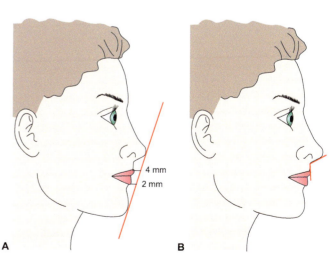

Figura 12.8 Imagem ilustrativa de linha-E ou plano de Ricketts (**A**) e ângulo nasolabial (**B**).

▶ Curiosidade

O sorriso ocorre pela ação muscular conjunta dos lábios e dos músculos perioculares. O *sorriso natural* ocorre graças à ação de músculos específicos (zigomático e orbicular), que se contraem ao máximo para elevação do lábio superior. Já o *sorriso artificial* ocorre quando o paciente é solicitado a sorrir. Nesses casos, os músculos não efetuam sua função em conjunto e, consequentemente, não promovem um sorriso natural.

Exposição dos dentes em movimento

As possíveis alterações no sorriso devem ser observadas durante uma conversa informal com o paciente e posteriormente anotadas na ficha clinicovisual de avaliação estética e autoavaliação (ao final do capítulo).[6]

Exposição dos dentes em repouso

Ocorre quando os dentes apresentam-se em máxima intercuspidação habitual (MIH) (ver Capítulo 18), o que leva os lábios a se tocarem levemente, ou seja, o terço incisal dos incisivos superiores é coberto pela área umedecida do lábio inferior. Um sorriso harmônico deve apresentar uma exposição entre 1 e 5 mm, sendo que, para mulheres, ocorre variação de 3 a 5 mm e, para homens, de 1 a 3 mm.[7,8]

▶ Curiosidade

Os incisivos superiores apresentam em média 3,4 mm de exposição em repouso nas mulheres e 1,91 mm nos homens. Em jovens a exposição permanece em torno de 3,37 mm, enquanto em indivíduos de meia-idade é de apenas 1,26 mm, devido à abrasão das bordas incisais e à redução do tônus muscular perioral.[8]

Borda incisal

De grande importância estética e funcional por tornar possível a desoclusão dos dentes posteriores durante os movimentos excursivos (ver Capítulo 18) e a fonação, a borda incisal deve estar localizada entre as porções seca e molhada do lábio, facilitando a análise estética e a harmonia do sorriso.[9]

Curva incisal e lábio inferior

Como regra, a curva incisal deve ser observada sempre frontalmente. Ela deve apresentar-se como uma curva convexa, seguindo a concavidade do lábio inferior durante o sorriso (Figura 12.9 A). Quando plana (Figura 12.9 B) ou invertida/reversa (Figura 12.9 C), temos um grande prejuízo à estética, resultando em um sorriso/rosto de aparência envelhecida ou que transmite sensação de tristeza.

A *simetria radial* é um conjunto que proporciona harmonia ao sorriso, vista normalmente em jovens. Esse conjunto abrange a convexidade da curvatura incisal, dentes com proporções ideais, sorrisos atraentes e incisivos centrais superiores dominantes.

Incisivos centrais superiores e lábio inferior

Os tipos de relação entre os incisivos centrais superiores e o lábio inferior são os seguintes:

- Contativa: quando há contato dos dentes superiores com o lábio inferior (Figura 12.10 A)
- Não contativa: quando não ocorre o contato dos dentes superiores com o lábio inferior (Figura 12.10 B)
- Cobertura: quando, ao sorrir, o lábio inferior recobre os incisivos superiores (Figura 12.10 C).

A *simetria horizontal* ocorre quando há perda da borda incisal e desaparecimento dos ângulos interincisais, situação comum em indivíduos idosos e que acaba por conferir ao sorriso um efeito desagradável.

Linha do sorriso

Também chamado de "cortina da boca", o sorriso expressa inúmeras sensações que nos diferenciam dos outros animais. Analisar o sorriso é tarefa bastante complexa. O cirurgião-dentista deve buscar melhorá-lo ou, no mínimo, mantê-lo agradável e harmônico. Como regra, o lábio inferior precisa acompanhar a curvatura dos dentes superiores. Podemos classificar a linha do sorriso em baixa, média e alta.[2,10–12]

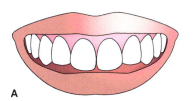 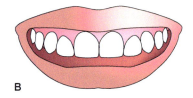 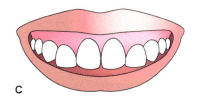

Figura 12.9 Desenho ilustrativo de curva incisal convexa (**A**), curva incisal plana (**B**) e curva incisal invertida/reversa (**C**) em relação ao lábio inferior.

- Sorriso alto: mostra a totalidade dos dentes superiores e ainda uma faixa do tecido gengival (Figura 12.11 A)
- Sorriso médio: mostra grande parte ou a altura total dos dentes superiores mais a ponta das papilas interdentais (Figura 12.11 B)
- Sorriso baixo: mostra menos de ¼ dos dentes superiores (Figura 12.11 C).

Chamamos de *sorriso agradável* a exposição completa dos dentes centrais superiores (incisivos centrais, laterais e caninos) e de cerca de 1 mm de tecido gengival.

O *sorriso gengival* se caracteriza pela exposição de tecido gengival superior a 3 a 4 mm, o que é considerado esteticamente desagradável. Alguns fatores podem provocar esse excesso de exposição do tecido mole, tais como: lábio superior curto, extrusão dentoalveolar anterior, desenvolvimento vertical excessivo da maxila superior.

Largura do sorriso

A exposição dos dentes durante o sorriso varia de indivíduo para indivíduo e deve ser levada em conta tanto na análise estética quanto na reabilitação. A depender do caso, são exibidos seis, oito, dez e até doze dentes no momento do sorriso (Figura 12.12).

Corredor labial, bucal ou vestibular

É o espaço escuro (espaço negativo) observado nos arcos dentais da cavidade bucal durante o sorriso. Localiza-se entre as bochechas e as faces vestibulares dos dentes superiores (Figura 12.13). Além de enfatizar a forma dos dentes devido ao brilho originado pela reflexão da luz, o corredor labial ou bucal dá ideia de progressão e diminuição da altura do sorriso. Essa ilusão de distância e profundidade concede harmonia e naturalidade ao sorriso.

Linha interincisal e linha média facial

Essas linhas servem de referência uma para a outra e, juntas, harmonizam o sorriso. Deve-se observar a verticalidade das duas linhas desconsiderando qualquer discrepância com relação à linha média facial (Figura 12.14).

Linha oclusal e linha da comissura

Deve-se observar o paralelismo entre o plano oclusal, a linha interpupilar, a linha da comissura e, por fim, o plano horizontal (Figura 12.15). Se estiverem dispostos em harmonia, a promoção do sorriso estético é facilitada.

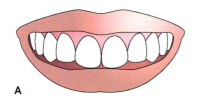 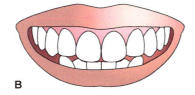 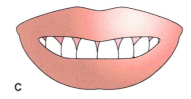

Figura 12.10 Desenhos ilustrativos do contato dos incisivos centrais superiores com o lábio inferior (**A**), do não contato entre eles (**B**) e de quando ocorre a sobreposição do lábio inferior aos incisivos centrais superiores (**C**).

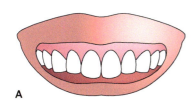 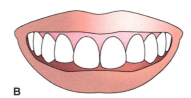 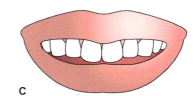

Figura 12.11 Desenho ilustrativo de sorriso alto (**A**), sorriso médio (**B**) e sorriso baixo (**C**).

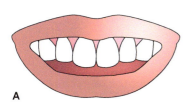 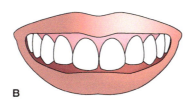 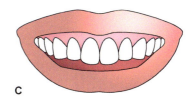

Figura 12.12 Imagem ilustrativa de sorriso com oito (**A**), dez (**B**) e doze dentes visíveis (**C**).

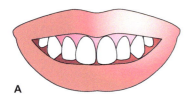 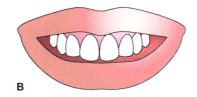 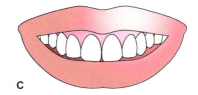

Figura 12.13 Imagem ilustrativa de corredor bucal normal (**A**), amplo (**B**) e ausente (**C**).

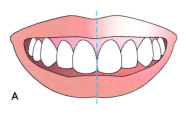 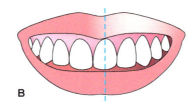 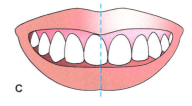

Figura 12.14 Imagem ilustrativa da linha média dental coincidindo com a linha média facial (**A**), de desvio da linha média dental para a direita (**B**) e de desvio da linha média dental para a esquerda (**C**).

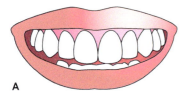 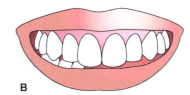 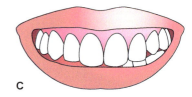

Figura 12.15 Imagens ilustrativas mostrando paralelismo entre a linha oclusal e a linha da comissura (**A**), desvio da linha oclusal para a direita (**B**) e para a esquerda (**C**) em relação à linha da comissura.

Análise fonética

A fonética é bastante afetada pela estrutura de dentes, lábios e língua. A ausência dental ou a deficiência dos lábios e da língua podem acarretar problemas na pronúncia dos sons de *m*, *e*, *f*/*v* e *s*, os quais devem ser observados durante a análise estética (ver ficha ao fim do capítulo).[6] Com a realização do teste fonético, pode-se avaliar o comprimento dental e, também, a dimensão vertical.[6,13,14]

O som de M

A pronúncia do som de *M* permite avaliar a dimensão vertical e o comprimento incisal.

Dimensão vertical. A abertura entre as arcadas dentais deve medir entre 2 e 4 mm para que se tenha uma pronúncia correta e esteticamente favorável.

Comprimento incisal. Estabelece a posição interoclusal, como também pode determinar a posição da mandíbula em repouso. Havendo uma exposição dental de 1 a 5 mm, o comprimento incisal pode ser considerado correto e esteticamente favorável.

O som de E

Além do comprimento incisal, esse método também avalia o comprimento dental dos outros dentes superiores.

Pacientes jovens. Borda incisal fica próxima do contato com o lábio inferior.

Pacientes idosos. Graças à reduzida tonicidade dos músculos periorais, a borda incisal dos incisivos superiores pode estar distanciada do lábio inferior.

Os sons de F e V

Permitem avaliar o perfil e o comprimento incisal. Para a produção desses sons, têm de ocorrer a aproximação e o contato dos incisivos centrais superiores com a borda vermelha do lábio inferior.

O som de S

Sua pronúncia permite avaliar a posição dental e a dimensão vertical. Percebe-se uma variável modificação no movimento mandibular (vertical e horizontal) para a pronúncia de tal som. É importante lembrar que não deve haver contato entre os dentes durante a sua produção.

Análise gengival

É preciso muito cuidado com o tecido gengival, pois quaisquer alterações podem influenciar significativamente a convivência do paciente. Alterações no tecido mole, como variações na cor, forma e arquitetura gengival, causam problemas estéticos, principalmente se a linha de sorriso do indivíduo for média ou alta. O contorno gengival deve, idealmente, ser paralelo à linha incisal, seguindo as orientações das linhas interpupilares e da comissura (linhas de referência horizontais).[12,15]

Características anatômicas

A gengiva é composta por gengiva livre, gengiva inserida e mucosa alveolar (ver Capítulo 17).

Gengiva livre. Estende-se da margem gengival até a junção cemento-esmalte. Apresenta a mesma altura do sulco gengival (1 a 2 mm).
Gengiva inserida. Localiza-se desde a gengiva livre até a junção mucogengival. Distingue-se da mucosa alveolar pela cor rosada.
Mucosa alveolar. Por ser bastante vascularizada, sua coloração é vermelho-brilhante.

Características anatômicas diferenciais

Cor. Quando saudável, o tecido gengival apresenta cor rosada; quando inflamado, torna-se vermelho intenso.
Pontilhado. Aproximadamente 40% da população exibem pontilhado semelhante a uma "casca de laranja".
Forma. A forma é determinada pela redução gradual da espessura gengival, da extremidade da gengiva inserida até a margem gengival livre.
Arquitetura. Comparada às áreas interproximais, na região vestibular, a gengiva é posicionada mais apicalmente.
Biotipo periodontal. O *biotipo espesso* normalmente está relacionado com uma exposição normal ou reduzida das coroas clínicas. O *biotipo fino* está associado principalmente com um aumento de exposição da coroa clínica.

Contorno da margem gengival

Paralelismo. Deve-se manter o nível gengival paralelo ao plano oclusal e às linhas de referência horizontais (linha interpupilar e linha da comissura). A ausência desse paralelismo pode repercutir negativamente na harmonia do sorriso. Para um bom efeito estético, o contorno gengival deve ser delineado pelas cervicais dos caninos e incisivos centrais superiores e paralelo à borda incisal e à curvatura do lábio inferior.[6]
Simetria. Incisivos laterais superiores devem se apresentar coronariamente à linha traçada a partir da margem dos caninos e incisivos centrais. Podem exibir contornos gengivais tanto mais apicais quanto mais coronais, não influenciando o resultado estético.

▶ Dica clínica

Geralmente os incisivos centrais superiores, bem como os caninos, apresentam margem gengival em posição mais apical quando comparada à dos incisivos laterais.

Zênite gengival. É considerado o ponto mais apical do contorno gengival. Quando na arcada superior, em geral localiza-se mais distalmente ao longo do eixo do dente (Figura 12.16). Exceção: incisivo lateral – zênite central.
Papilas. São os preenchimentos dos espaços dentais, sendo inseridos em diferentes porções, de acordo com o contato dos dentes vizinhos. Entre os incisivos centrais superiores, há uma papila mais alongada que a dos dentes adjacentes, com relação à posição do contato interproximal. É importante lembrar que a papila é guiada pelo contorno interproximal, mas uma distância menor que 0,3 mm (proximidade radicular) leva ao seu desaparecimento.

Análise dental

Tudo aquilo que pode ser tocado ou visto é dotado de forma; esta, por sua vez, reúne três atributos fundamentais: extensão, textura e cor. A partir de agora, evidenciaremos os traços mais importantes da região anterior do sorriso, com enfoque na forma dos dentes anteriores, superiores e inferiores da arcada dental.[3]

▶ Curiosidade

Se verificarmos a linha média e a interincisal, concluiremos que elas coincidem na maioria dos pacientes (70%). Por outro lado, se observarmos as linhas interincisais dos dentes superiores e inferiores, notaremos que a taxa de coincidência cai para apenas 25% dos indivíduos (Figura 12.17).[5]

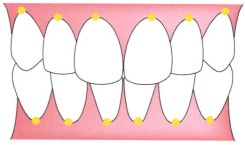

Figura 12.16 Imagem ilustrativa do zênite gengival (*pontos em amarelo*).

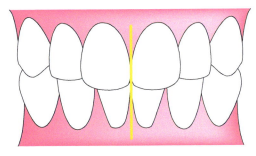

Figura 12.17 Ilustração das linhas interincisais superior e inferior.

Tipo dental

Existem três formas dentais básicas, que podem ou não ter correlação com sexo, classificadas em triangular, quadrada e ovoide (Figura 12.18). Segundo Fradeani,[6] as mulheres preferem a forma ovoide; já a triangular é a menos desejada pelos pacientes em geral. Devido às influências das leis da harmonia propostas por Williams em 1914, que relacionavam a forma da face com os incisivos centrais superiores,[16] os dentes podem, ainda, ser classificados em quadrados, ovais, afilados e mistos.[14]

Cor

Fenômenos de reflexão e refração são capazes de determinar a cor dental, que pode ser percebida e representada por três parâmetros: *matiz*, *croma* e *valor*. É perceptível aos nossos olhos que as cores dentais variam de acordo com a luz que recebem, ou seja, os incisivos centrais superiores aparentam ser mais claros que os outros dentes por serem os mais salientes da arcada dentária e, portanto, os mais expostos à luz.

Esses dentes, devido ao seu tamanho e brilho, tornam-se bastante importantes para a estética dental. Os incisivos laterais e pré-molares, por seu turno, apresentam o mesmo matiz dos incisivos centrais, mas, por situarem-se em local menos exposto à luz, acabam aparentando ser menos claros. Os caninos são os dentes que exibem o croma mais elevado, dando, por isso, a impressão de serem os dentes mais escuros da arcada. No Capítulo 10, encontram-se informações específicas sobre cor em odontologia e sobre efeitos ópticos como translucidez, opalescência e fluorescência.

Matiz. É o aspecto mais individualizado na cor. É considerado a cor básica do dente (vermelho, verde, azul, amarelo etc.). No caso de dois dentes com o mesmo matiz, aquele que estiver posicionado mais para vestibular parecerá mais claro devido à ilusão de óptica (incisivo central superior *versus* incisivo lateral superior).

Croma. Grau de pureza ou saturação de uma cor. No terço cervical do dente, há uma dentina mais evidente graças a um esmalte mais delgado, o que produz grande saturação de cor. Já no terço incisal, ocorre o contrário: existem esmalte espesso e alta translucidez.

Valor. Quantidade de cinza, brilho ou luminosidade do dente. Alto valor: branco. Baixo valor: preto.

Textura

Refere-se ao aspecto da superfície. Os dentes naturais possuem sulcos e cristas (lóbulos), que podem ser chamados de macro e microtexturas. Essas, por sua vez, são bastante visíveis em dentes jovens; em adultos (40 e 50 anos), porém, podem estar em número reduzido ou mesmo ausentes. As microtexturas, ou sulcos horizontais, também são conhecidas por periquimácias; as macrotexturas, ou sulcos verticais, dividem a vestibular dos incisivos centrais superiores em três lóbulos distintos (ver Capítulo 12).

Simetria e imagem especular

A simetria somente pode ser percebida quando relacionada com um ponto central hipotético ou em relação à linha média, podendo esta ser apreciada na análise facial ou dentofacial. A dominância e simetria dos incisivos centrais superiores, assim como a similaridade da forma e tamanho, refletem o sucesso estético do sorriso (Quadro 12.1). Entretanto, é difícil

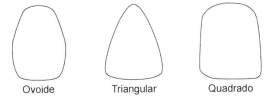

Figura 12.18 Desenho esquemático das três formas dentais básicas.

Quadro 12.1 Forma, tamanho e proporção de incisivos centrais e laterais e de caninos superiores.

Dentes superiores anteriores	Forma e contorno	Tamanho	Proporção
Incisivos centrais	Triangular, ovoide e quadrada	Largura: 8,3 mm a 9,3 mm Comprimento da coroa: 10,4 mm a 11,2 mm	Largura: 80% do comprimento
Incisivos laterais	Triangular, ovoide e quadrada	Largura: 6,4 mm Comprimento da coroa: 8,0 mm	Largura: 70% do comprimento
Caninos	Lóbulo central com proeminência acentuada	Largura: 8,0 mm Comprimento da coroa: 9,5 mm	Largura: 80% do comprimento

encontrar dois dentes idênticos; normalmente um é mais comprido que o outro ou mais largo, o que leva o cirurgião-dentista à utilização de um artifício – a ilusão de óptica.[6]

Proporções dentais

Para o planejamento estético das proporções dentais, pode-se utilizar como guia as grades de Levin, que se baseiam na teoria da proporção áurea. Essa teoria explica as relações entre as larguras dos dentes anteriores superiores, incluindo os incisivos centrais e laterais e os caninos (Figura 12.19).

▶ Áreas de contato interdental, ângulos interincisais e ameias

Áreas de contato. Os pontos de contato estão localizados de forma gradual mais apicalmente, desde os incisivos centrais até os caninos (Figura 12.20).
Ângulos interincisais (ameias incisais). Espaços formados, na região do terço incisal, entre as faces proximais incisais de dois dentes anteriores adjacentes (Figura 12.21).
Ameias cervicais. Quando presentes em dentes anteriores, se apresentam em forma de um "V" mais fechado (Figura 12.22).
Ameias oclusais. Em dentes posteriores, graças a uma maior espessura da papila e do tecido ósseo, o "V" das papilas é mais aberto (Figura 12.23).

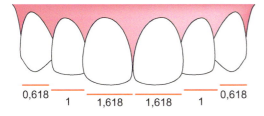

Figura 12.19 Proporção dental.

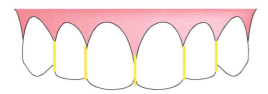

Figura 12.20 Imagem ilustrativa das áreas de contato (*em amarelo*).

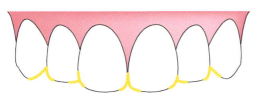

Figura 12.21 Imagem ilustrativa dos ângulos interincisais (*em amarelo*).

▶ Inclinação axial

A inclinação axial deve ser sempre comparada à linha média. Os dentes possuem distoinclinações apicais e mesioinclinações incisais. Se todos os dentes apresentarem essas inclinações, a composição dentária será mais agradável (Figura 12.24).

Posição e arranjo dental

O posicionamento dos dentes é obtido por três métodos diferentes: empírico, fonético e por meio dos marcos anatômicos.[14] É raro encontrar naturalmente um arranjo dental com alinhamento perfeito. Em uma composição ideal, os incisivos laterais permaneceriam dentro dos limites de duas linhas, que uniriam os incisivos centrais aos caninos tanto pela porção cervical quanto pela incisal (Figura 12.25).

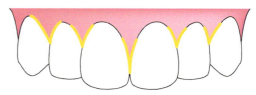

Figura 12.22 Imagem ilustrativa das ameias cervicais em dentes anteriores (*em amarelo*).

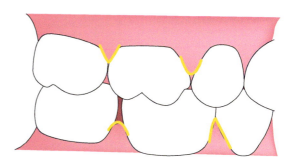

Figura 12.23 Imagem ilustrativa das ameias oclusais em dentes posteriores (*em amarelo*).

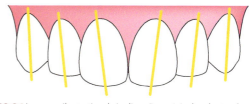

Figura 12.24 Imagem ilustrativa da inclinações axiais dos dentes (*em amarelo*).

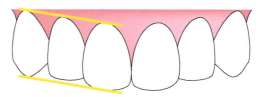

Figura 12.25 Ilustração demonstrando arranjos dentais esteticamente corretos.

Considerações finais

Apesar de a otimização estética do sorriso estar sendo cada vez mais explorada, ainda persistem muitas dúvidas que afetam constantemente o dia a dia do profissional. Por ser subjetiva, a beleza dificilmente pode ser bem definida. Poderíamos fazer a célebre pergunta:[3] se uma imagem vale mais que mil palavras, será que mil palavras conseguem explicar uma imagem? Dessa forma, ainda permanecem algumas incertezas, principalmente no que se refere a definições e conceitos do que seriam o belo e o estético. Para um resultado estético satisfatório, aconselhamos que o profissional se oriente pela correlação entre bom senso e idealização do aspecto funcional.

Referências bibliográficas

1. Llop DR. Technical analysis of clinical digital photographs. J Calif Dent Assoc. 2009; 37(3):199-206.
2. Rodrigues CDT, Loffredo LCM, Candido MSM et al. Influência de variações das normas estéticas na atratividade do sorriso. Rev Gaúcha Odontol. 2010; 58(3):307-11.
3. Camara CALP. Estética em Ortodontia: diagramas de referências estéticas dentárias (DRED) e faciais (DREF). R Dental Press Ortodon Ortop Facial. 2006; 11(6):130-56.
4. Gallao S, Santos-Pinto A, Faltin Júnior K et al. Impacto estético da proporção dentária anterior. Rev Inst Ciênc Saúde. 2009; 27(3):287-9.
5. Paiva HJ. Noções e conceitos básicos em oclusão, disfunção temporomandibular e dor orofacial. São Paulo: Santos; 2008.
6. Fradeani M. Reabilitação estética em prótese fixa: análise estética, uma abordagem sistemática para o tratamento protético. São Paulo: Quintessence; 2006. v. 1. p. 370.
7. Broadbent BH. Standards of dentofacial developmental growth. St Louis: Mosby; 1975.
8. Vig RG, Brundo GC. The kinetics of anterior tooth display. J Prosthet Dent. 1978; 39(5):502-04.
9. Dong JK, Jin TH, Cho HW, et al. The esthetics of the smile: a review of some recent studies. Int J Prosthodont. 1999; 12(1):9-19.
10. Mendes WB, Bonfante G. Fundamentos de estética em odontologia. 2ª ed. São Paulo: Santos; 1996. p. 174.
11. Garber DA, Salama MA. The aesthetic smile: diagnosis and treatment. Periodontol. 2000; 11:18-28.
12. Menezes Filho PF, Barros CHO, Noronha JAA, et al. Avaliação crítica do sorriso. Internat J Dent. 2006; 1(1):14-9.
13. Mello AT, Miyashita E. Análise oclusal no planejamento reabilitador estético. In: Odontologia estética: planejamento e técnica. Porto Alegre: ArtMed; 2007. Cap. 2, p. 23-51.
14. Rufenacht CR. Fundamentals of esthetics. Chicago: Quintessence; 1990.
15. Silva RC, Carvalho PFM, Joly JC. Planejamento estético em periodontia. In: Macedo, MSC, Baldaci Filho, R. Atualização clínica em odontologia. São Paulo: ArtMed; 2007. Cap. 10, p. 306-28.
16. Williams JL. A new classification of human tooth forms, with special reference to a new system of artificial teeth. Dent Cosmos. 1914; 56(5):627-8.

FICHA CLINICOVISUAL DE AVALIAÇÃO ESTÉTICA E AUTOAVALIAÇÃO

Nome do paciente: _____
Idade: _____
Data do exame: _____ / _____ / _____
Examinador: _____

AUTOAVALIAÇÃO ESTÉTICA

1. O que você gostaria de modificar em seu rosto e em seu sorriso?
_____
_____
_____
_____
_____
_____
_____
_____

2. Qual é a sua preferência?

- ○ *Dentes brancos e perfeitamente alinhados*
- ○ *Dentes com leves irregularidades*

ANÁLISE FACIAL | EXAME FRONTAL

1. Linha interpupilar versus horizontal:

- ○ *Paralela*
- ○ *Inclinada*   *Direita:* _____
  Esquerda: _____

2. Interpupilar versus linha média facial:

- ○ *Centralizada*
- ○ *Desviada*   *Direita:* _____
  Esquerda: _____

3. Linha comissura versus linha interpupilar:

- ○ *Paralela*
- ○ *Inclinada*   *Direita:* _____
  Esquerda: _____

ANÁLISE FACIAL | EXAME DE PERFIL

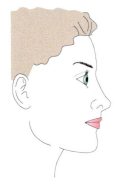
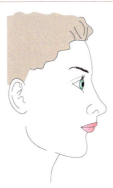
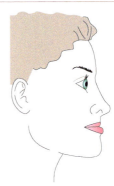

4. Perfil:
   ○ Normal   ○ Convexo   ○ Côncavo

5. Lábios:
   ○ Espessos   ○ Médios   ○ Finos

6. Linha-E:
   ○ Maxila – 4,5 mm   ○ Mandíbula – 2mm

ANÁLISE DENTOLABIAL

7. Linha interincisal superior versus linha média:

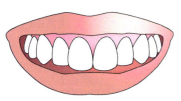
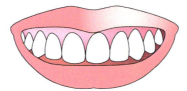
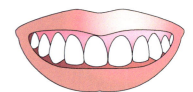

○ Coincidente   ○ Desviada para a direita   ○ Desviada para a esquerda

8. Exposição dos dentes em repouso:

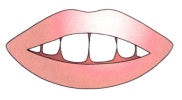
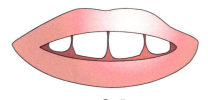
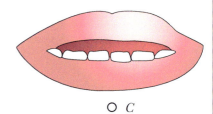

○ A   ○ B   ○ C

9. Curva incisal versus lábio inferior:

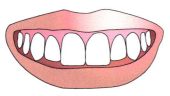
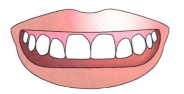
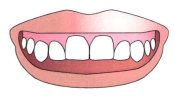

○ Convexa   ○ Plana   ○ Reversa

148

10. Relação entre dentes incisivos centrais superiores e lábio inferior:

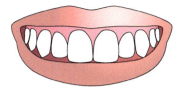 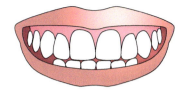 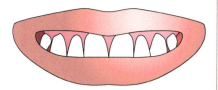

○ *Contativa* ○ *Não contativa* ○ *Cobertura*

11. Linha do sorriso:

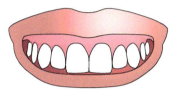 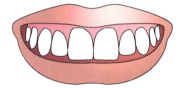 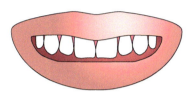

○ *Sorriso alto* ○ *Sorriso médio* ○ *Sorriso baixo*

12. Número de dentes visíveis (largura do sorriso):

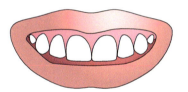 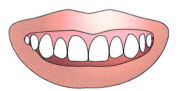 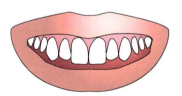

○ *6 a 8 dentes* ○ *10 dentes* ○ *12 a 14 dentes*

13. Corredor bucal (vestibular):

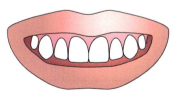 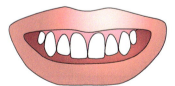 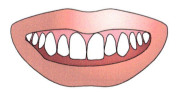

○ *Normal* ○ *Amplo* ○ *Ausente*

14. Plano oclusal versus *linha horizontal/comissura labial:*

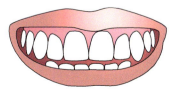 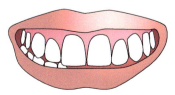 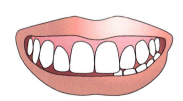

○ *Paralela* ○ *Inclinada à direita* ○ *Inclinada à esquerda*

ANÁLISE FONÉTICA

15. *Fonética do som de M*

- *Espaço de repouso interoclusal:* _____mm
- *Exposição dental:*   Máx.: _____

     Mín.: _____

16. *Fonética do som de F e V*

   Perfil incisal:

- *Borda vermelha do lábio*
- *Vestibular:* _____mm
- *Lingual:* _____mm

17. *Fonética do som de E*

- *Espaço interlabial ocupado pelos dentes superiores*
  - ◯ ≤ 80%: _____%
  - ◯ >80%: _____%

18. *Fonética do som de S*

- *Movimento mandibular:*
  - ◯ *Vertical*
  - ◯ *Horizontal*
- *Espaço interarcadas:*
  - ◯ *Ausente*
  - ◯ _____mm

ANÁLISE GENGIVAL

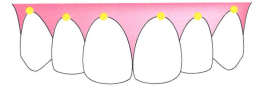 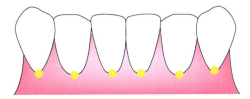

19. *Margens gengivais:*

   ◯ *Simétricas*   ◯ *Assimétricas*

20. *Zênites:*

   ◯ *Regulares*   ◯ *Irregulares*

21. *Papilas:*

   ◯ *Presentes*   ◯ *Ausentes*

22. *Biotipo:*

   ◯ *Espesso*   ◯ *Delgado*

ANÁLISE DENTAL

23. Tipo dental:

 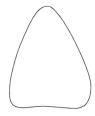 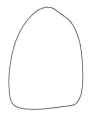

      ○ *Ovoide*   ○ *Triangular*   ○ *Quadrado*

24. Linha interincisal superior versus *linha interincisal inferior:*

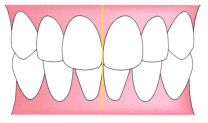 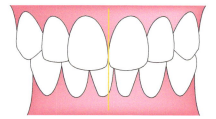 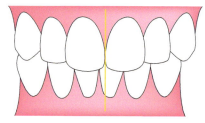

    ○ *Coincidente*   ○ *Desviada à direita*   ○ *Desviada à esquerda*

25. Textura:

- *Macro*
    - ○ *Não*
    - ○ *Leve*
    - ○ *Acentuada*
- *Micro*
    - ○ *Não*
    - ○ *Leve*
    - ○ *Acentuada*

26. Incisivos centrais superiores: forma, contorno e proporção

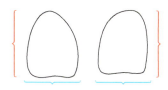

Largura: ___mm/*Altura*: ___mm

27. Relação oclusal

*Sobremordida (*overbite*):* _____mm
*Sobressaliência (*overjet*):* _____mm
Guia canina: _____mm
Guia incisal: _____mm

28. Dentes anteriores

- *Superiores:*

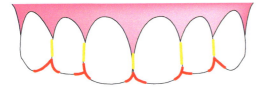

Áreas de contato:
_____
_____

Ângulos interincisais:

    ○ *Normais*   ○ *Anormais*

Arranjos dentais:

    ○ *Regulares*   ○ *Apinhados*   ○ *Diastemas*

- *Inferiores:*

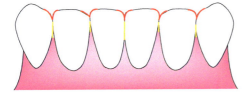

Áreas de contato:
_____
_____

Ângulos interincisais:

    ○ *Normais*   ○ *Anormais*

Arranjos dentais:

    ○ *Regulares*   ○ *Apinhados*   ○ *Diastemas*

Adaptado de Fradeani, 2006.[6]

13 Facetas Diretas de Resina Composta

Fernanda Valentini Mioso ▪ *Fábio Garcia Lima*

Introdução

Com o avanço dos sistemas adesivos e o progresso marcante dos materiais restauradores, as restaurações estéticas em dentes anteriores de forma direta e menos invasiva têm sido cada vez mais praticadas nos últimos anos. Procedimentos restauradores mais seguros, rápidos, agradáveis e conservadores, tanto do ponto de vista estético quanto do da saúde, também são frequentemente utilizados.

Essa evolução das formulações, a otimização das propriedades e o desenvolvimento de novas técnicas restauradoras para as resinas compostas justificam o enorme interesse de clínicos e acadêmicos pela chamada odontologia estética.

Atualmente existem diversas opções restauradoras para os dentes anteriores, sejam procedimentos diretos ou indiretos, envolvendo resinas compostas ou cerâmicas, situação que, muitas vezes, acarreta dificuldade ao cirurgião-dentista no correto diagnóstico de qual técnica e qual material seriam os mais adequados para cada situação clínica.

A atual *odontologia de mínima intervenção* preconiza que, para qualquer tipo de procedimento, o profissional deve, sempre que possível, optar pelo tratamento mais conservador, isto é, com maior preservação de estrutura dental sadia, visando ao bom prognóstico em médio e longo prazos não apenas em termos de estética, mas também em aspectos funcionais e biológicos. Essa orientação nos leva a concluir que devemos executar um minucioso plano de tratamento para cada caso clínico isoladamente (ver Capítulo 2).

Dentre as opções para restauração de dentes anteriores, a técnica de facetas de resina composta vem ganhando cada vez mais espaço, pois permite a correção de cor, a modificação de tamanho, volume e textura e o alinhamento dos dentes envolvidos, bem como é adequada a situações em que seja necessário criar ilusões para os observadores, a fim de proporcionar uma composição dentofacial mais harmônica.

Para tanto, é necessário que saibamos qual material deve-se empregar na técnica direta, suas características ópticas, vantagens e desvantagens. De forma simplificada, as resinas utilizadas para dentes anteriores são divididas em microparticuladas, micro-híbridas, nanoparticuladas e nano-híbridas, o que indica, *a priori*, diferentes comportamentos sob o aspecto estético e mecânico, conforme já discutido no Capítulo 10 (Quadro 13.1).

Mapa cromático

Diante do fato de que as resinas compostas são monocromáticas, a policromia em dentes anteriores pode causar algumas dificuldades na obtenção do padrão de cor adequado. A cor das resinas é dividida em três dimensões: matiz, croma e valor (já discutidos no Capítulo 10).

Quadro 13.1 Seleção da resina composta de acordo com suas características.

Características	Microparticulada	Micro-híbrida	Nanoparticulada	Nano-híbrida
Carga	0,01 a 0,04 mm	0,6 a 1,0 mm	5 a 20 mm	0,04 a 3,0 mm
Vantagens	Excelente polimento imediato;[1] vítreas e estéticas	Boa resistência; razoável manutenção do polimento	Maior lisura superficial;[4] manutenção do brilho[4]	Maior lisura superficial;[6] manutenção do brilho
Desvantagens	Fragilidade; perda do polimento; manchamento[2]	Dificuldade de manter e oferecer polimento superficial[3]	Custo; falta de avaliações clínicas em longo prazo[5]	Custo; falta de avaliações clínicas em longo prazo
Característica óptica	Bastante translúcida	Translúcida	Translúcida	Translúcida
Marcas comerciais	Durafill® VS (Heraeus Kulzer); Renamel® Microfill (Cosmedent®)	4 Seasons® (Ivoclar Vivadent®); Esthet-X® HD (Dentsply); Point 4™ (SDS Kerr); Vit-l-escence™ (Ultradent®); Amelogen Plus (Ultradent); Opallis (FGM)	Filtek™ Z350 XT (3M ESPE)	Grandio (VOCO) e Premise™ (SDS Kerr)

▶ **Atenção**

O valor constitui a dimensão mais importante, provocando sensações de profundidade ou aproximação, e é relacionado com a opacidade e a translucidez. Erros de valor comumente resultam em restaurações esbranquiçadas ou acinzentadas.

↑ Valor = mais translúcido e acinzentado.
↓ Valor = mais opaco e esbranquiçado.

Pode ser definido pela capacidade de absorção ou reflexão de luz do material. Pensar em valor é pensar em translucidez, opacidade e luminosidade.[5]

Tradicionalmente, a seleção de cor é guiada pelo método de comparação visual por meio de escalas convencionais, o que com frequência resulta na determinação imprecisa das cores, devido às deficiências técnicas das escalas e a fatores subjetivos inerentes às técnicas e ao observador.[7] Com o objetivo de contornar as variáveis do método convencional, aparelhos eletrônicos, como os espectrofotômetros, foram desenvolvidos e introduzidos no mercado.

As limitações das escalas de cores, mencionadas anteriormente, são:

- Cada sistema de resina composta tem um gráfico diferente de seleção de cor
- O material dos dentes da escala de cor não é semelhante ao das resinas compostas tampouco ao do dente natural
- Cada escala de cor foi fabricada a partir de um tipo de material e segundo determinada técnica, informações que deveriam ser fornecidas ao profissional
- As escalas de cores deveriam ser confeccionadas com o mesmo material restaurador a ser utilizado
- A espessura das amostras deveria ser semelhante à espessura do material usado na prática clínica, seguindo a estratificação natural
- Uma escala completa de cores deveria incluir amostras de esmalte e dentina de diferentes espessuras.

Aspectos para seleção da cor

Para a seleção da cor, devemos considerar os seguintes aspectos:

- Fazer a escolha da cor antes do isolamento absoluto e do preparo do dente
- Os dentes devem estar limpos e hidratados
- Posicionar-se em frente ao paciente, mantendo uma distância em torno de 50 cm do dente a ser observado
- O ambiente ao redor do paciente deve conter cores neutras
- A escolha deve ser feita de preferência à luz natural, com o refletor desligado.

Métodos para a escolha da cor

A escolha da cor da restauração pode ser realizada de três formas:

- Fazendo uso de uma escala de cores, sendo a Vita Classic a mais comumente utilizada
- Uma pequena porção de resina composta, colocada sobre a superfície vestibular do dente a ser restaurado (sem condicionamento e aplicação de sistema adesivo), deve ser polimerizada durante 30 segundos e umidificada com a saliva do paciente; feito isso, o próximo passo é comparar a cor da resina com a do dente (Figura 13.1)
- Para os casos mais desafiadores, como hipoplasia de esmalte, descalcificação ou fluorose, que dificultam a escolha da cor por não haver uma homogeneidade, recomenda-se que o profissional faça o "mapa cromático" do dente.[8] O mapa cromático é a reunião de todas as informações detalhadas das características individuais dos dentes, desenhados e anotados em um esboço dental (Figura 13.2).

Resina de efeito

Na tentativa de solucionar alguns problemas e tornar a restauração mais natural, podemos utilizar os pigmentos intrínsecos às restaurações (Quadro 13.2).

Os corantes consistem em resina composta tipo *flow*, em que a carga é substituída por óxidos ou pigmentos (Figura 13.3), possibilitando a reprodução da cor de acordo com cada caso clínico (Figura 13.4) e aumentando o número de tonalidades, o que, consequentemente, torna o aspecto das restaurações mais agradável.

A utilização de corantes opacos é indicada para mascarar pinos metálicos ou fundos muito escurecidos, bem como para caracterizar restaurações que apresentem manchas ou faixas esbranquiçadas e linhas de fratura ou bordos incisais evidentes (Figura 13.5).[9] As resinas translúcidas, por sua vez, são utilizadas com o objetivo de simular o esmalte tanto na face palatina quanto nas faces proximais, incisais e vestibular de restaurações anteriores (Figura 13.6).[9]

Quanto à intenção de modificar o tamanho ou a largura de um dente, existem alguns "artifícios" que discutiremos ao longo deste capítulo e que ajudarão o profissional a utilizar os materiais restauradores e as técnicas de ilusão óptica para devolver ao paciente dentes mais harmônicos, estéticos, agradáveis e naturais. No entanto, para esse fim, é necessário conhecer: (1) as características das diferentes regiões dentárias; (2) as particularidades individuais de cada dente (Figura 13.7); (3) as características cromáticas que um mesmo dente pode apresentar; e (4) as diferenças cromáticas entre dentes adjacentes (Figura 13.8).

Assim, quando utilizamos uma cor de corpo mais escura que a dos demais dentes, estamos simulando um dente mais estreito, o que o tornará menos proeminente. Já os terços

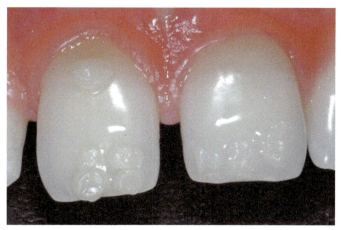

Figura 13.1 Confirmação da escolha de cor com pequenos incrementos de resina sobre o dente.

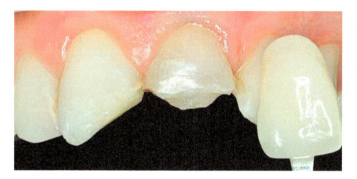

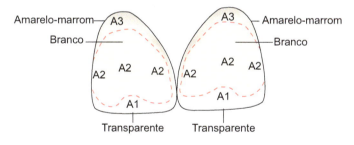

Figura 13.2 Esquema ilustrativo de um "mapa cromático" no qual são delimitadas as porções cervicais – geralmente mais saturadas –, região de corpo, proximais, borda incisal e as características individuais desejadas. Dessa forma, nele devem constar informações detalhadas do matiz, croma e valor, assim como da presença de trincas de esmalte, manchas, restaurações de resina composta e da individualização do dente.[9]

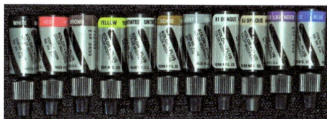

Figura 13.3 *Kit* de corante à base de resina *flow* – Kolor + Plus™.

Quadro 13.2 Uso de corantes na caracterização intrínseca das restaurações.

Corantes	Indicações	Regiões de uso
Branco	Simula opalescência	Manchas localizadas
Azul, cinza, violeta	Simula translucidez	Entre mamelões
Amarelo, amarelo-marrom	Aumenta o croma	Cervical
Laranja-amarelo, ocre	Simula ilusão de estreitamento	Proximais
Rosa, vermelho	Simula matiz gengival	Cervical

mesial e distal da face vestibular podem ser mais acinzentados que o terço médio, pois a cor cinza fica menos evidente, enquanto a cor mais clara dá a sensação de tamanho ou largura.[11] Por outro lado, a seleção de uma cor de corpo mais clara que a dos dentes adjacentes torna-os mais proeminentes e, portanto, mais largos. Os terços mesial e distal da face vestibular podem ser pigmentados com um tom mais claro que a área central, destacando os aspectos proximais e a largura do dente. A simulação de múltiplos pontos descalcificados no terço médio da face vestibular também promove sensação de maior largura. Diferenças na largura também são observadas quando existem dentes com comprimentos diferentes.[9]

Dessa forma, nas restaurações de dentes anteriores com resinas compostas, os atributos dos materiais restauradores que parecem ser mais importantes são: fluorescência, opalescência, cor e translucidez (ver Capítulo 10).

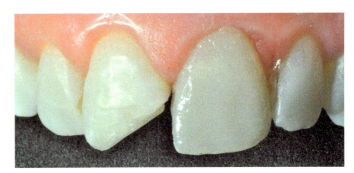

Figura 13.6 Inserção e espalhamento da resina composta translúcida superficial, formando uma camada de esmalte artificial translúcido e compondo a anatomia final.

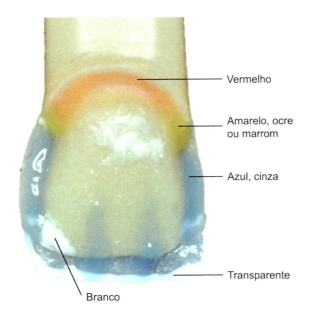

Figura 13.4 Indicação das regiões de uso de cada corante em um incisivo superior – vista frontal.

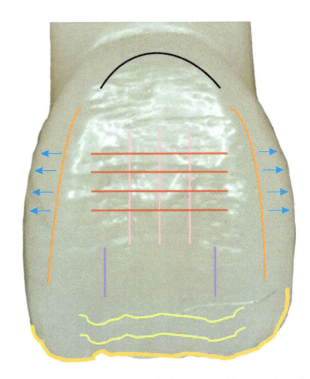

Figura 13.7 Mapeamento das regiões do dente: cervical (*linha preta*), vestibular (*traços vermelhos e cor-de-rosa*), proximal (*linhas laranja*), bordo mesial e bordo distal (*setas azuis*), sulco de desenvolvimento central (*traços roxos*), mamelões (*linhas amarelas*) e bordo incisal (*linha amarelo-escura*).

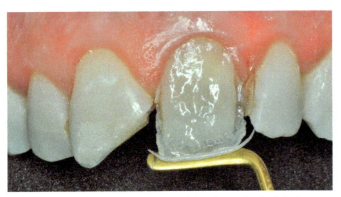

Figura 13.5 Uso de resina opaca para o efeito esbranquiçado do halo opaco incisal.

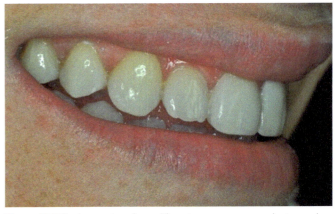

Figura 13.8 Sorriso mostrando os diferentes cromas que os dentes podem apresentar.

Atenção

- Características dos dentes jovens: translucidez típica no terço incisal com halo opaco; mamelões bem-definidos (Figura 13.9 A)
- Características dos dentes envelhecidos: diminuição do volume dental; abrasão do esmalte, reduzindo ou eliminando a textura; bordo incisal com diminuição ou eliminação dos halos opaco e translúcido; aumento do croma e diminuição do valor (Figura 13.9 B).

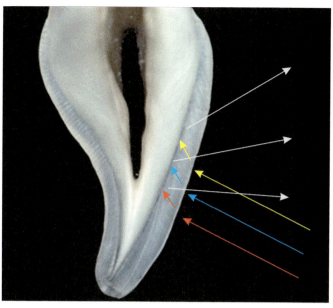

Figura 13.10 Reflexão natural dos dentes, na qual raios de fonte luminosa incidem na superfície dental, refratam pelo esmalte (de acordo com a sua espessura) e refletem na dentina para direções diferentes.

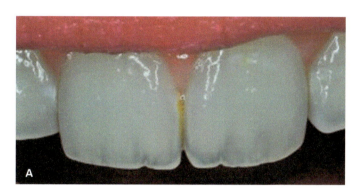

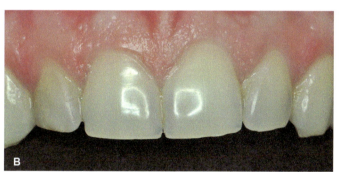

Figura 13.9 Exemplos de dentes jovens (**A**) e envelhecidos (**B**).

Estratificação natural

Para executar restaurações com uma aparência natural, é necessário compreender todos os parâmetros de cor, saturação, opacidade, translucidez, luminosidade e opalescência, já discutidas no Capítulo 10. Tal conhecimento contribui para que saibamos aplicar corretamente as diferentes camadas de resina composta presentes em um determinado sistema. Essa aplicação de diferentes camadas é denominada *estratificação* ou *técnica incremental* e consiste na reconstituição de restaurações em variados níveis, desde as mais simples, como as monocromáticas, até as mais complexas, como é o caso das facetas policromáticas, dotadas de diferentes opacidades e níveis de saturação no sentido vestibulopalatal e gengivoincisal.

e valores das resinas compostas, tornando possível, assim, reproduzir com naturalidade as variações ópticas do dente (Figura 13.10).

Uma das maiores dificuldades nas restaurações estéticas reside em selecionar as cores de resina a serem utilizadas, de forma que esta seja capaz de imitar o mais naturalmente possível a estrutura dental perdida. As variações de espessura do esmalte e da dentina ao longo do dente produzem diferentes regiões de luminosidade, já que modificam a refração de luz no esmalte e a absorção e reflexão de luz da dentina. A dentina é a responsável pelo matiz dental, e o esmalte, por sua vez, exerce importante papel na saturação e valor. Quanto maior a quantidade de esmalte, maior refração e menor reflexão de luz aos olhos do observador, o que, em espessuras exageradas, dá um aspecto "acinzentado" à restauração. Por outro lado, a pequena quantidade de esmalte em comparação ao natural faz com que o dente perca o seu aspecto vítreo e tridimensional.

Segundo o conceito de estratificação natural, o objetivo da restauração é reproduzir esmalte e dentina em espessuras condizentes com as encontradas naturalmente, permitindo a reprodução das características anatômicas e ópticas naturais do dente. Dessa forma, para que alcance com sucesso sua finalidade, as resinas para dentina devem apresentar opacidade suficiente e graduada em uma gama de diferentes cromas. O esmalte, por sua vez, deve apresentar variados níveis de translucidez.

Estratificação natural do dente

A observação das nuances e tonalidades do dente é imprescindível para que se escolham de forma apropriada os matizes

Estratificação com resina composta

A fim de otimizar a sua utilização, a aplicação de diferentes camadas de resina precisa seguir o princípio da estratificação natural, permitindo a construção sequencial do esmalte

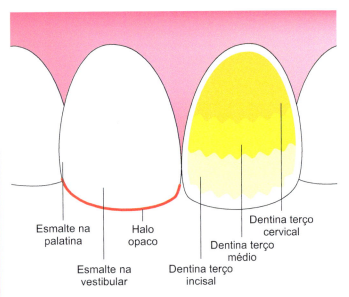

Figura 13.11 Ilustração de colocação da resina segundo a técnica da estratificação.

palatino/lingual, do corpo de dentina e do esmalte vestibular, bem como das áreas como bordo incisal e de regiões pigmentadas, sobre a resina composta de dentina e sob a resina composta de esmalte vestibular (Figura 13.11).

A substituição dos tecidos dentários ausentes (dentina e esmalte) por resinas compostas deve respeitar as mesmas propriedades ópticas do dente. É necessário que a dentina e o esmalte sejam substituídos por resina composta; para a dentina, de mesma cor, saturação e opacidade; para o esmalte, idêntica translucidez, luminosidade e opalescência.

Deste modo, a estratificação permite a obtenção de resultados satisfatórios não só em termos de cor, mas principalmente quanto à reprodução das propriedades ópticas dos dentes naturais, como translucidez e opacidade, sendo necessário conhecer as características ópticas dos materiais que utilizamos, bem como a técnica de colocação.

Indicações para facetas em dentes anteriores

- Dentes escurecidos para os quais o clareamento não foi efetivo ou não está indicado
- Dentes mal posicionados para os quais a ortodontia não está indicada
- Dentes malformados, ou seja, que apresentem alguma anomalia, como amelogênese ou dentinogênese imperfeita, porém sem grave comprometimento, não necessitando de coroas totais
- Amplas lesões de cárie na vestibular, principalmente quando resultarão em restaurações de classe III ou IV mesial e distal simultâneas, em que a resolução estética é mais difícil
- Reanatomização de dentes.

▶ Atenção

Diante de amplas restaurações pela mesial e distal de um dente anterior, restará apenas uma "ilha" de dente em forma de ampulheta no lóbulo central, o que praticamente inviabiliza a correção estética sem o uso de facetas. São as correções que encontram maior dificuldade para serem mimetizadas ao dente, pois devem seguir a estratificação em três regiões diferentes, ou seja, com três espessuras de esmalte diferentes e com diferentes cromas (terço cervical, terço médio e terço incisal).

Contraindicações das facetas diretas

- Alongamento de dentes em que a guia de protrusão se dá apenas na região restaurada
- Pacientes com bruxismo e impossibilidade de uso de placa noturna
- Hábitos traumáticos
- Oclusão topo a topo
- Higiene deficiente
- Doença periodontal
- Coroas com ampla perda de estrutura, principalmente no caso de dentes com abordagem endodôntica e restaurações médias a grandes de classe III ou IV (que envolvam mais que 50% da estrutura dental)
- Dentes vestibularizados para os quais a ortodontia está indicada e é possível
- Dentes muitos escurecidos nos quais a faceta não mascararia o escurecimento, estando indicados também clareamento ou procedimentos mais invasivos (coroa protética).

Vantagens das facetas diretas

- Menor desgaste da estrutura dental (em torno de 0,4 a 1,0 mm)
- Possibilidade de confecção da restauração em uma única sessão
- Facilidade de preparo
- Boa relação custo/benefício
- Não necessita da confecção de provisórios
- Ótimos resultados estéticos
- Facilidade de reparo com bons resultados se comparadas às facetas de cerâmica.

Limitações das facetas diretas

- Dentes muito escuros necessitam de preparo com maior desgaste em relação às cerâmicas para uso de opaco
- Dentes com grande giroversão e apinhamento, nos quais o desgaste seria muito significativo, inviabilizam o uso de facetas

- Dentes com alteração de posição para vestibular, pelo motivo citado anteriormente
- Pacientes fumantes ou pacientes que ingerem substâncias corantes, devido à alteração precoce de coloração que poderá ocorrer
- Pacientes com bruxismo (uma vez realizado o diagnóstico prévio, o paciente deverá obrigatoriamente fazer uso diário de placa miorrelaxante para proteção das restaurações)
- Como consequências da escovação e da ingestão de alimentos abrasivos, podem ocorrer manchamento e perda de polimento em médio/longo prazo e/ou os desgastes das restaurações; o paciente deve ser informado acerca dessas características inerentes à resina composta.

▶ **Atenção**

Como visto no Quadro 13.1, as facetas de resina composta, dependendo do tipo de material usado, perderão o polimento superficial, podendo sofrer manchamento na superfície, o que pode ser prontamente resolvido, na maioria dos casos, por meio de um novo polimento. Outro ponto importante é dar prioridade ao uso de adesivos hidrofóbicos, cuja solubilização e manchamento na periferia da restauração ocorrem em prazos maiores (ver Capítulo 8).

Etapas de diagnóstico

Como em qualquer tratamento odontológico, é imprescindível realizar um adequado diagnóstico do caso clínico para, então, decidir qual a melhor técnica e o melhor material a ser utilizado. Segundo Conceição,[10] para a confecção de facetas diretas de resina composta, alguns fatores devem ser considerados antes da execução das mesmas:

Expectativas do paciente. Devemos saber quais são as expectativas do paciente, além de suas características físicas e psíquicas, as quais direcionarão traços mais suaves ou marcantes de acordo com sua personalidade (forte, dinâmica, sensível ou pacífica). Pacientes de personalidade forte são aqueles cujos traços mais marcantes são determinação, intensidade, objetividade e expulsividade; os dinâmicos são extrovertidos, comunicativos e expansivos; os sensíveis são organizados, tímidos, perfeccionistas e reservados; e os pacíficos são conformistas, místicos, diplomáticos e apáticos. Tais conceitos são usados na técnica do *visagismo*, que visa criar uma imagem pessoal capaz de revelar qualidades individuais e interiores.

Nessa etapa é importante esclarecer as limitações e possibilidades dos tratamentos restauradores estéticos. E é também nessa etapa que realizamos a análise facial (tipo facial, simetria facial, linha média, ângulo nasolabial, linha E, sulco mentolabial), a análise dentolabial (espessura do lábio, contorno do lábio, perfil incisal) e a análise do sorriso (largura do sorriso), todas com auxílio de fotografias padronizadas, modelo de estudo e programas de computadores (Keynote®, Apple, EUA, ou PowerPoint®, Microsoft, EUA).

Esses programas, como desenho digital do sorriso (DDS) ou *digital smile design* (DSD), possibilitam a previsibilidade estética, por permitirem a criação de marcações digitais por meio de linhas e desenhos sobre fotos intraorais, do sorriso e da face do paciente. Isso facilita a visualização dos problemas estéticos e funcionais, e torna possível a apresentação desses problemas e de suas soluções ao paciente.

▶ **Atenção**

É de suma importância, a exemplo de qualquer tratamento estético, saber conduzir o paciente durante a anamnese e o exame clínico, para que ele consiga expressar suas expectativas. A fotografia pode, também, servir como ferramenta de *marketing*, pois o material fotográfico digital ou em papel, entregue ao final do tratamento, confere ao profissional a possibilidade de mostrar as etapas executadas. O paciente poderá, então, mostrar as fotografias a familiares e amigos.

Condição de saúde do paciente. É fundamental para a longevidade de uma reabilitação que o paciente esteja consciente sobre a necessidade de sua participação ativa no controle do biofilme bacteriano, por meio da higienização diária. Além disso, é importante que o profissional tenha capacidade de persuasão para estimular e instituir hábitos de higiene oral, bem como esteja disponível para fazer rechamadas desse paciente em intervalos, já discutidos no Capítulo 2. Nenhum tratamento reabilitador alcançará sucesso em um paciente sem boa saúde bucal.[10]

Oclusão. É de extrema importância, para a longevidade de uma restauração e para a saúde do sistema estomatognático, avaliar os contatos oclusais em máxima intercuspidação habitual (MIH) e nos movimentos excursivos da mandíbula (protrusão, lateralidade, guia canina, guia incisiva) e, assim, corrigir ou mesmo evitar o aparecimento de interferências oclusais ou contatos prematuros, que são nocivos para o sistema estomatognático (ver Capítulo 17).[10]

▶ **Atenção**

É relevante salientar que as resinas compostas e sistemas adesivos têm muito boa resistência à tração e à compressão, mas não ao cisalhamento, o que torna imperativo o aconselhamento ao paciente para que tenha o cuidado de não utilizar esses dentes para cortar alimentos mais duros, como maçã e pão não fresco, por exemplo.

Hábitos parafuncionais. Hábitos nocivos são negativos para a longevidade clínica de facetas, assim como para qualquer outro procedimento restaurador. Dessa forma, é fundamental que o profissional faça um correto diagnóstico da existência de tais hábitos e esclareça os possíveis danos, sejam eles mecânicos – como os que derivam, por exemplo, dos hábitos de roer unhas e morder lápis ou bombas de chimarrão –, sejam estéticos – a exemplo das consequências da ingestão de substâncias corantes ou do hábito de fumar.[10]

Morfologia gengival. Avaliar a altura do sorriso e o contorno gengival são medidas de extrema importância para a arquitetura final do sorriso. Em alguns casos, se fazem necessárias correções da harmonia gengival por meio de cirurgias periodontais, procedimentos comumente simples e que otimizam o resultado final (ver Capítulo 16).[10]

Condições dos dentes. Consiste em avaliar com atenção a condição dos dentes, englobando a causa da alteração de cor (intrínseca ou extrínseca), a posição e o alinhamento, a vitalidade pulpar, a presença de restaurações (deve-se avaliar o estado das restaurações antigas e, se necessário, fazer substituições), além de realizar a análise cuidadosa das condições periapicais previamente avaliadas por um exame radiográfico inicial.[10]

Escolha dos materiais e da técnica restauradora

As opções de materiais e técnicas restauradoras são bastante amplas; no entanto, cabe ao profissional fazer um diagnóstico clínico criterioso e individualizado, considerando os tópicos citados anteriormente e também a própria habilidade perante uma ou outra técnica.

Como já mencionamos, o cirurgião-dentista deve optar sempre pelo tratamento mais conservador possível, preservando o máximo da estrutura dental hígida. A escolha do material e da técnica restauradora de facetas se baseia em variadas classificações, que, por sua vez, se relacionam com os seguintes critérios:

Profundidade do preparo. A profundidade do preparo dental dependerá do grau de escurecimento do dente, podendo ser sem desgaste, quando o escurecimento for *parcial*,[10] motivando apenas uma leve asperização da superfície vestibular do dente com disco de lixa; com desgaste de esmalte, quando o escurecimento for *total*;[10] ou, ainda, com desgaste de esmalte e dentina, quando o escurecimento for *total com recobrimento incisal*,[10] envolvendo parcialmente a face palatina.

Extensão do preparo. A extensão do preparo poderá envolver a face vestibular *parcialmente*, sem o comprometimento do bordo incisal, ou *totalmente*, recobrindo o bordo incisal.[10]

Seleção da resina composta. Pode ser feita levando em consideração as propriedades físicas e mecânicas das mesmas. Geralmente para facetas em dentes anteriores, opta-se por resinas compostas micro-híbridas, nano-híbridas ou nanopartículas,[11,12] descritas anteriormente, que apresentam maior resistência mecânica, excelente translucidez e opalescência, além de exibir admirável lisura superficial após polimento, propiciando resultados estéticos e mecânicos bastante satisfatórios para facetas diretas de dentes anteriores. Ainda, dependendo do grau de escurecimento dental, podemos utilizar corantes e opacificadores para melhor caracterizar o aspecto final da restauração (ver Quadro 13.2).

Técnica restauradora. A reprodução morfológica e funcional de forma direta é geralmente a mais empregada; depende da habilidade do profissional em utilizar uma *matriz de acetato ou resina acrílica*,[10] que envolve a confecção de uma matriz antes da execução do desgaste dental, sendo utilizada quando o dente se encontra apenas com alteração de cor, e não de morfologia.

Muito se utiliza, também, a *guia de silicona*, uma matriz palatina baseada em um enceramento diagnóstico, que pode ser feita diretamente na boca do paciente ou a partir de um modelo de gesso[11,12] (ver Capítulo 10). É confeccionada com silicona de condensação ou adição rígida, a partir de uma moldagem prévia do enceramento diagnóstico; no processo, descarta-se a porção vestibular para obtenção de uma matriz palatina. Essa matriz serve como um auxiliar para a confecção do primeiro incremento de resina composta, que deve ser muito fino e transparente, a fim de manter os espaços necessários para a estratificação com as resinas opacas e translúcidas subsequentes. Após a fotopolimerização da resina e a remoção da matriz palatina, um anteparo de resina pode ser observado.[11,12]

Outra maneira de criar um anteparo para palatina é por meio da *técnica bidigital*, amplamente utilizada por ser mais simples, demandar menor tempo clínico e reduzir as etapas clínicas. É empregada com a mesma finalidade da matriz palatina de silicona, porém em casos pequenos, como, por exemplo, quando estamos diante de um único elemento dentário. Uma das grandes vantagens de se trabalhar com algum tipo de matriz é a segurança do correto posicionamento dos bordos incisais e proximais, onde, a partir da região palatina, outras camadas de resinas serão inseridas por meio da técnica incremental policromática.[11,12]

Instrumental necessário

A Figura 13.12 apresenta a relação de materiais básicos necessários para a confecção de facetas diretas de resina composta em todas as suas etapas: preparo dental; isolamento do campo operatório; condicionamento da superfície; inserção da resina composta; acabamento e polimento.

Sequência clínica | Técnica da silhueta

Preparo dental

▶ **Fatores que influenciam o preparo**

- Grau de escurecimento
  ○ Quanto mais escuro for o dente, maior será a necessidade de uso de um opacificador e, portanto, mais invasivo será o preparo

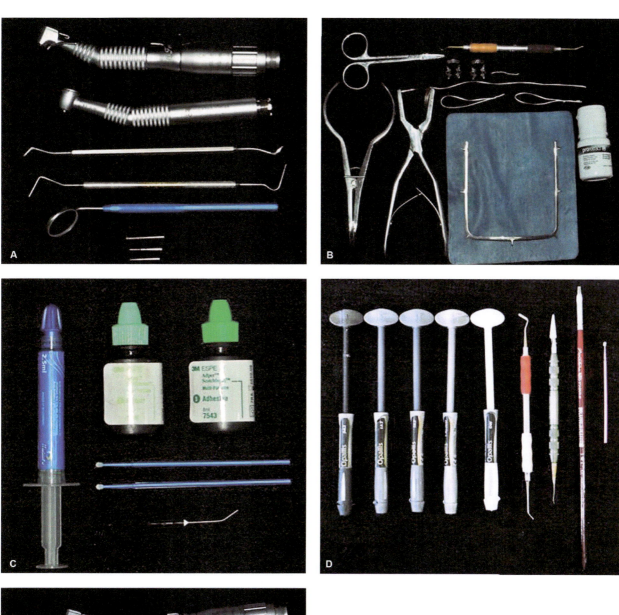
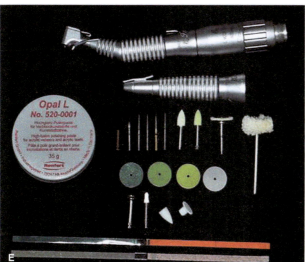

Figura 13.12 Mesa clínica dos materiais básicos necessários para a confecção de facetas. **A.** Preparo dental: caneta de baixa rotação, caneta de alta rotação, recortador de margem gengival, sonda milimetrada e pontas diamantadas esféricas (1012 ou 1014) e tronco-cônicas de extremidade arredondada (2215 ou 4138). **B.** Isolamento do campo operatório: material para isolamento absoluto, dique de borracha, arco, grampos 206 a 209, fio dental, fio retrator e tesoura clínica. **C.** Condicionamento da superfície: ácido fosfórico, *primer*, adesivo, *microbrush*. **D.** Inserção da resina composta: *kit* de resinas escolhido, espátulas metálicas para inserção de compósito, pincel de ponta chata, *microbrush*. **E.** Acabamento e polimento: micromotor, contra-ângulo e peça reta, tiras de lixa para resina, discos de lixa, pontas siliconadas, discos de feltro, pasta para polimento, pontas diamantadas da série dourada.

- É interessante sempre considerar a possibilidade de clarear o dente antes, para minimizar o desgaste dental
- Inclinação do dente
  - Quando não for possível alinhar o dente por ortodontia, pode-se utilizar facetas para operar pequenas correções
- Espaços entre os dentes
- Altura da linha do sorriso
  - Quanto mais gengival for o sorriso, maior deve ser a preocupação com o terço cervical da faceta, zona de maior croma e que estará em evidência
- Áreas estática e dinâmica de visibilidade
- Tipo de dente e localização na arcada
- Necessidade de modificação para ilusão dimensional.

Técnica de preparo

A sequência clínica do preparo dentário de acordo com o método da silhueta encontra-se ilustrada na Figura 13.13.

Isolamento do campo operatório

É importante lembrar que, antes do isolamento absoluto, é necessário fazer o registro da cor, caso tal procedimento não tenha se concretizado antes do preparo do elemento dentário, respeitando os preceitos citados anteriormente (Figura 13.14). Para facetas de dentes anteriores, o isolamento absoluto modificado permite a visualização da morfologia dos dentes adjacentes e do contorno gengival, facilitando as etapas restauradoras (Figura 13.15). Para longevidade e bom prognóstico das facetas, é essencial obter um campo seco e livre de umidade. Para tanto, o sugador deve estar sempre na boca, acompanhado de rolos de algodão e fio retrator. Uma outra alternativa reside em executar o isolamento relativo por meio de fio retrator – que deve estar posicionado no sulco gengival –, afastador de lábios e bochechas, algodão e sugador (ver Capítulo 5).

Condicionamento da superfície

O protocolo clínico do condicionamento da superfície com sistema adesivo de três passos, recomentado para facetas, é apresentado na Figura 13.16.

Inserção da resina composta

Os fabricantes disponibilizam uma enorme diversidade de espátulas para inserção de resina composta, ficando ao critério do operador escolher as que mais se adaptam, considerando sempre que, por se trabalhar em alguns momentos com diminutos incrementos, os instrumentos devem ser delicados e precisos. O uso de espátulas flexíveis é altamente indicado para acomodar os incrementos de resina composta, bem como o emprego de pincéis de pelo macio, com largura adequada à necessidade de precisão (Figura 13.17).

▶ **Atenção**

Quando necessário, pode ser usada mais de uma cor de resina composta, tanto para dentina quanto para esmalte. Se assim for, é interessante que a transição entre uma cor e outra seja gradativa. Para tal, o primeiro incremento deve ter seu término em bisel, e então o subsequente é aplicado sobre o primeiro, nessa região biselada.

Acabamento e polimento

▶ **Texturização**

Existem peculiaridades morfológicas naturais na superfície dos dentes, conhecidas como micro e macrotexturas.[10]

Microtexturas são minúsculos sulcos, em sua maioria horizontais, normalmente encontrados em dentes jovens (Figura 13.18). Originam-se da aposição de esmalte durante a amelogênese (estrias de Retzius) e normalmente diminuem ou desaparecem em pacientes adultos entre 40 e 50 anos.[9]

Já as *macrotexturas* consistem em sulcos e convexidades na superfície dental. Os sulcos de desenvolvimento, que somam dois na vestibular de dentes anteriores, são regiões côncavas que dividem os três lóbulos de desenvolvimento, por sua vez, convexos (Figura 13.19).[10] A texturização pode ser executada já durante os incrementos de dentina e esmalte, principalmente com o uso de pincéis e/ou aplicadores tipo *microbrush*. Quando necessário, pode ser executada com pontas diamantadas da série dourada, montadas em contra-ângulo e em baixa rotação, com adaptadores, bem como com o uso de pontas abrasivas siliconadas.

▶ **Atenção**

Em restaurações estéticas, devemos lembrar que a presença simultânea dessas duas texturas, quando atreladas à correta estratificação, dá à restauração propriedades ideais para a reflexão da luz.

▶ **Polimento**

A sequência clínica do acabamento e polimento da faceta está ilustrada na Figura 13.20.

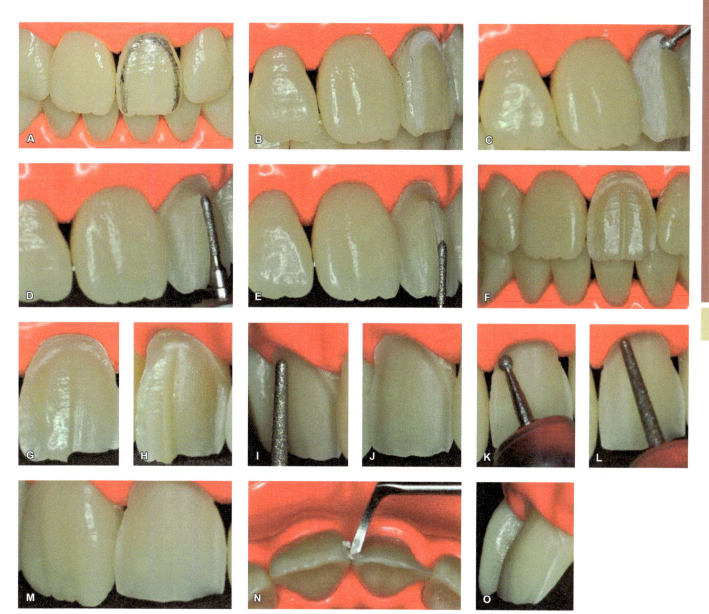

Figura 13.13 Sequência clínica para confecção do preparo dentário. Primeiramente, determina-se com grafite a periferia do preparo cavitário na vestibular do dente (**A**), podendo-se estender 0,5 mm subgengivalmente; com uma ponta diamantada esférica nº 1012, executa-se uma canaleta em "esmalte" com profundidade mínima de 0,2 mm e máxima de 0,6 mm (**B**); em seguida, estende-se para a face proximal, o que favorecerá o resultado estético final, pois não permite a visualização da interface dente/restauração visto pelas ameias proximais (**B** e **C**); a seguir, com uma ponta diamantada tronco-cônica nº 2215, efetua-se um ou dois sulcos de orientação vestibular no sentido gengivoincisal, com profundidade de 0,2 mm a 0,6 mm (**D**); é importante acompanhar as inclinações na coroa, que normalmente são duas: uma no terço cervical e outra nos terços médio/incisal (**D** e **E**); após a confecção dos sulcos de orientação (**F**), os mesmos devem ser unidos com uma ponta diamantada tronco-cônica nº 4138 até desgastar toda a estrutura intermediária, deixando-a bem lisa e sem irregularidades (**F** a **J**); o preparo deve ter o término em chanfro e executado com ponta diamantada de diâmetro equivalente ao desgaste necessário (a própria 4138 pode fazê-lo), propiciando melhor adaptação e integridade marginal das facetas, além de proporcionar uma espessura vestibular de resina suficiente e sem sobrecontorno (**K** a **M**); após o uso dos instrumentos rotatórios, é altamente recomendável que se utilizem recortadores de margem gengival no ângulo cavossuperficial, exceto à margem cervical, para remoção de prismas de esmalte sem apoio de dentina, que podem trincar até mesmo com a contração de polimerização da resina composta (**N**); por fim, a vista lateral de como deve estar a faceta ao final do preparo (**O**).

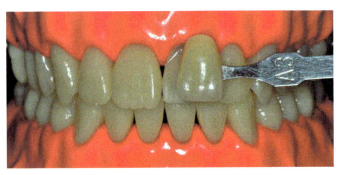

Figura 13.14 Escolha da cor usando a escala Vita Classic.

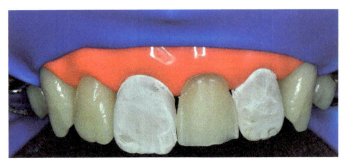

Figura 13.15 Isolamento absoluto modificado, de canino a canino, para restauração do incisivo central superior, deixando as margens gengivais livres para o procedimento restaurador.

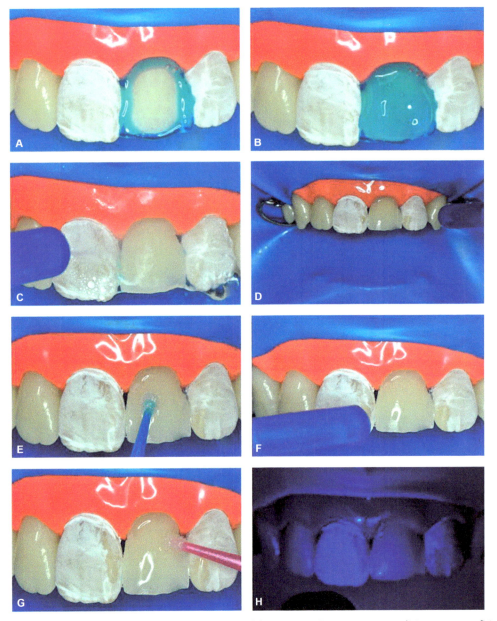

Figura 13.16 Condicionamento da superfície com sistema adesivo convencional de três passos. Primeiramente, condiciona-se a superfície com ácido fosfórico a 37% por 30 segundos em esmalte (**A**) e, se for o caso, por 15 segundos em dentina (**B**), lavando em seguida com *spray* ar/água pelo mesmo tempo do condicionamento (**C**); logo após, seca-se com cuidado a superfície do dente (**D**), principalmente quando houver exposição da dentina, mantendo certo molhamento superficial (ver Capítulo 9). O próximo passo consiste em aplicar o *primer* com auxílio do *microbrush*, conforme as instruções do fabricante (**E**). Com um jato de ar, volatiza-se o solvente a uma distância de 20 cm por 10 segundos, de forma indireta (**F**). A seguir, aplica-se o adesivo de uma a duas vezes (**G**), cuidando para não formar uma camada muito espessa e nem espalhar adesivo para áreas indesejadas, para, então, fotopolimerizar por 20 segundos (**H**), por isso a importância de não esquecer o isolamento dos dentes vizinhos com matriz transparente ou com fita veda-rosca previamente ao condicionamento.

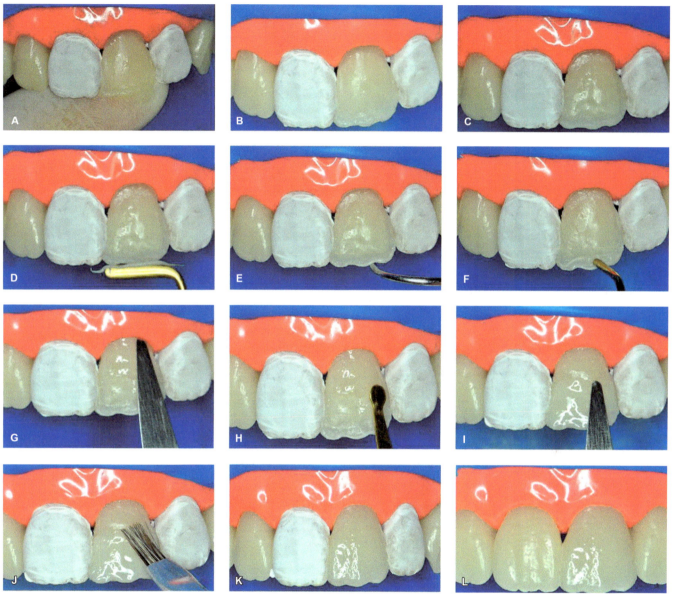

Figura 13.17 Sequência clínica da aplicação estratificada de resina composta. Inicia-se a inserção da resina composta pela conformação da palatina e da incisal (**A** e **B**), seguida da aplicação do agente opacificador, quando usado, sobre toda a região que estiver escurecida. Logo após, prossegue-se com a aplicação da resina composta de dentina, obedecendo à estratificação natural do dente, tanto em espessura quanto em largura e altura (**C**). Neste momento, é importante verificar se os outros dentes apresentam os mamelões dentinários bem-definidos, para que sejam mimetizados na faceta; para tanto, deve-se usar resinas compostas de efeito, reproduzindo a borda incisal translúcida (**D** e **E**). Normalmente, a tendência de uso de corantes segue o esquema já demonstrado. Prossegue-se a estratificação natural com a resina de dentina (**F** a **H**) para que, então, a última etapa seja a aplicação da resina composta de esmalte e translúcida no terço incisal da face vestibular, quando adicional fluorescência for necessária (**I** e **J**). Todos os incrementos devem ser polimerizados por, pelo menos, 20 segundos, ou conforme instruções do fabricante da resina composta, resultando em uma restauração esteticamente satisfatória antes mesmo do acabamento e polimento (**K** e **L**).

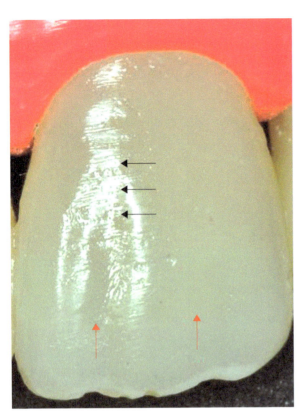

Figura 13.18 Microtexturas (*setas horizontais*) e macrotexturas (*setas verticais*).

Quadro 13.3 Modificações por meio de ilusão óptica.

Aumento da largura e/ou redução do comprimento
Separação dos três planos da face vestibular no sentido apicocoronal
Clara convexidade do terço cervical
Aplainamento da face vestibular no sentido mesiodistal
Clara indicação para palatal no terço incisal
Evidenciação das linhas e cristas horizontais

Redução da largura e/ou aumento do comprimento
Separação mínima nos três planos da face vestibular no sentido apicocoronal
Aumento da convexidade da face vestibular no sentido mesiodistal
Arredondamento na borda incisal distal a partir do terço médio do dente
Evidenciação das linhas e cristas verticais

parte a reflexão de luz lateralmente, modificando a percepção visual do objeto. Para representar dentes mais largos ou mais estreitos, basta modificar o contorno ou silhueta no sentido horizontal do dente. Pigmentação escura nas proximais cria a ilusão de um dente mais estreito; já a diminuição de pigmentação na área interproximal resulta em um dente aparentemente mais largo. Da mesma forma, a ilusão de comprimento, dentes mais curtos ou mais largos, também se consegue pela alteração do contorno ou silhueta, redirecionando a reflexão de luz no sentido vertical do dente. Dentes mais curvos na vestibular parecem menores, enquanto dentes mais planos parecem maiores. Dentes mais claros parecem maiores, ao passo que dentes mais escuros parecem menores.

Cuidados pós-tratamento

As etiologias que normalmente mais causam o manchamento das restaurações de resina composta são: a penetração, através da superfície, de pigmentos oriundos de refrigerantes à base de cola; o uso de antisséptico bucal e tabaco; e a impregnação por íons metálicos. A prevenção se dá por meio do controle da dieta, da higiene oral e do uso prudente de substâncias pigmentantes.

A interface dente-restauração também constitui um local suscetível ao manchamento, principalmente quando adesivos hidrofílicos foram aplicados (convencionais de dois passos ou autocondicionantes de um passo), devido a sua maior solubilidade e consequente penetração de corante na interface dente/restauração.

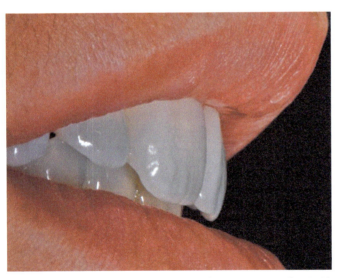

Figura 13.19 Outro ângulo de visualização das macrotexturas (verticais). Sulcos de desenvolvimento entre os lóbulos, principalmente no terço incisal.

Ilusão óptica

A ilusão óptica é uma técnica operatória que possibilita ao profissional a remodelação estética do sorriso guiada por princípios de ilusão óptica, pela qual é possível, mediante alguns truques, obter resultados satisfatórios com previsibilidade (Quadro 13.3).

Por intermédio dessa técnica, podemos iludir os olhos do observador quanto à largura e ao comprimento dos dentes. A forma de silhueta possibilita essa ilusão por desviar em

Um novo polimento nem sempre é suficiente para remover tais pigmentos, pois eles podem estar em uma profundidade superior ao alcance desse procedimento, sendo indicado, então, o reparo da restauração na região afetada. Nesse caso, o mapeamento prévio do uso de diferentes resinas compostas e corantes, que constam da ficha clínica do paciente, é extremamente importante para que, também no reparo, a estratificação do material restaurador siga o padrão já executado.

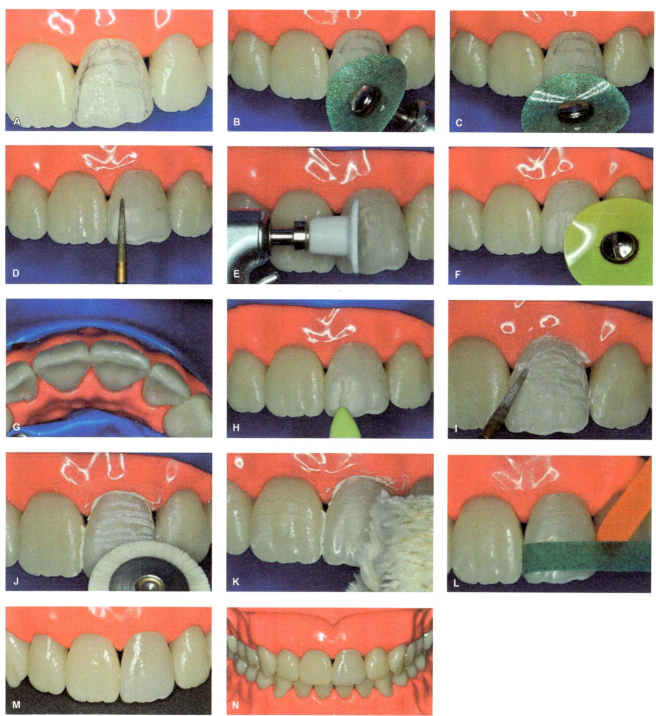

Figura 13.20 Sequência clínica do acabamento e polimento da faceta de resina composta. Inicia-se o acabamento com a demarcação com grafite (**A**) das áreas de espelho, que servem de guia, e deve ser feito com instrumentos abrasivos rotatórios, em uma sequência decrescente quanto ao tamanho dos grânulos. Discos de lixa acoplados ao contra-ângulo devem ser usados seguindo a sequência indicada pelo fabricante, normalmente dividida por cores, indo do mais escuro para o mais claro. O uso de pastas polidoras nesta etapa é dispensável, pois o escalonamento abrasivo se dará pela sequência das lixas, bem como a dissipação de calor não será necessária se os movimentos forem intermitentes, tendo em vista que a flexão dos discos nos permite a aplicação de uma força adequada. Durante toda a etapa de polimento, os instrumentos devem ser aplicados em direções correspondentes às áreas de espelho da estrutura dental (**B** e **C**). É importante prestar atenção especial aos dentes que apresentem bastante caracterização anatômica, pois, se usarmos lixas muito abrasivas, esta será removida, sendo necessário refazê-la com pontas douradas (**D**), siliconadas (**E** e **F**) ou diamantadas da série FF (**G**) e, logo após, dar sequência ao uso dos discos de lixa (**H**); o ideal, então, é começar pelas lixas intermediárias do *kit*, estando as mais abrasivas indicadas apenas para acabamentos mais grosseiros. Em uma vista incisal, é possível visualizar os sulcos de desenvolvimento (**I**). O uso de feltros já impregnados de polidores ou associados com uma pasta polidora fina é altamente indicado para concluir o polimento e aumentar o brilho da restauração (**J** e **K**). O uso de tiras de lixa de poliéster também é imprescindível para a lisura proximal (**L**), mas deve-se ter cuidado para não remover o ponto de contato proximal. É comum, e até desejável, que, após o término da restauração, a faceta apresente-se levemente mais escura que os outros dentes (**M** e **N**): se, por um lado, eles estão desidratados, ficando mais claros do que na situação bucal normal, por outro, a resina composta se tornará levemente mais clara após a hidratação.

Considerações finais

A busca pela odontologia cosmética tem aumentado bastante, paralelamente ao crescimento da procura por tratamentos estéticos nas demais áreas da saúde. Mais um fato contribui para que a demanda por profissionais da área esteja no auge: devido às sequelas de uma odontologia pregressa, ainda recebemos um grande número de pacientes cujas restaurações frequentemente não são adequadas às necessidades estéticas atuais. Para que ocorra o sucesso em restaurações estéticas anteriores, dois princípios se fazem extremamente necessários. A primeira reside na escolha de um sistema de resinas compostas que apresente boas características ópticas, isto é, bons níveis de opacidade, translucidez, fluorescência e opalescência. (É importante lembrar que a tendência atual dos fabricantes para os novos sistemas de resinas compostas, mais do que disponibilizar vários matizes e saturações, é de aumentar a gama de níveis de luminosidade disponíveis nas diferentes resinas.) A segunda é a necessidade de um treinamento adequado e conhecimento anátomo-histológico pormenorizado das estruturas dentais. Respeitando tais princípios, obteremos um resultado bastante satisfatório em termos de mimetização da estrutura dental, oferecendo um excelente custo-benefício, com valores em torno de 30% de uma faceta de cerâmica.

Dessa forma, para garantir às restaurações de resina composta em dentes anteriores a maior longevidade possível, acredita-se que todos os passos operatórios citados anteriormente apresentem uma importância particular, e, para cada um deles, um cuidado especial deve ser tomado. Acredita-se, também, que, se o paciente não for visto holisticamente e encaixado em uma abordagem de promoção de saúde, o resultado pode de imediato até parecer bastante motivador, mas se revelará decepcionante em médio e longo prazos.

Referências bibliográficas

1. Lossio J. Resinas compostas: uso clínico dos diversos tipos de resinas compostas. Rev Assoc Paul Cirurg Dent. 1990; 5:247-9.
2. Macedo G, Raj V, Ritter AV. Longevity of anterior composite restorations. J Esthet Restor Dent. 2006; 18(6):310-11.
3. Craig RG, Sakaguchi RL, Powers, JM. Materiais dentários restauradores. 11ª ed. São Paulo: Santos; 2004. p. 38-44.
4. Suzuki S, Leinfelder KF, Tsuchitani Y. Effects of particle variation on wear rates of posterior composites. Am J Dent. 1995; 8:173-8.
5. Rodrigues CDT, et al. Influência de variações das normas estéticas na atratividade do sorriso. Rev Gaúcha Odontol. 2010; 58(3):307-11.
6. Dietschi D, Devigus A. Prefabricated composite veneers: historical perspectives, indications and clinical application. Eur J Esthet Dent. 2011; 6(2):178-87.
7. Lee YK, Yoon TH, Lim BS, et al. Effects of colour measuring mode and light source on the colour of shade guides. J Oral Rehabil. 2002; 29:1099-107.
8. Pegoraro LF. Prótese fixa. São Paulo: Artes Médicas; 2004. p. 261-2.
9. Fradeani, M. Reabilitação estética em prótese fixa: análise estética, uma abordagem sistemática para o tratamento protético. São Paulo: Quintessence; 2006. v. 1.
10. Conceição, EN. Faceta direta de resina composta. In: Conceição, EN. Dentística: saúde e estética. 2ª ed. São Paulo: Artmed; 2007.
11. Higashi C, Gomes JC, Kina S, et al. Planejamento estético em dentes anteriores. In: Mello AT, Miyashita E. Odontologia estética: planejamento e técnica. Porto Alegre: Artes Médicas; 1999. p. 139-54.
12. Higashi C, Souza CM, Liu J, et al. Resina composta para dentes anteriores. In: Fonseca AS. Odontologia estética: a arte da perfeição. Porto Alegre: Artes Médicas; 1999. p. 99-135.

14 Clareamento Dental e Microabrasão do Esmalte

Hugo Ramalho Sarmento ▪ *Flávio Fernando Demarco* ▪ *Sônia Saeger Meireles*

Introdução

A busca pela excelência estética vem influenciando amplamente a percepção e a exigência dos indivíduos, proporcionando o desenvolvimento e a expansão da indústria cosmética.

Embora uma larga escala de materiais restauradores estéticos esteja disponível para o tratamento de dentes com alterações de cor, o clareamento dentário pode ser considerado uma opção de tratamento viável para determinados casos, principalmente por ser uma alternativa conservadora e minimamente invasiva.

Inevitavelmente, a procura por tratamentos clareadores tem se tornado constante no dia a dia da clínica odontológica, influenciada por motivos diversos, desde a descoloração de um único dente até um grupo de dentes que interferem negativamente na harmonia do sorriso. Nesse contexto, a cor dos elementos dentários, por ser facilmente observada, representa o fator isolado mais importante na harmonia facial. Assim, o desejo de ter dentes brancos e um sorriso mais agradável tem se tornado uma importante necessidade estética, seja por motivos pessoais ou exigências do trabalho. Além disso, a alteração de cor pode ter impacto significativo na satisfação dos indivíduos com sua aparência e, consequentemente, influenciar sua qualidade de vida.[1]

As técnicas clareadoras promovem a remoção de pigmentos orgânicos da estrutura dentária por uma reação de oxirredução, proporcionada pela ação de agentes químicos. Esse procedimento pode ser realizado tanto em dentes vitais quanto em dentes desvitalizados; porém, um resultado mais satisfatório vai depender, principalmente, da etiologia e do diagnóstico da alteração de cor, da seleção do agente clareador e da técnica de aplicação.[2]

Existem no mercado vários sistemas clareadores com o propósito de melhorar a aparência do sorriso. Eles podem variar desde produtos para uso em consultório, em domicílio, sob a supervisão de um cirurgião-dentista, até agentes clareadores para autoprescrição, os quais estão disponíveis nas prateleiras de farmácias e supermercados.

Diante da necessidade de uma prática clínica com base em evidências científicas, este capítulo tem por objetivo abordar a etiologia das alterações de cor dentária, a classificação dos agentes e das técnicas clareadoras, o mecanismo de ação, os protocolos clínicos e os fatores relacionados com efetividade, longevidade e segurança biológica do clareamento dentário.

Etiologia das alterações de cor

A coloração dentária é determinada pela combinação das propriedades de esmalte, dentina, cemento e polpa. No entanto, estudos demonstram que a dentina tem maior importância na coloração final dos elementos dentários, e o esmalte, por apresentar certo grau de translucidez, atua filtrando a coloração natural da dentina.[3,4]

O escurecimento dentário pode estar relacionado com fatores de natureza extrínseca, intrínseca ou pela associação de ambos.[2] O manchamento extrínseco está associado à precipitação de pigmentos provenientes da dieta (café, chá, vinho tinto, produtos à base de cola) ou produtos de uso oral, como a clorexidina, sobre a superfície do esmalte e da película adquirida (Figura 14.1 A).[5] Além disso, o tabaco é frequentemente ligado ao escurecimento dentário.[1] Muitas vezes, esse tipo de descoloração pode ser tratado de maneira simples e rápida, por meio da profilaxia profissional ou polimentos coronários.

As manchas intrínsecas podem ser decorrentes de variados fatores que resultam no manchamento do esmalte e da dentina subjacente. Classificam-se como congênitas, associadas às malformações dentárias, como hipoplasias e dentinogênese imperfeita; ou adquiridas, que podem ser de origem pré ou pós-eruptiva (Figura 14.1 B).[4] Uma particularidade refere-se à fluorose dentária, a qual pode causar alterações tanto em dentes decíduos (descoloração congênita) quanto em permanentes (descoloração intrínseca pré-eruptiva). Clinicamente, o esmalte fluorótico caracteriza-se pela existência de linhas horizontais brancas, finas e difusas, até manchamentos em forma de placas, de coloração amarronzada e com perda de estrutura dental.[6]

As alterações de cor pré-eruptivas podem ser causadas pelo uso sistêmico de tetraciclina durante o período de formação do elemento dentário ou mesmo por eritroblastose fetal ou icterícia, dentre outras patologias.

O traumatismo dentário representa uma das principais causas de alterações de cor adquiridas após a erupção do dente, podendo ou não resultar em necrose pulpar. O escurecimento dentário decorrente do processo de necrose está associado principalmente ao extravasamento sanguíneo nos túbulos dentinários, que resulta em uma pigmentação amarronzada, muitas vezes difícil de ser removida por técnicas clareadoras (Figura 14.1 C).[7]

Outros tipos de manchamentos pós-eruptivos muitas vezes resistentes ao clareamento dentário são aqueles decorrentes de iatrogenias associadas a um tratamento endodôntico inadequado, ou devido à permanência de medicação intracanal, como iodofórmio, cloreto de mercúrio e eugenol, ou cimentos obturadores na câmara pulpar (Figura 14.1 D).[8]

Métodos para avaliação da cor dentária

Diferentes métodos têm sido utilizados para determinar a coloração dos dentes e as alterações de cor que ocorrem durante os tratamentos clareadores.[2] O mais utilizado para

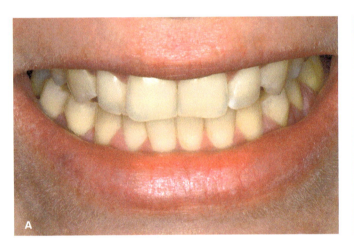
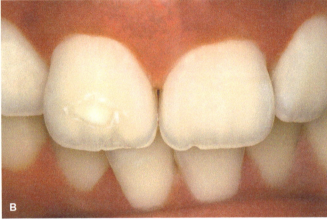
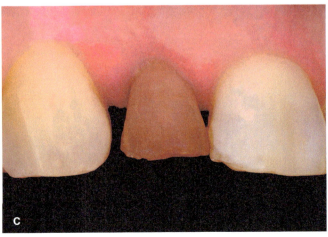
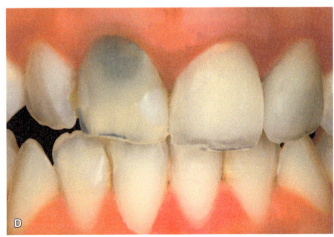

Figura 14.1 A. Manchamento extrínseco associado à alimentação. **B.** Manchamento intrínseco do tipo hipoplasia. **C.** Manchamento pós-eruptivo decorrente de traumatismo dentário. **D.** Manchamento pós-eruptivo decorrente de tratamento endodôntico inadequado.

classificação da cor consiste em uma escala de cores padrão (p. ex., escala Vitapan® Classical, Vita Zahnfabrik, Bad Säckingen, Alemanha) (Figura 14.2), na qual a cor tabulada na escala é comparada com o terço médio da face vestibular dos elementos dentários. A escala apresenta quatro matizes (A, B, C e D) distribuídos em 16 opções de cores, as quais podem ser organizadas em uma escala decrescente de valor (luminosidade), ou seja, quanto maior o valor, mais clara será a cor. Esse método é considerado válido, principalmente, para o diagnóstico de cores mais claras ou mais escuras, aquelas localizadas nos extremos da escala (ver Capítulo 10).[9]

A subjetividade e outros fatores, como experiência clínica do examinador, fadiga do olho humano e decoração do ambiente, podem afetar o diagnóstico da cor quando se utiliza uma escala de cores. Por isso, o controle e a uniformização desses aspectos, assim como um bom treinamento do examinador, podem aperfeiçoar a habilidade e a confiabilidade da classificação da cor dentária.[2]

Atualmente, sistemas digitais como espectrofotômetros, colorímetros e câmeras digitais têm sido utilizados para registrar a cor dos elementos dentários. Dentre os espectrofotômetros disponíveis no mercado, destaca-se o Vita Easyshade® (Vita Zahnfabrik, Bad Säckingen, Alemanha) (Figura 14.3). Esse equipamento mostra-se eficaz para a determinação da cor dentária e utiliza dois parâmetros para classificação da cor: um corresponde ao padrão de tabulação das cores nas escalas Vita®, enquanto o outro classifica a cor em um espaço tridimensional, seguindo os parâmetros do sistema CIEL*a*b*.[10]

Nesse sistema, o L* indica a luminosidade, e seus valores podem ser numerados de zero a 100; o zero indica o preto; o 100, o branco; e o 50, o cinza. Já os parâmetros a* e b* indicam os eixos cromáticos, sendo que os valores positivos de a* apontam uma direção da cor para o vermelho, e os valores positivos de b*, para o amarelo. Já os valores negativos de a* indicam uma direção para o verde, e os valores negativos de b*, para o azul. A diferença entre duas coordenadas de cor (DE) é calculada pela fórmula a seguir:[11]

$$\Delta E = [(\Delta L^*)^2 + (\Delta a^*)^2 + (\Delta b^*)^2]^{1/2}$$

O clareamento dentário ocorre principalmente pela redução do amarelo (valores negativos de b*) e, em menor extensão,

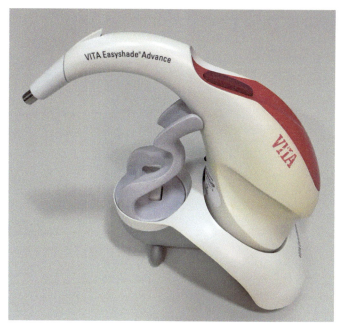

Figura 14.3 Espectrofotômetro Vita Easyshade® Compact.

pelo aumento da luminosidade (alto valor de L*) e pela redução do vermelho (valores negativos de a*).[12]

Os sistemas digitais, como o Vita Easyshade®, são instrumentos precisos que inspiram alta confiabilidade. Entretanto, o alto custo é uma das limitações desses equipamentos e restringe sua utilização a laboratórios ou clínicas de centros de pesquisa.

Classificação dos tratamentos

Os tratamentos para descoloração dentária podem ser classificados quanto à condição dos dentes, à técnica de aplicação do agente clareador e à composição do agente clareador.

Quanto à condição dos dentes, podem ser classificados em:

- Dentes vitais
- Dentes desvitalizados.

Quanto à técnica de aplicação do agente clareador, classificam-se em:

- Clareamento caseiro supervisionado: nessa técnica, o paciente utiliza moldeiras de acetato, confeccionadas pelo cirurgião-dentista e carregadas com baixas concentrações do agente clareador, durante 2 a 4 horas/dia, por um período de 2 a 3 semanas (Figura 14.4).[13,14] O tratamento é supervisionado pelo profissional e pode ser realizado tanto em dentes vitais quanto em desvitalizados. Geralmente, emprega-se peróxido de carbamida de 10 a 22%, podendo-se também utilizar o peróxido de hidrogênio de 3 a 10%
- Clareamento caseiro sem prescrição: uma ampla variedade de agentes clareadores, como dentifrícios, fitas adesivas e enxaguatórios bucais, encontra-se disponível em farmácias, supermercados ou *websites* (Figura 14.5). Os indivíduos

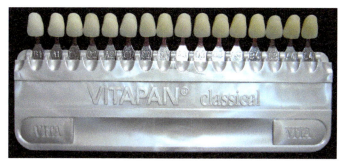

Figura 14.2 Escala de cores Vitapan® Classical.

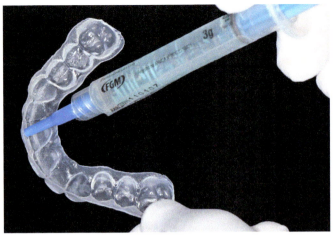

Figura 14.4 Aplicação de agente clareador caseiro na moldeira de acetato.

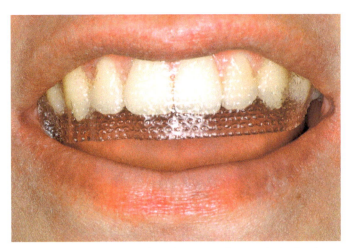

Figura 14.6 Fita clareadora adaptada na superfície vestibular dos dentes superiores.

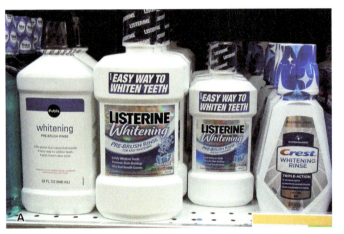

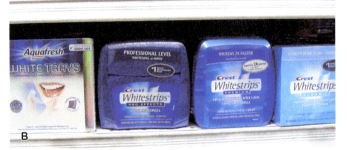

Figura 14.5 A. Enxaguatórios bucais clareadores. **B.** Fitas adesivas clareadoras disponíveis para autoprescrição.

têm livre acesso a esses agentes, e, nesse caso, não há acompanhamento profissional durante o tratamento. Dentre essa inúmera variedade, o que realmente apresenta efeito clareador são as fitas adesivas pré-impregnadas com peróxido de hidrogênio de 5 a 14%.[15] Elas são pré-contornadas, descartáveis e aplicadas 1 ou 2 vezes/dia, por um intervalo de tempo que varia de 5 a 60 minutos (Figura 14.6)[16]

- Clareamento em consultório: essa técnica normalmente utiliza como agente clareador o peróxido de hidrogênio em concentrações que variam de 20 a 38%. É um método mais dispendioso, pois requer maior tempo clínico, sendo especialmente indicado quando há exigência de resultados rápidos por parte do paciente ou quando este não coopera para o uso diário da moldeira na técnica caseira.[17] O clareamento em consultório está indicado para dentes vitais e desvitalizados. Neste último caso, pode ser realizado tanto pela aplicação imediata do gel clareador no interior da câmara pulpar e na superfície do elemento dentário quanto pelo selamento de pó de perborato de sódio, associado à confecção de um curativo de demora
- Associação entre clareamento caseiro e em consultório: em determinados casos, devido ao alto grau de escurecimento ou quando o paciente exige maior rapidez para visualização dos resultados, pode-se realizar esse tipo de associação de tratamentos[18,19]
- Microabrasão do esmalte: consiste na abrasão do esmalte por meio de um ácido, clorídrico ou fosfórico, associado a um abrasivo, que pode ser a pedra-pomes.[20] Pastas abrasivas pré-fabricadas já se encontram disponíveis no mercado (Figura 14.7). Essa técnica é comumente indicada para remoção de manchas decorrentes de fluorose dentária.[21]

Quanto à composição do agente clareador, classificam-se da seguinte maneira:

- Peróxido de carbamida: nas concentrações de 10 a 22%, geralmente é indicado para a técnica de clareamento caseiro supervisionado. Já as concentrações de 35 e 37% são empregadas no clareamento em consultório, tanto de dentes vitais quanto em desvitalizados. Atualmente, o peróxido de carbamida a 10% é o único agente clareador que recebeu o selo de segurança e eficácia da Associação Dentária Americana[22]
- Peróxido de hidrogênio: as concentrações de 1,5 a 10% são empregadas no clareamento caseiro, e as concentrações de 20 a 38% são utilizadas no clareamento em consultório, tanto de dentes vitais quanto em desvitalizados
- Perborato de sódio: substância disponibilizada na forma de um pó branco estável, com pH altamente alcalino, que, ao entrar em contato com água, decompõe-se em metaborato

de sódio e peróxido de hidrogênio.[23] Também pode ser associado ao peróxido de hidrogênio (Figura 14.8). É utilizado para o clareamento de dentes desvitalizados, por meio da técnica de curativo de demora.

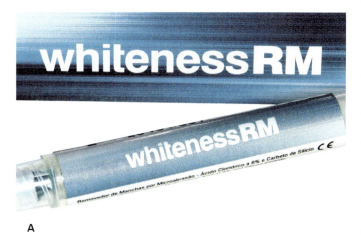

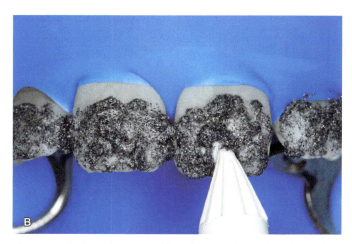

Figura 14.7 A. Pasta abrasiva pré-fabricada contendo 6% de ácido clorídrico e carbeto de silício (Whiteness RM, FGM). **B.** Microabrasão do esmalte com pasta abrasiva pré-fabricada.

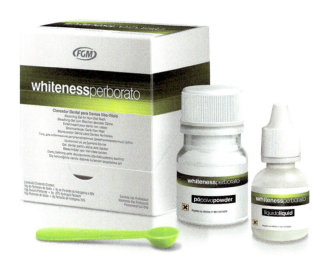

Figura 14.8 Perborato de sódio (pó) associado a peróxido de hidrogênio a 20% (líquido).

Indicações de clareamento

O clareamento de dentes vitais ou desvitalizados pode ser realizado tanto em um único dente quanto em um grupo de dentes. As seguintes situações devem ser consideradas:

- Dentes escurecidos por deposição de corantes provenientes da dieta (café, chá, vinho tinto) ou tabagismo (Figura 14.9)
- Dentes com manchamento de grau leve a moderado causado por tetraciclina
- Dentes que apresentem alteração de cor causada por traumatismo (Figura 14.10)
- Dentes escurecidos pela idade, pelo próprio desgaste fisiológico do esmalte ou pela deposição de dentina secundária (Figura 14.11)
- Dentes com manchamento de grau leve a moderado causado pela fluorose
- Dentes que sofreram necrose pulpar e/ou tratados endodonticamente (Figura 14.12).

Mecanismo de ação dos agentes clareadores

O clareamento dentário, independentemente da técnica e do agente utilizado, é baseado em uma reação de oxirredução entre a solução clareadora (agente redutor) e a molécula a ser clareada (agente oxidante).[4]

Os agentes clareadores são carreadores de radicais de oxigênio, que, por apresentarem baixo peso molecular (30 g/mol), são capazes de se difundir pelos tecidos dentários mineralizados e sofrer reação de oxidorredução, degradando as macromoléculas dos pigmentos responsáveis por sua descoloração em moléculas menores. Estas, por sua vez, são parcial ou totalmente eliminadas da estrutura dentária por difusão, promovendo o clareamento (Figura 14.13).[2,4]

O peróxido de hidrogênio é o principal agente utilizado para promover o clareamento dentário.[2,24] Com a reação ocorrida após sua aplicação sobre a estrutura dentária, os pigmentos são convertidos em dióxido de carbono e água. A fim de aumentar a degradação do peróxido de hidrogênio e, consequentemente, a liberação de oxigênio, com frequência têm sido utilizadas fontes de luz como lâmpada halógena, LED ou *laser*. No entanto, estudos têm demonstrado que a utilização desses equipamentos não aumenta a efetividade do tratamento.[25,26]

O peróxido de carbamida, também denominado peróxido de ureia ou peridrolureia, é capaz de se decompor em peróxido de hidrogênio e ureia. Enquanto o peróxido de hidrogênio decompõe-se em oxigênio (princípio ativo) e água, a ureia, que tem a capacidade de aumentar o pH do meio, decompõe-se em amônia (o que aumenta a permeabilidade da estrutura dentária) e gás carbônico (o que favorece a difusão das moléculas de

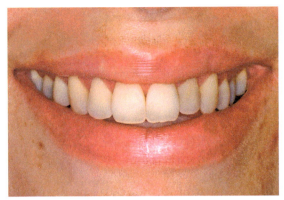

Figura 14.9 Dentes manchados pela deposição de corantes provenientes da alimentação.

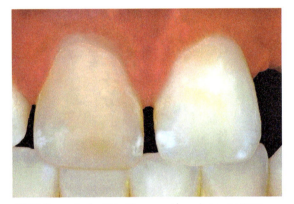

Figura 14.10 Elemento dentário 11 escurecido após traumatismo.

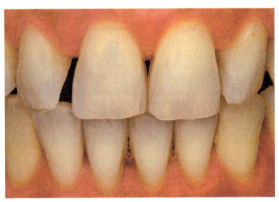

Figura 14.11 Escurecimento dentário causado pela idade.

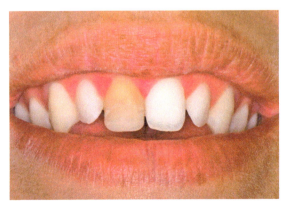

Figura 14.12 Escurecimento grave do elemento 11 causado por necrose pulpar associada a tratamento endodôntico.

pigmentos) (Figura 14.14).[4] Uma solução de 10% de peróxido de carbamida equivale a 3,6% de peróxido de hidrogênio e a 6,4% de ureia.[2] Isso faz com que os agentes clareadores à base de peróxido de carbamida tenham uma concentração menor do que os à base de peróxido de hidrogênio, utilizados para a mesma modalidade de tratamento.

Os agentes clareadores disponíveis apresentam alta fluidez e não têm a capacidade de permanecer muito tempo sobre as superfícies dentárias, a não ser que haja incorporação de agentes espessantes –, polímeros de alto peso molecular capazes de aumentar a viscosidade dos géis clareadores e prolongar a liberação de oxigênio. O carbopol é o agente espessante mais utilizado na composição do peróxido de carbamida e, se não fosse incorporado ao peróxido de carbamida, o mesmo teria sua liberação máxima de oxigênio 1 hora após sua aplicação.[27]

Outro agente clareador utilizado para clareamento de dentes desvitalizados é o perborato de sódio, disponível comercialmente na forma de um pó branco e fino. Esse agente é antisséptico e quimicamente estável quando em seu estado anidro. Quando combinado com água, ele reage e produz metaborato de sódio (BO_3Na) e oxigênio molecular. Qualquer que seja a reação, o produto final é uma molécula oxidante, produzida pela quebra do peróxido de hidrogênio.[4]

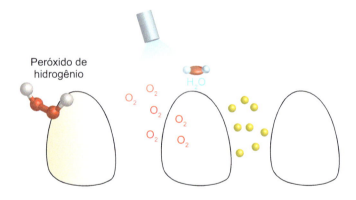

Figura 14.13 Mecanismo de ação do peróxido de hidrogênio.

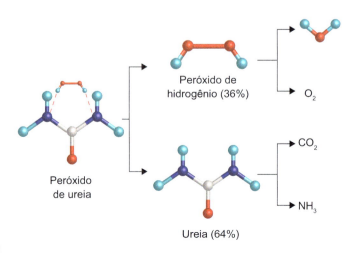

Figura 14.14 Decomposição do peróxido de carbamida.

Diagnóstico e planejamento

Alguns fatores devem ser considerados durante o diagnóstico e o planejamento do tratamento clareador, dentre os quais estão: o tipo e a concentração do agente a ser utilizado, o tempo de exposição, a utilização de fontes de luz/calor e a condição do dente a ser clareado.

Tipo do agente clareador. Ensaios clínicos e laboratoriais têm demonstrado que não há diferença na eficácia do clareamento dentário realizado com peróxido de hidrogênio ou peróxido de carbamida com formulações equivalentes.[28-30] No entanto, ainda não foram observados estudos que comparassem a eficácia do peróxido de hidrogênio com a do perborato de sódio.

Concentração e tempo. A concentração do agente e o tempo de exposição são dois fatores-chave para determinar a eficácia dos produtos à base de peróxidos.[31] Um estudo *in vitro* avaliou a eficácia clareadora de géis de peróxido de hidrogênio contendo de 5 a 35%, o qual concluiu que um aumento na concentração do agente possibilita que um menor número de aplicações resulte em um clareamento uniforme.[32] No entanto, tem sido observado que agentes clareadores mais concentrados oferecem clareamento mais rápido no início do tratamento quando comparados aos agentes de menores concentrações, mas, ao final do tratamento, os resultados obtidos são semelhantes.[2,31]

Calor e luz. Frequentemente, fontes de luz como lâmpada halógena, arcos de plasma, *lasers* ou LED têm sido associadas ao clareamento realizado em consultório a fim de aumentar a velocidade da reação e, consequentemente, a degradação do peróxido de hidrogênio e a liberação de oxigênio.[33] No entanto, um aquecimento excessivo pode causar danos irreversíveis à polpa dentária.[34]

Ensaios clínicos têm demonstrado efetividade e longevidade semelhantes para o clareamento dentário em consultório realizado com ou sem o emprego de uma fonte de luz.[26,35,36] Desse modo, mais estudos são necessários para que se possa indicar a utilização de fontes de luz para acelerar ou melhorar a qualidade das técnicas clareadoras.[33]

A ativação por fontes luminosas pode levar à necessidade de uso de fontes de alta potência, as quais têm custo elevado. Isso pode resultar em um tratamento mais caro, o que deve ser levado em consideração.

Condição do dente a ser clareado. As mesmas técnicas utilizadas para o clareamento de dentes vitais podem ser empregadas para os desvitalizados. Entretanto, devido ao maior grau de escurecimento dos dentes tratados endodonticamente, pode-se ainda realizar um acesso à câmara pulpar e aplicar o agente clareador em contato direto com a dentina descolorida por meio da técnica imediata. Uma alternativa seria realizar a técnica mediata ou *walking bleaching*, que consiste no selamento de uma mistura de pó de perborato de sódio com água destilada ou peróxido de hidrogênio no interior da câmara pulpar.[23]

Além dos aspectos citados, é essencial certa integridade da porção coronária do elemento dentário, sem restaurações muito extensas. Uma vez que os agentes clareadores não têm efeito considerável sobre a coloração dos materiais restauradores, tornando a restauração mais evidente após o tratamento, o paciente deve ser alertado previamente quanto à necessidade de troca da restauração.

Após o clareamento dental, independentemente da técnica utilizada, há uma redução do conteúdo mineral e proteico do esmalte, e a dentina atua como um reservatório de oxigênio residual. Consequentemente, essas condições podem acarretar a redução dos valores de resistência de união dos materiais restauradores adesivos à estrutura dentária. Como modo de amenizar tal problema, estudos relatam que se deve aguardar no mínimo 1 a 2 semanas para que os dentes previamente clareados sejam restaurados.[37-39]

Outros fatores. O tipo de descoloração intrínseca é um fator muito importante para o resultado final do tratamento clareador. Os manchamentos causados por tetraciclina de grau médio a grave tendem a apresentar um prognóstico favorável quando o período do tratamento clareador caseiro com moldeiras é prolongado para 2 a 6 meses.[40,41] Além disso, o pior prognóstico dessa situação clínica se dá quando a descoloração acinzentada ou azulada ocorre próximo à cervical do(s) elemento(s) dentário(s).[24]

Em relação a outros tipos de descoloração dentária, tem sido observado que há uma relação entre a idade do paciente e a magnitude da resposta clareadora, situações nas quais os pacientes mais jovens tendem a apresentar dentes mais claros que pacientes idosos após o clareamento. Além disso, independentemente do gênero, o consumo de café ou chá durante o tratamento parece afetar significativamente a resposta clareadora.[42]

Outro fator que pode reduzir a atividade dos peróxidos é a existência de película adquirida ou biofilme dentário, pois o depósito bacteriano sobre a superfície dentária atuaria como substrato para o peróxido ou o degradaria. No entanto, um estudo clínico demonstrou não haver degradação do peróxido com a presença de película adquirida nas superfícies dentárias, indicando que a película não exerce efeito significativo na estabilidade dos peróxidos.[43]

Técnicas clareadoras

Clareamento caseiro supervisionado

▶ Vantagens

- Técnica simples e de fácil aplicação
- Tempo de atendimento clínico reduzido quando comparado ao da técnica em consultório
- Utilização de agentes clareadores em baixas concentrações
- Eficácia e segurança comprovadas por evidências científicas
- Baixa incidência de sensibilidade dentinária

- Não emprega calor
- Baixo custo
- Fácil reaplicação nos casos de recidivas de cor.

Limitações

- Necessidade de colaboração do paciente para realização do tratamento
- Necessidade de utilização de moldeiras de acetato
- Maior tempo de tratamento, em média 2 a 3 semanas
- Possível sensibilidade dentinária ou irritação gengival durante o tratamento
- Contraindicação para dentes que apresentam amplas restaurações, por terem pouca quantidade de estrutura dentária
- Pacientes grávidas ou lactantes, preferencialmente, não devem realizar o tratamento
- Pacientes alérgicos aos agentes clareadores também não devem submeter-se à técnica.

Plano de tratamento

Alguns fatores devem ser considerados no plano de tratamento do clareamento caseiro com moldeiras. O paciente deverá ser informado quanto à necessidade de substituição de restaurações após o tratamento, além de receber todo o regime de tratamento de modo oral e escrito. O tipo de agente clareador e a quantidade de bisnagas a serem utilizadas também devem ser definidos nessa etapa. Geralmente, duas bisnagas do agente clareador são suficientes para o clareamento das duas arcadas no período de 2 semanas.

Protocolo clínico

1. **Profilaxia**: deve ser feita a profilaxia dos elementos dentários com uma pasta de pedra-pomes e água, associada a escova de Robson ou taça de borracha. Essa etapa é feita com o objetivo de remover o biofilme e as pigmentações superficiais, que podem prejudicar a difusão do agente clareador.
2. **Registro inicial da cor**: essa etapa é essencial para que o paciente observe o resultado do tratamento. Assim, o profissional deve registrar a coloração inicial dos dentes por meio de escala de cores ou espectrofotômetro, associados a fotografias (Figura 14.15).
3. **Moldagem e confecção dos modelos**: os moldes das arcadas superior e inferior são obtidos com alginato e, em seguida, vazados em gesso. Cuidados são necessários para que a margem dentogengival seja bem copiada pelo molde em alginato. Os modelos de ambos os arcos devem ser recortados em formato de "U" ou de ferradura. A confecção de alívios na face vestibular dos dentes dos modelos de gesso para servir como reservatório nas moldeiras é opcional. Estudos demonstram que a existência ou não de reservatórios nas moldeiras não afeta a efetividade do tratamento clareador.[44] Sendo assim, o principal objetivo da confecção dos alívios é auxiliar no assentamento das moldeiras e reduzir a pressão delas sobre os dentes.

Esses alívios devem ser confeccionados na face vestibular de segundo a segundo pré-molar (dentes presentes na linha do sorriso) e de 1 a 2 mm abaixo da margem cervical, afastados das papilas. Esmaltes de unha, resinas compostas ou ceras podem ser utilizados para a confecção dos alívios com 0,5 a 1,0 mm de espessura (Figura 14.16).

4. **Confecção das moldeiras**: as moldeiras são obtidas com o auxílio de uma plastificadora a vácuo. Os modelos devem ser centralizados sobre a bandeja perfurada da plastificadora, e uma placa de acetato com cerca de 1 mm de

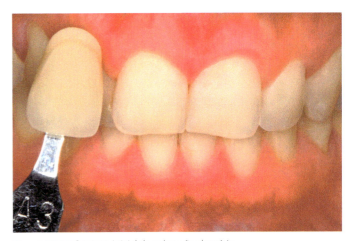

Figura 14.15 Registro inicial da coloração dentária.

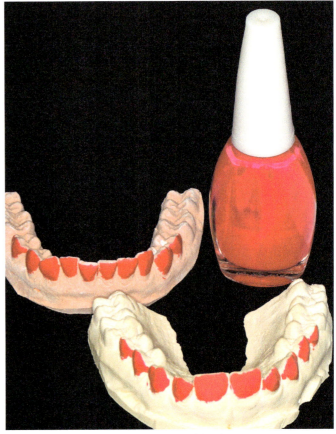

Figura 14.16 Confecção de alívios nos modelos de gesso.

espessura deve ser colocada na parte superior do equipamento. Ao ligar a plastificadora, a placa de acetato é aquecida; assim que é observado um abaulamento de 2 a 3 cm com aspecto de bolha (Figura 14.17), as alavancas do equipamento devem ser puxadas rapidamente para baixo, de modo que o vácuo possibilite melhor adaptação da placa sobre o modelo de gesso.

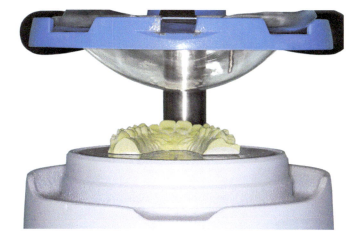

Figura 14.17 Confecção da moldeira de acetato por meio de plastificadora a vácuo.

Os excessos da porção vestibular das moldeiras devem ser recortados de modo que permaneça uma espessura de aproximadamente 1 mm acima da margem cervical (Figura 14.18).

5. Prova da moldeira: as moldeiras devem ser provadas na boca para verificar sua adaptação, se existem áreas de interferência oclusal, áreas desconfortáveis ou pressão sobre o tecido gengival. É importante que, durante a prova, o paciente possa colocar e remover a moldeira, para ficar mais familiarizado com seu movimento de inserção e remoção (Figura 14.19).

6. Instruções ao paciente: o protocolo detalhado do tratamento deve ser explicado ao paciente de maneira oral e escrita. Deve-se deixar claro que, sempre que ele for utilizar as moldeiras carregadas de agente clareador, uma acurada higiene bucal precisa ter sido previamente realizada. O profissional deve fazer, ainda no consultório, uma demonstração da quantidade de gel a ser colocada na face vestibular da moldeira correspondente a cada dente a ser clareado (Figura 14.20). Em seguida, a moldeira deve ser levada à boca e pressionada contra os dentes. O excesso de gel clareador extravasado pode ser removido com o dedo ou uma gaze.

Pacientes fumantes devem evitar tal hábito no período anterior ao uso da moldeira. Além disso, deve-se reduzir em 70% o consumo de alimentos contendo corantes durante

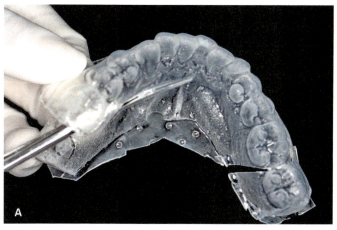

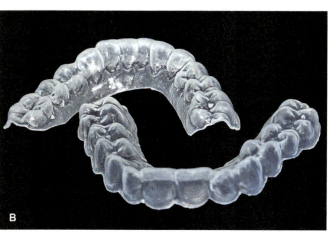

Figura 14.18 A. Remoção dos excessos da moldeira. **B.** Moldeiras de acetato confeccionadas.

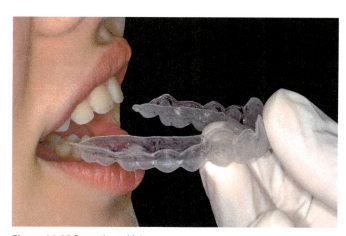

Figura 14.19 Prova da moldeira.

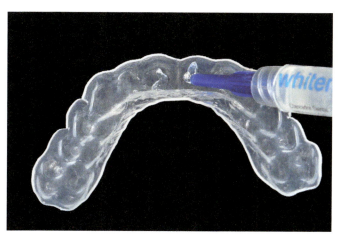

Figura 14.20 Demonstração da quantidade de gel a ser colocada na moldeira.

o tratamento clareador. O paciente precisa estar consciente de que, caso haja qualquer sensibilidade dentária exagerada ou irritação gengival, o tratamento deverá ser interrompido, e o profissional deverá ser procurado imediatamente.

O tempo de utilização da moldeira carregada com o gel clareador dependerá da concentração utilizada e do tipo de manchamento presente. Geralmente, o clareamento caseiro é realizado durante 2 semanas com utilização diária da moldeira por até 4 horas. No entanto, pode-se prolongar o tratamento por até 3 semanas e diminuir o tempo de utilização da moldeira carregada com o gel clareador.[13] Vale ressaltar que, nos casos de dentes manchados por tetraciclina, o clareamento caseiro com moldeira pode ser realizado por até 6 meses.[40]

▶ Dica clínica

Caso o paciente tenha algum tipo de sensibilidade dentinária durante o clareamento caseiro, o profissional deverá prescrever o uso de fluoretos e/ou agentes dessensibilizantes. Estes poderão ser aplicados nas moldeiras, as quais deverão ser utilizadas antes ou após o clareamento por um período de 10 minutos.

7. Consultas de retorno periódicas: uma consulta de retorno deve ser agendada 7 dias após o início do tratamento. Neste momento, serão observadas condições gengivais, coloração dentária obtida e hipótese de alguma sensibilidade dentinária (Figuras 14.21 e 14.22).

Clareamento em consultório

▶ Vantagens

- Supervisão direta do profissional, independentemente da colaboração do paciente
- Rapidez na visualização dos resultados
- Controle dos locais de aplicação do gel, principalmente em pacientes que apresentam recessões gengivais.

▶ Limitações

- Maior tempo de atendimento clínico
- Necessidade de mais de uma sessão clínica
- Necessidade do uso de barreira gengival ou isolamento absoluto

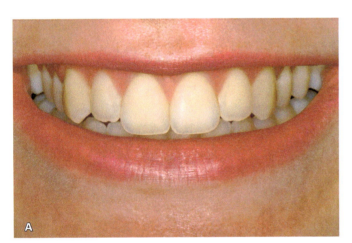
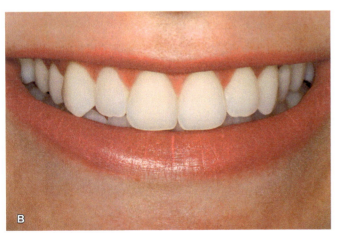

Figura 14.21 A. Aspecto inicial do sorriso antes do clareamento vital caseiro. **B.** Aspecto final do sorriso após clareamento vital caseiro com peróxido de hidrogênio a 6%.

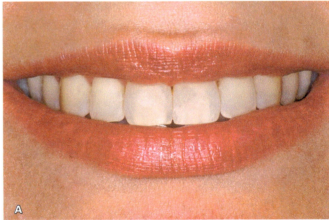
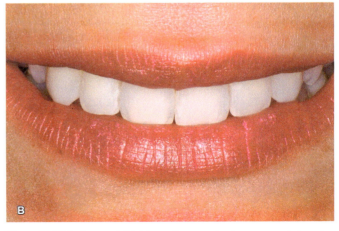

Figura 14.22 A. Aspecto inicial do sorriso antes do clareamento vital caseiro. **B.** Aspecto final do sorriso após clareamento vital caseiro com peróxido de carbamida a 10%.

- Custo mais elevado
- Maior risco de sensibilidade dentinária.

Assim como na técnica caseira, a técnica em consultório é contraindicada em dentes que apresentam amplas restaurações, por apresentarem pouca quantidade de estrutura dentária.

Alterações da superfície do esmalte têm sido relatadas após clareamento dentário e relacionadas com a remoção de minerais da estrutura adamantina.[45,46] Porém, quando essas alterações foram relatadas, apresentaram-se transitórias e, na maioria das vezes, foram observadas em estudos *in vitro*. Na condição *in situ*, que simula a condição *in vivo*, elas parecem não ser significativas.[47]

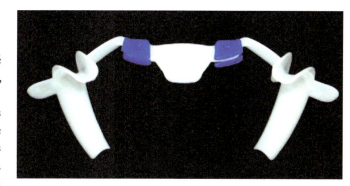

Figura 14.23 Afastador labial flexível Arcflex (FGM).

▶ Fontes de luz

Ao analisar-se a literatura atual, pode-se observar que não há evidência científica suficiente para indicar a utilização de fontes de luz para a potencialização dos efeitos dos agentes clareadores. Além disso, o aumento da temperatura intrapulpar, provocado pelas fontes de luz, poderia causar danos irreversíveis à polpa.

Alguns trabalhos têm indicado que o uso de peróxido de hidrogênio ou carbamida para o clareamento poderiam ser potenciais agentes carcinogênicos. No entanto, tem sido demonstrado que, na quantidade utilizada e no tempo indicado para o clareamento dental caseiro, esse risco não existiria. Nos trabalhos em que foi encontrado desenvolvimento de lesões com potencial carcinógeno (todos desenvolvidos em animais), houve o emprego de fontes de luz associado a outros agentes comprovadamente carcinogênicos, como álcool e tabaco.[48] Por isso, são aconselhados tratamentos que utilizem agentes de menor concentração, evitando o uso prolongado dos produtos à base de peróxidos.

▶ Protocolo clínico

1. Para profilaxia e registro inicial da cor, adota-se o mesmo protocolo descrito na técnica de clareamento dental caseiro supervisionado.
2. Proteção dos tecidos moles: devido ao potencial irritativo dos peróxidos, é necessária a proteção do profissional com os materiais de biossegurança (gorro, máscara, luva e jaleco), e do paciente, com óculos, avental impermeável e lubrificante para os lábios.
3. Isolamento do campo operatório: tem o objetivo de proteger a gengiva e outros tecidos moles bucais. Pode ser utilizado o isolamento absoluto, com dique de borracha ou afastador labial flexível do tipo Arcflex (FGM) (Figura 14.23) ou OptraGate® (Ivoclar Vivadent), associado a uma barreira gengival de resina fotopolimerizável (Figura 14.24 A). A utilização do afastador labial com a barreira gengival é mais prática e rápida para o profissional, além de mais confortável para o paciente. Um sugador de saliva também deve ser usado durante o procedimento clareador.

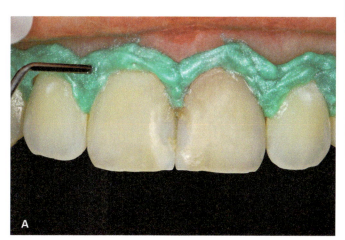

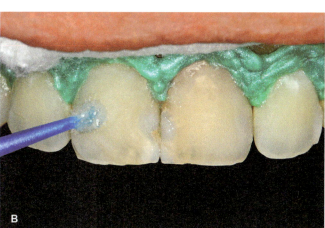

Figura 14.24 **A.** Proteção da gengiva e das papilas com barreira gengival fotopolimerizável. **B.** Aplicação de gel dessensibilizante durante a confecção da barreira gengival fotopolimerizável.

Para a confecção da barreira resinosa, a superfície dentária vestibular e a gengiva marginal devem ser secas com jatos de ar. Em seguida, aplica-se uma faixa de resina cobrindo cerca de 0,5 mm da margem gengival e 0,1 a 0,2 mm da cervical dos dentes. Após a aplicação da barreira, um espelho bucal deve ser utilizado para verificar se há espaços vazios entre a gengiva marginal e a superfície dentária, a fim de evitar exposições de porções da margem gengival ao agente clareador.

4. Manipulação do agente clareador: os clareadores à base de peróxido de hidrogênio de 30 a 38% estão disponíveis em dois frascos, um contendo agente clareador incolor e outro com agente espessante colorido (Figura 14.25). A diferença de cor entre os dois líquidos facilita a homogeneização da mistura, que deve seguir a proporção peróxido/espessante recomendada pelo fabricante (Figura 14.26). Depois de manipulado, o gel deve ser aplicado em espessura de 1,0 mm sobre a face vestibular dos dentes, inclusive nas proximais, estendendo-se para a face incisal.

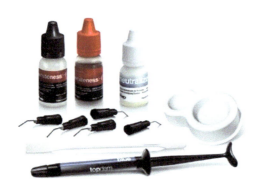

Figura 14.25 Gel clareador à base de peróxido de hidrogênio a 35% para uso em consultório (WhitenessHP, FGM).

> **Dica clínica**
>
> Durante a confecção da barreira gengival, pode-se aplicar um gel dessensibilizante à base de nitrato de potássio a 5% e fluoreto de sódio a 2% (p. ex., Desensibilize KF 2%, da FGM) nos dentes a serem clareados. Esse procedimento tem como objetivo diminuir a sensibilidade dentinária durante o tratamento e não prejudica a eficácia do clareamento (Figura 14.26 B).

5. Tempo de aplicação e troca do agente clareador: esses fatores vão depender da concentração e da marca comercial do agente. No caso do WhitenessHP, da FGM, o gel clareador deverá permanecer em contato com as superfícies dentárias por *15 minutos* desde o início da sua aplicação, sendo opcional o emprego de uma fonte de luz (Figura 14.27 A). Durante esse período, o gel deverá ser movimentado sobre os dentes de 3 a 4 vezes com auxílio de um microaplicador, para a liberação de bolhas de oxigênio geradas e melhora do contato dente/gel clareador. Ao final desse período, o produto alterará sua coloração (Figura 14.27 B), e sua remoção deverá ser com o auxílio de uma cânula aspiradora. Depois disso, utiliza-se uma gaze, que deve ser passada uma única vez e em um único sentido, de cervical para oclusal. Caso

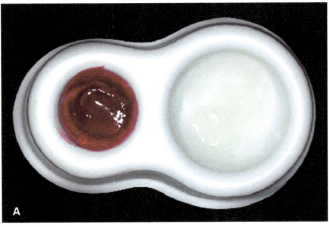

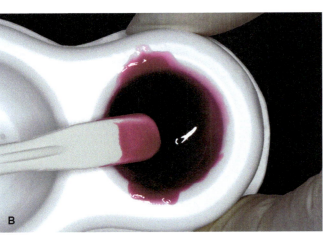

Figura 14.26 A. Agente espessante (vermelho) e peróxido de hidrogênio (incolor) dispensado segundo proporção indicada pelo fabricante. **B.** Aspecto do gel clareador após a mistura.

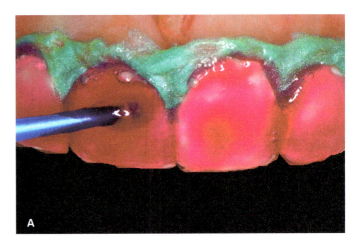

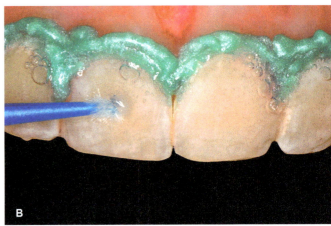

Figura 14.27 A. Aplicação do gel clareador nos dentes da arcada superior. **B.** Homogeneização do gel sobre a superfície dentária e alteração de sua cor.

necessário, esse procedimento deve ser repetido utilizando uma nova gaze. Para finalizar a remoção do gel clareador, deve-se realizar a lavagem com o *spray* ar/água.

A aplicação do gel pode ser repetida por até 2 vezes na mesma seção clínica. O paciente deve ser questionado durante as aplicações quanto a possível sensibilidade dentinária e/ou irritações nos tecidos moles, para que a correção da barreira possa ser efetuada imediatamente.

6. Remoção da barreira gengival e aplicação de agente dessensibilizante: após a remoção da última aplicação do gel clareador, a barreira gengival é facilmente removida com uma sonda exploradora. Em seguida, o flúor gel neutro ou um agente dessensibilizante é aplicado sobre as superfícies dos dentes clareados por 10 minutos. Esse procedimento tem a finalidade de promover uma remineralização da estrutura dentária, bem como diminuir a sensibilidade dentinária pós-clareamento. São indicadas até três sessões clínicas com três aplicações do agente em cada sessão, com intervalo de 5 a 7 dias entre as sessões (Figura 14.28). Se, ao final do tratamento, os resultados pretendidos não forem alcançados, a execução do tratamento estético restaurador deve ser considerada.
7. Recomendações finais ao paciente: ele deve ser orientado a evitar a ingestão de alimentos ácidos e/ou que contenham corantes por pelo menos 24 horas após o clareamento.

Clareamento de dentes desvitalizados

▶ Pré-requisitos

A necrose pulpar, causada por episódios de traumatismo ou cáries extensas que invadem a câmara pulpar, mesmo depois do tratamento endodôntico, tende a causar descolorações dentárias que costumam acentuar com o tempo decorrido após o tratamento. Normalmente, quanto maior o tempo pós-tratamento endodôntico, maior o grau de descoloração e a dificuldade em se obter um clareamento satisfatório.

Diante de um elemento dentário não vital que necessite de clareamento, *a priori*, deve-se avaliar a qualidade da obturação endodôntica, assim como a condição dos tecidos periapicais. Qualquer lesão periapical deve ser informada ao paciente, e o retratamento endodôntico prévio ao clareamento pode ser indicado após avaliação.

A qualidade da obturação do canal deve ser avaliada quanto a sua homogeneidade, de modo que não haja espaços vazios. Estes, na radiografia, aparecem como áreas de

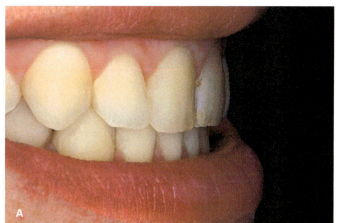
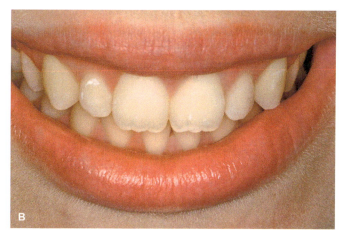
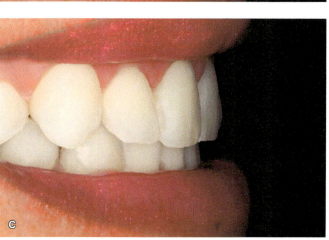
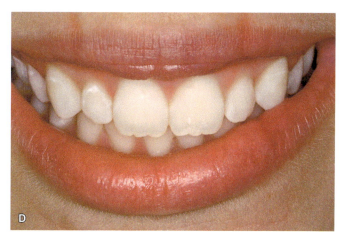

Figura 14.28 A e **B.** Aspecto inicial do sorriso antes do tratamento clareador. **C** e **D.** Aspecto final do sorriso após o clareamento vital em consultório.

translucidez em meio à radiopacidade, característica proporcionada pelo conjunto cones de guta-percha/cimento endodôntico. Espaços vazios indicam *obturação insatisfatória*.

Uma obturação considerada insatisfatória ou mesmo a ocorrência de lesão periapical são fatores que contraindicam o clareamento do dente, pois os fatores biológicos que podem interferir na manutenção do elemento dentário e na saúde do paciente devem sobrepor os fatores estéticos.

Limitações

Uma das limitações clínicas mais relevantes do clareamento de dentes desvitalizados seria proveniente de descolorações graves em dentes com tratamento endodôntico realizado há muitos anos (cinco ou mais), o que dá pouca previsibilidade ao tratamento. Nesses casos, antes de iniciado o clareamento, o paciente deve ser instruído quanto às limitações da técnica empregada, principalmente devido à grande expectativa estética normalmente observada.

Além disso, outro fator limitante seria a quantidade de remanescente dentário, desconsiderando as restaurações presentes, já que dentes não vitais podem apresentar certo grau de destruição coronária, o que pode vir a contraindicar o clareamento. É importante esclarecer que o clareamento não causa alterações significativas na cor de restaurações com resina composta.

Diagnóstico

Previamente ao clareamento, deve-se realizar a tomada radiográfica periapical do(s) elemento(s) a ser(em) clareado(s), a fim de que seja verificada a qualidade da obturação endodôntica.

Para realização do clareamento de dentes tratados endodonticamente ou descoloridos após traumatismo, a técnica do clareamento interno mediato é a mais indicada. Para isso, é utilizado o perborato de sódio em pó, que deve ser manipulado com água destilada. Esse é o agente para clareamento interno mais seguro, com menos risco de reabsorções internas.

Protocolo clínico

1. Para profilaxia e registro inicial da cor, adota-se o mesmo protocolo descrito nas técnicas anteriores.
2. Registro da altura da coroa clínica: deve ser realizado com uma sonda periodontal (Figura 14.29), com o objetivo de desobturar posteriormente toda a porção da câmara pulpar e do canal referentes à coroa dentária, possibilitando a ação do agente clareador por toda essa porção.
3. Proteção dos tecidos moles e isolamento absoluto: como descrito nas técnicas anteriores.
4. Acesso à câmara pulpar: deve ser realizado com instrumentos rotatórios em alta rotação e irrigação constante. Áreas retentivas, restos de tecido cariado e material obturador definitivo ou provisório devem ser removidos neste momento.

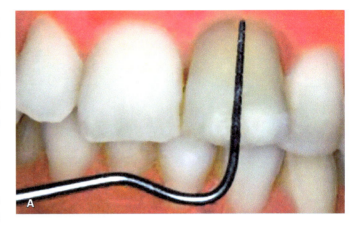

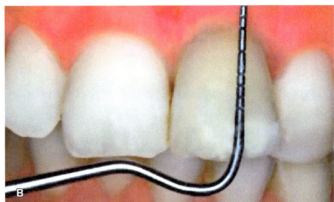

Figura 14.29 Registro da altura coronária com a utilização de uma sonda periodontal intrasulcular (**A**) e, externamente, evidenciando a profundidade do sulco (**B**).

5. Acesso ao canal radicular: deve ser realizado com instrumentos rotatórios em baixa rotação e irrigação constante. Deve ser desobturado todo o comprimento da coroa registrado anteriormente e mais 3 mm referentes ao espaço do selamento biológico. Em seguida, a cavidade deve ser lavada com hipoclorito de sódio a 1%.
6. Confecção do selamento biomecânico: deve ser realizada inicialmente com cimento de hidróxido de cálcio e, em seguida, com cimento de ionômero de vidro (Figura 14.30). Essa barreira mecânica tem como objetivo evitar o extravasamento de material clareador para o canal radicular, o que poderia causar episódios de reabsorção radicular externa.
7. Condicionamento ácido: pode ser realizado o condicionamento ácido do interior do canal radicular e da câmara pulpar, com o objetivo de remover a *smear layer* e expor os túbulos dentinários.
8. Aplicação do agente clareador: o perborato de sódio é aplicado no interior do canal radicular e da câmara pulpar com o auxílio de um porta-amálgama (Figura 14.31 A). Toda a câmara pulpar deve ser preenchida com agente clareador, deixando apenas 2 mm para a confecção da restauração provisória com ionômero de vidro ou resina composta (Figura 14.31 B).

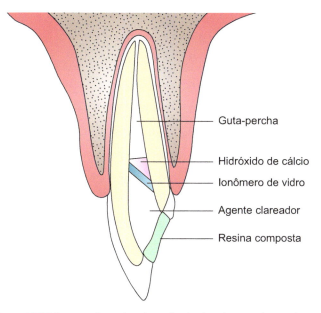

Figura 14.30 Esquema ilustrativo da confecção do selamento biomecânico.

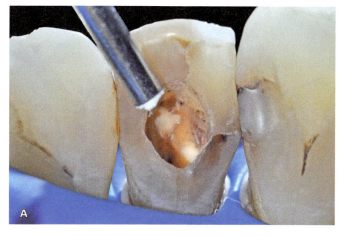

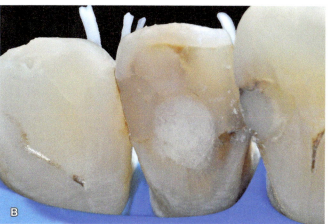

Figura 14.31 A. Inserção do material clareador na câmara pulpar com o auxílio de um porta-amálgama plástico. **B.** Restauração provisória de ionômero de vidro confeccionada após aplicação do agente clareador.

9. Consulta de retorno: nesse momento, deve ser avaliado o grau de clareamento obtido. Essa sessão deve ser realizada 4 a 7 dias após a primeira. Caso tenha sido alcançado um grau de clareamento satisfatório, deve-se confeccionar um curativo de hidróxido de cálcio e indicar a confecção da restauração definitiva após, no mínimo, 7 dias. Esse procedimento serve para que todo o oxigênio seja liberado do interior do dente, não interferindo na adesão dos materiais restauradores à estrutura dentária.

Caso, na segunda consulta, seja percebido que o clareamento desejado não foi obtido, pode ser feita a troca do agente clareador por até 3 vezes (quatro sessões). Em caso de descolorações intensas, nas sessões de troca do material clareador interno, pode ser feito o clareamento imediato interno e externo com peróxido de hidrogênio a 35% (*power bleaching*) (Figura 14.32). Essa medida pode ser utilizada por três a quatro sessões.

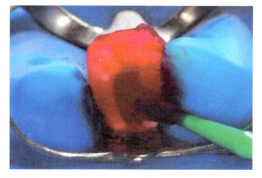

Figura 14.32 Clareamento não vital imediato (*power bleaching*).

Microabrasão do esmalte

Várias técnicas têm sido utilizadas para a remoção de manchamentos e/ou opacidades superficiais do esmalte dentário. Dentre as disponíveis, destaca-se a microabrasão, que utiliza uma pasta composta por um ácido (ácido clorídrico a 6% ou ácido fosfórico a 37%) associado a um abrasivo (pedra-pomes ou carbeto de silício).[49]

O método é seguro, facilmente executado, efetivo e não causa desconforto ao paciente, promovendo melhorias na aparência dentária pela remoção de uma camada superficial de esmalte.[49]

Esse procedimento, proposto inicialmente por Croll e Cavanaugh,[20] utilizava uma mistura de ácido clorídrico a 18% com pedra-pomes, aplicado na área afetada com o auxílio de uma espátula de madeira. Entretanto, o ácido clorídrico é um agente extremamente agressivo e volátil, cuja aplicação exige precauções para evitar riscos ao paciente e ao profissional.[50]

A substituição do ácido clorídrico pelo ácido fosfórico nas técnicas de microabrasão foi proposta pela primeira vez por Mondelli *et al.*, em 1995.[51] Entre as vantagens dessa troca, estão a disponibilidade no consultório odontológico e os menores riscos para a estrutura dentária em relação ao ácido clorídrico.[51,52] Estudos demonstram que a utilização do ácido fosfórico a 37% na técnica da microabrasão representa um método seguro e de fácil execução, além de não causar desconforto para o paciente. Ele também provoca menor perda de esmalte em comparação ao ácido clorídrico.[52]

Outras técnicas microabrasivas têm sido propostas utilizando diferentes concentrações e tipos de ácidos. Um desses produtos pré-fabricados é composto por 10% de ácido clorídrico associado a um pó de baixa granulação composto por sílica em uma pasta hidrossolúvel (PREMA®, Premier Dental, EUA).[53] Novos agentes microabrasivos com concentrações mais baixas de ácido clorídrico têm sido introduzidos no mercado, dentre os quais destacam-se o Opalustre™, da Ultradent (Figura 14.33 A), composto por ácido clorídrico a 6,6% e carbeto de silício, e o WhitenessRM, da FGM (Figura 14.33 B), composto por ácido clorídrico a 6% e carbeto de silício.

Em um estudo clínico, as pastas microabrasivas PREMA® e Opalustre™ foram comparadas quanto à capacidade de remoção de manchas fluoróticas. Após a primeira aplicação clínica, o Opalustre™ ofereceu melhora na aparência significativamente superior a PREMA®. No entanto, após a segunda sessão, uma melhora significativa e similar na aparência foi observada para ambos os produtos testados.[21]

Protocolo clínico

1. **Profilaxia**: deve ser feita a profilaxia dos elementos dentários com uma pasta de pedra-pomes e água associada a escova de Robson ou taça de borracha. Essa etapa é feita com o objetivo de remover o biofilme e as pigmentações superficiais.

2. **Fotografia inicial do caso**: antes do início do tratamento, deve-se fazer o registro do caso por meio de fotografias (Figura 14.34). Esse procedimento serve como medida de comparação para observar o resultado obtido após o final do tratamento.

3. **Proteção dos tecidos moles**: pode ser realizado com vaselina sólida ou Oral seal (Ultradent). Esse procedimento visa proteger os tecidos moles contra qualquer eventual extravasamento que possa ocorrer durante a aplicação do agente microabrasivo. Devido à ação cáustica do ácido clorídrico, o paciente deve utilizar óculos de proteção para os olhos.

4. **Isolamento absoluto**: deve ser realizado o isolamento absoluto, com dique de borracha, dos dentes a serem tratados pela microabrasão.

5. **Manipulação do agente abrasivo**: quando da utilização de ácido fosfórico a 37% ou acido clorídrico a 18% associado à pedra-pomes, as substâncias devem ser manipuladas na proporção de 1:1. Um modo de proporcionamento seria o uso de dosadores utilizados para manipular os cimentos de ionômero de vidro. Produtos pré-fabricados e prontos para o uso que contêm ácido clorídrico com concentração em torno de 6% não necessitam de manipulação (Figura 14.35).

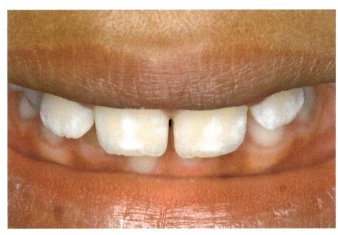

Figura 14.34 Aspecto inicial do sorriso evidenciando manchas fluoróticas.

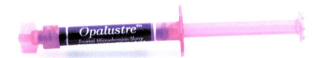

A

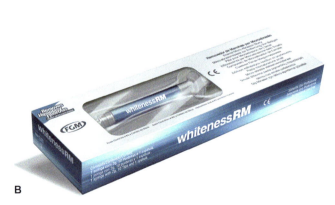

B

Figura 14.33 A. Opalustre™, agente microabrasivo contendo 6,6% de ácido clorídrico associado a carbeto de silício. **B.** WhitenessRM, agente microabrasivo contendo 6% de ácido clorídrico associado a carbeto de silício.

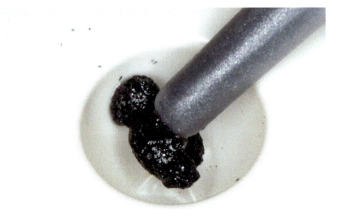

Figura 14.35 Pasta microabrasiva pré-fabricada contendo ácido clorídrico a 6%.

6. Aplicação do agente microabrasivo: a pasta microabrasiva deverá ser aplicada mecanicamente com taça de borracha e contra-ângulo, com redução da velocidade para 10:1 por 10 segundos na superfície do esmalte manchado (Figura 14.36). Uma alternativa é a utilização de uma espátula de madeira para fazer a fricção do abrasivo sobre a superfície dentária. Após cada aplicação, o excesso da pasta deverá ser removido com o auxílio de uma gaze e jatos de água por 20 segundos. As aplicações deverão ser realizadas até a remoção da mancha ou até 12 repetições por no máximo duas sessões clínicas.
7. Polimento da superfície dentária e aplicação tópica de fluoretos: ao final de cada sessão clínica, a superfície abrasonada deverá ser polida com discos de feltro e pasta de polimento (Figura 14.37). Em seguida, procede-se a lavagem e secagem dos dentes tratados, além de aplicação tópica de fluoreto de sódio neutro em gel ou espuma por 1 minuto (Figura 14.38).
8. Remoção do dique de borracha.
9. Orientação do paciente e retorno após 1 semana: deve-se orientá-lo para que siga uma dieta restrita de substâncias corantes na primeira semana após o tratamento. O retorno ao consultório deverá ser agendado para 1 semana após o tratamento, a fim de evitar a influência da desidratação no resultado final (Figura 14.39).

Efeitos adversos

Os efeitos adversos mais comuns durante o clareamento dentário, seja pela técnica em consultório ou pela caseira, são irritação gengival e sensibilidade dentinária, que geralmente causam desconforto ao paciente.

A irritação gengival no clareamento caseiro pode estar associada à utilização de moldeiras desadaptadas, quando o agente clareador extravasa da mesma e permanece em contato com os tecidos gengivais. Já no clareamento em consultório, devido à alta concentração do gel clareador, podem ocorrer queimaduras na gengiva ou nos lábios caso haja contato do produto com a mucosa ou a pele desprotegida. No entanto, episódios como esses advêm de negligência do profissional, pois a etapa de proteção prévia dos tecidos moles com barreira gengival, afastadores para lábios e língua não deve ser negligenciada, evitando potenciais intercorrências.

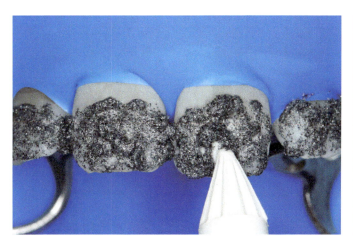

Figura 14.36 Aplicação da pasta microabrasiva na superfície dos dentes a serem tratados.

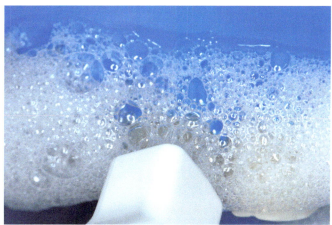

Figura 14.38 Aplicação tópica de flúor neutro em espuma.

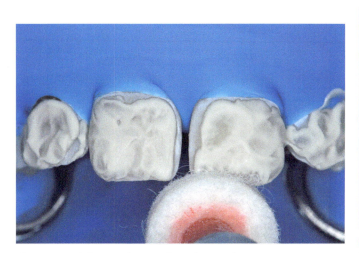

Figura 14.37 Polimento das superfícies abrasonadas.

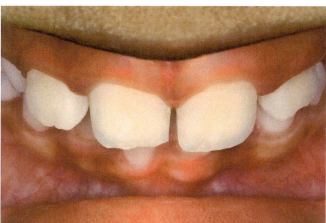

Figura 14.39 Aspecto final do sorriso 1 semana após a conclusão do tratamento.

A sensibilidade dentinária é mais frequente no clareamento realizado em consultório do que no caseiro. Ensaios clínicos mostram que essa sensibilidade é transitória e tende a cessar de 1 a 5 dias após a conclusão do tratamento.[33,44]

Os agentes usados no clareamento dental caseiro têm se mostrado seguros e toleráveis, já que os efeitos adversos tendem a ser menos frequentes.[2] No caso da sensibilidade dentinária, ainda pode ser interessante diminuir a quantidade de gel na moldeira, reduzir o tempo de tratamento diário ou mesmo interrompê-lo por alguns dias.

Além disso, estudos mostraram que a quantidade de penetração de peróxido de hidrogênio dentro da câmara pulpar de dentes restaurados foi maior que em dentes hígidos, sendo influenciada pelo tipo de material restaurador.[54,55] Assim, durante o tratamento clareador, pode ser esperado que haja maior sensibilidade dentária em dentes vitais restaurados que em dentes hígidos.

Efeitos adversos como a reabsorção radicular interna já foram relatados na literatura. Contudo, os relatos têm sido associados a alguns fatores: em 100% dos casos, o selamento cervical era inexistente, e, em 84%, usou-se a técnica termocatalítica, em que uma espátula rubra era utilizada para acelerar a reação do agente clareador na técnica imediata em dente não vital. Hoje, esse método não é mais utilizado. Além disso, observou-se que, em 80% dos casos, o clareamento foi realizado na mesma sessão da obturação do canal radicular, e, em 74%, o trauma foi o fator etiológico a desencadear a necessidade de endodontia.[56]

Assim, indica-se que sempre seja utilizado o selamento cervical biomecânico e que este seja confeccionado ao menos 7 dias antes da primeira sessão clínica de clareamento, para que a presa completa do material seja alcançada.

Considerações finais

Levando-se em conta os dados da literatura, pode-se concluir que os tratamentos clareadores são alternativas viáveis para as descolorações dentárias de várias etiologias.

Também é possível afirmar que há evidência científica quanto ao sucesso clínico das técnicas de clareamento em consultório e caseira supervisionada, e os potenciais efeitos adversos podem ser minimizados ou evitados se elas forem aplicadas corretamente. Com relação aos agentes clareadores de autocuidado, observa-se que a maioria tem pouco ou nenhum efeito clareador.

Além disso, a microabrasão dentária tem se mostrado uma técnica segura, conservadora, rápida e eficiente para o tratamento de descolorações localizadas do esmalte.

Referências bibliográficas

1. Alkhatib MN, Holt RD, Bedi R. Smoking and tooth discolouration: findings from a national cross-sectional study. BMC Public Health. 2005; 5:27.
2. Joiner A. The bleaching of teeth: a review of the literature. J Dent. 2006; 34(7):412-9.
3. Ten Bosch JJ, Coops JC. Tooth color and reflectance as related to light scattering and enamel hardness. J Dent Res. 1995; 74(1):374-80.
4. Goldberg M, Bohin F, Bonnet E, et al. Association Dentaire Française (ADF) Medical Devides Commission: Tooth bleaching treatments – A review. Paris: ADF, 2007.
5. Dahl J, Pallesen U. Tooth bleaching – a critical review of the biological aspects. Crit Rev Oral Biol Med. 2003; 14(4):292-304.
6. Steiner M, Menghini G, Thomet E, et al. Assessment of dental fluorosis prevalence in Swiss populations. Schweiz Monatsschr Zahnmed. 2010; 120(1):12-20.
7. Plotino G, Buono L, Grande NM, Pameijer CH, Somma F. Nonvital tooth bleaching: a review of the literature and clinical procedures. J Endod. 2008; 34(4):394-407.
8. Fradeani M, Aquilano A, Barducci G. Aesthetic restoration of endodontically treated teeth. Pract Periodontics Aesthet Dent. 1999; 11(7):761-8; quiz 70.
9. Meireles SS, Demarco FF, Santos IS, Dumith SC, Bona AD. Validation and reliability of visual assessment with a shade guide for tooth-color classification. Oper Dent. 2008; 33(2):121-6.
10. (CIE) CIDLE. Recommendations on uniform colour spaces, colour difference equations and psychometric colour terms. Paris: Bureau Central de la CIE1978.
11. Braun A, Jepsen S, Krause F. Spectrophotometric and visual evaluation of vital tooth bleaching employing different carbamide peroxide concentrations. Dent Mater. 2007; 23(2):165-9.
12. American Dental Association (ADA). Acceptance Program Guidelines Dentist-dispensed home-use tooth bleaching products. Chicago: ADA, 2006.
13. Meireles SS, Heckmann SS, Leida FL, et al. Efficacy and safety of 10% and 16% carbamide peroxide tooth-whitening gels: a randomized clinical trial. Oper Dent. 2008; 33(6):606-12.
14. Haywood V. Frequently asked questions about bleaching. Compend Contin Educ Dent. 2003; 24(4A):324-38.
15. Demarco F, Meireles S, Masotti A. Over-the-counter whitening agents: a concise review. Braz Oral Res. 2009; 23(suppl 1):64-70.
16. Donly K, Segura A, Henson T, Barker M, Gerlach R. Randomized controlled trial of professional at-home tooth whitening in teenagers. Gen Dent. 2007; 55(7):669-74.
17. Gallagher A, Maggio B, Bowman J, et al. Clinical study to compare two in-office (chairside) whitening systems. J Clin Dent. 2002; 13(6):219-24.
18. Matis BA, Cochran MA, Eckert G. Review of the effectiveness of various tooth whitening systems. Oper Dent. 2009; 34(2):230-5.
19. Zekonis R, Matis BA, Cochran MA, et al. Clinical evaluation of in-office and at-home bleaching treatments. Oper Dent. 2003; 28(2):114-21.
20. Croll T, Cavanaugh R. Enamel color modification by controlled hydrochloric acid-pumice abrasion. I. technique and examples. Quintessence Int. 1986; 17(2):81-7.
21. Loguercio A, Correia L, Zago C, et al. Clinical effectiveness of two microabrasion materials for the removal of enamel fluorosis stains. Oper Dent. 2007; 32(6):531-8.
22. American Dental Association (ADA). Consumer products with the ADA seal of acceptance. 2011.
23. Attin T, Paqué F, Ajam F, Lennon AM. Review of the current status of tooth whitening with the walking bleach technique. Int Endod J. 2003; 36(5):313-29.
24. Haywood V, Leech T, Heymann H, Crumpler D, Bruggers K. Nightguard vital bleaching: effects on enamel surface texture and diffusion. Quintessence Int. 1990; 21(10):801-4.
25. Lima DA, Aguiar FH, Liporoni PC, et al. In vitro evaluation of the effectiveness of bleaching agents activated by different light sources. J Prosthodont. 2009; 18(3):249-54.
26. Marson FC, Sensi LG, Vieira LC, Araújo E. Clinical evaluation of in-office dental bleaching treatments with and without the use of light-activation sources. Oper Dent. 2008; 33(1):15-22.
27. Baratieri LN. Caderno de dentística: clareamento dental. São Paulo: Santos; 2004.
28. Ziebolz D, Helms K, Hannig C, Attin T. Efficacy and oral side effects of two highly concentrated tray-based bleaching systems. Clin Oral Investig. 2007; 11(3):267-75.

29. Mokhlis GR, Matis BA, Cochran MA, Eckert GJ. A clinical evaluation of carbamide peroxide and hydrogen peroxide whitening agents during daytime use. J Am Dent Assoc. 2000; 131(9):1269-77.
30. Nathoo S, Stewart B, Petrone M, et al. Comparative clinical investigation of the tooth whitening efficacy of two tooth whitening gels. J Clin Dent. 2003; 14(3):64-9.
31. Matis BA, Cochran MA, Wang G, Eckert GJ. A clinical evaluation of two in-office bleaching regimens with and without tray bleaching. Oper Dent. 2009; 34(2):142-9.
32. Sulieman M, Addy M, MacDonald E, Rees J. The effect of hydrogen peroxide concentration on the outcome of tooth whitening: an in vitro study. J Dent. 2004; 32(4):295-9.
33. Buchalla W, Attin T. External bleaching therapy with activation by heat, light or laser – a systematic review. Dent Mater. 2007; 23(5):586-96.
34. Zach L, Cohen G. Pulp response to externally applied heat. Oral Surg Oral Med Oral Pathol. 1965; 19:515-30.
35. Matis BA, Cochran MA, Franco M, et al. Eight in-office tooth whitening systems evaluated *in vivo*: a pilot study. Oper Dent. 2007; 32(4):322-7.
36. Kugel G, Papathanasiou A, Williams AJ, Anderson C, Ferreira S. Clinical evaluation of chemical and light-activated tooth whitening systems. Compend Contin Educ Dent. 2006; 27(1):54-62.
37. Bittencourt ME, Trentin MS, Linden MS, et al. Influence of in situ postbleaching times on shear bond strength of resin-based composite restorations. J Am Dent Assoc. 2010; 141(3):300-6.
38. Barbosa CM, Sasaki RT, Florio FM, Basting RT. Influence of time on bond strength after bleaching with 35% hydrogen peroxide. J Contemp Dent Pract. 2008; 9(2):81-8.
39. Attin T, Hannig C, Wiegand A, Attin R. Effect of bleaching on restorative materials and restorations--a systematic review. Dent Mater. 2004; 20(9):852-61.
40. Matis BA, Wang Y, Eckert GJ, Cochran MA, Jiang T. Extended bleaching of tetracycline-stained teeth: a 5-year study. Oper Dent. 2006; 31(6):643-51.
41. Haywood VB. Current status of nightguard vital bleaching. Compend Contin Educ Dent Suppl. 2000; 28:S10-7.
42. Gerlach R, Zhou X. Vital bleaching with whitening strips: summary of clinical research on effectiveness and tolerability. J Contemp Dent Pract. 2001; 2(3):1-16.
43. Wattanapayungkul P, Matis B, Cochran M, Moore B. A clinical study of the effect of pellicle on the degradation of 10% carbamide peroxide within the first hour. Quintessence Int. 1999; 30(11):737-41.
44. Matis BA, Hamdan YS, Cochran MA, Eckert GJ. A clinical evaluation of a bleaching agent used with and without reservoirs. Oper Dent. 2002; 27(1):5-11.
45. Türkun M, Sevgican F, Pehlivan Y, Aktener BO. Effects of 10% carbamide peroxide on the enamel surface morphology: a scanning electron microscopy study. J Esthet Restor Dent. 2002; 14(4):238-44.
46. Attin T, Betke H, Schippan F, Wiegand A. Potential of fluoridated carbamide peroxide gels to support post-bleaching enamel re-hardening. J Dent. 2007; 35(9):755-9.
47. Justino LM, Tames DR, Demarco FF. In situ and in vitro effects of bleaching with carbamide peroxide on human enamel. Oper Dent. 2004; 29(2):219-25.
48. Tredwin CJ, Naik S, Lewis NJ, Scully C. Hydrogen peroxide tooth-whitening (bleaching) products: review of adverse effects and safety issues. Br Dent J. 2006; 200(7):371-6.
49. Price R, Loney R, Doyle M, Moulding M. An evaluation of a technique to remove stains from teeth using microabrasion. J Am Dent Assoc. 2003; 134(8):1066-71.
50. Matos A, Palma R, Saraceni C, Matson E. Effects of acid etching on dentin surface: SEM morphological study. Braz Dent J. 1997; 8(1):35-41.
51. Mondelli J, Mondelli RFL, Bastos MTAA, Franco EB. Microabrasão com ácido fosfórico. Rev Bras Odontol. 1995; 52:20-2.
52. Meireles S, Andre DA, Leida F, Bocangel J, Demarco F. Surface roughness and enamel loss with two microabrasion techniques. J Contemp Dent Pract. 2009; 10(1):58-65.
53. Croll T. Enamel microabrasion: observations after 10 years. J Am Dent Assoc. 1997; 128(suppl):45S-50S.
54. Gökay O, Tunçbilek M, Ertan R. Penetration of the pulp chamber by carbamide peroxide bleaching agents on teeth restored with a composite resin. J Oral Rehabil. 2000; 27(5):428-31.
55. Gökay O, Yilmaz F, Akin S, et al. Penetration of the pulp chamber by bleaching agents in teeth restored with various restorative materials. J Endod. 2000; 26(2):92-4.
56. MacIsaac AM, Hoen CM. Intracoronal bleaching: concerns and considerations. J Can Dent Assoc. 1994; 60(1):57-64.

15 Lesões Cervicais Não Cariosas e Hipersensibilidade Dentinária

Raquel Venâncio Fernandes Dantas ▪ *Adriana Fernandes da Silva*

Lesões cervicais não cariosas

As lesões cervicais podem ser cariosas ou não. A elevação na expectativa de vida da população tem aumentado a prevalência das lesões cervicais não cariosas (LCNC), independentemente da forma e da etiologia; no entanto, estudos atuais sugerem a natureza multifatorial dessas lesões, as quais podem acometer dentes anteriores e/ou posteriores, ser localizadas, envolvendo apenas um quadrante do arco, ou mesmo todos os dentes.

Para alguns autores, a sobrecarga oclusal atua como fator primário, e a abrasão e/ou dissolução, como fatores secundários. Apenas um processo é responsável pelo início ou pelo desenvolvimento da lesão; porém, quando iniciada a perda da estrutura por um processo, o dente torna-se mais suscetível aos danos dos demais.[1]

Caracterização

As lesões cervicais não cariosas são caracterizadas pela perda de tecido dental duro na região próxima à junção cemento-esmalte e, ao promover a exposição de dentina, podem desenvolver sensibilidade dolorosa.

As lesões cervicais apresentam grande variedade de forma e podem ocorrer nas superfícies vestibular, lingual e/ou proximal,[2] muitas vezes sendo clinicamente notadas como uma sutil cavidade classe V.

Abrasão, erosão, abfração e suas possíveis interações têm sido consideradas as principais causas das lesões cervicais não cariosas dos dentes.[3]

Para que essas lesões sejam prevenidas, ou quando isso não for possível, para que sejam prontamente identificadas e adequadamente tratadas, é indispensável reconhecer seus fatores causais.[3]

O conhecimento da etiologia dessas lesões é importante para prevenir o desenvolvimento de novas lesões, interromper a progressão de outras já existentes e determinar o tratamento apropriado.[4]

Classificação

As lesões podem ser classificadas em:

- Lesões de erosão
- Lesões de abrasão
- Lesões por abfração.

Erosão

Erosão é a perda da estrutura dentária em decorrência de ação química. Caracteriza-se por descalcificação superficial do esmalte (ou dissolução da substância inorgânica), manchas brancas (perda de brilho), dureza e aspereza superficiais, com aspecto largo, raso e sem ângulos nítidos (Figura 15.1).[5]

A erosão dentária, ou perimólise, é uma condição multifatorial e pode ser classificada de várias maneiras. No entanto, a classificação mais comum é aquela feita de acordo com a etiologia, subdividida em fatores extrínsecos, intrínsecos e idiopáticos (origem desconhecida).

Fatores extrínsecos

A erosão extrínseca é o resultado da ação de ácidos exógenos, e os provenientes da dieta são seus principais causadores.

Os ácidos erosivos consumidos com mais frequência são os de frutas, em especial o ácido cítrico contido em frutas frescas, sucos e refrigerantes. O ácido ascórbico, também encontrado em refrigerantes, tem potencial erosivo extrínseco. Nesses casos, em geral, as lesões envolvem boa parte da coroa clínica do dente, principalmente a superfície vestibular, com esmalte apresentando-se opaco e algumas vezes com coloração alterada.[3]

A erosão extrínseca também pode ser causada por agentes derivados dos ambientes de trabalho, pelo ar, os quais podem ser chamados de ácidos industriais, além de medicamentos tônicos de ferro utilizados por alguns pacientes.

Fatores intrínsecos

Fatores intrínsecos relacionados com o desenvolvimento de lesões erosivas nos dentes incluem vômitos frequentes devido a problemas gastrintestinais, gravidez ou alcoolismo, bem como vômito autoinduzido praticado por pessoas que sofrem de anorexia nervosa e bulimia. Outros problemas gastrintestinais também associados à erosão dental são refluxo gastresofágico e úlcera duodenal, além de problemas na produção de saliva, como xerostomia. Nesses casos, as lesões apresentam padrão diferente, com perda de estrutura principalmente nas superfícies lingual e incisal dos dentes.[2]

Abrasão

A abrasão caracteriza-se pela perda de estrutura dentária por um processo mecânico repetitivo que envolve objetos ou substâncias, podendo ser difusa ou localizada. Ocorre quando uma superfície áspera e dura desliza ao longo de outra mais mole, cortando-a ou sulcando-a na forma de uma série de ranhuras (Figura 15.2).[6]

Alguns fatores estão envolvidos, como: técnica, força aplicada e frequência de escovação; rigidez das cerdas da escova dental; abrasividade do dentifrício usado; uso abusivo de palito e/ou escova interdental; e local onde é iniciada a escovação. Hábitos de interpor objetos duros entre os dentes – lápis, objetos metálicos, onicofagia (hábito de roer unhas) – podem levar a graus diversos de abrasão dentária.[7]

A área da lesão cervical se mostra quase sempre em forma de "V", tendo aspecto liso e brilhante, livre de placa e sem descoloração. Reconhece-se que os processos de erosão e abrasão provavelmente ajam juntos em diferentes graus e em períodos de tempo diferentes.[4]

Abfração

Abfração é a flexão do dente que ocorre principalmente na junção cemento-esmalte, ocasionada por sobrecarga oclusal.

Há formação de trincas na estrutura dentária, causando seu enfraquecimento por fadiga devido à tensão local existente, o que provoca, também, superfícies desestruturadas e perda gradual de esmalte, dentina e cemento. Essas lesões apresentam-se em forma de cunha e com término cavitário nítido.

As lesões por abfração surgem quando os dentes, sob forças oclusais mal direcionadas, não suportam o esforço, levando à deflexão da estrutura dentária e, em sequência, a uma ruptura

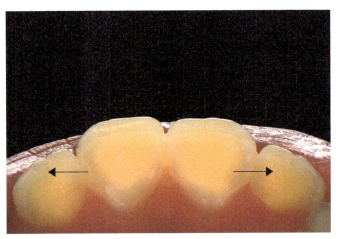

Figura 15.1 Lesões de erosão dentária. (Imagem gentilmente cedida pela Dra. Fabiana Ferreira.)

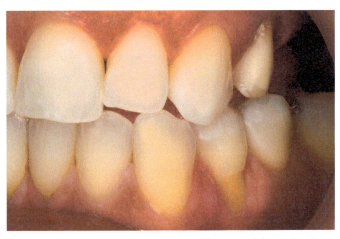

Figura 15.2 Lesões de abrasão. (Imagem gentilmente cedida pela Dra. Eliana do Nascimento Torre.)

dos cristais no nível cervical, formando a lesão. Essas lesões apresentam-se em forma de cunha, geralmente profundas e com margem bem definida (Figura 15.3).[8]

Para um diagnóstico correto, o cirurgião-dentista deve estar atento ao fato de que os desgastes dentários comumente apresentam etiologia multifatorial, sendo necessário anamnese minuciosa e exame clínico apurado para iniciar a terapêutica.

Durante a anamnese e o exame clínico, o profissional deve identificar possíveis fatores de interferência oclusal e ocorrência de hábitos parafuncionais, para, então, traçar um plano de tratamento, que poderá englobar orientação dietética e controle psicoemocional em conjunto com outros profissionais, a fim de reabilitar a saúde do paciente.

Hipersensibilidade dentinária

O complexo dentinopulpar é constituído por 45% de matéria inorgânica, 33% de conteúdo orgânico e 22% de água, sendo a hidroxiapatita e o colágeno os principais componentes inorgânico e orgânico, respectivamente.

Morfologicamente, a dentina é formada por túbulos dentinários que vão da polpa até o limite amelodentinário, e o seu maior diâmetro é voltado para a câmara pulpar e diminui tanto a sua amplitude quanto a sua densidade por área delimitada à medida que se aproxima do limite amelodentinário.[9]

Hipersensibilidade dentinária (HD) é definida como uma resposta exagerada ou uma dor de curta duração relacionada com estímulos químicos, táteis e osmóticos oriundos do meio oral, os quais, naturalmente, não causariam resposta em um dente sem perda de tecido. Outros termos são utilizados para se referir a essa manifestação sensorial de dor dentinária, como hipersensibilidade dental, sensibilidade dental, sensibilidade dentinária, dentinalgia e hiperestesia dentinária.[10]

Apesar da existência desses diversos termos, vários autores preferem o HD, comumente usado e aceito por muitas décadas para descrever uma condição específica de dor nos dentes, que é distinta de outros tipos de dor dentinária e tem diferentes etiologias.

Etiologia

Muitas teorias são utilizadas para explicar os mecanismos de HD. Uma hipótese inicial foi a do mecanismo dos receptores dentinários, o que sugere que HD seja causada por estimulação de terminações nervosas e sensoriais da dentina. Essa teoria, no entanto, não é bem aceita.

A dor causada pelo movimento do fluido nos túbulos da dentina pode ser explicada pela ampla aceitação da *teoria hidrodinâmica*, proposta por Brännström e Aströn (Figura 15.4).[11]

Segundo essa teoria, a ocorrência de lesões envolvendo esmalte e/ou perda de cemento na região cervical e a consequente abertura dos túbulos dentinários ao meio bucal sob determinados estímulos possibilita o movimento do fluido dentinário dentro dos túbulos, estimulando, indiretamente, as extremidades dos nervos da polpa e causando a sensação de dor. No entanto, o mecanismo pelo qual o transporte de fluido estimula os impulsos nervosos é ainda desconhecido.

A dor tem características extremamente variáveis, podendo partir de um desconforto discreto à extrema gravidade. O nível varia de acordo com o indivíduo e está relacionado com a tolerância individual, a integridade física e os fatores emocionais de cada paciente. Pode-se apresentar de duas maneiras:

- Localizada (um ou dois dentes)
- Generalizada (diversos dentes). Em alguns casos, pode ser sentida nos quatro quadrantes da boca.

Histologicamente, a dentina sensível apresenta túbulos dentinários ampliados, cerca de 8 vezes maiores quando comparados com os de uma dentina normal, e em maior quantidade por área quando comparados com a dentina sem sensibilidade. Em nível macroscópico, porém, a dentina com hipersensibilidade não parece ser diferente da dentina não sensível.

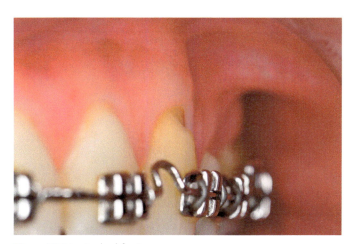

Figura 15.3 Lesão de abfração.

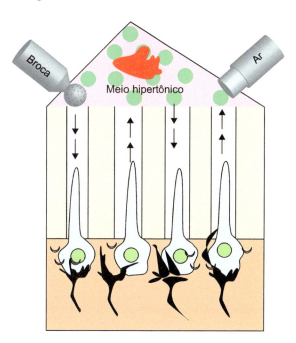

Figura 15.4 Teoria hidrodinâmica.

Diagnóstico

É imprescindível que o profissional estabeleça um diagnóstico correto para a hipersensibilidade dentinária no intuito de eleger o melhor plano de tratamento. Alguns procedimentos que podem ser adotados para esse fim estão descritos a seguir.

- Anamnese: deve-se fazer uma busca detalhada da história médica e odontológica do paciente. Isso é de grande importância para detectar a espontaneidade, a localização e a intensidade da dor
- Exame clínico: nessa etapa, deve-se realizar um diagnóstico diferencial da hipersensibilidade dentinária à procura de lesões cariosas, restaurações fraturadas e desadaptadas, dentes fraturados ou trincados e lesões com comunicação pulpar. Além disso, é preciso realizar um *exame periodontal* para avaliar se há recessões, contorno gengival, mobilidade dentária, biofilme dentário e qualidade de higienização
- Análise da oclusão: é o momento em que se avaliam interferências oclusais, fraturas de esmalte, mobilidade dentária, facetas de desgaste e abfrações. Garone Filho afirma que, em 98% dos casos de hipersensibilidade dentinária, há um componente oclusal envolvido[12]
- Testes e exames complementares: são utilizados para confirmar o diagnóstico de hipersensibilidade, além de descartar outras complicações prováveis. São exemplos de testes e exames complementares: percussão, palpação, sondagem periodontal, radiografia, teste térmico e elétrico de sensibilidade pulpar.

> **▶ Dica clínica**
>
> Um modo de diagnosticar a hipersensibilidade dentinária é passar a ponta de uma sonda exploradora nº 5 na região a ser avaliada, já que essa lesão apresenta resposta a estímulos táteis.

Tratamento

Para o tratamento da HD, vários agentes dessensibilizantes estão disponíveis; porém, provavelmente não há um produto que contenha todos os requisitos listados adiante em uma só formulação.

Os critérios para um agente dessensibilizante ideal são:

- Não ser um irritante pulpar
- Ser indolor
- Ser de fácil aplicação
- Cessar rapidamente a dor após aplicação
- Promover efeito duradouro
- Não provocar manchamento
- Ter efetividade comprovada
- Ser de baixo custo.

Os Quadros 15.1 e 15.2 resumem os diferentes mecanismos de ação dos agentes dessensibilizantes e os produtos disponíveis para o tratamento da hipersensibilidade dentinária.

Procedimentos restauradores

As lesões cervicais não cariosas, que se caracterizam muitas vezes por HD, podem apresentar-se no formato de cunha ou pires, com uma grande superfície dentinária exposta. Nessas condições, os procedimentos restauradores utilizando os cimentos de ionômero de vidro ou a associação dos sistemas adesivos às resinas compostas constituem recursos terapêuticos eficientes.[10] O clínico, então, deve discernir quanto à aplicação do tratamento, considerando os aspectos biológicos, mecânicos e estéticos. A aplicação de adesivos dentinários é eficaz na redução da HD. O oxalato de potássio interfere no potencial adesivo de alguns sistemas restauradores, reduzindo significativamente a resistência adesiva desses materiais.[13] Os procedimentos restauradores são mais demorados e criteriosos; entretanto, mostram-se bastante eficazes no controle da HD.[10]

Uso do laser

A aplicação do *laser* possibilita a liberação de betaendorfinas endógenas e apresenta efeito bioestimulador, que resulta na deposição de dentina secundária.[14]

O *laser* empregado tanto pode ser de baixa potência (hélio-neônio, GaAlAs [diodo]) quanto de alta potência (CO_2, Nd:YAG). Os raios *laser* de baixa potência têm efeito biomodulador, analgésico e anti-inflamatório, enquanto os de alta potência atuam no rompimento de tecidos por meio

Quadro 15.1 Tratamento da hipersensibilidade dentinária levando em conta o princípio de bloqueio mecânico ou neural.

Bloqueio da transmissão neural (alteração da excitabilidade dos nervos sensoriais)	Bloqueio hidrodinâmico (oclusão dos túbulos dentinários)
Sais de potássio, nitratos, citratos e oxalatos	Precipitação de sais (nitrato de prata, cloreto de zinco) Deposição de cristais (oxalatos de potássio, cimento de hidróxido de cálcio, fluoretos, cloreto de estrôncio) Aplicação de película obliteradora (vernizes e adesivos) Aplicação de *laser* Técnicas restauradoras convencionais

Quadro 15.2 Produtos dessensibilizantes de uso profissional.

Produtos de uso profissional	Fabricante	Substância de ação
Desensibilize	FGM	Cloreto de estrôncio (10%) Nitrato de potássio (5%)
Oxa-gel	ArtDent	Oxalato de potássio (3%)
Dessensiv	SS White	Nitrato (4%) e oxalato de potássio (0,5%) Fluoreto de potássio (4%)
Desensibilize KF	FGM	Fluoreto de sódio (2%) Nitrato de potássio (5%)
Flúor fosfato acidulado	DFL	Fluoreto de sódio (1,23%)
Desensibilize Nano-P	FGM	Fosfato de cálcio nanoestruturado

de ablação, coagulação, vaporização e desnaturação de proteínas. O Quadro 15.3 ilustra o tratamento das LCNC quanto à profundidade da lesão.[15]

Caso clínico

Como as lesões cervicais não cariosas são semelhantes a restaurações classe V no modo de tratamento, será descrito a seguir o passo a passo de uma restauração com cimento de ionômero de vidro em um manequim (Figura 15.5).

No caso de LCNC em pacientes com atrição em que múltiplos elementos são afetados, muitas vezes já ocorre o comprometimento da dimensão vertical de oclusão (DVO) (p. ex., pacientes com bruxismo). Nessas situações, em primeiro lugar, devemos indicar placas de cobertura total de forma imediata e, assim que possível, o restabelecimento da DVO, quer seja por uso de próteses parciais ou implantes, quer seja pelo aumento da DVO dos dentes posteriores, por meio de confecções de restaurações diretas em resina composta ou mesmo indiretas, quando indicado.

Quadro 15.3 Tratamento restaurador das lesões cervicais não cariosas de elementos isolados.[15]

Profundidade	Hipersensibilidade	Tratamento
Menos de 1 mm	Presente	Remoção do fator etiológico Dessensibilização Proservação
Menos de 1 mm	Ausente	Remoção do fator etiológico Proservação
Mais de 1 mm	Presente	Remoção do fator etiológico Dessensibilização Restauração adesiva Proservação
Mais de 1 mm	Ausente	Remoção do fator etiológico Restauração adesiva Proservação

Orientações ao paciente

Com base no tratamento multifatorial de que as LCNC necessitam, acompanhadas ou não por HD, deve-se recomendar ao paciente:

- Reduzir a quantidade e a frequência de ingestão de alimentos ácidos, pois são responsáveis pela desmineralização do esmalte e da dentina
- Evitar escovação imediatamente após o consumo de alimentos ácidos
- Fazer bochecho com água após alimentação ácida para neutralização do pH bucal
- Realizar as técnicas de escovação adequadas, utilizando escova macia e dentifrício pouco abrasivo
- Fazer visitas periódicas ao cirurgião-dentista para a proservação do caso
- Procurar tratamento médico no caso de doenças sistêmicas que envolvam redução do fluxo salivar e aumento da acidez bucal.

Considerações finais

De forma idealista, o diagnóstico das LCNC deve ser realizado o mais precocemente possível para que os riscos de um diagnóstico falso-positivo e a interferência na DVO não ocorram. Entretanto, na maioria dos casos, o paciente chega ao consultório apresentando um quadro clínico mais avançado e complexo, muitas vezes envolvendo dor no elemento dentário ou na articulação temporomandibular. Nessas situações, cabe ao clínico realizar um diagnóstico minucioso, que nem sempre poderá ser efetivado em apenas uma sessão. Cabe, portanto, ao cirurgião-dentista informar isso ao paciente para que não haja frustrações ou falsas expectativas que o desmotivem a retornar às consultas subsequentes ou impeçam que ele adira ao tratamento, o qual, em grande parte, é realizado em domicílio, por meio da remoção dos fatores causais.

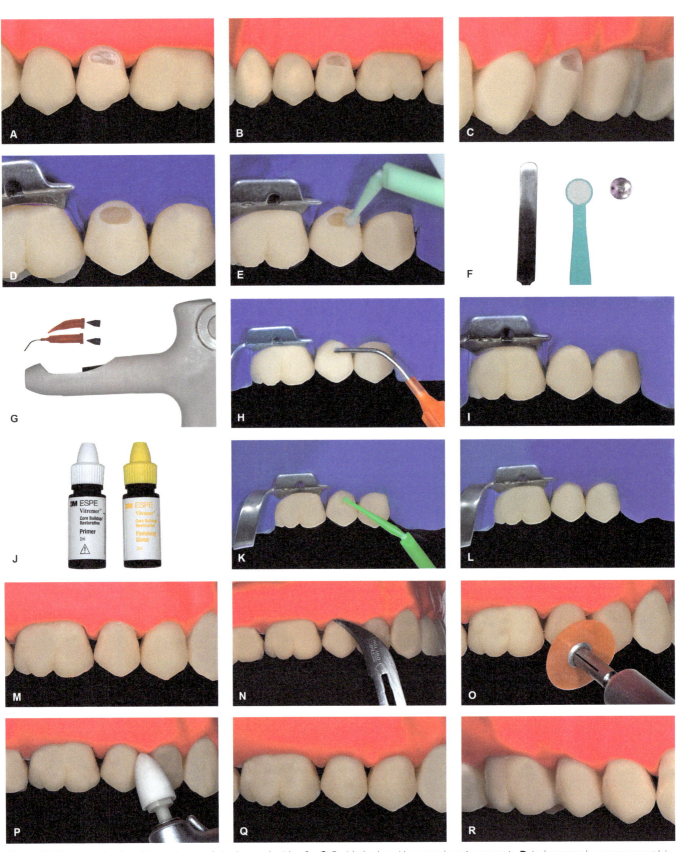

Figura 15.5 Restauração classe V com cimento de ionômero de vidro. **A** a **C.** Cavidade classe V preparada após anestesia. **D.** Isolamento do campo operatório. **E.** Aplicação do ácido poliacrílico. **F.** Proporcionamento do pó e do líquido. **G.** Seringa Centrix®. **H.** Inserção do cimento de ionômero de vidro (CIV) na cavidade. **I.** Cavidade preenchida. **J.** *Primer*. **K.** Aplicação do *primer*. **L.** Restauração finalizada. **M.** Remoção do dique de borracha. **N.** Remoção de excessos com lâmina de bisturi. **O.** Acabamento com discos de granulação. **P.** Polimento com taça de borracha. **Q** e **R.** Aspecto final após acabamento e polimento. (Imagens gentilmente cedidas pela Dra. Eliana do Nascimento Torre.)

Referências bibliográficas

1. Tsiggos N, Tortopidis D, Hatzikyriakos A, et al. Association between self-reported bruxism activity and occurrence of dental at attrition, abfraction, and occlusal pits on natural teeth. J Prosthet Dent. 2009; 100(1):41-6.
2. Levitch LC, Bader JD, Shugars DA, et al. Non-carious cervical lesions. J. Dent. 1994; 22(4):195-207.
3. Baratieri LN. Lesões não cariosas. In: Baratieri LN, et al. Odontologia restauradora. fundamentos e possibilidades. São Paulo: Santos; 2001. p. 361-94.
4. Barbosa LPB, Prado Junior RR, Mendes FM. Lesões cervicais não cariosas: etiologia e opções de tratamento restaurador. Rev Dent Online. 2009; 8(18): 5-10.
5. Sobral MAP, Luz MAA de C, Gama-Teixeira, A et al. Influence of the liquid acid diet on the development of dental erosion. Pesq Odontol Bras. 2000; 14(4):406-10.
6. Kliemann C. Lesões cervicais não cariosas por abrasão (escovação traumática). J Bras Clin Odontol Int. 2002; 6(33):204-9.
7. Mondelli J, Ishikiriama A, Franco EB, et al. Fundamentos de dentística operatória. 1. ed. São Paulo: Santos; 2006.
8. Molena CCL, Rapoport A, Rezende CP, et al. Lesões não cariosas no idoso. Rev Bras Cir Cabeça Pescoço. 2008; 37(3):152-5.
9. Nanci A. Ten cate's oral histology – development, structure, function. 6. ed. Mosby; 2003.
10. Pereira JC. Hiperestasia dentinária – aspectos clínicos e formas de tratamento. MaxiOdonto. 1995; 1(2):1-24.
11. Brännström M, Aström A. The hidrodynamics of the dentine; it's possible relationship to dentinal pain. Int. Dent. J. 1972; 22(2):219-27.
12. Garone Filho W. Lesões cervicais e hipersensibilidade dentinária. In: Todescan, FF, Bottino MA. Atualização na clínica odontológica: a prática da clínica geral. São Paulo: Artes Médicas; 1996. Cap. 3, p. 35-75.
13. Pashley DH. Mechanism of dentin sensitivity. Dent Clin North Am. 1990; 3(4):449-73.
14. Genovese WJ. Laser de baixa intensidade. Aplicações terapêuticas em odontologia. 1. ed. São Paulo: Santos; 2000.
15. Conceição EN, et al. Dentística saúde e estética: princípios de estética aplicados à dentística. Porto Alegre: Artmed; 2007. p. 298-319.

16 Restauração de Dentes Tratados Endodonticamente

Hugo Ramalho Sarmento ▪ *Rafael Guerra Lund* ▪ *Tatiana Pereira Cenci*

Introdução

A restauração de dentes tratados endodonticamente visa à proteção do remanescente dentário. Quando ocorre grande perda de estrutura dental por cárie ou traumatismo, é muito difícil obter a retenção suficiente de uma restauração direta sobre a dentina remanescente.[1,2] Nesse caso, os dentes tratados endodonticamente com grande quantidade da coroa clínica perdida costumam ser cuidados com sistemas de pinos e núcleos antes da confecção da restauração final.[3] Essa modalidade de tratamento tem como objetivo a reposição de estruturas dentárias removidas durante a abertura coronária e o acesso ao endodonto, além da instrumentação do canal radicular e da remoção de restaurações antigas e de tecido cariado.

Restaurar dentes com tratamento endodôntico ainda representa um desafio à odontologia moderna. Isso porque, normalmente, eles são mais frágeis em comparação a dentes hígidos, em função da perda de estruturas naturais de reforço do dente devido a lesões cariosas, preparo cavitário, fraturas ou acesso endodôntico inadequado. Ademais, a desvitalização pulpar favorece a desidratação da dentina, causando perda de elasticidade do dente.

Em um dente hígido, a distribuição das forças oclusais ocorre de maneira harmônica por meio da coroa, da raiz e do periodonto. As modificações estruturais causadas pelo tratamento endodôntico, bem como as forças laterais, podem levar a concentrações de tensão em determinado local da estrutura dentária, resultando em fratura radicular ou coronorradicular.

Existem inúmeras situações clínicas, relacionadas com a perda de estrutura dentária, que causam dúvidas ao cirurgião-dentista sobre a viabilidade de restauração de um dente sem endodontia prévia. Diante disso, é preciso analisar a quantidade de estrutura coronária remanescente após o preparo para planejar o tipo de restauração adequada.

Algumas modalidades de tratamento vêm sendo propostas para devolver ao dente despolpado uma harmonia estética e uma condição biomecânica favorável. Entre as alternativas mais aceitas, destaca-se a utilização de *pinos intrarradiculares*, favorecida pela vasta quantidade de sistemas de pinos disponíveis no mercado, com propriedades mecânicas e estéticas bastante interessantes.

A utilização de pinos intrarradiculares está indicada nas seguintes situações clínicas:

- Dentes anteriores/posteriores que apresentem grande perda estrutural
- Dentes pilares para prótese fixa
- Dentes-guias de desoclusão
- Necessidade de ancoragem intrarradicular para a restauração.

Alterações em dentes tratados endodonticamente

Alterações físico-mecânicas

A restauração de dentes não vitais vem sendo largamente estudada ao longo dos últimos anos. Esse procedimento clínico normalmente é mais complicado quando comparado à restauração de dentes vitalizados, pois estes são mais frágeis devido à perda de sua estrutura – principalmente o teto da câmara pulpar, as cristas marginais e as pontes de esmalte –, que é importante para o reforço do dente, além de geralmente apresentarem pouca estrutura coronária, o que impossibilita a confecção de uma restauração direta ou indireta sem que seja necessária uma ancoragem intrarradicular. Consequentemente, a estrutura dentária remanescente enfraquece e passa a ter maior suscetibilidade a fratura.

A crença na teoria de modificação das características físico-mecânicas do dente pela desidratação causada pelo tratamento endodôntico leva muitos profissionais a indicarem, muitas vezes sem critério diagnóstico definido, o uso de pinos intracanal, restaurações parciais com recobrimento de cúspide ou até mesmo coroa total. Entretanto, algumas correntes de pesquisadores consideram que um dente ser despolpado não indica que as características físicas e mecânicas da dentina e do esmalte serão alteradas de maneira significativa ao ponto de justificar a indicação de procedimentos mais invasivos que incluam o desgaste de estrutura dentária sadia.

Goracci e Ferrari compararam as propriedades físicas e mecânicas de tipos de dentina, com diferentes níveis de hidratação, provenientes de dentes com e sem tratamento endodôntico.[3] Constatou-se que nem a desidratação nem o tratamento endodôntico causaram a diminuição das propriedades físicas ou mecânicas da dentina. Outro estudo mostrou que não há diferença significativa no teor de umidade entre dentes tratados endodonticamente e dentes vitais.[4]

Assim, a quantidade de remanescente de tecido duro dos dentes despolpados é que influencia sua estabilidade. Enquanto a elaboração de um acesso endodôntico só reduz a estabilidade estrutural do dente em cerca de 5%, a perda da integridade circunferencial por uma cavidade mésio-oclusodistal a reduz em cerca de 63%.[5]

Observa-se, então, que não há evidência científica para a afirmação de que a dentina e o esmalte de um dente despolpado têm propriedades físico-mecânicas significativamente inferiores às de um dente vitalizado. Logo, pode-se considerar que a teoria que atribui a diminuição da resistência de dentes não vitais à desidratação tem base no empirismo, sem critério científico definido.[6] Existem diversas situações clínicas em que o profissional se depara com grandes perdas de estrutura coronária: cáries, fraturas, restaurações prévias, tratamentos endodônticos ou a combinação desses fatores.

Para classificar a perda de estrutura coronal do elemento dentário a ser restaurado, deve-se observar a quantidade de paredes axiais remanescentes. No entanto, paredes axiais sem suporte dentinário não devem ser consideradas como elemento que confere resistência ao dente.

O Quadro 16.1 apresenta a classificação dos elementos dentários de acordo com a quantidade de paredes axiais remanescentes e a indicação clínica mais apropriada a cada um dos casos.[7]

Quadro 16.1 Classificação dos dentes com perda coronária: aspecto da coroa e indicação clínica de acordo com as paredes axiais remanescentes (PAR).[7]

Paredes axiais remanescentes	Aspecto da coroa	Indicação clínica
Quatro		Restauração direta sem o uso de pinos
Três		Restauração direta sem o uso de pinos
Duas		Restauração direta sem o uso de pinos
Uma		Uso de pino com núcleo adesivo ou fundido e *onlay* (posterior) ou coroa
Nenhuma		Uso de pino com núcleo adesivo ou fundido e coroa

Alterações estéticas

Alterações estéticas podem ocorrer em elementos dentários pós-trauma e pós-tratamento endodôntico. Os dentes desvitalizados devido a traumatismo apresentam discromia de aspecto marrom-avermelhado (Figura 16.1). As discromias também podem ser causadas pelo uso de medicações intracanal durante o tratamento endodôntico, como as que contêm iodofórmio, cloreto de mercúrio e eugenol, compostos capazes de provocar alterações de cor irreversíveis, corrigidas apenas por meio de tratamento restaurador.[8]

Quando a polpa sofre uma lesão, um extravasamento de sangue proveniente do rompimento de vasos pode dispersar-se pela câmara pulpar, levando à penetração de eritrócitos nos túbulos dentinários. Esses eritrócitos liberados podem sofrer hemólise e culminar na liberação de ferro da hemoglobina, que se combinará com sulfeto formando sulfeto de ferro, um composto de cor preta que pode causar intenso e escuro manchamento no dente.[9]

Clinicamente, tecidos necróticos pulpares e subprodutos bacterianos também podem contribuir para o processo de descoloração. Desse modo, é mais provável que o clareamento seja bem-sucedido nos dentes manchados há menos tempo do que naqueles com descoloração de longa data.[10]

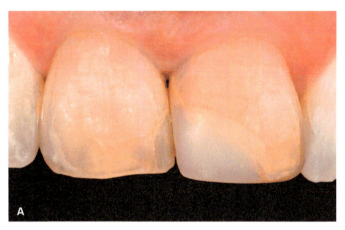

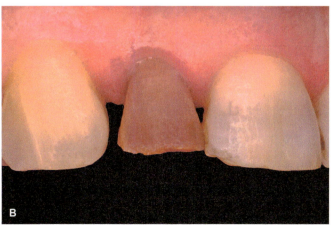

Figura 16.1 Discromias dentárias causadas pós-tratamento endodôntico (**A**) e pós-traumatismo (**B**). (Imagens gentilmente cedidas pela Dra. Raquel Venâncio Fernandes Dantas e pela Dra. Sônia Saeger Meireles.)

O tratamento endodôntico prévio pode, ocasionalmente, resultar em descolorações que se estendem até a raiz. Se houver um dente não vital descolorido, o remanescente deverá ser clareado previamente à seleção do pino e à confecção do núcleo de preenchimento. O clareamento interno de dentes tratados endodonticamente com coroas relativamente intactas oferece um nível de confiança e longevidade relativamente alto.

Visto que os produtos químicos utilizados para o clareamento imediato podem resultar em reabsorção radicular externa, são indicados sistemas que utilizam peróxido de hidrogênio a 35% e perborato de sódio, em vez de sistemas apenas com peróxido de hidrogênio[8] (ver Capítulo 14).

Uma vez concluído o clareamento, 2 a 3 semanas devem ser aguardadas antes que se faça a cimentação do pino, para que todo o peróxido de hidrogênio residual seja eliminado.

Plano de tratamento restaurador

Além dos parâmetros considerados no Capítulo 2, quando se deseja traçar um plano de tratamento para dentes tratados endodonticamente, é necessário considerar alguns fatores primordiais para o cumprimento de uma reabilitação dentária funcionalmente estética e estável. Dentre eles, estão: quantidade de estrutura dentária remanescente, posição dentária e forças oclusais recebidas, e necessidades restauradoras e estéticas exigidas pelo caso e pelo paciente.

Quantidade de estrutura dentária remanescente

Os pinos intrarradiculares têm como principal função a retenção da restauração direta ou indireta, não contribuindo diretamente para aumentar a resistência do remanescente dentário. O sucesso a longo prazo dos dentes tratados endodonticamente depende de fatores como: qualidade estrutural e estética da restauração, sua adaptação clínica, saúde dos tecidos de suporte e prognóstico da reconstrução do núcleo. Uma restauração coronal satisfatória e com boa adesão é importante no que diz respeito ao sucesso clínico de dentes tratados endodonticamente.

Em relação à restauração de dentes posteriores não vitais, há evidência convincente para que seja indicado o recobrimento de cúspides. Um estudo retrospectivo avaliou 1.273 dentes tratados endodonticamente para determinar quais fatores são significativos no desenvolvimento de fraturas.[11] Concluiu-se que a existência de cobertura de cúspide foi a única variável restauradora importante para predizer o sucesso clínico a longo prazo. Esse resultado foi ratificado por um estudo retrospectivo em que foram avaliados 608 dentes tratados endodonticamente quanto aos fatores que influenciaram a longevidade clínica por um período de

10 anos. Novamente, a existência de recobrimento de cúspide foi um fator significante para prognosticar o êxito clínico a longo prazo.[12]

Fennis *et al.* consultaram dentistas experientes de consultórios privados e observaram que fraturas não favoráveis subgengivais ocorreram mais frequentemente em dentes tratados endodonticamente, mais um argumento para o recobrimento de cúspides.[13]

Posição dentária e forças oclusais recebidas

Durante o planejamento reabilitador de elementos dentários não vitais, deve-se levar em consideração sua posição no arco, pois fatores como estética e exigência funcional são importantes dentro do plano de tratamento.

▸ Dentes anteriores

Dentes anteriores com mínima perda de estrutura podem ser restaurados de maneira conservadora com restauração adesiva. Um pino oferece pouco ou nenhum benefício em um dente anterior estruturalmente resistente e aumenta as chances de uma futura falha irreversível, impossível de ser restaurada.

Dentes anteriores devem resistir a forças laterais e cisalhantes (Figura 16.2), e a câmara pulpar é muito pequena para prover retenção e resistência adequada. Portanto, a quantidade de estrutura dentária coronal remanescente e os requisitos funcionais do dente determinarão se um dente anterior vai requerer a instalação de um pino.

▸ Molares

Dentes molares despolpados devem receber recobrimento de cúspide, mas, na maioria dos casos, não necessitam de pinos. A menos que a destruição coronária seja extensa, a câmara pulpar oferece retenção adequada para o material de preenchimento. Molares devem resistir basicamente às forças verticais.

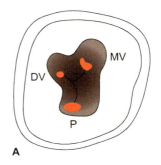
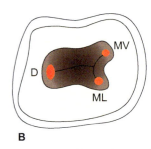

Figura 16.3 Esquema ilustrativo do canal radicular mais calibroso de um molar superior – palatino (**A**) – e inferior – distal (**B**). D = distal; DV = distovestibular; ML = mesiolingual; MV = mesiovestibular; P = palatino.

Em molares que necessitam da colocação de pinos, estes devem ser colocados no canal mais largo e retilíneo, que é o palatino em molares superiores e o distal em molares inferiores (Figura 16.3). Raramente a instalação de mais de um pino é necessária.

▸ Pré-molares

Os pré-molares são normalmente mais volumosos que os dentes anteriores, mas frequentemente têm canal radicular único com câmaras pulpares relativamente pequenas. Por essa razão, eles necessitam de pinos com mais frequência que os molares.

Pré-molares são mais sujeitos a forças laterais durante a mastigação do que molares. A estrutura dentária remanescente e as exigências funcionais são, mais uma vez, os fatores determinantes. Devido a uma delicada morfologia radicular presente em alguns pré-molares, cuidados especiais devem ser tomados ao se preparar o espaço para um pino. Quando um pré-molar apresentar mais de um canal radicular, a opção deverá ser pela instalação do pino no canal mais calibroso, que normalmente é o palatino.

Necessidades restauradoras e estéticas

▸ Procedimentos restauradores e sucesso endodôntico

A contaminação do sistema de canais radiculares por saliva, frequentemente referida como microinfiltração coronária, é uma potencial causa de falha endodôntica. Além disso, cáries recorrentes ou restaurações fraturadas podem levar à recontaminação do sistema de canais radiculares. Em condições ideais, o ambiente bucal é rico em microrganismos, e as restaurações dentárias devem suportar repetidas exposições ao estresse físico, químico e térmico.

Desse modo, a cavidade bucal é um ambiente difícil para manter o sistema dente-restauração hermeticamente selado. Estudos *in vitro* demonstram que a exposição da guta-percha coronal à contaminação bacteriana pode ocasionar a migração

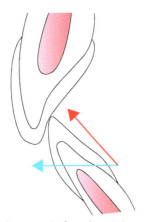

Figura 16.2 Esquema ilustrativo das forças laterais (*seta vermelha*) e cisalhantes (*seta azul*) recebidas por um dente anterossuperior em função.

de microrganismos para o ápice radicular em questão de dias. Subprodutos bacterianos e endotoxinas também podem alcançar o ápice em tempo mais curto que bactérias.

A contaminação do sistema de canais radiculares pode ser prevenida durante e após o tratamento endodôntico, no momento do tratamento restaurador. Um artifício indicado é a utilização do isolamento absoluto, inclusive durante a restauração, que deve ser confeccionada no mínimo espaço de tempo depois de concluído o tratamento endodôntico.

▶ Considerações periodontais

Outro parâmetro que também deve ser observado com o objetivo de alcançar sucesso funcional e estético no tratamento é a condição periodontal do(s) elemento(s) dentário(s). Visto que a colocação do pino pode induzir um estresse radicular interno adicional durante a sua instalação ou quando o dente estiver em função, metade do comprimento do pino deve ser posto em raiz circundada por crista óssea para prevenir o efeito cunha (Figura 16.4).

Atenção especial quanto ao risco de fraturas radiculares pós-instalação de um pino muito curto deve ser dada a elementos dentários com pouco suporte ósseo devido a problemas periodontais ou mesmo tratamento periodontal prévio.

Os conhecimentos do comprimento da raiz e das condições endodônticas e periodontais ajudam na determinação do comprimento do pino. Pinos com medida adequada oferecem melhor distribuição de cargas ao longo da raiz.

A proporção coronorradicular deve ser avaliada durante o planejamento e a aquisição da retenção intrarradicular adequada. Um comprimento desfavorável pode ser corrigido com procedimentos de aumento de coroa clínica ou mesmo a extrusão ortodôntica. Visto que o aumento de coroa clínica também pode ser útil para melhorar o zênite gengival, a colocação de um pino suportado por osso alveolar suficiente pode ser difícil. A extrusão ortodôntica será a opção de tratamento preferencial se houver um contorno gengival adequado, e a proporção coroa-raiz será subsequentemente aprimorada.[14]

Componentes básicos

Estrutura dentária coronal

Existem artifícios importantes que devem ser utilizados durante o preparo da estrutura dentária para a longevidade nas restaurações a pino.

O efeito férula é importante para o sucesso a longo prazo quando um pino é usado. Uma férula é definida como uma faixa vertical de dente com o aspecto gengival de um preparo para coroa. Sua confecção adiciona alguma retenção, mas, principalmente, oferece resistência e aumenta a longevidade. Uma férula com 1 mm de altura pode dobrar a resistência à fratura em relação a dentes restaurados sem férula. Além disso, quando ocorre fratura em um dente restaurado e com férula, os padrões são mais favoráveis. A maioria das fraturas dos dentes sem férula costuma tornar o remanescente impossível de ser restaurado. Assim, preferencialmente, indica-se a manutenção de 2 mm ou mais de remanescente coronário, que exercerá a função de férula (Figura 16.5).

Em alguns casos, particularmente em dentes anteriores, é necessário executar o aumento da coroa ou a extrusão ortodôntica para uma férula adequada.

Pinos

Durante muito tempo, os núcleos metálicos fundidos foram as únicas opções de tratamento para restabelecer as estruturas dentárias perdidas devido ao tratamento endodôntico. No entanto, esses pinos apresentam desvantagens, como:

- Falta de retenção do agente cimentante
- Possibilidade de corrosão do metal, o que pode causar degradação do selamento apical do elemento dentário em

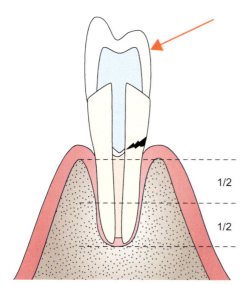

Figura 16.4 Ilustração do efeito de um pino curto sobre o risco de fratura radicular em dente com comprometimento periodontal. A *seta* indica a direção da carga oclusal.

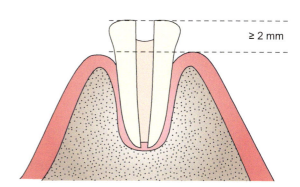

Figura 16.5 Esquema ilustrativo de remanescente coronário com disponibilidades para confecção de uma férula adequada.

questão, além de provocar descoloração irreversível e enfraquecimento da dentina
- Módulo de elasticidade elevado do metal, o que eleva a transmissão de estresse à estrutura dentária, podendo culminar em fratura de raiz
- Escurecimento da gengiva marginal
- Inibição da transmissão de luz
- Elevado potencial alergênico
- Dificuldade de remoção, se necessário
- Longo tempo de trabalho
- Custos laboratoriais.

Os pinos metálicos à base de titânio, que são mais biocompatíveis que os de aço, minimizam esses fatores negativos, mas não os eliminam. Por isso, com o objetivo de tornar a restauração de dentes tratados endodonticamente por meio de pinos mais adequada tanto mecânica quanto esteticamente, foram desenvolvidos os pinos não metálicos.

Os pinos dentários podem ser classificados quanto a módulo de elasticidade, técnica de uso clínico, formato, composição ou ação que exerce sobre as estruturas dentárias (Quadro 16.2).

No Quadro 16.3, há uma comparação entre os sistemas de pino disponíveis atualmente quanto às suas propriedades.

Preparo do dente para receber o pino

Para que tensões sejam transmitidas às estruturas dentárias do modo mais passivo e homogêneo possível, o pino intrarradicular deve ter o mesmo comprimento da coroa.

Em dentes com remanescente coronário muito curto, recomenda-se que o pino apresente 2/3 do comprimento da raiz; para raízes com perda óssea, o pino deve alcançar a metade do suporte ósseo radiográfico. É primordial ressaltar a importância de se manter o mínimo de 3,0 mm de remanescente de guta-percha no ápice para não prejudicar o selamento apical.

Quadro 16.2 Classificação dos pinos.

Critérios	Classificação
Módulo de elasticidade	Rígidos (p. ex., metálicos)
	Resilientes (p. ex., de fibra)
Técnica de uso clínico	Indiretos (anatômicos)
	Semidiretos
	Diretos
Formato	Cilíndricos
	Cônicos
	Dupla conicidade
	Acessórios
Composição	Metálicos
	Cerâmicos
	Fibra de carbono
	Fibra de vidro
Ação que exerce sobre as estruturas dentárias	Ativo (rosqueado)
	Passivo

Assim, o pino deve ser o mais longo possível, sem que interfira no selamento apical do dente, contribuindo para maior retenção e favorecendo a distribuição das tensões, o que reduz o risco de fratura vertical.

Quanto à espessura, o pino não deve ultrapassar 1/3 da largura da raiz, e o terço apical do pino não deve ter o diâmetro de sua secção menor que 1 mm, para que a resistência do metal seja considerada adequada.

A Figura 16.6 ilustra a quantidade de dente a ser desgastado quando se planeja a instalação de um pino intrarradicular.

Em relação à forma, o pino cônico tem sido considerado desfavorável, devido à menor resistência à tração e ao efeito de cunha que proporciona no interior da raiz.

Pinos não metálicos

Com a introdução dos pinos reforçados por fibra, surgiu um novo conceito de sistema restaurador, no qual os vários componentes da restauração (sistema adesivo, agente cimentante, pino e material de preenchimento) constituem um complexo estrutural mecanicamente homogêneo, com propriedades físicas semelhantes às da dentina. Hoje, diversos sistemas de pinos pré-fabricados livres de metal estão à disposição do clínico.

Pinos cerâmicos

Pinos cerâmicos, à base de óxido de zircônio, apesar de serem estéticos e terem excelente resistência mecânica, apresentam várias desvantagens que também limitam seu uso, como:

- Elevado módulo de elasticidade, assim como ocorre com os pinos metálicos, causando também concentração de tensões na parede radicular
- Dificuldade de remoção
- Adesão fraca aos sistemas adesivos e cimentos resinosos
- Custo elevado.

Pinos de fibra | Uma alternativa estética e funcional

Os pinos de fibra são formados por fibras e matriz resinosa, podendo ser divididos em três grupos: fibras de carbono, de vidro e de quartzo (Figura 16.7), sendo os últimos difíceis de ser encontrados comercialmente no mercado brasileiro. As fibras de qualquer um dos três grupos são circundadas por matriz de polímero de resina, geralmente epóxica. A quantidade de fibras em cada pino varia de 35 a 65%, sendo que, quanto maior a quantidade de fibras, maior a resistência e a rigidez do pino.

Uma série de vantagens dos pinos de fibra sobre os pinos metálicos já é conhecida. As principais são:

- Possibilitam a reconstrução do dente destruído com resina composta na mesma sessão da sua cimentação, dispensando um procedimento indireto

Quadro 16.3 Comparação entre os diferentes tipos de pinos disponíveis no mercado de acordo com suas características.[6]

Característica	Metálico	Cerâmico	Fibra de carbono	Fibra de vidro
Apresenta corrosão?	+	–	–	–
É estético?	–	+	–	+
Causa estresse na interface de cimentação?	+++	+++	++	+
Apresenta módulo de elasticidade próximo ao do dente?	–	–	+	++
A remoção clínica é fácil?	–	–	+	+
Apresenta resistência à compressão satisfatória?	++	++	+	+
Tem alto custo?	+	+++	+	+
Exige longo tempo clínico/laboratorial?	Direto: – Indireto: ++	Direto: – Indireto: ++	–	Direto: – Semidireto: + Indireto: ++
Apresenta radiopacidade adequada?	+	+	–	+

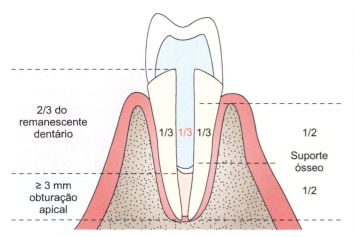

Figura 16.6 Desenho esquemático ilustrando a quantidade de dente a ser desgastado em comprimento e espessura.

- Conta com uma técnica fácil e segura de realização, tanto para o paciente quanto para o profissional
- Têm módulo de elasticidade próximo ao da dentina
- Oferecem boa estética
- Sua natureza química é compatível com sistemas adesivos e cimentos resinosos
- Têm facilidade de remoção quando comparados aos pinos metálicos.

Por outro lado, o sucesso da cimentação adesiva dos pinos de fibra cimentados à dentina radicular depende de diversos fatores, como: fator cavitário, incompatibilidade química entre o cimento resinoso e o sistema adesivo, heterogeneidade do tecido dentinário, incerteza da hibridização de toda a dentina do canal radicular, forma e largura do canal radicular e forma e composição dos pinos de fibra.

Além disso, ensaios clínicos controlados e randomizados são necessários para confirmar a superioridade dos pinos reforçados por fibras (não metálicos) e também para esclarecer a influência da estrutura dental remanescente no resultado do tratamento dos diferentes sistemas de pinos e núcleos disponíveis.[15]

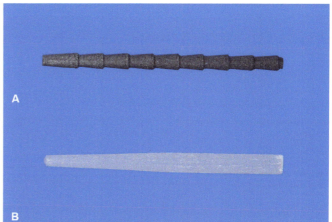

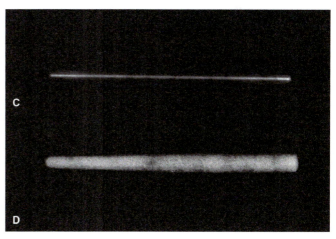

Figura 16.7 Pinos de fibra de carbono (**A**) e de vidro (**B**) e suas respectivas radiopacidades (**C** e **D**) após radiografia.

Composição e propriedades dos pinos de fibra

Os pinos resinosos reforçados por fibra, como sua própria denominação aponta, são constituídos por matriz resinosa na qual são imersos vários tipos de fibras a fim de reforçar a estrutura.

A microestrutura de cada pino de fibra é baseada no diâmetro de cada uma dessas fibras, em sua densidade, na qualidade de adesão entre as mesmas e a matriz resinosa, e na qualidade da superfície externa do pino.

Industrialmente, esses pinos são fabricados a partir de uma sofisticada tecnologia que utiliza fôrmas pré-fabricadas, nas quais as fibras são pré-tensionadas e a resina é injetada como preenchimento sob pressão, com a finalidade de completar os espaços entre essas fibras e promover solidamente sua coesão.

Em muitos pinos, a matriz resinosa é constituída de resina epóxica ou seus derivados e, em algumas circunstâncias, por radiopacificadores. Essa resina epóxica tem a propriedade de ligar-se quimicamente à resina Bis-GMA, constituinte predominante dos sistemas de cimentação adesiva, por radicais livres comuns às duas substâncias.

Dentre as fibras sintéticas utilizadas para dar reforço à estrutura resinosa dos pinos de fibra estão as fibras de vidro, de quartzo e de carbono. As de vidro estão disponíveis em diversas composições químicas, como à base de sílica e contendo óxidos de cálcio, de boro e de alumínio.

As fibras de carbono, apesar de apresentarem boas propriedades mecânicas, são antiestéticas devido a sua cor acinzentada.

Já as fibras de quartzo têm maior resistência à tração que as de vidro e também apresentam alta translucidez, o que as torna mais estéticas que as demais.

Propriedades mecânicas como módulo de elasticidade, resistência à fratura e resiliência são aumentadas significativamente com a introdução de fibras de reforço em polímeros resinosos. O módulo de elasticidade próximo ao da dentina determina um comportamento parecido dos pinos de fibra com relação ao comportamento da dentina radicular, o que diminui a transmissão de tensões sobre as paredes radiculares e possivelmente evita a fratura radicular.

O módulo de elasticidade dos pinos de fibra é de aproximadamente 8 GPa, 34 GPa e 90 GPa quando medido com a incidência de forças transversais, de forças oblíquas ou de forças paralelas ao longo eixo das fibras (que são paralelas ao longo eixo do pino), respectivamente, ou seja, próximo ao módulo de elasticidade da dentina que apresenta valores em torno de 8 GPa e 18 GPa para cargas com inclinação transversal e oblíqua ao longo eixo do dente.

Pinos anatômicos

A utilização de pinos de fibra pré-fabricados de maneira direta em canais amplos/ovoides ou raízes fragilizadas (com 1 mm ou menos de espessura dentinária, principalmente na região proximal) gera um espaço entre o pino e as paredes do canal radicular, criando uma grande espessura do agente cimentante, o que diminui a resistência à fratura do conjunto pino/preenchimento.

A utilização de pinos anatômicos é indicada para o tratamento de canais amplos por meio da modelagem do conduto radicular com resina composta, associada aos pinos pré-fabricados de fibra. Uma alternativa é a confecção de pinos anatômicos de forma indireta por meio da moldagem do conduto radicular e da porção coronária do dente, obtendo-se um modelo para confecção do núcleo indireto de fibra de vidro.

A maior adaptação do pino ao canal promove mais resistência à extrusão (deslocamento) devido ao bom embricamento mecânico entre o pino e o conduto radicular. Assim, a retenção do pino passa a não depender apenas do sistema de cimentação adesiva.

Em casos de raízes fragilizadas, a utilização de um sistema de pinos com propriedades físicas e biológicas mais similares às da estrutura dentária perdida torna-se uma alternativa viável. Desse modo, o sistema pino/material de preenchimento/dente passa a atuar como dentina artificial.

Cimentação dos pinos de fibra

Apesar da sensibilidade da técnica de cimentação dos pinos à dentina radicular, seu uso combinado à utilização de materiais restauradores adesivos pode promover um longo sucesso clínico às restaurações de dentes tratados endodonticamente.

Estudos clínicos encontraram taxas de sucesso entre 95 e 99% para esses casos, não tendo sido observada nenhuma fratura radicular no período em que foram feitos tais estudos.[16,17] Ferrari et al.[18] encontraram taxas de longevidade das restaurações com pinos que variaram entre 89 e 93%.

Para o sucesso clínico dos pinos, é de fundamental importância a realização de uma técnica de cimentação apropriada e de um sistema adesivo eficiente, visando a uma adequada união e à retenção dos pinos intrarradiculares ao canal radicular, uma vez que eles são cimentados passivamente.

Dentre os sistemas adesivos mais utilizados, estão o de frasco único (*one-bottle*) e os autocondicionantes (*self-etching*). Os sistemas *one-bottle* combinam em uma única solução o *primer* e o adesivo, o que simplifica consideravelmente a aplicação, pois subtrai um passo na técnica em que se faz condicionamento ácido com ácido fosfórico a 37% e posterior aplicação do *primer* e do adesivo (três passos). Já os *self-etching primers* são sistemas autocondicionantes que apresentam diferentes graus de agressividade com relação à desmineralização da dentina e à dissolução da lama dentinária.

Protocolos clínicos

Como citado anteriormente, quando existe um dente com extensa perda coronária, dificultando a retenção de uma restauração direta, ou mesmo com raízes fragilizadas, pode-se pensar em duas modalidades de tratamento disponíveis: o recobrimento de cúspides por material restaurador adesivo direto, quando em dentes posteriores, e a utilização de pinos intrarradiculares para ancoragem de restaurações em dentes anteriores e posteriores. A seguir, será descrita a técnica que utiliza pinos de fibra e suas variações clínicas.

Técnica direta com pino de fibra de vidro

A utilização de pinos de fibra de vidro de maneira direta deve ser guiada pelos seguintes passos clínicos:

1. Obtenha uma radiografia periapical do elemento dentário com o objetivo de avaliar a qualidade da obturação endodôntica, a saúde dos tecidos periapicais, o comprimento e a morfologia da raiz, e a espessura das paredes dentinárias (Figura 16.8). Nesse momento, o comprimento do canal a ser desobturado e o diâmetro do pino devem ser planejados. A maioria dos fabricantes disponibiliza pinos com três diâmetros diferentes e brocas compatíveis. O formato do pino pode ser cônico, paralelo (cilíndrico) ou com dupla conicidade. Os preferíveis são os de dupla conicidade, pois evitam desgaste acentuado de dentina radicular.
2. Remova a restauração antiga e/ou material restaurador provisório, além de possíveis restos de tecido cariado.

▶ **Dica clínica**

Quando o dente a ser reabilitado já tem uma restauração satisfatória classe IV em resina composta, não é necessária a remoção da mesma. Nesse caso, o pino é instalado e, em seguida, o dente é preparado como se fosse hígido.

3. Isole o campo operatório. É indicado o isolamento absoluto com dique de borracha (ver Capítulo 5).
4. Proceda à desobturação do(s) canal(is) radicular(es), que pode ser feita logo após a obturação endodôntica. Utilize um instrumento aquecido ou uma broca de Gates Glidden em baixa rotação. Se for utilizada a broca, movimentos pendulares devem ser executados de dentro para fora do canal. A broca deve ser inserida e removida sob constante rotação para evitar que fique presa no interior do conduto e um movimento intempestivo do operador cause sua fratura. É indicada a utilização de cursor (*stop*) na broca e régua endodôntica para o controle do comprimento desobturado (Figura 16.9). Devem ser mantidos 3 a 5 mm de material obturador para que seja conservado o selamento apical.

▶ **Dica clínica**

A broca de Gates Glidden é bastante indicada para procedimentos intrarradiculares por não ter ponta ativa (como a Peeso, por exemplo) e ser flexível, adaptando-se ao formato do canal e evitando a trepanação dele. No entanto, caso o remanescente dentário tenha grande comprimento e não possibilite toda a desobturação planejada com a broca Gates Glidden, pode ser utilizada uma lima endodôntica com maior comprimento para esse fim (Figura 16.10).

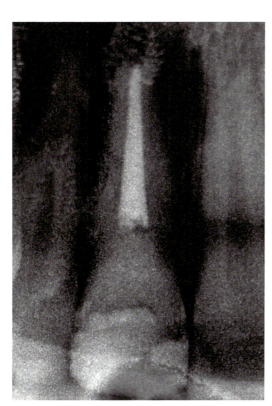

Figura 16.8 Radiografia avaliando a condição do tratamento endodôntico e dos tecidos periodontais de um dente candidato a receber pino intrarradicular de fibra de vidro. Note restauração extensa de resina composta envolvendo mais da metade da coroa.

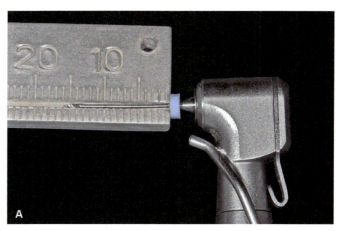

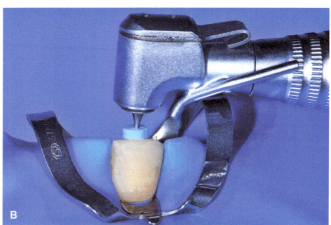

Figura 16.9 A. *Stop* posicionado na broca de Gates Glidden. Note o comprimento máximo da broca, 16 mm. **B.** Desobturação endodôntica com broca de Gates Glidden em baixa rotação.

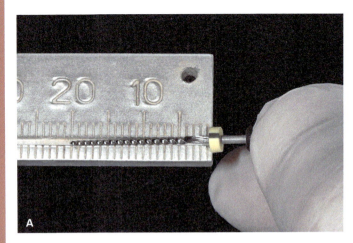

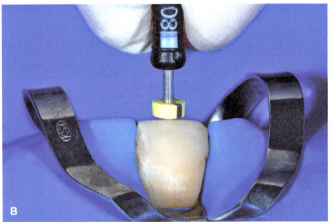

Figura 16.10 A. *Stop* posicionado em lima endodôntica de acordo com o comprimento de desgaste final planejado. Note o comprimento de 20 mm, maior que o máximo obtido com a broca de Gates Glidden. **B.** Desobturação endodôntica com lima a 20 mm.

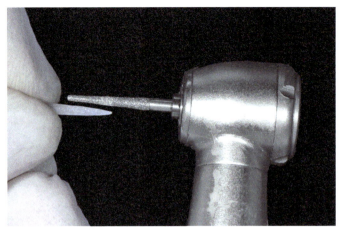

Figura 16.11 Desgaste inadequado do pino.

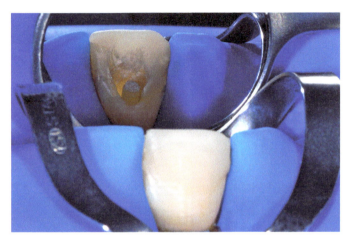

Figura 16.12 Prova do pino no canal radicular.

5. Obtenha uma nova radiografia para verificar se existem restos de material obturador na porção desobturada do dente e se o comprimento de desobturação planejado foi alcançado. Restos de guta-percha ou cimento endodôntico podem interferir nos procedimentos de cimentação.
6. Realize o preparo do canal com uma broca específica do sistema de pinos utilizado. Desgastes desnecessários devem ser evitados.

▶ **Dica clínica**

Devem-se evitar desgastes no pino para adaptá-lo ao canal, pois esse procedimento interfere negativamente em suas propriedades mecânicas (Figura 16.11).

7. Prove o pino no canal radicular (Figura 16.12). Será preciso verificar se ele alcançou todo o comprimento planejado; em seguida, o excedente deverá ser cortado 2 mm aquém do bordo incisal remanescente com uma ponta diamantada cilíndrica, cônica ou tronco-cônica em alta rotação e sob refrigeração constante. O corte deve seguir direção perpendicular às fibras, que são paralelas ao sentido longitudinal do pino (Figura 16.13).
8. Realize o tratamento de superfície do pino de acordo com a indicação do fabricante. Em relação ao pino de fibra de vidro, deve-se limpá-lo com álcool e, após sua secagem, aplicar o silano (Figura 16.14). Após 1 minuto,

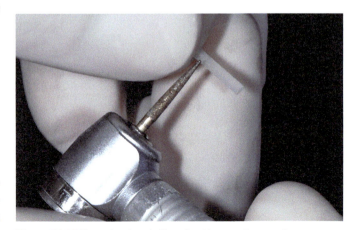

Figura 16.13 Corte do pino de fibra de vidro em alta rotação com ponta diamantada tronco-cônica sob refrigeração.

seca-se o silano com um jato de ar e emprega-se o sistema adesivo. O silano é um agente que promove a união química da parte orgânica do cimento resinoso com a porção inorgânica das fibras de vidro. Em pinos de fibra de carbono, seu uso não oferece nenhum benefício e, por isso, deve ser dispensado.

9. Condicione a dentina radicular e cononária com ácido fosfórico a 37% por 30 segundos com uma seringa de ponta fina e longa o suficiente para alcançar todo o canal radicular desobturado (Figura 16.15 A). Então, lave o interior do canal com água abundante e seque com cânula de aspiração endodôntica e pontas de papel absorvente (Figura 16.15 B). Aplique o sistema adesivo (de preferência dual ou quimicamente ativado de três passos) com Microbrush® preferencialmente delgado e longo (Figura 16.16).

▶ **Dica clínica**

Há aplicadores Microbrush® apropriados para o formato do canal radicular, que possibilitam maior eficiência do sistema adesivo.

10. Insira o cimento resinoso em todo o comprimento preparado do canal com o auxílio de uma broca Lentulo ou de uma seringa Centrix® (Figura 16.17). O pino deve ser introduzido no canal, e o excesso de cimento resinoso, removido. Então, realiza-se a fotopolimerização do cimento por um tempo de 40 a 60 segundos com o aparelho posicionado o mais próximo possível da extremidade do pino.

▶ **Dicas clínicas**

- Caso seja utilizado um cimento resinoso autocondicionante (p. ex., RelyX™ U100, 3M ESPE), as etapas de condicionamento ácido da dentina radicular e a aplicação do sistema adesivo serão suprimidas. Para utilização correta de cada adesivo e cimento resinoso, é imprescindível ler a bula do material
- Durante a cimentação, deve-se evitar que a câmara pulpar seja preenchida por cimento resinoso. Essa região deve ser preenchida com resina composta, um material mais resistente.

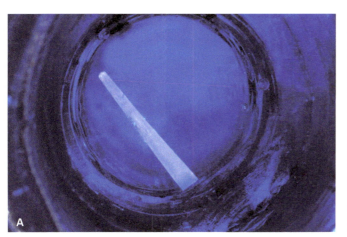
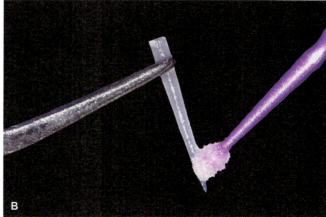

Figura 16.14 Limpeza do pino com imersão em álcool 70°GL (**A**) e sua posterior silanização (**B**).

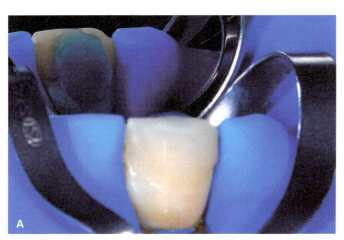
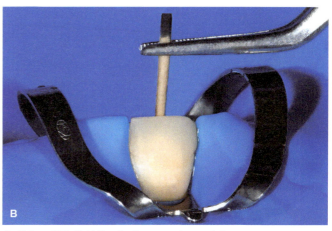

Figura 16.15 A. Condicionamento da dentina radicular e coronária com ácido fosfórico a 37%. **B.** Utilização de pontas de papel absorvente para secagem do canal radicular.

11. Confeccione o núcleo de preenchimento com resina composta micro-hídrida ou nanoparticulada fotopolimerizável. A cor é escolhida de acordo com a cor da dentina artificial e a translucidez pretendidas. Também podem ser utilizados os núcleos pré-fabricados de fibra de vidro, disponíveis em três tamanhos e cimentados ao pino por meio de sistema adesivo (aplicado no pino e no núcleo) e resina composta. Seja o de resina composta ou o pré-fabricado de fibra de vidro, o núcleo pode ser preparado com pontas diamantadas em alta rotação e ter sua morfologia delimitada (Figuras 16.18 e 16.19).
12. Finalmente, proceda à restauração direta do elemento dentário de acordo com os princípios para restauração de dentes posteriores (ver Capítulo 9) ou anteriores (ver Capítulo 10).

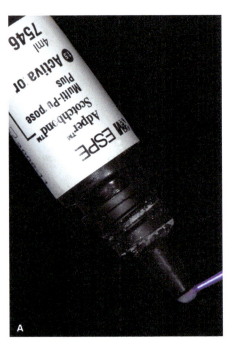 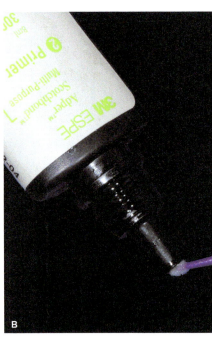 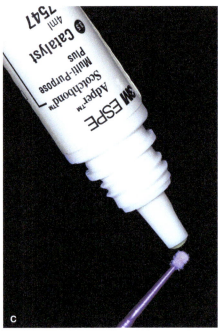

Figura 16.16 Aplicação do sistema adesivo Scotchbond™ Multiuso Plus (3M ESPE) no canal radicular com Microbrush®. Primeiramente, aplica-se o ativador (**A**); em seguida, o *primer* (**B**); e, finalmente, o catalisador (**C**) na dentina radicular. Depois do ativador e do catalisador, deve-se remover o excesso com pontas de papel absorvente. Após a aplicação do *primer*, secar com jatos de ar por 5 segundos. No pino, após aplicação do silano, também se deve aplicar o catalisador. Em seguida, inicia-se a cimentação.

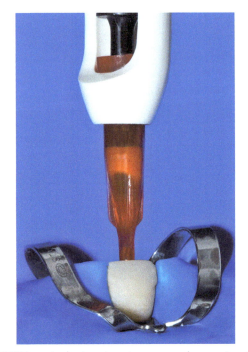

Figura 16.17 Inserção do cimento resinoso no canal com seringa Centrix®.

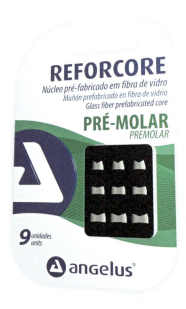

Figura 16.18 Núcleo de fibra de vidro pré-fabricado disponível comercialmente para dentes anteriores e pré-molares.

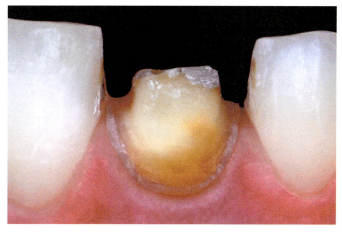

Figura 16.19 Dente preparado para receber a restauração definitiva. Caso necessário, pode ser acrescentada resina composta fotopolimerizável para obtenção de maior comprimento cervicoincisal do núcleo de preenchimento.

Técnicas de confecção do pino para dentes com raízes fragilizadas

▶ Técnica direta com pino de fibra de vidro associado a pinos acessórios

1. Radiografia periapical assim como descrito anteriormente para a técnica direta com pino de fibra de vidro.
2. Remoção da restauração antiga e/ou material restaurador provisório e possíveis restos de tecido cariado.
3. Isolamento absoluto.
4. Desobturação do(s) canal(is) radicular(es) como descrito anteriormente. Deve-se ter bastante cuidado, visto que a raiz tem paredes delgadas devido às intervenções anteriores e/ou lesões de cárie.
5. Prova do pino "principal" no canal radicular. Ao mesmo tempo, os pinos acessórios também devem ser provados. Deve-se utilizar o maior número possível de pinos acessórios com o objetivo de diminuir ao máximo os espaços entre o pino principal e os acessórios e entre os pinos e as paredes do canal radicular (Figura 16.20).
6. Tratamento de superfície (limpeza com álcool e silanização) do pino principal e dos acessórios, como descrito anteriormente.
7. Condicionamento da dentina radicular e coronária, lavagem e secagem com cânula de aspiração e pontas de papel absorvente.
8. Aplicação do sistema adesivo na dentina radicular e coronária, assim como no pino principal e nos acessórios, como descrito anteriormente.
9. Inserção do cimento resinoso como citado anteriormente, seguido da introdução dos pinos e da fotopolimerização.
10. Em seguida, os pinos devem ser cortados 2 mm aquém do bordo incisal remanescente, com uma ponta diamantada cilíndrica ou cônica em alta rotação e sob refrigeração constante.
11. Confecção do núcleo de preenchimento ou da restauração direta.

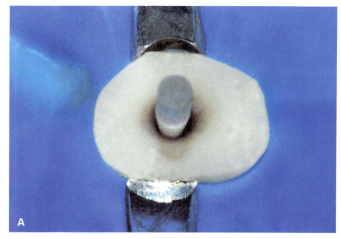
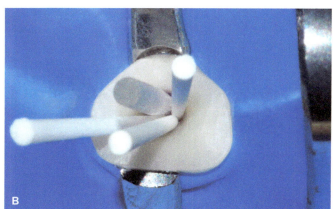

Figura 16.20 A. Prova do pino principal. Note o espaço entre as paredes do canal e o pino. **B.** Prova do pino principal associado aos pinos acessórios.

▶ Pino anatômico de fibra de vidro

Para a confecção do pino anatômico de fibra de vidro, as etapas de obtenção do exame radiográfico e remoção da restauração antiga e/ou material restaurador provisório e possíveis restos de tecido cariado, assim como o isolamento, devem ser seguidas como descrito nos protocolos anteriores.

Os passos seguintes incluem:

- Desobturação como a realizada para as técnicas anteriormente descritas, com o adicional de se eliminarem retenções no interior do canal para que haja a correta modelagem do conduto
- Confecção do pino anatômico.

Técnica direta

1. Isolamento do canal radicular com gel hidrofílico (Figura 16.21).
2. O pino deve ser limpo com álcool 70°GL e silanizado, e o sistema adesivo, aplicado (Figura 16.22). Então, o pino

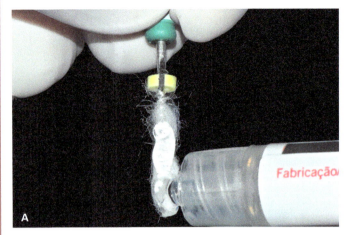
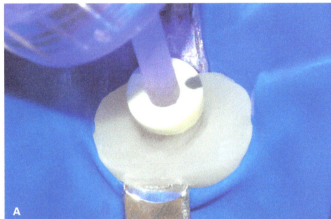

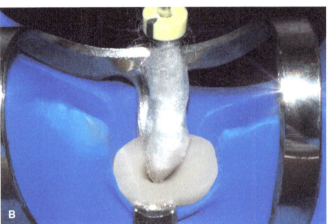
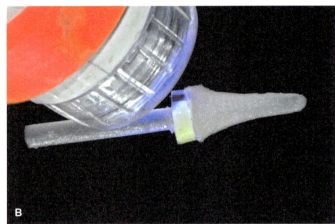

Figura 16.21 Utilização de lima endodôntica com algodão e aplicação de gel hidrofílico (**A**) para isolamento do canal radicular (**B**).

Figura 16.23 A. Conjunto de pino e resina composta inserido no canal e polimerização inicial sendo realizada. **B.** Pino anatômico removido do canal e novo ciclo de fotopolimerização realizado.

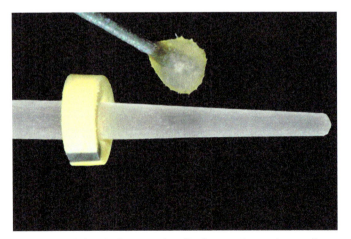

Figura 16.22 Aplicação do agente de união silano no pino previamente limpo. Em seguida, será aplicado o sistema adesivo fotopolimerizado.

deve ser posicionado no canal assim como a resina composta, a fim de preencher todo o espaço entre o pino e as paredes do canal radicular.

3. A polimerização inicial deve ser realizada por meio do pino (Figura 16.23 A). Em seguida, remove-se o pino anatômico do canal e realiza-se nova fotopolimerização (Figura 16.23 B).

4. Confecção do núcleo de preenchimento com o pino anatômico posicionado no canal radicular. O núcleo de preenchimento deve ser confeccionado com resina composta fotopolimerizável (Figura 16.24).

Técnica semidireta

1. Moldagem do canal radicular com silicone de adição. O material leve deve ser adicionado com o auxílio de uma seringa para elastômero de ponta fina no interior do canal radicular. O material pesado deve ser posicionado na moldeira com o objetivo de copiar as características anatômicas do remanescente coronário e dos outros dentes do arco. Desse modo, é realizada a moldagem simultânea com os materiais leve e pesado para a obtenção do molde (Figura 16.25).
2. Após a moldagem, isola-se o molde com vaselina líquida e executa-se sua moldagem com silicone de adição de consistência média (Figura 16.26 A). Após a polimerização do material de consistência média, o modelo de silicone pode ser removido (Figura 16.26 B).
3. Inserem-se a resina composta e o pino de fibra de vidro (previamente limpo com álcool 70°GL, silanizado e com

o sistema adesivo aplicado) no interior do modelo de silicone e realiza-se uma fotopolimerização inicial (Figura 16.27). Em seguida, remove-se o pino anatômico do interior do modelo e realiza-se um ciclo adicional de fotopolimerização.

4. Com o pino anatômico posicionado no modelo de silicone, confecciona-se o núcleo de preenchimento em resina composta fotopolimerizável (Figura 16.28).

Técnica indireta

1. Faz-se uma moldagem do canal radicular e dos dentes vizinhos como na técnica semidireta.
2. Realiza-se o vazamento do modelo de gesso (Figura 16.29 A) e o isolamento com vaselina líquida (Figura 16.29 B).
3. Insere-se o pino de fibra (previamente limpo com álcool 70°GL, silanizado e com o sistema adesivo aplicado) e a resina composta no canal radicular copiado

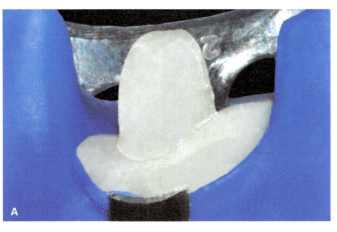

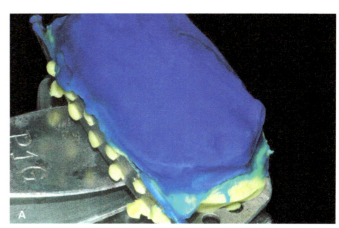

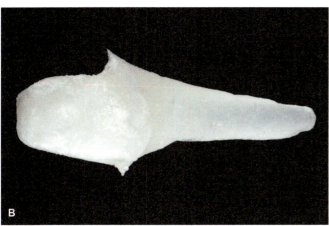

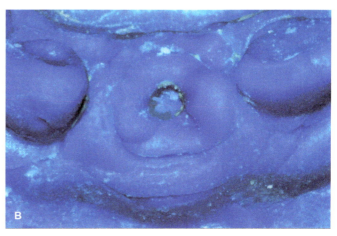

Figura 16.24 A. Núcleo de preenchimento confeccionado em resina composta sobre o pino anatômico. **B.** Detalhe do pino anatômico removido do canal e pronto para ser cimentado.

Figura 16.26 A. Moldagem do próprio molde de silicone com silicone de adição de consistência média. **B.** Modelo de silicone de adição de consistência média.

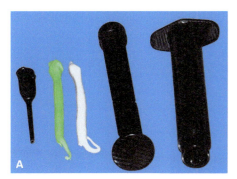

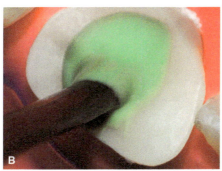

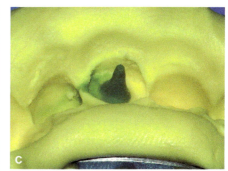

Figura 16.25 A. Silicone de adição de consistência leve e seringa para inserção do material no interior do canal sob pressão. **B.** Inserção do silicone de adição de consistência leve no interior do canal. **C.** Molde de silicone de adição do canal radicular doente preparado para receber pino intrarradicular obtido pela técnica de moldagem simultânea.

no modelo de gesso (Figura 16.30). Uma polimerização inicial deve ser realizada por meio do pino. Em seguida, remove-se o pino anatômico do modelo e realiza-se nova polimerização.

4. Com o pino anatômico posicionado no modelo, confecciona-se o núcleo de preenchimento em resina composta fotopolimerizável (Figura 16.31).

Independentemente da técnica utilizada para a confecção do pino anatômico, é fundamental fazer sua limpeza com álcool e, após a secagem, o jateamento com óxido de alumínio (Figura 16.32). Depois disso, aplica-se o silano e aguarda-se 1 minuto, seca-se o pino com jatos de ar, aplica-se o sistema adesivo e realiza-se a fotopolimerização.

Para a cimentação do pino, pode ser utilizado o cimento resinoso dual, autocondicionante ou de ionômero de vidro, visto que um embricamento mecânico satisfatório faz com que a cimentação adesiva não seja tão necessária como quando é utilizado o pino de fibra tradicional. A etapa de cimentação dos pinos anatômicos deve ser realizada seguindo os mesmos princípios descritos anteriormente na cimentação do pino de fibra pela técnica direta.

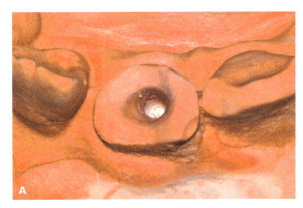
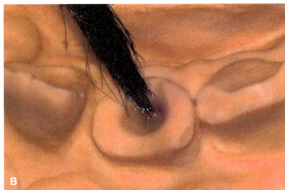

Figura 16.29 A. Modelo de gesso copiando as características do canal radicular. **B.** Isolamento do modelo de gesso com vaselina líquida.

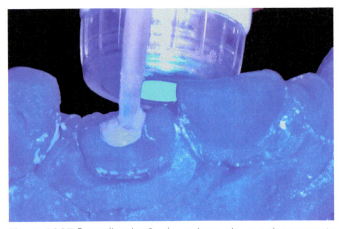

Figura 16.27 Fotopolimerização do conjunto pino e resina composta posicionado no modelo de silicone.

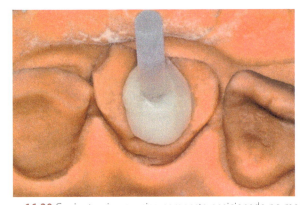

Figura 16.30 Conjunto pino e resina composta posicionado no modelo de gesso.

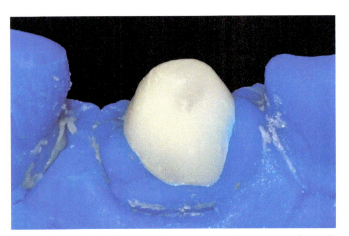

Figura 16.28 Núcleo de preenchimento em resina composta fotopolimerizável.

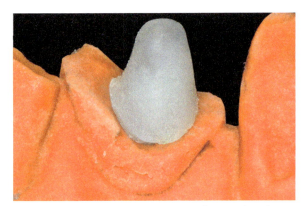

Figura 16.31 Núcleo de preenchimento confeccionado sobre o pino anatômico em modelo de gesso.

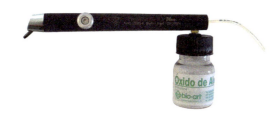

Figura 16.32 Microjateador (Microjato Standard, Bioart®) utilizado no jateamento do pino anatômico com óxido de alumínio.

Considerações finais

Altos níveis de sucesso clínico podem ser alcançados se princípios básicos forem seguidos durante a restauração de dentes tratados endodonticamente. Tais princípios incluem: manter o sistema de canais radiculares livre de contaminação bacteriana, preservar os remanescentes radicular e coronário, utilizar pinos com comprimento adequado e empregar a técnica apropriada.

Referências bibliográficas

1. Bukiet F, Tirlet G. Contemporary aesthetic care for nonvital teeth: conservative treatment options. Pract Proced Aesthet Dent. 2005; 17(7):467-72.
2. Heydecke G, Peters MC. The restoration of endodontically treated, single-rooted teeth with cast or direct posts and cores: a systematic review. J Prosthet Dent. 2002; 87(4):380-6.
3. Goracci C, Ferrari M. Current perspectives on post systems: a literature review. Aust Dent J. 2011; 56(suppl 1):77-83.
4. Papa J, Cain C, Messer HH. Moisture content of vital vs endodontically treated teeth. Endod Dent Traumatol. 1994; 10(2):91-3.
5. Reeh ES, Douglas WH, Messer HH. Stiffness of endodontically-treated teeth related to restoration technique. J Dent Res. 1989; 68(11):1540-4.
6. Conceição EN. Dentística: saúde e estética. 2. ed. Porto Alegre: Artmed; 2007.
7. Peroz I, Blankenstein F, Lange KP, et al. Restoring endodontically treated teeth with posts and cores – a review. Quintessence Int. 2005; 36(9):737-46.
8. Fradeani M, Aquilano A, Barducci G. Aesthetic restoration of endodontically treated teeth. Pract Periodontics Aesthet Dent. 1999; 11(7):761-8.
9. Grossman L. Role of preventive endodontics in maintenance of the teeth. Oral Surg Oral Med Oral Pathol. 1978; 45(3):448-51.
10. Brown G. Factors influencing successful bleaching of the discolored root-filled tooth. Oral Surg Oral Med Oral Pathol. 1965; 20:238-44.
11. Sorensen J, Martinoff J. Intracoronal reinforcement and coronal coverage: a study of endodontically treated teeth. J Prosthet Dent. 1984; 51(6):780-4.
12. Cheung G, Chan T. Long-term survival of primary root canal treatment carried out in a dental teaching hospital. Int Endod J. 2003; 36(2):117-28.
13. Fennis W, Kuijs R, Kreulen C, et al. A survey of cusp fractures in a population of general dental practices. Int J Prosthodont. 2002; 15(6):559-63.
14. Quintas A, Dinato J, Bottino M. Aesthetic posts and cores for metal-free restoration of endodontically treated teeth. Pract Periodontics Aesthet Dent. 2000; 12(9):875-84.
15. Bolla M, Muller-Bolla M, Borg C, et al. Root canal posts for the restoration of root filled teeth. Cochrane Database Syst Rev. 2007; 1:CD004623.
16. Monticelli F, Grandini S, Goracci C, et al. Clinical behavior of translucent-fiber posts: a 2-year prospective study. Int J Prosthodont. 2003; 16(6):593-6.
17. Malferrari S, Monaco C, Scotti R. Clinical evaluation of teeth restored with quartz fiber-reinforced epoxy resin posts. Int J Prosthodont. 2003; 16(1):39-44.
18. Ferrari M, Cagidiaco MC, Goracci C, et al. Long-term retrospective study of the clinical performance of fiber posts. Am J Dent. 2007; 20(5):287-91.

17 Periodontia e Odontologia Restauradora

Eliseu Aldrighi Münchow ▪ *Fernanda de Oliveira Bello Corrêa*

Introdução

A periodontia é considerada uma área essencial dentro da odontologia, pois é a partir da saúde periodontal que é possível atuar com sucesso nas demais especialidades. Em relação à dentística restauradora, por exemplo, mesmo que uma restauração seja mínima em extensão, o periodonto sofre grande impacto se ela for realizada de maneira incorreta.[1]

Existem diversas situações clínicas em que uma restauração não deve ser realizada. Sinais de inflamação gengival, caracterizados pela ocorrência de biofilme e/ou sangramento, limitam a execução de alguns procedimentos restauradores, como o isolamento absoluto de um ou mais dentes, que pode prejudicar ainda mais o tecido gengival se ele já estiver inflamado. Assim, percebe-se que a integração harmônica entre dente, restauração e periodonto é fundamental, junto com as demais partes do sistema estomatognático.[2] Diante disso, é imprescindível que a saúde periodontal seja restabelecida antes de qualquer procedimento restaurador.[3]

Relatos da antiguidade mostram que alterações gengivais e periodontais estavam relacionadas com a existência de resíduos bucais e a falta de higiene;[4] por isso, durante séculos, vários povos usaram variados artifícios de higienização de dentes e gengiva a fim de combater tais problemas.[5] O trabalho clássico de Löe *et al.*[6] confirmou a inter-relação de causa/efeito entre acúmulo de biofilme bacteriano e inflamação gengival. Os autores observaram que a falta de higienização bucal modificava gradativamente as espécies bacterianas do biofilme, tornando-o cada vez mais irritante aos tecidos gengivais. Após 10 dias sem execução de qualquer método de limpeza dos dentes e da gengiva, sinais de inflamação apareciam inevitavelmente, mas eram reversíveis após a reintrodução dos métodos de controle do biofilme supragengival.

Outro ponto importante acerca da saúde periodontal é a ocorrência de cálculo dental. Por muito tempo, acreditou-se que o cálculo, comumente conhecido por tártaro, também fosse responsável pela doença periodontal. Para desvendar essa questão, Allen e Kerr[7] investigaram, em porquinhos-da-índia, a capacidade de o cálculo provocar reações inflamatórias periodontais. O método utilizado pelos autores foi o seguinte: cálculo dental foi inoculado no dorso das cobaias – um grupo com cálculo previamente esterilizado (livre de microrganismos) e o outro não. Constatou-se que, no grupo com cálculo esterilizado, não houve sinal de reação inflamatória, demonstrando que ele não é o agente causador de inflamação tecidual, mas sim o biofilme associado ao mesmo. Assim, atualmente, o cálculo dental é considerado apenas um fator retentivo de biofilme.

A má higiene bucal está relacionada com a ocorrência de biofilme e cálculo dental sobre os dentes, além de sangramento gengival. Esses fatores são considerados bastante comuns na população e devem ser combatidos até que uma situação de saúde predomine. Entretanto, muitas vezes o próprio cirurgião-dentista é quem prejudica o periodonto, seja por meio da confecção de restaurações iatrogênicas, em casos de restaurações subgengivais e mal adaptadas, ou ainda em restaurações ditas "altas" (com contatos prematuros), que têm influência negativa e direta sobre os tecidos periodontais.

Além dessas questões relativas à confecção de uma restauração, alguns procedimentos de cunho periodontal também podem ser prejudiciais ao paciente. Um exemplo disso é a execução de um retalho gengival durante um procedimento cirúrgico de aumento de coroa clínica (discutido mais adiante), que remove osso e papila gengival, estruturas importantes para a saúde do periodonto.

Percebe-se, assim, que o profissional tem a responsabilidade de promover saúde ao seu paciente e, por isso, deve prezar pelo respeito às estruturas biológicas envolvidas em todo o procedimento restaurador.

Partindo-se do pressuposto de que a saúde periodontal é um pré-requisito para a atuação em dentística e que nem sempre essa situação ocorre, o objetivo deste capítulo é abordar brevemente as características que o periodonto deve apresentar para a realização de uma restauração. Além disso, serão discutidos os principais métodos de restabelecimento de níveis gengivais saudáveis e compatíveis às necessidades da odontologia restauradora.

Características de um periodonto saudável

O periodonto é subdividido em dois tipos: o de proteção e o de sustentação. O de sustentação é constituído por *osso alveolar*, *ligamento periodontal* e *cemento radicular*, estruturas que participam da articulação dentoalveolar e, por isso, têm a função de sustentar e implantar os dentes no arco dentário. O de proteção, por sua vez, é composto pela *gengiva livre* (ou marginal) e pela *gengiva inserida* (ou aderida), cuja função é proteger o interior dos tecidos (Figura 17.1).

As partes do periodonto de proteção, de maneira geral, impedem a invasão de substâncias exógenas no interior dos tecidos. A gengiva livre é a porção mais coronária do tecido gengival e, como o nome diz, está livre e não se prende a nenhuma outra estrutura. Ela compreende a faixa de gengiva em que o sulco gengival está acomodado. Já a gengiva inserida, situada logo abaixo da gengiva livre, é a porção gengival que estabelece ligações com a porção radicular supraóssea.[8]

A gengiva inserida é responsável por manter a saúde do tecido marginal contra retrações gengivais e perda de inserção conjuntiva.[9] Entretanto, alguns pesquisadores sugeriram que, para ela realmente desempenhar essas funções e proteger as estruturas adjacentes, deve ter uma largura mínima adequada. Lang e Löe[10] foram uns dos primeiros a avaliar a relação entre largura de gengiva inserida e saúde gengival. Eles analisaram indivíduos com ausência de biofilme e constataram que, mesmo nessas condições, zonas com menos de 2 mm de largura apresentaram sinais de inflamação. Se o biofilme estava ausente, não deveria haver esses sinais. Assim, eles concluíram que a presença da gengiva inserida em uma extensão adequada e mínima seria fundamental para manter a saúde do tecido gengival e evitar a perda constante da inserção conjuntiva.

Em seguida, outros pesquisadores[11-13] demonstraram não haver correlação entre extensão de gengiva inserida e saúde gengival. Sabe-se, atualmente, que a existência ou não de um infiltrado inflamatório independe de essa porção gengival ser estreita (< 2 mm) ou larga (> 2 mm), já que é o controle do biofilme realizado com eficiência que mantém o periodonto saudável.

Além da gengiva inserida, outras estruturas também são responsáveis pela proteção do periodonto contra agressões externas. É o caso do espaço biológico, também conhecido por distância biológica.

Espaço biológico

O espaço biológico corresponde a uma barreira biológica cuja função é proteger diretamente os tecidos de sustentação do dente,[14] evitando o contato com substâncias irritantes e/ou bactérias e seus produtos tóxicos.[6] Em uma análise morfológica, essa barreira corresponde às estruturas histológicas localizadas coronariamente ao topo da crista óssea alveolar, que se caracterizam por sulco gengival, epitélio juncional e inserção conjuntiva.

Muitos pesquisadores[15-17] têm mensurado histometricamente as estruturas localizadas acima da crista óssea. Os pioneiros foram Gargiulo *et al.*,[15] em 1961, que estabeleceram os valores de 0,69 mm para o sulco histológico gengival, 0,97 mm para o epitélio juncional e 1,07 mm para a inserção conjuntiva, totalizando, em média, 2,73 mm (Figura 17.2). Esses valores foram posteriormente confirmados por diversos outros pesquisadores, embora alguma divergência quanto à inclusão do sulco gengival como integrante do espaço biológico ainda exista até os dias atuais.

Alguns estudiosos não consideram o sulco gengival integrante da barreira biológica porque ele não está aderido ao dente[17] e, por assim dizer, não está vedando biologicamente as

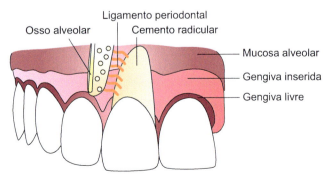

Figura 17.1 Estruturas constituintes dos periodontos de sustentação e de proteção.

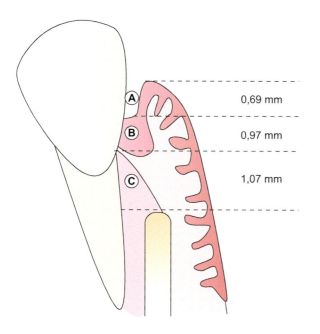

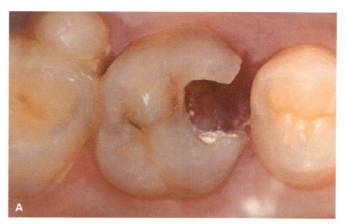

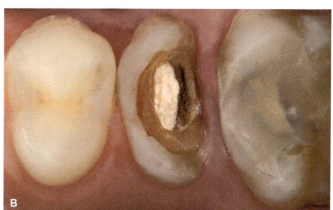

Figura 17.2 Espaço biológico. **A.** Sulco gengival. **B.** Epitélio juncional. **C.** Inserção conjuntiva.

estruturas mais internas. Contudo, independentemente de o sulco gengival integrar ou não as medidas do espaço biológico, é quase unânime a preconização de manter-se a crista óssea 3 mm afastada do limite dente-restauração, possibilitando aos tecidos periodontais esse espaço mínimo para se localizarem sobre a superfície dental e, assim, o restabelecimento da saúde do periodonto.[18]

Dentística restauradora | Quando o limite é ultrapassado

Lesões de cárie extensas, que alcançam o nível subgengival, bem como fratura coronária ampla ou até mesmo coronorradicular, geralmente são responsáveis pela invasão do espaço biológico (Figura 17.3), e aqueles 3 mm necessários para manter a crista óssea afastada do limite dente-restauração às vezes são perdidos. Por isso, a recuperação desse espaço deve ser realizada previamente à restauração do dente.

Se, porventura, optar-se pela realização da restauração em condições impróprias de saúde do periodonto, duas problemáticas poderão acontecer: a primeira está relacionada com o procedimento restaurador, que poderá falhar devido à inacessibilidade direta de toda a cavidade a ser restaurada, comprometendo sua técnica operatória. A segunda está mais associada aos tecidos periodontais, pois, se a restauração ou o preparo do dente invadirem as medidas do espaço biológico, uma reação inflamatória surgirá e provocará a formação de bolsa e a reabsorção da margem óssea como modo de o próprio organismo providenciar o restabelecimento da distância biológica saudável.[19]

Figura 17.3 A. Invasão do espaço biológico causada por cárie extensa. (Imagem gentilmente cedida pela Dra. Patrícia dos Santos Jardim.) **B.** Invasão do espaço biológico causada por fratura dental. (Imagem gentilmente cedida pelos Drs. Josué Martos e Luis Eduardo Rilling da Nova Cruz.)

Portanto, o profissional deve sempre avaliar as condições periodontais e certificar-se se o periodonto é capaz de receber uma restauração. De maneira semelhante, após o tratamento restaurador, novos cuidados precisam ser tomados, principalmente quanto: (1) à integridade marginal do limite dente-restauração (perfil de emergência), pois isso facilita a higienização do dente; (2) à oclusão do dente restaurado em relação ao antagonista, já que uma restauração "alta" pode causar impacto e promover concentração de forças prejudiciais no periodonto, favorecendo a instalação de processos inflamatórios de reabsorção óssea; e (3) ao acabamento e polimento da restauração, pois a realização desses procedimentos reduz o acúmulo de biofilme.[2] Assim, cuidados pré e pós-confecção de uma restauração são importantes, e sua inobservância pode comprometer o sucesso do tratamento integrado.

O perfil de emergência da restauração, conforme já citado, é um fator importante para a manutenção da saúde periodontal. Uma restauração com subcontorno provavelmente causará impacção alimentar no interior do sulco gengival, o que pode conduzir o dente envolvido a um quadro de perda de inserção com consequente recessão gengival. Por outro lado, uma restauração com sobrecontorno dificulta a remoção do biofilme. Qualquer uma dessas situações tem efeito direto no processo saúde-doença periodontal e, apesar de serem facilmente corrigidas com procedimentos de reparo ou acabamento e polimento, respectivamente, são observadas com frequência em restaurações que invadem as medidas do espaço biológico.[20]

▶ Curiosidade

Também é comum deparar-se com situações em que não há invasão do espaço biológico, mas a margem da restauração é propositadamente confeccionada no nível gengival ou abaixo dele. Esses são os casos de restaurações envolvendo uma região estética, geralmente um tratamento reabilitador com prótese em dentes anteriores. Nessas situações, a margem do preparo é confeccionada no interior do sulco gengival, a fim de "esconder" a cinta metálica presente na face vestibular de coroas metaloplásticas ou metalocerâmicas[14] e disfarçar a linha de união entre prótese e dente (Figura 17.4).

Aumento de coroa clínica | Uma alternativa viável

A situação ideal na realização de um procedimento restaurador é sempre realizá-lo acima da margem gengival, pois, assim, a higienização dentária é favorecida. No entanto, é bastante comum o limite dente-restauração localizar-se abaixo do nível gengival, seja por lesões de cárie extensas, fraturas dentais amplas ou iatrogenias, como perfurações endodônticas em nível de sulco gengival ou confecção de preparos cavitários muito profundos,[20] caracterizando geralmente a invasão do espaço biológico.

Nessas situações, o aumento da coroa clínica do dente é indicado, e existem diversas técnicas para essa finalidade, tanto cirúrgicas como não cirúrgicas. Por muitos anos, a discussão sobre a melhor técnica para aumento de coroa foi frequente entre os profissionais; porém, muitos se esquecem de que a melhor opção de tratamento é a que resolve os problemas do paciente, ou seja, a mais indicada para cada situação clínica.[18] Isso exige, no mínimo, um diagnóstico correto por parte do profissional e também um plano de tratamento integrado entre a periodontia e a dentística restauradora. Esses aspectos serão explicados a seguir.

Escolha do tratamento

O passo inicial na escolha do melhor método para aumento de coroa clínica é certificar-se da invasão ou não do espaço biológico. Para isso, existem duas condutas que podem ser utilizadas: o exame radiográfico e a sondagem clínica.

Embora a análise de radiografia (Figura 17.5) possibilite uma ideia aproximada da distância entre o limite dente-restauração e a crista óssea na região interproximal, as faces livres do dente (vestibular e lingual/palatina) não podem ser avaliadas radiograficamente quanto à invasão do espaço biológico.[18] Assim, o exame clínico de sondagem transperiodontal (ou transulcular) é um meio mais confiável para determinar se há ou não invasão das medidas biológicas (Figura 17.6), embora a sondagem transcirúrgica (realizada durante o ato cirúrgico) seja o padrão-ouro para esse fim.

Após a determinação da invasão ou não do espaço biológico, opta-se pela técnica de aumento de coroa clínica mais indicada, seguindo-se o raciocínio proposto no Quadro 17.1.

▶ Atenção

A sondagem transperiodontal consiste na penetração de uma sonda periodontal milimetrada no interior do sulco gengival até o topo da crista óssea alveolar, estando o paciente sob anestesia local (ver Figura 17.6).

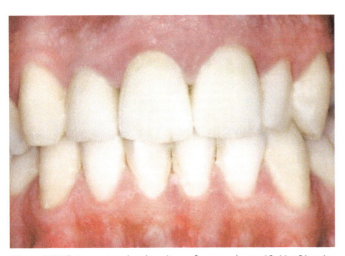

Figura 17.4 Foto mostrando três próteses fixas nos dentes 12, 11 e 21, cujos preparos dentários foram colocados abaixo do nível gengival para evitar uma situação esteticamente desagradável. (Imagem gentilmente cedida pela Dra. Noéli Boscato.)

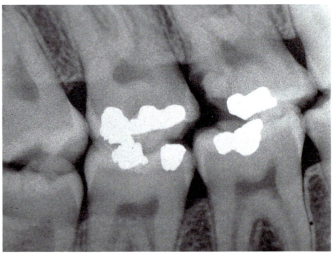

Figura 17.5 Radiografia interproximal do dente 16. Note a pequena distância entre o limite dente-restauração e o topo da crista óssea.

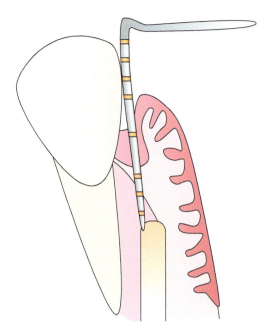

Figura 17.6 Sondagem transperiodontal.

Quadro 17.1 Opções de tratamento para aumento de coroa clínica.

Tipo de tratamento	Estado do espaço biológico	
	Sem invasão	**Com invasão**
Não cirúrgico	Procedimentos básicos*	Extrusão ortodôntica
Cirúrgico	Gengivectomia Cirurgia a retalho sem osteotomia	Cirurgia a retalho com osteotomia

*Raspagem, alisamento e polimento do dente + higiene bucal. (Adaptado de Lotufo e Lascala.)[18]

Sem invasão do espaço biológico

Não cirúrgico

Quando um paciente apresenta gengiva com sinais clínicos de gengivite (inflamada e edemaciada), geralmente sua coroa clínica parece estar diminuída. Esse quadro acontece com frequência em indivíduos que apresentam higiene deficiente, seja pelo desinteresse ou até mesmo pela dificuldade de remoção do biofilme supragengival.[21] Nesse caso, uma terapia conservadora de limpeza da superfície dentária implica não somente o restabelecimento da saúde gengival local, mas também o aumento da coroa clínica pela simples contração tecidual.[18] Dessa maneira, a terapia periodontal básica, que corresponde a instrução de higiene bucal mais raspagem, alisamento e polimento coronorradiculares, é uma conduta eficiente na eliminação direta de algum quadro inflamatório presente e, indiretamente, no aumento da coroa clínica de um dente.

Cirúrgico

Nem sempre a realização dos procedimentos básicos repercutirá em uma coroa clínica satisfatória. Consequentemente, uma terapia cirúrgica poderá estar indicada. Não obstante, quando não há invasão do espaço biológico, a cirurgia de aumento de coroa clínica não envolve o tecido ósseo. Existem, então, duas técnicas de escolha: a *gengivectomia* e a *cirurgia a retalho sem osteotomia*.

Gengivectomia. É uma técnica simples, que compreende apenas a remoção de tecido hiperplasiado.[1] Seu resultado é imediato, embora deixe tecido conjuntivo exposto ao ambiente bucal durante o processo de cicatrização. É uma técnica que necessita de quantidade suficiente de gengiva inserida remanescente; caso isso não ocorra, fica contraindicada.[18] Existem alguns procedimentos cirúrgicos de gengivectomia que estão mais comumente relacionados com necessidades da odontologia restauradora, como as cunhas distal, "em H" e interproximal (Figura 17.7). Casos clínicos de cunha distal e "em H" estão demonstrados nas Figuras 17.8 e 17.9, respectivamente.

Cirurgia a retalho sem osteotomia. A gengivectomia está contraindicada em casos de quantidade insuficiente de gengiva inserida, situações em que a cirurgia a retalho sem osteotomia pode ser realizada. Essa técnica cirúrgica consiste em uma incisão sulcular (e não com bisel externo, como na gengivectomia) com consequente afastamento dos tecidos ósseo e gengival, obtendo-se, assim, um retalho que, por sua vez, é reposicionado apicalmente, caracterizando o aumento da coroa clínica do dente. A cirurgia a retalho sem osteotomia é um pouco mais complexa que a gengivectomia. Mesmo assim, tem a vantagem de não expor tecido conjuntivo ao meio bucal durante a fase de cicatrização da ferida cirúrgica.[18] No entanto, a realização de um retalho gengival sempre repercutirá em alguma reabsorção da crista óssea, por mínima que seja, pois o organismo interpreta o descolamento gengival como uma agressão significativa.[22]

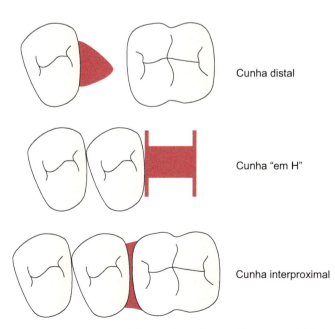

Figura 17.7 Demonstração do formato das cunhas nas diferentes possibilidades técnicas de gengivectomia.

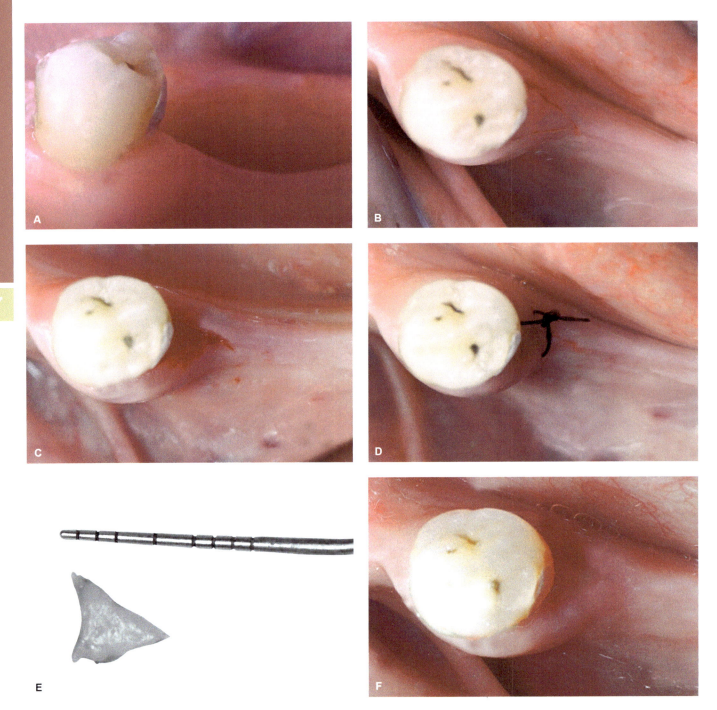

Figura 17.8 Sequência clínica de uma cunha distal. **A.** Dente 35 com restauração provisória na face distal, cujo limite dente-restauração está abaixo do nível gengival devido a gengiva hiperplasiada. **B.** Incisão em formato de pirâmide com a base voltada para o dente (cunha distal). **C.** Remoção do tecido gengival em excesso com um bisturi Orban. **D.** Aproximação dos bordos gengivais e sutura da ferida cirúrgica abaixo do limite dente-restauração. **E.** Tecido removido. **F.** Pós-operatório de 1 semana. (Imagens gentilmente cedidas pelo Dr. José Antônio Mesquita Damé.)

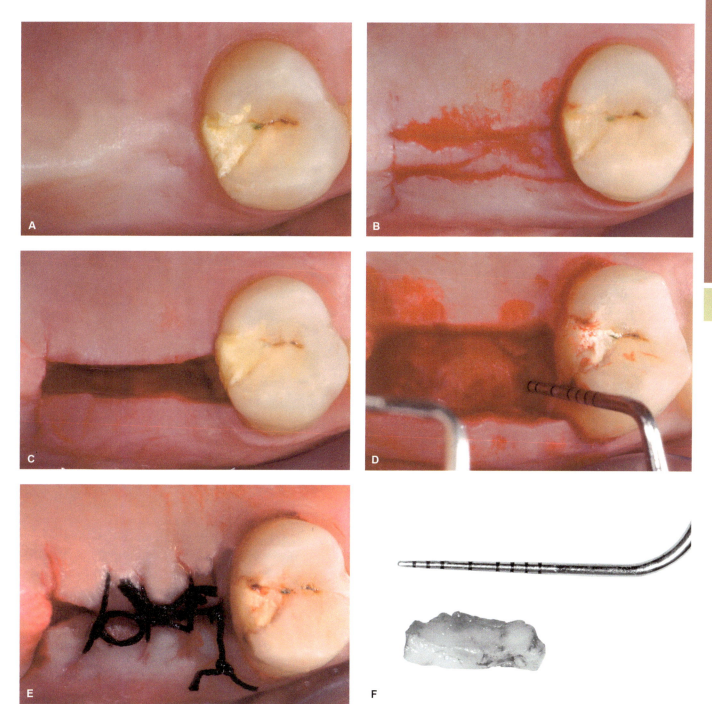

Figura 17.9 Sequência clínica de uma cunha "em H". **A.** Dente 24 com restauração provisória na face distal, cujo limite dente-restauração está abaixo do nível gengival devido a gengiva hiperplasiada. **B.** Incisão em formato de H (cunha "em H"). **C.** Remoção do tecido gengival em excesso com um bisturi Orban. **D.** Sondagem transcirúrgica comprovando que o espaço biológico não será invadido após a restauração final, já que o limite dente-restauração está a mais de 3 mm de distância da crista óssea. **E.** Aproximação dos bordos gengivais e sutura da ferida cirúrgica. **F.** Tecido removido. (Imagens gentilmente cedidas pelo Dr. José Antônio Mesquita Damé.)

Com invasão do espaço biológico

Não cirúrgico

Invariavelmente à técnica de escolha, o aumento de coroa clínica por métodos cirúrgicos tem como principais desvantagens a possível ocorrência de deformidades estéticas e/ou a perda indesejada de inserção dos dentes adjacentes.[18] Isso se torna uma problemática para aumentos de coroa na região de dentes anteriores, onde a estética é fundamental.

Entretanto, quando o espaço biológico é invadido e, portanto, o aumento de coroa clínica está indicado para confecção de uma restauração, uma opção de tratamento não cirúrgico é a extrusão ortodôntica. Essa técnica consiste na aplicação de uma força uniforme de baixa intensidade, ocorrendo formação óssea que acompanha o movimento coronário do dente.[23] Dessa maneira, não há risco de ocorrerem deformidades estéticas e perda de inserção dos dentes adjacentes.

Embora a extrusão ortodôntica evite essas deformidades, os tecidos periodontais movimentam-se junto com o remanescente dental, o que é indesejável, já que é necessário haver exposição coronária ou radicular do elemento dentário. Um modo de contornar essa problemática é a realização periódica de fibrotomia gengival,[24-26] técnica caracterizada pela incisão intrassulcular semanal. Ela evita que as estruturas periodontais não acompanhem o movimento de extrusão e se mantenham na posição inicial.

Atenção

Apesar de ser uma técnica interessante ao clínico, a extrusão ortodôntica geralmente é utilizada quando o dente não apresenta a sua porção coronária, havendo a necessidade da extrusão da porção radicular remanescente. Para isso, a proporção raiz-coroa do dente deve ser avaliada, já que a extrusão diminuirá o tamanho da raiz, o que pode comprometer o suporte periodontal do dente. Nesse caso, o tratamento restaurador mais indicado será a confecção de uma coroa protética (prótese fixa). Dessa maneira, na maioria das vezes, a extrusão ortodôntica estará mais associada à área de prótese dentária do que à de dentística restauradora.

Cirúrgico

A opção de tratamento para aumento de coroa clínica em caso de invasão do espaço biológico e por métodos cirúrgicos é a cirurgia a retalho com osteotomia, que preconiza a remoção de tecido ósseo para se chegar aos 3 mm entre a crista óssea alveolar e o limite dente-restauração. Para isso, é importante remover todo o tecido cariado (se existente, é claro) previamente à cirurgia, o que evitará que, durante o procedimento cirúrgico, estrutura óssea insuficiente seja removida.[18] Um caso clínico de cirurgia a retalho com osteotomia está ilustrado na Figura 17.10.

Qualquer procedimento de remoção de tecido ósseo de suporte induz a uma reabsorção óssea local.[27] A reabsorção e a remodelação óssea ocorrem diferentemente conforme a técnica realizada e a completa maturação tecidual,[18] podendo levar vários dias até a obtenção de um nível de gengiva marginal estável.

Em média, esperam-se pelo menos 40 dias para que qualquer procedimento restaurador e/ou protético seja realizado.[28] Em algumas situações, esse tempo de espera oriundo do processo de cicatrização tecidual pode ser considerado uma desvantagem da cirurgia a retalho com osteotomia. Por exemplo, o caso de um dente anterior extensivamente cariado ou fraturado e que necessite de aumento de coroa clínica deve, idealmente, ter a sua restauração final realizada o mais rápido possível. No entanto, a restauração definitiva só poderá ser confeccionada após os 40 dias mínimos necessários à estabilização óssea. Apesar de um material provisório ser utilizado nessas situações, o resultado estético obtido não é totalmente satisfatório.

Contudo, um tratamento alternativo para essas situações é a confecção de uma restauração transcirúrgica, em que a restauração do dente é realizada durante o ato cirúrgico.

Restauração transcirúrgica

A restauração transcirúrgica (RTC) é caracterizada pela realização de um procedimento restaurador durante um procedimento cirúrgico. Consiste, na verdade, em expor o término cervical do limite dente-restauração a partir da elevação de um retalho mucoperiósteo e, sob isolamento absoluto do campo operatório, confeccionar a restauração propriamente dita; por fim, o retalho é reposicionado e devidamente suturado.[3]

Essa técnica está indicada quando a parede cervical da cavidade dentária situa-se subgengivalmente e não se deseja realizar um aumento de coroa clínica. Dessa maneira, a RTC é realizada geralmente invadindo-se o espaço biológico e tem por base científica alguns trabalhos que demonstram que a realização de restaurações subgengivais nem sempre provoca reabsorção óssea e perda de inserção conjuntiva.

A RTC não é aceita unanimemente dentro da classe dos periodontistas, pois existem aqueles que acreditam que o espaço biológico deva sempre ser respeitado, a fim de manter a saúde periodontal ao indivíduo. Não obstante, vários profissionais da área justificam a indicação da técnica como alternativa a um procedimento de aumento de coroa clínica.

Independentemente dos princípios biológicos de preservação das estruturas periodontais, a RTC tem por vantagens a restauração simultânea do elemento dentário com um material definitivo. Além disso, envolve menos tempo gasto com consultas clínicas. Apesar de ser uma técnica interessante, ela tem algumas desvantagens, como: (1) a ferida cirúrgica permanece exposta enquanto o procedimento restaurador é realizado; por isso, a restauração deve ser finalizada o mais rápido possível; (2) a RTC geralmente é confeccionada invadindo as medidas do espaço biológico; (3) é uma técnica de difícil execução e requer experiência por parte do profissional; (4) se a restauração tiver extensão subgengival, necessitará de maiores cuidados quanto à higiene bucal.[3]

Cayana realizou um estudo em humanos comparando a realização de restaurações transcirúrgicas com as restaurações confeccionadas após aumento de coroa clínica.[3] O autor comparou a resposta clínica periodontal dos dois tipos de restauração e constatou que ambos não se diferenciaram significativamente quanto a profundidade de sondagem, acúmulo de biofilme e ocorrência de sangramento gengival. Além disso, embora a RTC tenha resultado na maioria das restaurações situadas subgengivalmente, demonstrou menor perda de inserção clínica que as restaurações pós-cirúrgicas, demonstrando que nem sempre uma localização subgengival é responsável pelo insucesso do tratamento restaurador e que, na verdade, a saúde periodontal depende muito da capacidade de higienização bucal de cada indivíduo.

A RTC ainda é uma técnica pouco realizada na rotina da clínica. Um caso sobre esse tipo de procedimento restaurador está demonstrado na Figura 17.11.

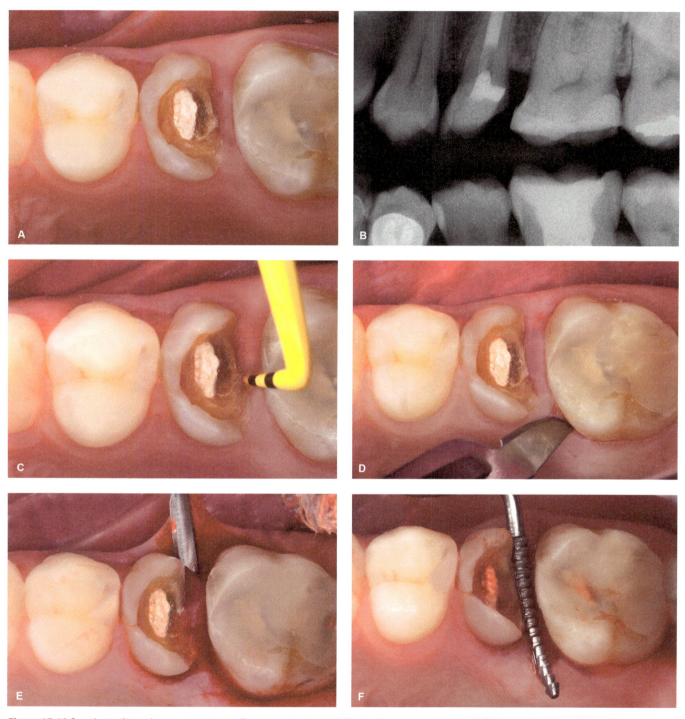

Figura 17.10 Sequência clínica de uma cirurgia a retalho com osteotomia. **A.** Dente 15 com tratamento endodôntico em bom estado, cujo limite da fratura está abaixo do nível gengival. **B.** Radiografia interproximal sugerindo que não há invasão do espaço biológico. **C.** Sondagem transperiodontal confirmando invasão do espaço biológico. **D.** Incisão intrassulcular contornando toda a face vestibular e palatina do dente. **E.** Afastamento mucoperiosteal do retalho e consequente remoção do tecido gengival interproximal com um bisturi Orban. **F.** Remoção de tecido ósseo com lima Schluger. **(continua)**

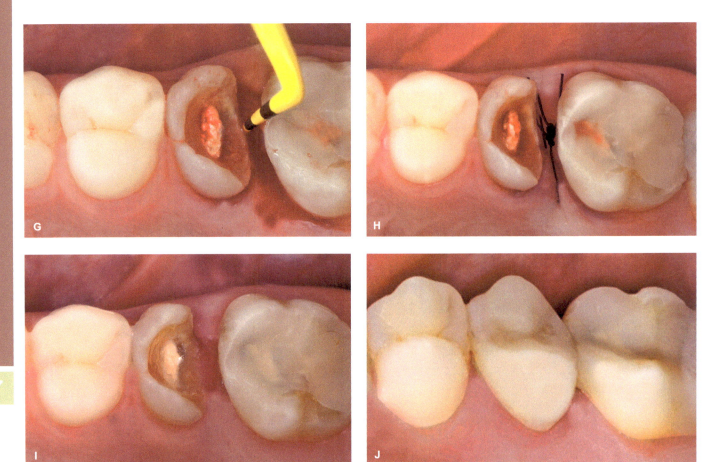

Figura 17.10 (continuação) G. Sondagem transcirúrgica demonstrando os 3 mm de distância entre o limite da fratura e o topo da crista óssea, restabelecendo as medidas do espaço biológico. **H.** Aproximação dos retalhos e sutura da ferida cirúrgica. **I.** Pós-operatório de 14 dias. **J.** Restauração do dente. (Imagens gentilmente cedidas pelos Drs. Josué Martos e Luis Eduardo Rilling da Nova Cruz.)

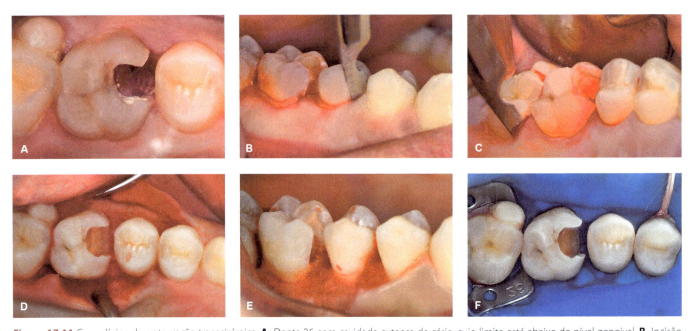

Figura 17.11 Caso clínico de restauração transcirúrgica. **A.** Dente 26 com cavidade extensa de cárie, cujo limite está abaixo do nível gengival. **B.** Incisão intrassulcular contornando toda a face vestibular do dente. **C.** Incisão intrassulcular contornando toda a face palatina do dente. **D.** Afastamento mucoperiosteal do retalho e consequente remoção do tecido gengival interproximal com bisturi Orban. **E.** Limite da cavidade visualmente invadindo as medidas do espaço biológico. **F.** Isolamento absoluto do campo operatório com dique de borracha. **(continua)**

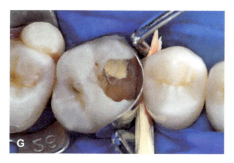 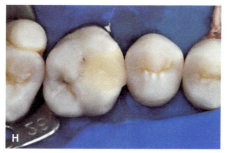 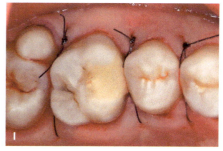

Figura 17.11 (continuação) G. Adaptação de uma cunha e matriz pré-preparada para restabelecer o contorno e a forma anatômica do dente; cimento de hidróxido de cálcio foi inserido sobre uma área de dentina em íntima proximidade com o tecido pulpar. **H.** Procedimento restaurador finalizado, demonstrando boa adaptação. **I.** Remoção do isolamento absoluto, aproximação dos retalhos e sutura. (Imagens gentilmente cedidas pela Dra. Patrícia dos Santos Jardim.)

Considerações finais

A dentística restauradora tem papel essencial no tratamento integral de um indivíduo, pois devolve forma, estética e função perdidas, restabelecendo saúde e qualidade de vida. Contudo, não há como restaurar definitivamente um dente sem preocupar-se com a manutenção harmoniosa da restauração no meio bucal. Sua relação com os tecidos periodontais e pulpar deve ser passiva, de modo que nenhum prejuízo seja causado a essas estruturas; afinal, qualquer situação de adversidade poderá comprometer o sucesso do tratamento.

O profissional que atua com procedimentos de dentística necessita, além de conhecimentos técnicos da área, de domínio para avaliar toda e qualquer situação em que uma restauração estará indicada ou contraindicada. Portanto, ele deve reconhecer o quadro clínico que permite a confecção de uma restauração, respeitando os princípios físicos e biológicos do ambiente bucal. Cabe relembrar que, por menores que sejam os erros cometidos, restaurações que desrespeitam esses princípios têm influência direta e negativa sobre o periodonto.

A saúde periodontal não é de responsabilidade apenas dos profissionais que a ela se dedicam como especialidade odontológica, mas também de todos aqueles que necessitam de um periodonto saudável para o sucesso do seu tratamento, como é o caso, principalmente, dos atuantes em dentística. Restaurar um dente na ausência de um plano de tratamento bem estabelecido repercute na terapêutica específica desse dente e não na do indivíduo. Além disso, restaurar um dente sobre um periodonto "abalado" e sem preocupar-se com essa situação é enganar-se a si mesmo; afinal, ninguém construiria ou reformaria uma casa se o terreno ao redor estivesse em péssimas condições. O razoável seria restabelecer primeiramente esse terreno para, então, construir o planejado. Da mesma maneira, uma restauração saudável exige um suporte periodontal condizente com a saúde.

Assim, a dentística restauradora e a periodontia estão intimamente relacionadas, e o sucesso de uma dependente do sucesso da outra.

Referências bibliográficas

1. Conceição EM, et al. Dentística: saúde e estética. Porto Alegre: Artmed; 2007.
2. Mezzomo E, Oppermann RV, Chiapinotto G. A inter-relação entre prótese e periodontia. In: Mezzomo E, editor. Reabilitação oral para o clínico. 3. ed. São Paulo: Santos; 1997, p. 61-119.
3. Cayana EG. Análise clínica comparativa das condições do periodonto em resposta a procedimentos restauradores com invasão do espaço biológico [dissertação]. Porto Alegre: Universidade Federal do Rio Grande do Sul, 2005.
4. Merritt AH. History of the American Academy of Periodontology. 1947; 18:121.
5. Ferraz C. Periodontia. São Paulo: Artes Médicas; 1998.
6. Löe H, Theilade E, Jensen SB. Experimental gingivitis in man. J Periodontol. 1965; 36:177-87.
7. Allen DL, Kerr DA. Tissue response in the guinea pig to sterile and non-sterile calculus. J Periodontol. 1965; 36:121-6.
8. Lindhe J. Tratado de periodontia clínica e implantologia oral. 5ª ed. Rio de Janeiro: Guanabara Koogan; 2010.
9. Oppermann RV, Rösing CK. Periodontia: ciência e clínica. São Paulo: Artes Médicas; 2001.
10. Lang NP, Löe H. The relationship between the width of keratinized gingiva and gingival health. J Periodontol. 1972; 43(10):623-7.
11. Grevers A. Width of attached gingival and vestibular depth in relation to gingival health. University of Amsterdan; 1977.
12. Miyasato M, Crigger M, Egelberg J. Gingival condition in areas of minimal and appreciable width of keratinized gingiva. J Clin Periodontol. 1977; 4(3):200-9.
13. Stetler KJ, Bissada NF. Significance of the width of keratinized gingiva on the periodontal status of teeth with submarginal restorations. J Periodontol. 1987; 58(10):696-700.
14. Pegoraro LF. Prótese fixa. 4. ed. São Paulo: Artes Médicas; 2004.
15. Gargiulo AW, Wentz FM, Orban B. Dimensions and relations of the dentogingival junction in humans. J Periodontol. 1961; 32:261-7.
16. Maynard JG Jr., Wilson RD. Physiologic dimensions of the periodontium significant to the restorative dentist. J Periodontol. 1979; 50(4):170-4.
17. Vacek JS, Gher ME, Assad DA, et al. The dimensions of the human dentogingival junction. Int J Periodontics Restorative Dent. 1994; 14(2):154-65.
18. Lotufo RFM, Lascala NTJR. Periodontia e implantodontia: desmistificando a ciência. São Paulo: Artes Médicas; 2003.
19. Novaes AB, Novaes ABJR. Cirurgia periodontal com finalidade protética. São Paulo: Artes Médicas; 1999.
20. Baratieri LN. Odontologia restauradora: fundamentos e possibilidades. São Paulo: Santos; 2001.
21. Oppermann RV, Haas AN, Villoria GE, et al. Proposal for the teaching of the chemical control of supragingival biofilm. Braz Oral Res. 2010; 24(suppl 1):33-6.

22. Peterson EHT. Cirurgia oral e maxilofacial contemporânea. 4. ed. Rio de Janeiro: Elsevier; 2005.

23. Oppenheim A. Artificial elongation of teeth. Am J Orth Oral Surg. 1940; 26:931-40.

24. Edwards JG. A surgical procedure to eliminate rotational relapse. Am J Orthod. 1970; 57(1):35-46.

25. Hansson C, Linder-Aronson S. Periodontal health following fibrotomy of the supra-alveolar fibers. Scand J Dent Res. 1976; 84(1):11-5.

26. Pontoriero R, Celenza F Jr., Ricci G, et al. Rapid extrusion with fiber resection: a combined orthodontic-periodontic treatment modality. Int J Periodontics Restorative Dent. 1987; 7(5):30-43.

27. Caton J, Nyman S. Histometric evaluation of periodontal surgery. I. The modified Widman flap procedure. J Clin Periodontol. 1980; 7(3):212-23.

28. Carvalho JCM, Tristão GC, Pustiglioni FE. A periodontia e a prótese. In: Saito T, editor. Preparos dentais funcionais em prótese fixa. Rio de Janeiro: Quintessense; 1989, p. 47-81.

18 Oclusão Aplicada à Odontologia Restauradora

Fernanda Valentini Mioso ▪ *Noéli Boscato*

Introdução

A oclusão é o ramo da odontologia que estuda o relacionamento entre as superfícies oclusais dos dentes superiores e inferiores.[1] Tal relacionamento entre dentes depende das estruturas que compõem o sistema mastigatório, incluindo tecidos moles, sistema neuromuscular, ligamentos, articulação temporomandibular (ATM) e esqueleto craniofacial.[2] O tratamento restaurador deve proporcionar ao paciente a harmonia oclusal, restabelecendo não só a estética, mas também a saúde, o conforto e a função. Para isso, o conhecimento sobre os princípios de oclusão é considerado um fator determinante na longevidade de um complexo ou simples tratamento.

A presença de padrão oclusal adequado facilita e orienta os procedimentos restauradores. No entanto, um padrão oclusal patológico requer o restabelecimento da normalidade. Assim, é preciso que o cirurgião-dentista conheça o que é uma oclusão *patológica*, *fisiológica/normal* ou *ideal*[3] (Figura 18.1). É necessário também entender que as *relações oclusais* englobam não só as *posições*, mas também os *movimentos mandibulares*, o que determina a *oclusão estática* e *dinâmica*.[4,5]

> ▶ **Atenção**
>
> *Patologia oclusal* é uma deformação ou distúrbio de funcionamento de qualquer estrutura no sistema mastigatório. Quando não tratada, a gravidade do dano estrutural é progressiva. *Oclusão ideal* é a saúde sustentável em todo o sistema mastigatório, meta final para todo e qualquer tratamento.[3]

Biodinâmica da oclusão ideal

A análise da biodinâmica da oclusão ideal deve envolver avaliação da anatomia, fisiologia e biomecânica da ATM.

Articulação temporomandibular

A ATM é uma articulação funcionalmente diartrose, estruturamente sinovial, ginglimoartrodial, que possui um disco articular interposto entre duas superfícies articulares com grande liberdade de movimentos entre as superfícies ósseas[6,7] (Figura 18.2).

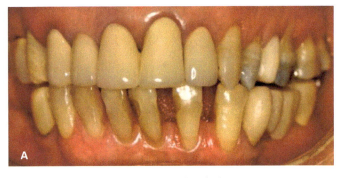
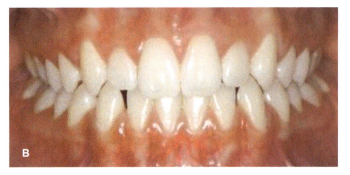

Figura 18.1 A. Patologia oclusal e periodontal. Observe o incorreto posicionamento dos dentes e contatos oclusais inadequados. **B.** Oclusão ideal. Observe o correto posicionamento dos dentes e a harmonia do conjunto dentoalveolar.

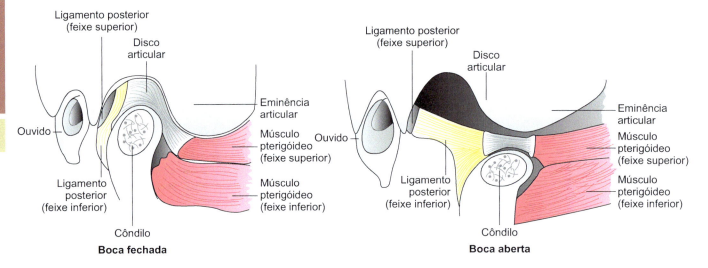

Figura 18.2 Vista sagital da articulação temporomandibular (ATM).

Critérios observados na biodinâmica da oclusão ideal

Os critérios de oclusão ideal estão relacionados com as forças oclusais, que podem ser resumidos da seguinte maneira:

- A distribuição das forças oclusais no arco dental deve ser simétrica bilateralmente
- As forças oclusais verticais agindo sobre os dentes posteriores devem ser maiores do que aquelas que agem sobre os dentes anteriores
- As resultantes das forças oclusais devem agir perpendicularmente ao plano oclusal.[6]

Dentro da biodinâmica da oclusão ideal, as forças mastigatórias são recebidas pelo esmalte e transmitidas à dentina e às estruturas de suporte. Desse modo, as cargas axiais mastigatórias deveriam ser dirigidas o mais próximo do longo eixo dos dentes, porque assim seriam idealmente absorvidas pelas estruturas de suporte.[6]

As cargas axiais são mais bem toleradas pelo periodonto em relação àquelas dirigidas em qualquer outra direção, porque são suportadas por um número máximo de fibras periodontais, principalmente horizontais e oblíquas[5,6] (Figura 18.3).

Tal controle decorre, sobretudo, das fibras oblíquas que mantêm os dentes suspensos nos alvéolos, por inserirem-se mais oclusalmente no osso alveolar e mais apicalmente nas raízes dentais. Assim, as fibras oblíquas funcionam como um amortecedor natural das forças oclusais (Figura 18.4 A e B).

Por outro lado, as tensões horizontais ou laterais são potencialmente danosas às estruturas periodontais, uma vez que geram concentração de esforços em áreas reduzidas do periodonto, por meio de tração ou compressão[7] (Figura 18.4 C).

As fibras periodontais, principalmente as oblíquas, mantêm os dentes suspensos nos alvéolos. As forças de pressão que incidem sobre os dentes são transformadas por aquelas fibras em forças de tensão, gerando tendência de aposição, em vez de reabsorção óssea. Em função disso, as cargas horizontais ou laterais que não coincidem com o longo eixo dos dentes podem ser mal toleradas, provocando concentração de esforços em áreas reduzidas do osso alveolar. Esse tipo de força, quando inadequada, gera tendência de reabsorção óssea nas áreas de pressão e de aposição.[7] Os aspectos que definem a biodinâmica da oclusão ideal definem a *oclusão ideal*.

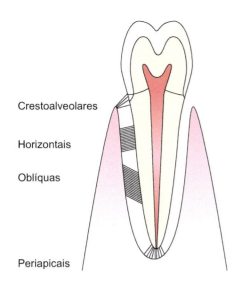

Figura 18.3 Fibras periodontais.

Oclusão ideal

A oclusão é considerada ideal quando restabelece a estabilidade estrutural entre osso, dentes, músculo, tecido mole e ATM, por meio da distribuição harmônica das forças, e quando propicia harmonia funcional para mastigação, deglutição e fonação, não culminando em patologia aos tecidos bucais. Essas características fundamentam a oclusão mutuamente protegida.

Esse conceito é baseado na premissa de que os dentes devem atuar em grupos especializados, de modo que, em posições cêntricas e excêntricas da mandíbula, certos dentes ou grupos de dentes suportem as cargas e, assim, protejam os outros dentes de posições desfavoráveis.

As características da oclusão ideal podem ser assim resumidas:

- Contatos bilaterais simultâneos na posição final de fechamento de todos os dentes posteriores
- Movimentos excursivos da mandíbula, realizados pelos dentes anteriores (protrusão). Guia incisal eficiente, capaz de desocluir todos os dentes posteriores
- No lado de trabalho, realização da desoclusão pelos caninos, que liberam de contato todos os dentes posteriores e anteriores, com relações de trespasse horizontal e vertical adequadas
- No lado de balanceio nenhum contato posterior deve ser observado. Os contatos em balanceio são destrutivos para o sistema estomatognático por causa da quantidade e da direção das forças que podem ser aplicadas às estruturas articulares e dentais
- A resultante da força oclusal deve ser dissipada o mais próximo do longo eixo dos dentes, propiciando equilíbrio entre dente, osso alveolar e estruturas periodontais
- Coincidência entre a relação cêntrica (RC) e máxima intercuspidação habitual (MIH), originando a posição de relação de oclusão cêntrica (ROC).[8,9]

▶ **Atenção**

A *oclusão mutuamente protegida* é fundamental para prevenção das patologias estritamente relacionadas com a oclusão, uma vez que os dentes posteriores protegem os anteriores de qualquer contato na posição estática da mandíbula e, da mesma maneira, os dentes anteriores protegem os posteriores nos movimentos excursivos da mandíbula.[8,9]

Assim, é clara a importância do relacionamento entre dentes, ATM, musculatura e padrões funcionais do movimento mandibular. Se esse conjunto não é observado, é possível que danos ao sistema estomatognático sejam provocados e resultem em disfunção temporomandibular (DTM), associados ou não a outros fatores que predispõem a doença.[7]

A DTM é considerada um conjunto de distúrbios articulares e musculares que afetam a região orofacial,[9,10] e sua etiologia multifatorial, seu diagnóstico e sua prevalência têm merecido grande atenção.

Nesse contexto, é importante salientar que não devem ser corrigidos, meramente como procedimento profilático, todos os eventuais desvios de oclusão em indivíduos com dentição completa e ausência de qualquer patologia ou sintomatologia. A capacidade de adaptação é única para cada indivíduo, o qual responde de maneira singular às discrepâncias oclusais que

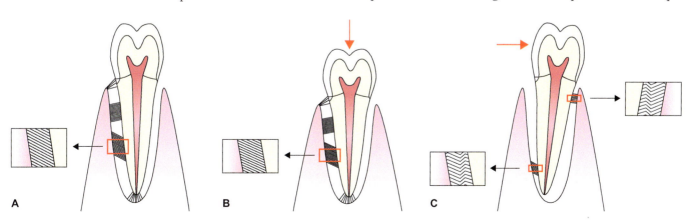

Figura 18.4 A. Inserção oblíqua das fibras periodontais. **B.** Força de pressão. **C.** Forças horizontais ou laterais.

podem culminar ou não em DTM, uma vez que essa doença tem origem multifatorial,[7] e os fatores emocionais exercem um papel fundamental no seu desencadeamento.[11]

Entretanto, é importante considerar que a falha em adotar princípios oclusais sólidos na clínica diária tem levado à recusa da responsabilidade por problemas que são resultado direto do inadequado restabelecimento de um padrão oclusal.[12] A oclusão ideal não acontece na maioria da população e nem por isso deve impreterivelmente ser buscada. Entretanto, não se deve negligenciar a ocorrência de sinais anteriores aos sintomas de patologias oclusais e dores orofaciais, que demonstram a gravidade do dano estrutural, o qual é progressivo.[12]

Quando necessário, o restabelecimento da oclusão ideal pode ser realizado de diferentes maneiras, dependendo da necessidade e da gravidade da situação clínica. Pode ser preciso intervir em apenas um ou em todos os elementos dentais da cavidade bucal, fazendo-se necessário realizar um simples tratamento restaurador, tal como uma restauração unitária, ou até mesmo reabilitações complexas envolvendo extensa prótese fixa, implantes dentários, tratamento ortodôntico e cirurgia ortognática. De maneira geral, os objetivos são iguais para todas as abordagens do tratamento: devolver ao paciente saúde, função, bem-estar e estética.[13]

Relações oclusais

A relação oclusal entre maxila e mandíbula pode ser analisada por meio da relação de abertura e fechamento bucal, e pela observação da relação de oposição dente a dente nos movimentos de deslizamento.

Assim, o relacionamento interoclusal pode ser estático ou dinâmico. A *oclusão estática* é definida como a ocorrência de contatos dentários sem o movimento mandibular, ou seja, é toda a posição livre de movimentação. Já o termo *oclusão dinâmica* descreve todos os contatos dentais que ocorrem quando a mandíbula está realizando movimentos excursivos[8] (Figura 18.5).

Posições mandibulares | Oclusão estática

▶ Relação cêntrica

A relação cêntrica (RC) é uma posição ortopédica de repouso na qual os côndilos estão com os discos interpostos e devidamente alojados na cavidade articular. Nessa posição os côndilos estão ocupando a *posição mais superior* e *anterior* da fossa mandibular[12] (Figura 18.6).

A RC é então uma relação craniomandibular que não apresenta relação com contatos dentários. Por isso, tal posição deve

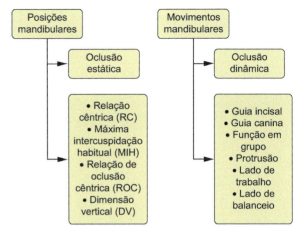

Figura 18.5 Esquema das relações oclusais.

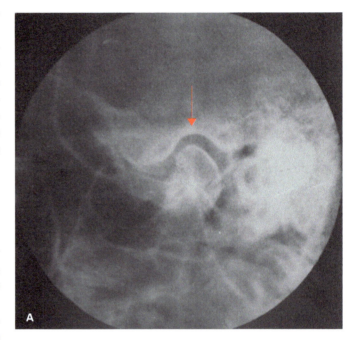

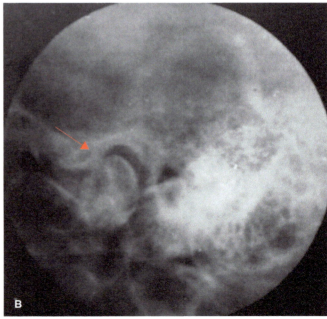

Figura 18.6 Imagem da ATM. **A.** Côndilo corretamente localizado (RC). **B.** Posição de anteriorização do côndilo na fossa mandibular.

ser usada em reabilitações extensas e em casos de patologias relacionadas estritamente à oclusão, e também deverá guiar os procedimentos de ajustes oclusais e de desgaste seletivo.[13]

Existem vários métodos descritos na literatura para a determinação da RC. Dentre eles os mais comumente usados são os seguintes[12] (Figura 18.7):

- Deglutição
- Manipulação bimanual de Dawson
- Técnica frontal de manipulação
- Dispositivo desprogramador anterior; JIG de Lucia.

Atenção
Os métodos para obtenção da RC podem ser utilizados de maneira isolada ou conjunta.

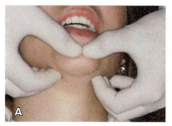
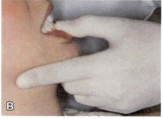
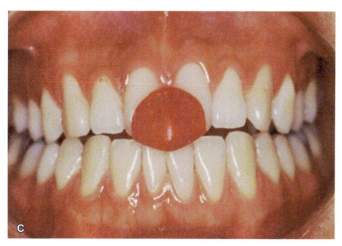
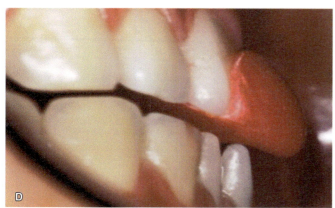

Figura 18.7 Métodos de obtenção da RC comumente utilizados em tratamentos restauradores. **A.** Manipulação bimanual de Dawson. **B.** Técnica frontal de manipulação. **C.** JIG de Lucia. **D.** Vista lateral do correto posicionamento do JIG.

Máxima intercuspidação habitual

Também é conhecida como *posição de intercuspidação*, *oclusão cêntrica* e *oclusão habitual*. A posição de máxima intercuspidação habitual (MIH) é definida como aquela em que ocorre o maior número possível de contatos entre os dentes superiores e inferiores, independentemente da posição condilar. É uma posição de acomodação da mandíbula, tendo em vista que a ocorrência dessa posição pode ocorrer, inclusive, devido à impossibilidade de os côndilos assumirem seu posicionamento correto dentro da fossa mandibular. Isso pode ocorrer devido a uma interferência oclusal que faz com que a musculatura guie a mandíbula a uma posição mais anterior ou lateral à RC, procurando evitar o contato prematuro[12] (Figura 18.8).

Por ser uma relação dentária, é muito variável, mudando de acordo com a idade do paciente. Também pode ocorrer a modificação dos contatos oclusais em MIH devido à realização de procedimentos odontológicos; portanto, não é uma posição confiável para ser reproduzida, não sendo aconselhável em reabilitações extensas.[3] Entretanto, tratamentos restauradores de pequena extensão, como próteses fixas de até três elementos e restaurações unitárias, podem ser elaborados a partir da MIH, porque pequenas áreas restauradas não alteram o padrão oclusal e nem providenciam alteração da posição mandibular de MIH para RC, o que facilmente é obtido em uma reabilitação extensa, em que praticamente todos os dentes da cavidade bucal recebem restaurações.[12]

Portanto, a MIH é uma posição mandibular que comumente não coincide com a posição condilar de RC na maioria da população. Nesses casos, quando a mandíbula é guiada para a posição de RC, não existe concomitantemente o maior número de contatos entre os dentes. Normalmente, apenas um ou dois contatos dentários acontecem nessa posição e caracterizam os chamados *contatos prematuros*. Essa diferença entre as posições de RC e MIH pode ser o fator contribuinte para a instalação de algumas patologias oclusais, embora seja fisiologicamente aceita para a grande maioria da população. Quando existe coincidência entre ambas as posições, RC e MIH, denomina-se *oclusão em relação cêntrica* (ORC).[14] No entanto, quando se instala uma *oclusão excêntrica* (OE),[15] podem ocorrer ou não determinados transtornos, dependendo do grau de adaptabilidade de cada indivíduo. Se o indivíduo aceita normalmente a OE, sem qualquer traumatismo nos ligamentos periodontais, nas estruturas de suporte e na ATM, então essa posição mandibular receberá denominações diferentes: *oclusão fisiológica*, *oclusão adquirida* ou *oclusão de conveniência*. Nesse caso, nenhum tratamento preventivo e profilático está indicado.

Por outro lado, se a OE causar transtornos ao sistema estomatognático e o indivíduo apresentar dor ou disfunção, será denominada *oclusão excêntrica não fisiológica*, *oclusão traumática* ou *má-oclusão* (Figura 18.9). A partir disso, devem ser realizadas medidas restauradoras capazes de promover a restauração do plano oclusal e o restabelecimento da harmonia oclusal.[2]

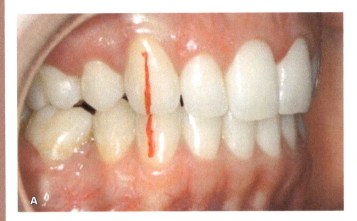

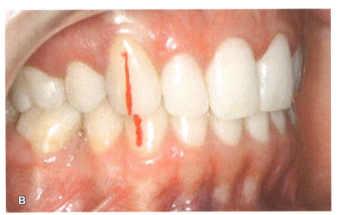

Figura 18.8 A. Relação cêntrica (RC). **B.** Máxima intercuspidação habitual (MIH).

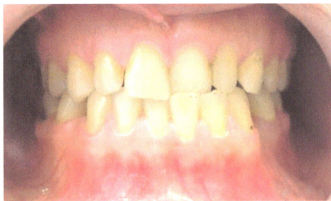

Figura 18.9 O incisivo central superior em posição inadequada desencadeou DTM no paciente com dores intensas, o que caracteriza oclusão não fisiológica, traumática adquirida, excêntrica ou má-oclusão, e, nesse caso, faz-se necessário o ajuste oclusal.

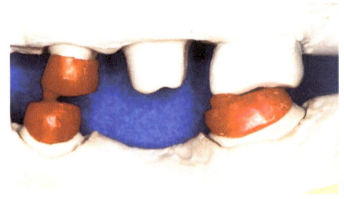

Figura 18.10 Casquetes de resina acrílica (Duralay®) confeccionados para obtenção do registro oclusal em MIH.

Portanto, nos casos de reabilitações simples como a confecção de próteses fixas bilaterais, unilaterais ou restaurações unitárias, deve-se realizar o registro interoclusal em MIH. Para isso, deve ser utilizado o mecanismo de percepção neurológica do ligamento periodontal dos dentes que ocluem normalmente do lado oposto, preservando a dimensão vertical de oclusão (DVO) do paciente. A técnica mais comumente utilizada é a do casquete de resina acrílica de rápida polimerização Duralay®, confeccionado sobre os dentes que mantêm a DVO do paciente[3] (Figura 18.10).

▶ Relação de oclusão cêntrica

A *relação de oclusão cêntrica* (ROC) é a posição mandibular em que coincidem a MIH (contatos dentários) e a RC (côndilos na cavidade glenoide). Nessa posição, há harmonia do sistema estomatognático. No entanto, tal posição ocorre em aproximadamente 10% dos indivíduos com dentição natural.[15]

▶ Dimensão vertical

A altura do terço inferior da face é a relação entre a mandíbula e a maxila no plano vertical. A dimensão vertical é determinada arbitrariamente a partir de dois pontos anatômicos de referência, um localizado acima e outro abaixo do mento[16,17] (Figura 18.11).

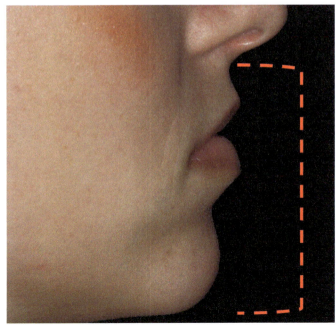

Figura 18.11 A dimensão vertical é determinada arbitrariamente a partir de dois pontos anatômicos localizados no terço inferior da face.

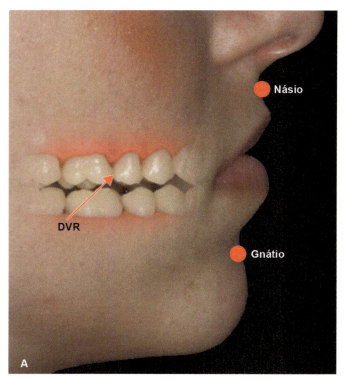 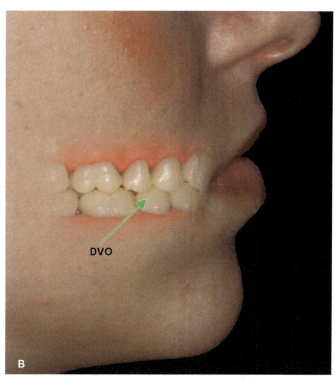

Figura 18.12 A. Lábios se tocam levemente, há um espaço entre os dentes (DVR), indicado pela *seta vermelha*, o que determina o espaço funcional livre (EFL). **B.** Os músculos elevadores da mandíbula encontram-se contraídos. A *seta verde* indica que há contato oclusal entre os dentes (DVO).

Dimensão vertical de repouso

A dimensão vertical de repouso (DVR) corresponde à altura do terço inferior da face, em que os tônus dos músculos elevadores e abaixadores encontram-se em equilíbrio, com os lábios se tocando levemente, havendo dentes ou não (Figura 18.12 A).

A distância existente entre as superfícies oclusais e incisais dos dentes antagonistas, quando a mandíbula encontra-se em repouso fisiológico, é denominada de espaço funcional livre (EFL). Esse espaço representa a diferença entre a dimensão vertical de oclusão e a de repouso, e mede aproximadamente 3 mm.[14]

Não é permitido ao profissional "invadir" o EFL. Segundo a maioria dos pesquisadores, essa distância interoclusal varia normalmente entre 1 e 3 mm e não deve ser aumentada por meio de construções que criem uma supraoclusão, nem diminuída, originando uma infraoclusão.[18]

$$DVO = DVR - 3\ mm$$
$$EFL = DVR - DVO$$

Dimensão vertical de oclusão

A dimensão vertical de oclusão (DVO) ocorre quando os músculos elevadores da mandíbula encontram-se contraídos em sua máxima força (Figura 18.12 B). A DVO se refere à posição vertical da mandíbula em relação à maxila quando os dentes superiores e inferiores estão em contato.[15]

A dimensão vertical deve ser restabelecida, quando necessário. A seguir estão listadas algumas situações clínicas nas quais é requerido o seu restabelecimento:[12]

- Mordida aberta anterior, originada pela perda dos dentes posteriores (Figura 18.13 A)
- Superfícies oclusais extremamente desgastadas (Figura 18.13 B)
- Uso de próteses totais durante longos períodos (Figura 18.14).

A dimensão vertical é determinada a partir do uso de técnicas que associam os métodos estético, métrico, fonético e fisiológico.[12,16,17,19]

Movimentos mandibulares | Oclusão dinâmica

Os movimentos mandibulares são classificados em intrabordejantes e bordejantes. Esses movimentos são subdivididos em contactantes e não contactantes, pois a mandíbula pode executá-los com ou sem contato dentário.[20]

Um movimento é dito bordejante quando a mandíbula desloca-se da posição de intercuspidação máxima para a posição de retrusão máxima, e é dito intrabordejante quando é executado dentro dos limites bordejantes da mandíbula e não exige ação máxima dos componentes do sistema mastigatório.[20]

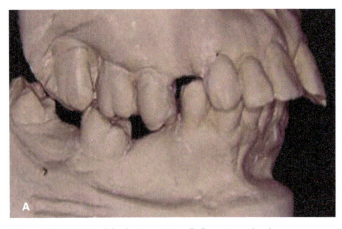
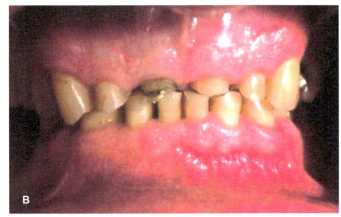

Figura 18.13 A. Mordida aberta anterior. **B.** Desgaste oclusal.

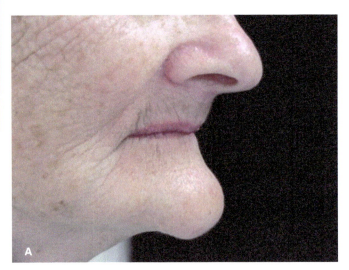
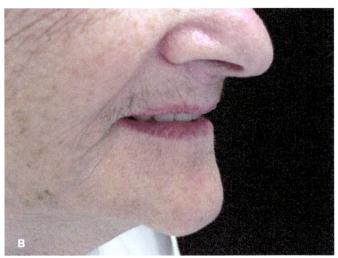

Figura 18.14 A. Paciente com perfil alterado, nariz e mento proeminentes, devido à diminuição da DVO decorrente da perda dos dentes. **B.** Perfil do paciente restaurado a partir do restabelecimento da DVO.

No plano sagital, durante os movimentos protrusivos da mandíbula é possível observar o envelope da função (envelope de Posselt),[21] que descreve o relacionamento das bordas incisais dos dentes anteriores inferiores com a face lingual dos dentes anteriores superiores (Figura 18.15 A).

Portanto, as ATMs possuem um registro dos movimentos habituais dentários realizados pela mandíbula. Dentre os movimentos fisiologicamente possíveis de ser executados, são considerados movimentos básicos a abertura e o fechamento, a retrusão e a protrusão, e a lateroprotrusão à direita e à esquerda. Esses movimentos podem ser detectados no plano horizontal através do arco gótico de Gysi[20,22] (Figura 18.15 B).

▶ Guia incisal

A guia incisal e a guia canina estabelecem a guia anterior. Tem fundamental importância a obtenção de uma guia anterior personalizada para o restabelecimento de um padrão oclusal adequado, uma vez que os dentes anteriores têm a função de proteger os dentes posteriores nos movimentos excursivos da mandíbula.[15]

Durante o movimento de protrusão da mandíbula, as bordas incisais dos dentes anteriores inferiores se movem ao longo das concavidades palatinas dos dentes anteriores superiores. A trajetória das bordas incisais, desde a máxima intercuspidação até a oclusão de topo, é chamada de *trajetória protrusiva*.[15]

A guia anterior está ligada à combinação de trespasse vertical e horizontal dos dentes anteriores e pode afetar a morfologia da face oclusal dos dentes posteriores. Quanto maior o trespasse vertical dos dentes anteriores, maior poderá ser a altura das cúspides dos dentes posteriores. Quanto maior o trespasse horizontal dos dentes anteriores, menor a altura das cúspides dos dentes posteriores[15] (Figura 18.16).

A falha no estabelecimento correto da guia incisal é uma das causas principais de instabilidade pós-tratamento restaurador. Outro importante aspecto que também deve ser observado é a correta determinação da zona neutra seguindo a posição de cada elemento dental, de acordo com o formato e a posição dos rebordos alveolares,[12] com a tonicidade muscular e com a direção de pressão exercida por língua, lábios

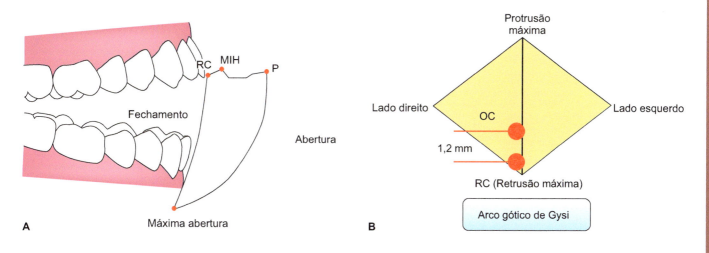

Figura 18.15 A. No plano sagital, visualização do envelope de Posselt. **B.** No plano horizontal, visualização do arco gótico de Gysi, representando os movimentos básicos da mandíbula. MIH = máxima intercuspidação habitual; P = protrusão; RC = relação cêntrica.

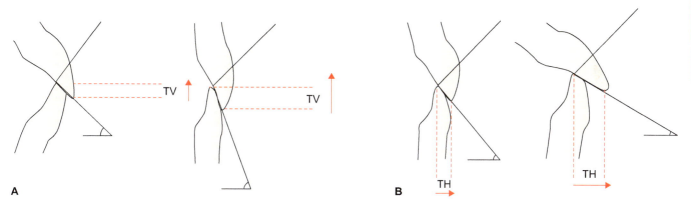

Figura 18.16 A. Maior trespasse vertical (TV): favorece cúspides posteriores mais altas. **B.** Maior trespasse horizontal (TH): favorece cúspides posteriores mais baixas.

e bochechas (Figura 18.17). O posicionamento inadequado dos dentes, sem harmonia com a zona neutra, resulta em instabilidade, interferência com a função e desconforto para o paciente.[12]

▶ Guia canina

Guia canina é o componente lateral da guia anterior. Ocorre quando se dá o movimento mandibular lateral com desoclusão de deslizamento em uma única cúspide, do canino inferior sobre a concavidade palatina do canino superior, e a liberação de todos os dentes posteriores e anteriores do lado de balanceio e de trabalho, com exceção do canino[23] (Figura 18.18).

Essa guia lateral é recomendada pelas características de volume radicular e posição do canino no arco dental, e pelo fato de que esses dentes estão envolvidos por osso denso e compacto, o que providencia maior tolerância às forças oclusais do que o osso medular, que se encontra ao redor dos dentes posteriores. Além disso, esse tipo de desoclusão diminui a atividade muscular ao liberar os dentes posteriores do contato.[8,12,23,24]

A presença da guia canina reduz a extensão e o tempo de contato dos dentes posteriores, se comparada com a função em grupo. Assim, o desgaste natural dos dentes será menor.

▶ Função em grupo

Na ausência da guia canina, recomenda-se a função em grupo. Chama-se função em grupo quando, no lado de trabalho, pelo menos dois dentes posteriores, preferencialmente pré-molares, e o canino fazem contato. Nesse movimento mandibular lateral, ocorre o deslizamento das vertentes lisas das cúspides vestibulares dos dentes inferiores contra as vertentes triturantes das cúspides vestibulares dos dentes superiores em mais de uma cúspide.[24] Qualquer contato mais posterior no lado de trabalho do que a cúspide mesiovestibular do primeiro molar não é desejável devido à força muscular exercida nessa região; porém, se os contatos acontecerem harmonicamente, isso não ocasionará desajustes ao sistema estomatognático (Figura 18.19). Caso apenas um dente posterior faça contato no lado de trabalho, não será mais denominado de função em grupo, e sim de interferência em trabalho.[12]

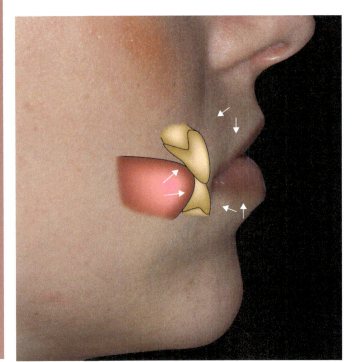

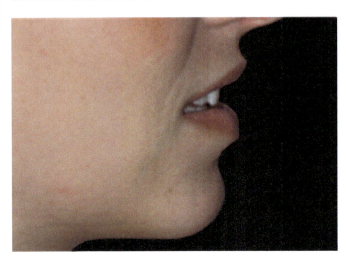

Figura 18.17 A guia incisal deve ser padronizada para cada paciente, respeitando a harmonia individual dos lábios, língua e bochecha em uma variedade de relações funcionais.

▶ **Protrusão**

Na protrusão a borda dos incisivos inferiores desliza na concavidade palatina dos incisivos superiores finalizando o movimento em topo (Figura 18.20). Esse deslizamento é determinado pela guia incisal. No movimento protrusivo também ocorre o deslizamento dos côndilos sobre as eminências articulares. Esse deslizamento é realizado pela guia condilar, que estabelece a amplitude de abaixamento da mandíbula durante a abertura e protrusão bucal. Quanto maior o ângulo da *guia condilar*, maior a altura das cúspides dos dentes posteriores[12] (Figura 18.21).

Nesse movimento mandibular, os dentes anteriores promovem a desoclusão dos posteriores. Esse grupo dental pode melhor receber e dissipar as forças horizontais geradas pelo movimento protrusivo.[12]

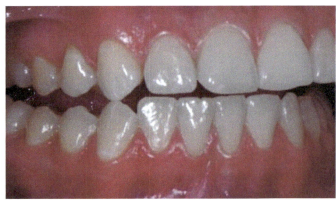

Figura 18.18 Desoclusão dos dentes posteriores e anteriores a partir da guia canina.

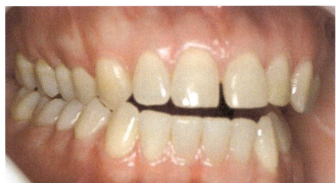

Figura 18.19 Desoclusão em grupo. Ideal seria se houvesse o contato apenas até a cúspide mesiovestibular do primeiro molar. No entanto, os contatos acontecem de forma harmônica.

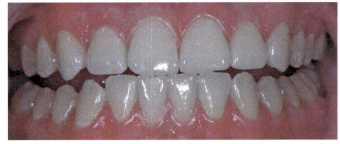

Figura 18.20 Protrusão. Movimento anterior da mandíbula guiado pelos incisivos inferiores, os quais deslizam na concavidade palatina dos dentes anteriores superiores, finalizando o movimento em topo, com a desoclusão dos posteriores.

▶ **Lado de trabalho e lado de balanceio**

Denomina-se como *lado de trabalho* aquele para o qual a mandíbula está se movimentando. Nesse movimento, ocorre o deslocamento horizontal da mandíbula para fora, com deslizamento das vertentes lisas das cúspides vestibulares inferiores sobre as vertentes trituradoras das cúspides vestibulares dos dentes superiores. A desoclusão no lado de trabalho pode ocorrer a partir da guia canina ou da função em grupo, como visto anteriormente. Conceitua-se *lado de balanceio* a movimentação de deslocamento horizontal da mandíbula que se

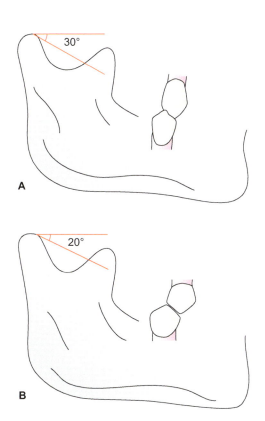

Figura 18.21 Quanto maior a angulação da guia condilar, maior a altura das cúspides.

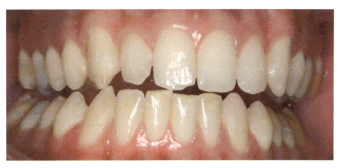

Figura 18.22 Lado de trabalho é o lado para onde a mandíbula se movimenta. Lado de balanceio é o que se opõe ao movimento.

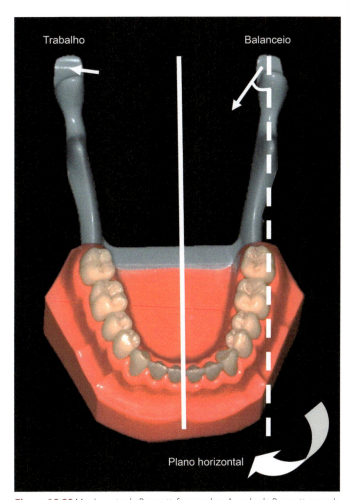

Figura 18.23 Movimento de Bennett, formando o ângulo de Bennett quando ocorre o desalojamento do côndilo de balanceio.

opõe ao lado de trabalho. Não deve haver contato dos dentes posteriores no lado de balanceio para que não ocorra maior atividade muscular na região[14] (Figura 18.22).

Nos lados de trabalho e balanceio observamos os seguintes determinantes: ângulo de Bennett e ângulo de Fisher.

O *ângulo de Bennett* é formado entre o plano sagital e a trajetória medial do côndilo de balanceio. Determina a amplitude de deslocamento medial da mandíbula para o lado de balanceio. O *movimento de Bennett* determina a amplitude de deslocamento lateral da mandíbula no lado de trabalho[12] (Figura 18.23).

O *ângulo de Fisher* é formado entre o plano horizontal e a trajetória de movimento para medial do côndilo de balanceio, em um plano coronal[12] (Figura 18.24).

Contatos prematuros e interferências oclusais

As diferenças insignificantes entre RC e MIH, naturalmente originadas na dentição natural, caracterizadas pelos chamados contatos prematuros, são altamente toleradas e absorvidas de maneira fisiológica pelo sistema estomatognático.

Contatos prematuros desviam posições mandibulares e alteram contatos dentais para aliviar tensões. Assim, procedimentos irreversíveis como ajuste oclusal por desgaste seletivo são contraindicados como tratamento oclusal profilático nesses casos, quando não houver sintomatologia dolorosa ou patologias nas estruturas dentais e de suporte. O contato prematuro é um termo genérico que se refere a qualquer contato oclusal que prematuramente impede o fechamento mandibular na posição de MIH, RC, ROC ou durante os movimentos excursivos.[3,24]

Ao contrário do contato prematuro, as interferências oclusais (Figura 18.25 A) propiciam discrepâncias oclusais mais graves e significantes, que interferem nos movimentos mandibulares e culminam em lesões no periodonto e dentes.[24,25] A ocorrência de interferências oclusais provoca danos ao sistema mastigatório, formado por ATM, músculos e dentes. Isso

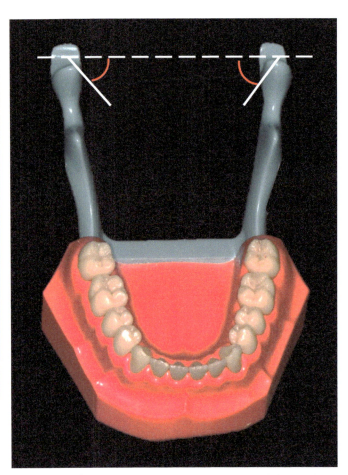

Figura 18.24 Ângulo de Fisher, movimento para medial do côndilo de balanceio, observado em um plano coronal.

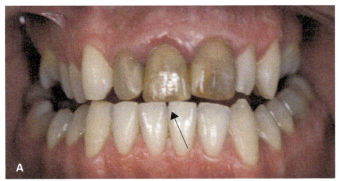

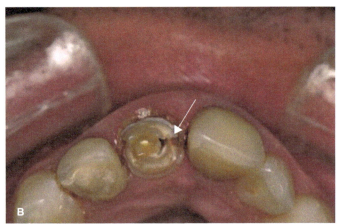

Figura 18.25 A. Interfêrencia oclusal originada pelo elemento 11 nos movimentos excursivos da mandíbula. **B.** Fratura do elemento 11, originada em função da interferência.

pode levar a perda óssea irreversível, desgastes e fraturas dentais (Figura 18.25 B), com aumento da hipersensibilidade dentária, podendo atuar como um fator perpetuante de dores musculares e articulares em pacientes que apresentam disfunção temporomandibular, e também como um fator iniciador desta doença.

Portanto, interferências oclusais deveriam ser ajustadas assim que detectadas, devolvendo ao paciente conforto e função.[3]

Ajuste oclusal

O ajuste oclusal é a conduta terapêutica que trata de alterações realizadas nas superfícies dos dentes, restaurações ou próteses.

Este tratamento busca a harmonia oclusal em relação cêntrica e nos movimentos excusivos da mandíbula. Isto é, ajuste oclusal é a correção dos contatos oclusais danosos, interferências e prematuridade.

Tem por objetivo melhorar as relações funcionais maxilomandibulares, propiciando a saúde do sistema estomatognático, estabilidade dos dentes e arcos dentais, além de direcionar as forças axialmente e originar contatos bilaterais, simultâneos e estáveis.

É importante salientar que o procedimento de ajuste oclusal não deve ser realizado sem constatação clara e objetiva de sua necessidade por meio de modelos rigorosamente montados em articulador e de adequada avaliação clínica, observando os conceitos de oclusão.

Também é importante salientar que o desgaste dental não é o único meio de execução de ajuste oclusal, e que esse tratamento não deve ser realizado de maneira leviana e não criteriosa dentro de parâmetros não científicos.

Deve ser evitado o sobretratamento, e, quando realmente se fizer necessário o ajuste, deve-se avaliar a possibilidade do uso de tratamentos que evitem o desgaste dental seletivo, o qual é bastante invasivo. Pode ser necessário o uso de outros tratamentos ou técnicas para que tal ajuste seja efetuado, incluindo o acréscimo de material restaurador ou prótese, a ortodontia, a cirurgia ortognática e, em muitos casos, a associação de recursos.

O ajuste oclusal por meio de acréscimo de material pode ser realizado com resinas compostas, laminados cerâmicos e próteses fixas. Isso proporciona, aos pacientes que apresentam discrepância no formato dental, diastemas, mordida aberta e desgastes dentais, que o ajuste da guia anterior e do formato dental seja realizado de maneira rápida, pouco invasiva e esteticamente favorável.[26]

O Glossário de Termos Protéticos define *equilíbrio oclusal* como "a modificação dos formatos oclusais dos dentes com a intenção de igualar as tensões oclusais, produzindo contatos oclusais simultâneos ou harmonizando as relações intercuspídicas".[1]

Condutas terapêuticas para uma oclusão fisiológica

Definir maneiras de incorporar a análise da oclusão dentária na rotina clínica, bem como técnicas de ajustes oclusais, visa aumentar a qualidade final dos resultados obtidos na clínica. O equilíbrio oclusal é considerado fator de estabilização dentária e importante aspecto na busca pela excelência e longevidade do tratamento restaurador.[3]

Apesar disso, é importante salientar que mesmo casos de más-oclusões evidentes são perfeitamente aceitáveis biologicamente para aqueles que apresentam aparelho mastigatório livre de sintomas. Esses indivíduos apresentam oclusão normal, livre de qualquer condição patológica, ainda que não ideal.[18]

Portanto, a terapia oclusal compreende qualquer tratamento que altere a condição oclusal do paciente. Preconiza a melhora da função do sistema mastigatório por meio de um padrão de contato oclusal ou modificação na posição mandibular. Está dividida em terapia oclusal *reversível* e *irreversível*.

A terapia reversível altera temporariamente a condição oclusal ou posição mandibular (p. ex., a placa oclusal). A terapia oclusal irreversível altera permanentemente a condição oclusal, impossibilitando o retorno à condição oclusal original do paciente, o que inclui o ajuste oclusal, as próteses fixas, restaurações e a ortodontia.[7]

> ▶ **Atenção**
>
> Na ausência de desconforto oral, ou evidência de danos aos tecidos de suporte e estrutura dentária, qualquer procedimento profilático corretivo por meio de um ajuste oclusal é totalmente contraindicado.

Indicações do ajuste oclusal[6,7,13]

- Sinais e sintomas de DTM, devido a oclusão inadequada
- Doença periodontal avançada e perda óssea, devido a contatos prematuros ou interferências
- Após ortodontia
- Após a realização de cirurgia ortognática
- Após a confecção de restaurações
- Após a execução de grandes reabilitações.

Contraindicação do ajuste oclusal[6,7,13]

- Sobreoclusão profunda
- Grandes abrasões
- Portadores de grande sensibilidade
- Ajuste preventivo
- Acentuada mordida aberta
- Sintomas agudos de DTM
- Antes do tratamento ortodôntico ou cirúrgico.

Sinais e sintomas clínicos que acusam a necessidade de avaliação oclusal

- Aumento da mobilidade dental
- Facetas de desgaste oclusal
- Migração dos dentes
- Dor pulpar
- Impactação alimentar
- Dor durante e após o contato oclusal
- Abscesso periodontal com dor
- Dor muscular e disfunção na ATM.

Contatos oclusais

▶ Sentido vestibulolingual[10]

No sentido vestibulolingual (Figura 18.26), os pontos A e C, em decorrência da localização topográfica, dão origem a forças que podem resultar em movimento vestibular do dente superior, deslocamento lingual do inferior, ou deflexão mandibular. Já o ponto B introduz forças que podem resultar em movimento lingual dos dentes superiores, vestibular dos inferiores ou deflexão mandibular. Para que haja equilíbrio e distribuição adequada das forças, os importantes pontos B devem estar presentes, a fim de anular aquelas exercidas pelos contatos A e C.[13]

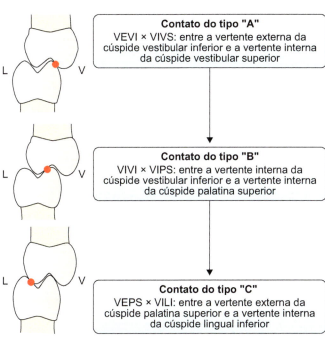

Figura 18.26 Contatos oclusais que ocorrem no sentido vestibulolingual.

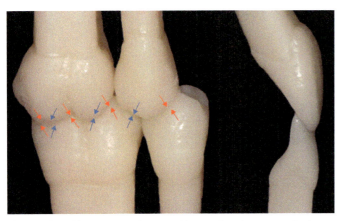

Figura 18.27 *Closure stoppers (setas azuis) e equalizers (setas vermelhas).*

▶ Sentido mesiodistal

No sentido mesiodistal (Figura 18.27) é possível observar o princípio de equilíbrio ou estabilidade por meio de três pontos.

Relação que se estabelece entre uma cúspide e a fossa do dente antagonista, em que apenas suas vertentes se tocam em três pontos, sem que a ponta da cúspide alcance o fundo da fossa. O contato do dente com seu antagonista deve ser um contato de três pontos, que incluem os grupos dos *equalizers* e dos *closure stoppers*, entre a cúspide e a fossa (nas vertentes, no perímetro da fossa), dessa forma não serão geradas forças patológicas sobre os elementos dentários e movimentação dental.

A ponta de cúspide, por si só, nunca deve tocar nada, em nenhum momento. *Stoppers* (freios) são contatos de parada, estabelecidos entre a aresta distal da cúspide do dente de suporte e a aresta mesial do dente inferior. Impedem que a mandíbula se desloque para a frente. *Equalizers* (equilíbrio) são contatos estabelecidos entre a aresta mesial da cúspide do dente superior e a aresta distal da cúspide do dente inferior. Impedem que a mandíbula se desloque para trás.[7,13] Quando presentes, anulam tendências de deslocamento, estabilizando as posições dentárias.

É preciso seguir algumas regras básicas para o ajuste oclusal:

- Não faça o ajuste se houver dúvidas sobre o sucesso do resultado final
- Planejamento sempre deve ser realizado por meio do enceramento diagnóstico, o qual determina antecipadamente o possível sucesso ou insucesso do tratamento
- Deve-se tentar preservar a *cúspide de contenção cêntrica* (cúspides vestibulares inferiores e palatinas superiores [VIPS])
- Cada 1 mm de desgaste (diminuição da dimensão vertical) na região dos molares corresponde a 3 mm na região dos incisivos.[13]

Técnica para ajuste oclusal

Para realizar o ajuste, o profissional deve seguir um protocolo cuja sequência é o ajuste em cêntrica, lado de trabalho, lado de balanceio e protrusão.

Para fazer as marcações dos contatos oclusais, deve ser utilizado papel articular de duas cores, com espessura mínima. Os dentes devem estar secos, e o papel, preso por uma pinça de Muller, interposta bilateralmente (em tratamentos extensos, nos dois hemiarcos) ou unilateralmente (em tratamentos mais simples, em apenas um elemento dental ou um hemiarco); solicita-se que o paciente oclua e execute a movimentação mandibular (Figura 18.28).

As brocas utilizadas para esse procedimento são as brocas diamantadas esféricas, cilíndricas, tronco-cônicas, todas de tamanho médio, seguidas de brocas multilaminadas (12 lâminas) de mesmo formato e tamanho, além de borrachas abrasivas, discos e pasta de polimento (Figura 18.29).

Em restaurações unitárias ou extensas, os contatos entre os dentes antagonistas devem ser ajustados na seguinte sequência: os contatos prematuros devem ser ajustados, depois os contatos de superfície devem ser diminuídos, e então os contatos adequados, em ponto, devem ser perpetuados (Figura 18.30).

Os contatos prematuros são aqueles que se apresentam bastante altos e por isso perfuram o papel articular quando o paciente oclui. Assim, se apresentam na superfície dental como um círculo em torno de um ponto branco. Os contatos

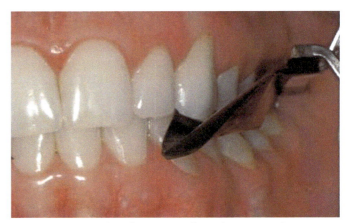

Figura 18.28 Pinça de Muller com papel articular posicionada para ajuste oclusal.

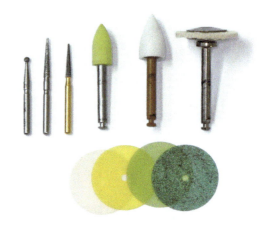

Figura 18.29 Brocas utilizadas no ajuste oclusal. Brocas diamantadas esféricas, cilíndricas, multilaminadas tronco-cônicas, borrachas abrasivas e discos.

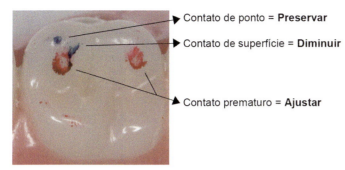

Figura 18.30 Diferentes contatos oclusais observados. Contato oclusal prematuro, contato oclusal de superfície e contatos em ponto.

de superfície apresentam-se como um ponto e um borrão, e devem ser diminuídos. Os contatos normais, em ponto, devem ser apenas perpetuados.[2,4,5,7]

▶ Abertura e fechamento | MIH-RC

Com o papel articular interposto entre as arcadas, orienta-se o paciente a ocluir. Esse procedimento avalia a demarcação de discrepâncias entre MIH e RC.[23] Para fazer o registro em RC, o profissional deve guiar a mandíbula do paciente e fazer movimentos leves de abertura e fechamento com o papel articular em posição. Nesse momento, o contato entre os dentes não pode ser muito forte, para não marcar outros dentes que não o do contato prematuro. Se houver, esse primeiro contato deve ser removido usando as brocas indicadas.[7]

Em abertura e fechamento mandibular é possível observar o esquema de oclusão do tipo *cúspide-crista marginal*, que é aquele onde a cúspide funcional contacta a superfície oclusal oposta na crista marginal, do par de dentes antagonistas. É basicamente a classificação um para dois dentes. A maioria das dentições apresenta esses contatos (Figura 18.31).

Também é possível observar o esquema oclusal cúspide-fossa, no qual cada *cúspide funcional* se aloja em uma fossa oclusal do dente oposto. É a classificação dente a dente. Nesse esquema oclusal ocorre excelente distribuição de forças oclusais e estabilidade oclusal (Figura 18.32).

Deve-se adotar a seguinte sequência para ajuste em RC e MIH (arco de fechamento):[13]

- Observar discrepâncias entre RC e MIH
- Identificar o contato prematuro/interferência
- Preferencialmente, desgastar a cúspide de não suporte

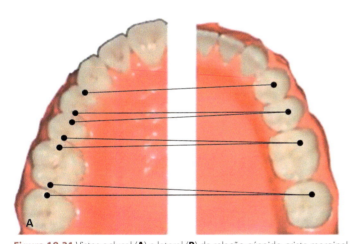
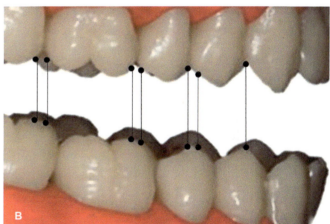

Figura 18.31 Vistas oclusal (**A**) e lateral (**B**) da relação cúspide-crista marginal.

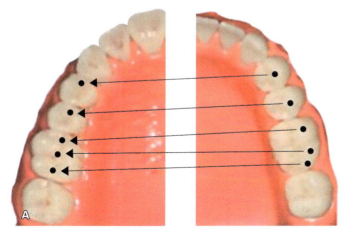
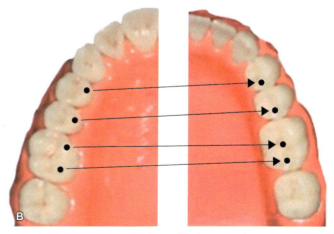

Figura 18.32 Vista oclusal da relação cúspide-fossa. **A.** Cúspides dos dentes inferiores alojadas no perímetro das fossas dos elementos dentários superiores. **B.** Cúspides dos dentes superiores alojadas no perímetro das fossas dos elementos dentários inferiores.

- Somente quando estritamente necessário, desgastar a vertente da cúspide de suporte (VIPS)
- Dentre duas cúspides de suporte, ajustar o contato mais próximo da ponta da cúspide
- Contato de ponta de cúspide de suporte, desgastar o antagonista, criando um platô ou ampliando fossa; se a ponta da cúspide também interferir em movimentos excêntricos, deve-se desgastá-la.

Ajuste oclusal da interferência em relação cêntrica

Nos movimentos excêntricos o objetivo do ajuste em RC é estreitar as cúspides de contenção antes de recontornar as fossas, evitando encurtar a ponta das cúspides de contenção. Assim, sempre se desgasta a vertente da cúspide que está marcada em relação cêntrica.[12,18,26,27]

Movimentos excêntricos

Em seguida, verificamos os contatos oclusais nos movimentos excêntricos da mandíbula. Solicita-se ao paciente que faça movimentos mandibulares anteroposteriores e laterolaterais.[18]

Ajuste oclusal da interferência em protrusão

O contato entre dentes posteriores nos movimentos protrusivos é considerado interferência e prejudica a ação adequada dos guias anteriores, devendo ser ajustado. Os contatos dos dentes posteriores em protrusão envolvem geralmente cúspides de suporte contra cúspides de não suporte, sendo óbvia a escolha sobre onde desgastar, ou seja, a cúspide de não suporte. É sempre necessário manter os contatos que estabilizam a posição de RC nos dentes anteriores e desgastar apenas os contatos mais grosseiros. O ajuste é considerado concluído quando todas as interferências que prejudicam um movimento suave são removidas. Em caso de contato muito forte em incisivos, é aceitável desgastar a concavidade palatina do incisivo superior ou a incisal do inferior[12,18] (Figura 18.33).

▶ Atenção

- Todas as interferências em RC devem ser eliminadas antes da execução de outros ajustes da guia anterior
- Todas as interferências posteriores nas excursões laterais e nos movimentos protrusivos devem ser eliminadas
- É visível a importância da estabilidade oclusal para a harmonia do sistema mastigatório
- A estabilidade das ATMs, juntamente com uma relação maxilomandibular harmônica, é o objetivo de qualquer tratamento
- O ajuste oclusal não deve ser visto como uma terapia de primeira escolha, mas certamente é uma opção valiosa dentro de um tratamento que avalie globalmente a situação clínica do paciente.[12,26]

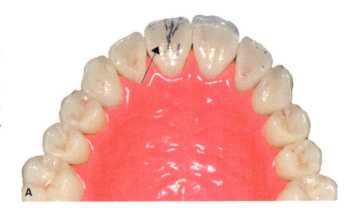

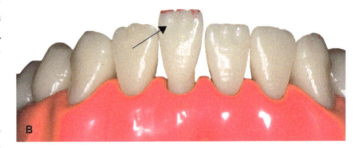

Figura 18.33 A. Vista oclusal de interferência em protrusão na concavidade palatina do incisivo central. **B.** Extrusão dental do incisivo central inferior provocando interferência no movimento de protrusão.

Ajuste oclusal da interferência do lado de balanceio

Para avaliação de interferência no lado de balanceio, é necessário, em um primeiro momento, avaliação em relação cêntrica. Todos os contatos de balanceio devem ser removidos. As vertentes de balanceio dos dentes superiores são ajustadas até que as tentativas repetidas para marcá-las sejam malsucedidas e quando houver adequada guia do lado de trabalho. O desgaste inicia-se no arco superior[12,26] (Figura 18.34 A).

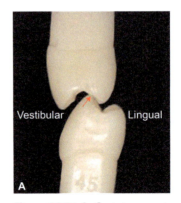
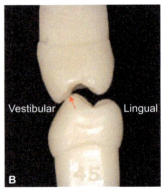

Figura 18.34 A. Contato prematuro no lado de balanceio envolvendo cúspides de suporte dos dentes superiores e inferiores. Ajuste oclusal deve ser realizado no arco superior, na vertente trituradora/interna do elemento dental. **B.** Prematuridade no lado de trabalho envolvendo as cúspides dos pré-molares antagonistas. Ajuste oclusal deve ser realizado na vertente interna da cúspide de não suporte.

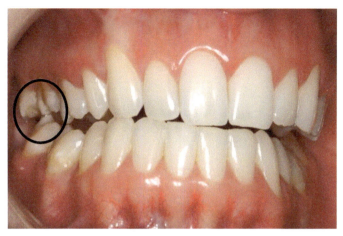

Figura 18.35 Ajuste oclusal deve ser realizado no lado de trabalho (vertente interna da cúspide vestibular do elemento 17).

- ### Ajuste oclusal da interferência do lado de trabalho

Para o desgaste seletivo envolvendo este movimento, é necessário observá-lo a partir da MIH, a fim de observar a guia lateral. A relação cêntrica é observada apenas como um movimento inicial quando há grande mobilidade dental. O desgaste deverá ser realizado nas cúspides vestibulares dos dentes superiores e vertentes linguais dos inferiores.[12,18]

As excursões de trabalho normalmente não são ajustadas, a menos que exista trauma ou que a análise oclusal revele a necessidade de mudar as relações de trabalho por motivos restauradores. O lado de trabalho é ajustado somente se as interferências estão restringindo o movimento mandibular (Figura 18.35). Deverá ser realizado o desgaste nas vertentes internas das cúspides de não suporte[12,18] (Figura 18.34 B).

Considerações finais

A partir dos conceitos revisados, é possível avaliar que nenhum tratamento restaurador terá longevidade e sucesso se a sua execução não estiver alicerçada nos conhecimentos de oclusão e em uma adequada análise oclusal, estática e também dinâmica. Somente assim, a saúde do sistema estomatognático será preservada, evitando a origem de patologias em dentes, músculos, tecidos moles, osso e articulação temporomandibular. O tratamento reabilitador, extenso ou simples, deve ser executado com base em conhecimento e bom senso, para que patologias oclusais não sejam originadas nem pela ausência, nem pelo sobretratamento.

Referências bibliográficas

1. The Academy of Prosthodontics. Glossary of prosthodontic terms. J Prosthet Dent. 1999; 81:48-106.
2. MCneill C. Ciência e Prática da Oclusão. São Paulo: Quintessence; 2000.
3. Pegoraro LF. Prótese fixa. 7 ed. São Paulo: Artes Médicas; 1998. p. 331.
4. Burget FG. Trauma from occlusion – Periodont a concerny. Dental Clinics of North America. 1995; 39(2):301-11.
5. Bloom DR, Padayachy JN. Smile lifts: a functional and aesthetic perspective. Britsh Dental Journal. London. 2006; 200(4):199-203.
6. Watanabe M, Hattori Y, Satoh C. Biological and biomechanical perspectives of normal dental occlusion. International Congress Series. 2005; 1284: 21-7.
7. Okeson JP. Tratamento das desordens temporomandibulares e oclusão. 4 ed. São Paulo: Artes Médicas; 2000.
8. D'Amico A. The canine teeth. South Calif Dent Assoc J. 1958; 26(1):6-23.
9. Ash MM, Ramfjord SP, Schmidseder J. Oclusão. São Paulo: Santos; 1998.
10. Dworkin SF, Huggins KH, Leresche L, Von Korff M, Howard J, Truelove E, et al. Epidemiology of signs and symptoms in temporomandibular disorders: clinical signs in cases and controls. J Am Dent Assoc. Chicago. 1990; 120(3):273-81.
11. Boscato N, Almeida RC, Koller CD, Presta AA, Goettems ML. Influence of anxiety on temporomandibular disorders – an epidemiological survey with elders and adults in Southern Brazil. J Oral Rehabil. 2013; 40:643-9.
12. Dawson PE. Oclusão funcional: da ATM ao desenho do sorriso. São Paulo: Santos; 2008.
13. Brandão RCB, Brandão LBC. Ajuste oclusal na ortodontia, porque, quando e como? Revista Dental Press Ortodon Ortop Facial. Maringá. 2008 mai/jun; 13(3):124-56.
14. Maciel RN. Oclusão e ATM: procedimentos clínicos. São Paulo: Santos; 2004.
15. Alonso AA, Albertini JS, Bechelli AH. Oclusion y diagnóstico em reabilitación oral. Buenos Aires: Panamericana; 2004.
16. Pleasure MA. Correct vertical dimension and freeway space. J Am Dent Assoc. 1951; 43:160-3.
17. Silverman MM. The speaking method in measuring vertical dimension. J Prosthet Dent. 2001; 85:427-31.
18. Santos JDJ. Oclusão Clínica. 2 ed. São Paulo: Santos, 2000.
19. Farhad F, Eslami A. Determination of occlusal vertical dimension: a literature review. Journal of Prosthetic Dentistry. 1988 Mar; 59(3):321-3.
20. Wilson PHR, Banerjee A. Recording the retruted contact position: a review of clinical thechnique. British Dental Journal. 2004 Apr; 1996(7):395-402.
21. Posselt U. Studies in the mobility of the human mandible. Acta Odontol Scand. 1952; 10(Suppl):19.
22. Gysi A. The problem of the articulation. Part I. Dental Cosmos. 1910; 52:1-19.
23. D'Amico A. Funcional occluision of the natural teeth. J Prosthet Dent. St Louis. 1981 Sep/Oct; 11:889-915.
24. Schuyler CH. Factors contributing to traumatic occlusion. Journal Prosthetic Dentistry. 1961; 11:708-15.
25. Binum JH. Clinical case report: Testing occlusal management, previewing anterior esthetics, and staging rehabilitation with direct composite and Kois deprogrammer. Compendium of Continuing Education in Dentistry. 2010; 31(4):298-302.
26. Miyashita E. Princípios de oclusão no tratamento reabilitador. São Paulo: Artes Médicas; 2009.
27. Fox CW, Neff P. The rule of thirds. In: Principles of occlusion. Anaheim, Society for occlusal studies. 1982; 31:D3-1.

19 Síndrome do Dente Trincado

Raquel Venâncio Fernandes Dantas ▪ Adriana Fernandes da Silva

Introdução

Síndrome do dente trincado (SDT), ou síndrome do dente rachado ou gretado, é uma entidade clínica cujo termo foi introduzido pela primeira vez por Cameron;[1] embora houvesse relatos anteriores desse quadro clínico, o termo ainda não era reconhecido. Cameron percebeu uma correlação entre tamanho da restauração e ocorrência dessa síndrome.[1] O termo foi empregado para nomear um diagnóstico de fratura incompleta em dentes posteriores, que tipicamente apresentam sintomas constantes de dor ao mastigar e durante estímulos térmicos, principalmente frios.

Uma tentativa atual de definir a natureza dessa condição a descreve como "uma fratura plana de profundidade desconhecida passando em direção à estrutura dentária que pode progredir em direção à polpa e/ou ligamento periodontal".[2] Tendo em vista que dentes com fratura incompleta podem demandar maior restauração, tratamento de canal radicular ou extração, o desenvolvimento de uma trinca representa um significativo problema para o paciente e para o cirurgião-dentista.

A SDT geralmente evolui a partir de um dente fraturado;[3] portanto, uma vez realizado o diagnóstico, o tratamento deve ser instituído a fim de aliviar os sintomas e garantir a segurança e a longevidade do dente.[4] Conhecer a ocorrência de tal síndrome é essencial para que ela não passe despercebida nos exames clínicos, além de constituir uma importante fonte de diagnóstico diferencial nas queixas de dor relatadas pelo paciente, especialmente quando comparada a cárie dentária e doença periodontal.

Classificação dos tipos de fratura

Historicamente, inúmeros termos e variados tipos de classificações têm sido utilizados para descrever dentes fraturados.[5] Cameron atribuiu o termo "síndrome do dente trincado" em 1964 e a definiu como uma fratura incompleta em dentes vitais posteriores que podem ou não envolver a polpa. Mais tarde, a Associação Americana de Endodontistas (AAE)[6] identificou cinco tipos de trincas nos dentes, descritos a seguir.

- A *primeira fratura* é uma "linha visível" que envolve apenas o esmalte; no entanto, nem sempre é possível determinar se uma fratura visível se limita apenas a esse tecido (Figura 19.1 A)
- A *segunda* envolve "fraturas de cúspides", originadas na coroa dos dentes, que se estendem por dentro da dentina e cuja linha de fratura termina na região cervical. Estão normalmente associadas a grandes restaurações (Figura 19.1 B)
- A *terceira* refere-se a um "dente trincado" e é definida pela AAE como uma trinca que parte da superfície oclusal e se desenvolve em direção apical sem separação de dois segmentos (Figura 19.1 C)

- O "*dente dividido*" consiste em uma trinca que se estende ao longo de ambas as cristas marginais, geralmente em direção mesiodistal, dividindo o dente completamente em dois segmentos distintos (Figura 19.1 D)
- *Fraturas radiculares verticais*, originadas na raiz, são geralmente completas, embora também possam ser incompletas (Figura 19.1 E).

Um problema comum a todas essas classificações é que elas falham ao associar as descrições com a consequência clínica ou com as recomendações de tratamento,[6] uma vez que esse tipo de classificação acaba sendo mais anatômico. Embora seu conhecimento por parte do clínico seja de grande importância, na prática muitas vezes não é possível distinguir as fraturas clinicamente.

Por tal razão, recentemente um grupo de pesquisadores[7] rearranjou essa entidade em três subgrupos:

- Fissuras/trincas em esmalte: pequenas trincas/fissuras visíveis na superfície do dente. São assintomáticas, pois não possuem comprometimento pulpar. Não requerem tratamento, mas devem ser monitoradas
- Trincas/fraturas incompletas: uma trinca envolvendo dentina é observada, mas esses fragmentos não se separam visivelmente, pois são unidos por uma porção ainda íntegra de tecido dentário. Pode, além de envolver esmalte e dentina, envolver o cemento e a polpa. Essa trinca pode ou não causar doenças pulpares (inflamação, necrose e infecção) ou periodontais, dependendo de sua extensão. Em alguns casos não requer tratamento, a menos que cause pulpites ou doenças perirradiculares. No entanto, todas essas formas de trinca têm um grande potencial de progressão e devem ser monitoradas caso nenhum tratamento imediato seja realizado. O tratamento imediato dependerá da sintomatologia do paciente (pulpite reversível ou irreversível, envolvimento perirradicular), bem como de variáveis que dependem da posição, da direção e da extensão da trinca. Maiores detalhes de opções de tratamento estão apresentados adiante
- Fraturas completas: ocorrem quando os fragmentos entre as duas partes se separam. Envolvem dentina, podendo ainda envolver esmalte ou cemento, ou ambos. Esse tipo de fratura poderá envolver ou não o tecido pulpar, causando inflamação, necrose ou infecção, além de, eventualmente, doenças perirradiculares, caso microrganismos penetrem via fratura e alcancem o tecido pulpar ou periodontal. O tratamento requerido depende da posição, da direção e da extensão do fragmento fraturado, muitas vezes até sendo indicada a extração dentária. Ver opções de tratamento adiante.

Etiologia

A SDT geralmente evolui a partir de um dente trincado, que nem sempre provoca dor.[8] Alguns autores acreditam que a síndrome esteja relacionada com dentes posteriores vitais, podendo, no entanto, também estar presente em dentes sem vitalidade.[9]

A melhor opção para prevenir fraturas de dentes reside em buscar compreender os fatores que predispõem a elas.[9,10] De acordo com a literatura, a etiologia dos dentes trincados é multifatorial, estando relacionada com:

- Fatores de predisposição natural (inclinação lingual da cúspide lingual de molares inferiores, cúspide/fossa íngreme de pré-molares superiores, bruxismo, apertamento, atrição extensa e abrasão)
- Causas iatrogênicas (uso de instrumentos rotatórios, preparo cavitário e largura e profundidade da cavidade)
- Idade.

Observa-se que a capacidade da dentina humana de resistir à fadiga diminui com a idade e com a degradação.[11] Essa condição está presente principalmente em pacientes com idades entre 30 e 50 anos,[12,13] sendo homens e mulheres igualmente afetados.[3]

Os segundos molares inferiores, seguidos dos primeiros molares inferiores, são os normalmente mais afetados. Enquanto na maioria dos dentes as fraturas tendem a apresentar uma orientação mesiodistal, nos molares inferiores, elas podem seguir a direção bucolingual.[3]

Diagnóstico

A SDT é descrita na literatura como um problema de difícil diagnóstico e tratamento.[1] Um diagnóstico precoce, como uma intervenção de restauração recentemente realizada, a qual pode apresentar contato prematuro ou mesmo um contato

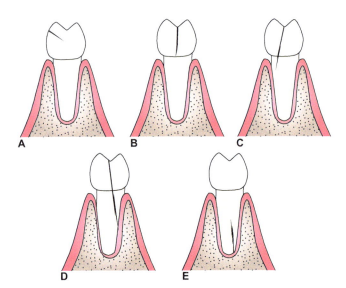

Figura 19.1 A. Trinca restrita ao esmalte. **B.** Trinca que envolve esmalte e dentina até o limite cervical. **C.** Trinca em direção apical sem separação de fragmentos. **D.** Trinca em direção apical com separação de fragmentos. **E.** Trinca originada na raiz.

oclusal com o antagonista com desequilíbrio de forças, é capaz de limitar a propagação da fratura com subsequente envolvimento pulpar e periodontal.

Esse diagnóstico depende da posição e da extensão da fratura,[14] e tem sido baseado na sintomatologia, como localização e duração da dor, sensibilidade ao frio e relatos de dor à pressão.[5]

Além da sintomatologia descrita pelo paciente, o diagnóstico da SDT pode ser verificado por meio de uma sucessão de procedimentos ou testes realizados pelo clínico. As ferramentas geralmente mais utilizadas para o diagnóstico são visão acurada, reprodução de sintomas por parte do paciente e exames radiográficos.[15]

Anamnese

Um importante relato do paciente é a informação de que a sintomatologia dolorosa se faz presente, especialmente ao mastigar alimentos sólidos. Pode haver também relato de que essa sintomatologia ocorreu depois de determinados procedimentos protéticos ou extensas restaurações. Em alguns casos, inclusive, o paciente relata a troca dessas restaurações sem alívio da sintomatologia dolorosa.

Sintomas

Os pacientes frequentemente relatam dor breve e aguda quando mordem alimentos duros ou resistentes, o que muitos autores consideram como um sintoma primário quando o dente suspeito possui vitalidade. A dor, curta e acentuada, é originada pela compressão dos processos odontoblásticos localizados próximo à trinca, além de haver indícios de que ocorra devido ao alongamento do dente fraturado. É relevante ressaltar que a maioria dos pacientes relata sensibilidade a estímulos térmicos ou osmóticos.[16]

Nesses casos, como diagnóstico diferencial, é importante diagnosticar corretamente o tipo de fratura para que a restauração não seja removida sem necessidade a ponto de conduzir a um tratamento endodôntico.

Em certas situações, quando o dente possui tratamento endodôntico, ou seja, sem vitalidade, o paciente também pode relatar sintomatologia dolorosa ao mastigar; nesses casos, a trinca se estende até o ligamento periodontal.

Exame clínico

Testes de percussão, oclusais e de sensibilidade pulpar são usados para estabelecer o diagnóstico.

- Teste de percussão: o dente com a SDT é negativo, na maioria das vezes, ao teste de percussão porque as forças aplicadas são verticais, mas não separam os segmentos fraturados e, dessa forma, não causam sintomatologia dolorosa positiva. Além disso, o ligamento periodontal, a menos que tenha contaminação por microrganismos, não estará inflamado e, desse modo, responderá negativamente ao teste
- Teste oclusal: é um dos testes mais importantes, apresentando resultado positivo em mais de ¾ dos casos. Um dispositivo mecânico, que pode ser uma pequena borracha, cunha de plástico, palito de dente ou rolo de algodão, é colocado sobre o dente trincado suspeito (Figura 19.2), e nele indica-se fazer pressão. No momento da liberação, após os movimentos de abertura e fechamento, a ocorrência de dor geralmente indica a presença de trinca no dente[17–19]
- Teste de sensibilidade pulpar: na maioria das vezes, o dente acometido pela trinca é positivo ao teste de vitalidade. Entretanto, dependendo do grau de comprometimento do elemento dentário trincado, pode também responder de forma negativa. Por tal razão, este teste poderá ser inconclusivo para o diagnóstico da SDT.

Exames complementares

Exame radiográfico geralmente é inconclusivo e serve para traçar o diagnóstico diferencial de outras doenças, como cárie e doença periodontal localizada. Uso de corantes, como fucsina, violeta de genciana, azul de metileno e iodo, também tem sido indicado para auxiliar na visualização da linha de fissura/trinca/rachadura, especialmente após remoção de restaurações. O corante deve ser aplicado em toda a superfície para promover maior contato e infiltração. Se possível, o paciente deve realizar movimentos oclusais para sua maior impregnação. Deve-se observar por 3 a 5 minutos. Caso a pigmentação não seja visualizada, a cavidade pode ser selada com óxido de zinco e eugenol e um corante; em torno de 3 dias, ocorrerá

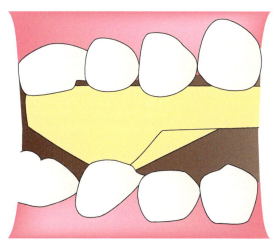

Figura 19.2 Ilustração de teste oclusal com cunha de plástico (Tooth Slooth®, Professional Results, Inc., Laguna Niguel, CA, EUA) no dente 45. A extremidade de forma piramidal contém uma concavidade em seu topo que acomoda a ponta da cúspide do dente suspeito.

a pigmentação da trinca.[20] Normalmente, a remoção do corante pode ser feita com hipoclorito de sódio 2% ou álcool. É preciso cuidado com a localização do dente, pois a mistura de óxido de zinco e eugenol e azul de metileno poderá pigmentar definitivamente a estrutura dentária.

A ultrassonografia também permite a visualização de trincas, podendo representar uma importante ajuda para o diagnóstico.[21] Entretanto, ainda está em fase de estudos e é muito dependente da orientação do ângulo de aplicação.

A transiluminação com luz de fibra óptica e o uso da magnificação (microscopia, lentes de aumento e ampliação de imagens) podem auxiliar na visualização de rachaduras; para isso, os dentes devem estar limpos, e a fonte de luz, incidindo diretamente sobre o dente.[5]

A tomografia *cone beam* é uma modalidade de exame de imagem complementar que demonstra boa sensibilidade e deve ser considerada quando o exame radiográfico for inconclusivo e ainda persistirem dúvidas quanto ao diagnóstico.

Tratamento

O tratamento para SDT depende da extensão da trinca. Quando há dúvida de sua extensão e/ou localização, o tratamento tende a ser mais demorado e demanda mais de uma sessão clínica. Assim, de modo geral, os tratamentos podem incluir desde preservação do dente trincado até endodontia ou extração dentária. Contudo, uma vez realizado o diagnóstico, a primeira manobra deve ser eliminação da dor, se houver, e estabilização do dente para evitar a progressão da trinca, o que poderá levar à perda do elemento dentário.

Os tratamentos convencionais para SDT relatados na literatura de dentes previamente restaurados envolvem alguma forma de proteção de cúspide. O protocolo específico de tratamento sugerido consiste em remoção de toda a restauração existente, avaliação da saúde da polpa e do remanescente dentário e, se indicado, confecção de coroa. Qualquer dente com pulpite irreversível ou necrose pulpar deve passar por tratamento de canal radicular antes de receber a coroa.[14]

A remoção da restauração existente e a aplicação de cimento sedativo (cimento à base de óxido de zinco e eugenol) com cimentação de uma banda ortodôntica para estabilização são alguns dos procedimentos recomendados. Além disso, o ajuste oclusal e a confecção de uma coroa ou selamento da fenda com selantes ionoméricos (Figura 19.3) podem ajudar no tratamento. Em outros casos, quando há mobilidade dos fragmentos e envolvimento de furca, a opção de tratamento é a exodontia, conforme demonstra o caso clínico mais adiante.[14]

Podem ser realizados os seguintes procedimentos de acordo com a localização e a extensão da trinca:

- Esclarecimento ao paciente sobre as manobras que serão realizadas para o diagnóstico final da SDT. É preciso deixar bem claro que poderá ocorrer mais de uma sessão clínica para o diagnóstico definitivo dessa entidade

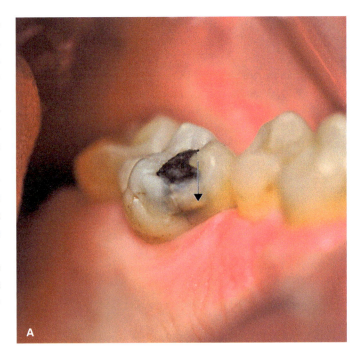

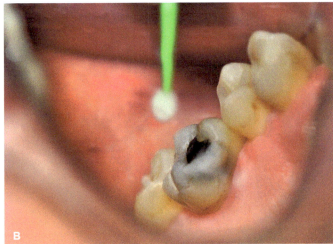

Figura 19.3 A. Visualização da fenda na superfície mesial do dente. **B.** Selamento da fenda com material ionomérico.

- Redução ou eliminação dos contatos oclusais do elemento dentário trincado, evitando o excesso de carga sobre os dentes com trincas. Esse ajuste oclusal deverá ser realizado em máxima intercuspidação habitual (MIH), em relação cêntrica, em protrusão e lateralidade. Com esse procedimento, evita-se a sintomatologia dolorosa, se houver, dentro de 4 semanas, e diminuem-se os riscos de propagação da trinca
- Remoção da trinca, se possível, evitando que se propague e seja um local de entrada de microrganismos. Um caso clínico comum na dentística é o aparecimento de trincas após remoção de amplas restaurações diretas. Nesses casos, quando não há comprometimento pulpar e a trinca é limitada à região de cúspide, remove-se a cúspide, eliminando, assim, toda a trinca existente; um material restaurador provisório deve ser inserido se houver sintomatologia dolorosa, e esta deve cessar em até 4 semanas. Assim, duas situações podem ocorrer:

- Restauração do dente trincado ou simplesmente selamento com uso de sistemas adesivos. Nesses casos, a trinca é visível, bem localizada e pode ser totalmente removida
- Estabilização temporária do dente trincado a fim de evitar o prolongamento da trinca ou o surgimento de outras. Na maioria das vezes, já se tentou realizar a remoção da trinca e a restauração provisória, mas a sintomatologia dolorosa não regrediu após 4 semanas. Por esse motivo, há incerteza da extensão e da localização completa da trinca. Nessas situações, estabiliza-se o elemento dentário com uma banda ortodôntica a fim de aliviar a sintomatologia dolorosa do paciente e confirmar o diagnóstico. Com o alívio da sintomatologia, após algumas semanas, pode-se restaurar definitivamente o dente trincado, e muitas vezes será necessária ampla remoção de tecido dentário para remover completamente a trinca, o que poderá indicar a confecção de *onlay* ou coroa unitária nesse dente. Caso não ocorra ainda o alívio da sintomatologia dolorosa, deve-se pensar em pulpites irreversíveis, sendo indicado o tratamento endodôntico
- Confecção de placas miorrelaxantes para alívio dos sintomas oclusais caso o paciente seja portador de desordens mandibulares, as quais podem desencadear trincas em outros elementos dentários
- Quando o elemento dentário é negativo aos testes de sensibilidade pulpar, deve-se realizar a endodontia imediatamente, tentando-se checar a evidência de propagação de trincas na câmara pulpar ou ao longo da raiz
- Nos casos de trincas que apresentem extensões subgengivais, é necessário expor a margem gengival do dente para remoção da trinca
- Extração dos fragmentos nos casos de fraturas do tipo "dente dividido" ou fratura completa, quando a trinca propaga-se na câmara pulpar, região de furca e ao longo da raiz em direção apical.

O tratamento imediato do dente depende do tamanho da porção envolvida. Se a trinca é superficial e não atinge a polpa, ele é mais simples e envolve os procedimentos restauradores de atuação da dentística (Quadro 19.1). Por outro lado, se a trinca é muito grande ou se existe envolvimento pulpar, pode ser realizado de acordo com os procedimentos descritos no Quadro 19.2.

Quadro 19.1 Resumo de tratamento para a síndrome do dente trincado (SDT) nos casos de intervenção da dentística restauradora (pequena trinca).

Esmalte	Dentina
Sem sintomatologia Proservação	Ajuste de oclusão; remoção da porção comprometida Restauração adesiva Proservação

Quadro 19.2 Formas de tratamento para a síndrome do dente trincado (SDT) nos casos de intervenções mais complexas e que envolvam outras especialidades (grande trinca ou fratura).

Sem envolvimento pulpar (trincas somente em esmalte ou em esmalte e dentina)
Ajuste oclusal Estabilização do dente (temporário) Restauração direta/indireta Proservação
Com envolvimento pulpar (trincas em dentina profunda)
Ajuste oclusal Estabilização do dente (temporário) Monitoramento dos sintomas Realização de tratamento endodôntico Restauração indireta Proservação
Com envolvimento pulpar ou periodontal (trincas verticais, abaixo do nível do osso alveolar)
Ajuste oclusal Gengivectomia + *onlay* Gengivoplastia + osteotomia + coroa total Realização de tratamento endodôntico Exodontia

Caso clínico

Paciente R. G., masculino, chegou ao consultório relatando dor no elemento 46. Ao remover a restauração de amálgama, classe II (MOD), verificou-se uma extensa trinca se estendendo na direção mesiodistal (Figura 19.4 A). O elemento foi radiografado; não foi possível, porém, visualizar a extensão da trinca. Restaurou-se com cimento de ionômero de vidro para proservação.

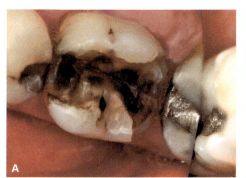
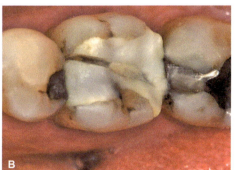
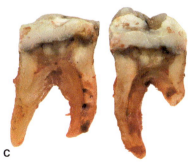

Figura 19.4 A. Trinca mesiodistal. **B.** Material restaurador com a trinca. **C.** Remoção dos fragmentos. (Imagens gentilmente cedidas pelo Dr. Rudimar Antonio Baldissera.)

Ao retorno, observou-se uma trinca, na mesma direção, no material restaurador provisório (Figura 19.4 B). Em exame mais minucioso, foi possível observar mobilidade dos fragmentos, optando-se pela exodontia do elemento, o que comprovou que a trinca já envolvia toda a raiz do dente (Figura 19.4 C).

Considerações finais

Dados epidemiológicos revelam claramente que menos dentes serão extraídos no futuro devido à cárie e à doença periodontal. No entanto, demonstram que mais pacientes sofrerão com dentes fraturados. Há evidências de que dentes com fraturas constituem a terceira causa de perdas dentárias em países industrializados. Dessa forma, é de grande importância evitar ou eliminar fatores de risco que possam levar a trincas e/ou a fraturas nos dentes.[14]

A SDT é uma condição que necessita de um diagnóstico correto ao exame clínico, determinando a extensão da trinca, a fim de que seja escolhida a melhor forma de tratamento. Não deve ser, portanto, negligenciada, pois constitui uma fonte importante para diferenciar queixas de dor relatadas pelos pacientes. Procedimentos que utilizam selantes de fissuras, aliados à confecção de placas oclusais miorrelaxantes, podem constituir uma boa opção de tratamento quando tais trincas não envolverem a dentina. Por outro lado, para o tratamento restaurador direto definitivo, há evidências de que o melhor material a ser empregado seja a resina composta,[22] uma vez que esse material tem o potencial de conectar as cúspides enfraquecidas, evitando a propagação de trincas. Entretanto, isso não aumenta a resistência a fraturas, e devem ser realizadas coberturas de cúspides do tipo *onlay* quando indicado para evitar a propagação de novas trincas.

Referências bibliográficas

1. Cameron CE. Cracked-tooth syndrome. J Am Dent Assoc. 1964; 68:405-11.
2. Ellis SG. Incomplete tooth fracture – proposal for a new definition. Br Dent J. 2001; 190(8):424-8.
3. Türp JC, Gobetti JP. The cracked tooth syndrome: an elusive diagnosis. J Am Dent Assoc. 1996; 127(10):1502-7.
4. Homewood CI. Cracked tooth syndrome – incidence, clinical findings and treatment. Aust Dent J. 1998; 43(4):217-22.
5. Lubisich EB, et al. Cracked teeth: a review of the literature. J Esthet Restor Dent. 2010; 22(3):158-67.
6. American Association of Endodontists. Cracking the cracked tooth code: detection and treatment of various longitudinal tooth fractures. Colleagues for Excellence, 1997, Fall/Winter. [Citado em 17 jul 2008.] Disponível em: www.aae.org/uploadedfiles/publications_and_research/endodontics_colleagues_for_excellence_newsletter/ecfesum08.pdf.
7. Abbott P, Leow N. Predictable management of cracked teeth with reversible pulpitis. Australian Dental Journal. 2009; 54(4): 306-15.
8. Udoye CI, Jafarzadeh H. Cracked tooth syndrome: characteristics and distribution among adults in a Nigerian teaching hospital. J Endod. 2009; 35(3):334-6.
9. Geurtsen W, García-Godoy F. Bonded restorations for the prevention and treatment of the cracked-tooth syndrome. Am J Dent. 1999; 12(6):266-70.
10. Lynch CD, Mcconnell RJ. The cracked tooth syndrome. J Can Dent Assoc. 2002; 68(8):470-5.
11. Bajaj D, et al. Age, dehydration and fatigue crack growth in dentin. Biomaterials. 2006; 27(11):2507-17.
12. Hiatt WH. Incomplete crown-root fracture in pulpal-periodontal disease. J Periodontol. 1973; 44(6):369-79.
13. Ellis SG, Macfarlane TV, Mccord JF. Influence of patient age on the nature of tooth fracture. J Prosthet Dent. 1999; 82(2):226-30.
14. Kahler W. The cracked tooth conundrum: terminology, classification, diagnosis, and management. Am J Dent. 2008; 21(5):275-82.
15. Ailor JE. Managing incomplete tooth fractures. J Am Dent Assoc. 2000; 131(8):1168-74.
16. Geurtsen W, Schwarze T, Günay H. Diagnosis, therapy, and prevention of the cracked tooth syndrome. Quintessence Int. 2003; 34(6):409-17.
17. Abou-Rass M. Crack lines: the precursors of tooth fractures – their diagnosis and treatment. Quintessence Int Dent Dig. 1983; 14(4):437-47.
18. Rosen H. Cracked tooth syndrome. J Prosthet Dent. 1982; 47(1): 36-43.
19. Cooley RL, Barkmeier WW. Diagnosis of the incomplete tooth fracture. Gen Dent. 1979; 27(2):58-60.
20. Ellis SG. Incomplete tooth fracture-proposal for a new definition. British Dental Journal. 2001; 190(8):424-8.
21. Culjat MO, et al. Ultrasound crack detection in a simulated human tooth. Dentomaxillofac Radiol. 2005; 34(2):80-5.
22. Opdam NJ, Roeters JJ, Loomans BA, Bronkhorst EM. Seven-year clinical evaluation of painful cracked teeth restored with a direct composite restoration. J Endod. 2008; 34(7):808-11.

20 Longevidade Clínica das Restaurações Diretas

Hugo Ramalho Sarmento ▪ *Maximiliano Sérgio Cenci*

Introdução

A prática clínica baseada em evidências é considerada fundamental para a obtenção de resultados clínicos bem-sucedidos.

Visto que a restauração de dentes danificados constitui um elemento de grande importância no cuidado integral em saúde bucal, há uma necessidade premente em melhorar a fundamentação do conhecimento sobre longevidade das restaurações, com ênfase nos materiais restauradores utilizados e no tipo de restauração, considerando restaurações tradicionais ou realizadas com o mínimo de intervenção.

Adicionalmente, as restaurações dentárias podem apresentar grande variação em sua longevidade clínica, podendo extrapolar o tempo de vida do paciente. Assim, torna-se necessário considerar a possibilidade do reparo de uma restauração antiga defeituosa em vez de sua substituição.

Algumas modalidades de reparo têm sido propostas. Dentre elas, tem-se a realização do recontorno da restauração com procedimentos de acabamento e polimento, o resselamento das margens de restaurações ou, ainda, o reparo, que consiste na remoção de partes defeituosas de restaurações e inserção de novo material restaurador.[1]

A preservação da estrutura dentária é o principal fator a ser considerado na realização de um reparo. Em seguida, outros fatores também são elencados, como a redução de danos pulpares, de custos ao paciente, do tempo de tratamento e o aumento da longevidade das restaurações.[2]

Seja qual for a técnica e o material restaurador empregado para confecção de reparos, em restaurações, o mais importante é oferecer ao paciente um tratamento integral, curativo, mas, principalmente, preventivo, já que somente o reparo de lesões originadas do processo cárie, comumente na interface dente–restauração, não impede o surgimento de novas lesões.[3]

Dentro de um conceito de odontologia minimamente invasiva e promoção de saúde, o reparo das restaurações ganha destaque, pois reduz a ocorrência do ciclo restaurador repetitivo e aumenta a longevidade dos tratamentos.

Longevidade clínica

Alguns fatores estão diretamente relacionados com o prognóstico e a longevidade clínica das restaurações dentárias diretas, tais como: fatores associados ao paciente, ao dente envolvido, ao operador e ao material empregado para confeccionar a restauração.[4–6]

Fatores associados ao paciente

Um dos aspectos que mais desafiam o profissional da odontologia, principalmente por não depender diretamente deste, é o grau de cooperação do paciente com relação ao planejamento preventivo e ao protocolo de autocuidado. Segundo Conceição (2007),[7] com a intenção de facilitar a obtenção de resultados satisfatórios, algumas medidas são propostas:

- Dar instruções por escrito
- Simplificar o protocolo de autocuidado, diminuindo a quantidade de produtos utilizados para tal
- Deixar claro para o paciente que não existem produtos universais, adequados para todos os pacientes
- Lembrar o paciente das consultas de manutenção preventivas por meio de telefonemas, e-mails, cartões
- Estabelecer objetivos, procurando motivar o paciente a executar práticas de higiene frequente.

Ainda em relação ao paciente, a exposição ao flúor, o risco de cárie, a saúde geral, a presença de hábitos parafuncionais e/ou xerostomia, a idade, a condição socioeconômica e a dieta, são fatores que devem ser considerados.[8]

Fatores associados ao dente

A localização do dente no arco pode ser um fator interessante na determinação do prognóstico de uma restauração. A localização na arcada onde os molares estão situados está mais propensa a fortes cargas oclusais, resultando em um maior número de falhas de restaurações nesse grupo dentário.[5,8,9] Adicionalmente, as restaurações em pré-molares em geral são menos extensas e apresentam maior longevidade clínica em relação a restaurações em molares.[10,11]

Outro fator relacionado com o dente que vem sendo citado como importante na longevidade de restaurações é a quantidade de faces nelas envolvidas.[5,11–14] Quanto menor o remanescente dentário, menor é a resistência do conjunto dente-restauração. Assim, podemos concluir que em restaurações diretas há menor quantidade de estrutura dental e, consequentemente, maior área e quantidade de material restaurador estão presentes quando existem restaurações extensas. Isso contribui para que o dente fique mais exposto ao desgaste e às fraturas. No entanto, o inverso ocorre em restaurações indiretas, em que quanto maior o abraçamento do dente com material restaurador, maior a resistência mecânica decorrente.

Restaurações de classe II apresentam um risco aumentado às lesões de cárie recorrente. A região de margem gengival é a mais crítica, sendo passível de contaminação durante a confecção da restauração pelo fluido gengival e a saliva, que podem penetrar entre a matriz utilizada e a margem cavossuperficial, especialmente se o isolamento absoluto não for utilizado. Assim que a primeira porção de material restaurador é inserida, ele mascara a margem gengival, tornando a inspeção visual difícil ou mesmo impossível, exceto quando não há dentes vizinhos (Figura 20.1). Deficiências na adaptação dos materiais restauradores podem causar subcontornos que podem levar às lesões de cárie secundária.[15,16]

A contração de polimerização de materiais à base de resina composta também tende a causar fendas na margem gengival. Além disso, a adesão à dentina e ao cemento também é menos eficaz na margem gengival do que ao esmalte.[17] Assim, uma série de fatores predispõe um paciente ao diagnóstico de lesões de cárie recorrente na margem gengival de restaurações.

Fatores associados ao operador

Infelizmente, os profissionais da classe odontológica ainda não dominam o conceito de reparo de restaurações defeituosas.[18] Isso se atribui ao fato de que, em muitas faculdades de odontologia, o reparo de restaurações é pouco ou nunca mencionado durante a formação. Além disso, nota-se a falta de experiência clínica e evidência científica suportando o uso de reparos como alternativa à completa substituição de restaurações defeituosas.[2]

Somando-se a isso, em muitos países onde há grande número de dentistas, assim como no Brasil, muitas vezes os profissionais não fazem uma acurada avaliação quanto à possibilidade de executar um reparo em vez de troca completa da restauração, o que pode estar relacionado com o fato de que substituir uma restauração implica maior remuneração para o dentista.

Além disso, outro parâmetro importante, pouco citado na literatura e igualmente relacionado com a durabilidade de restaurações diretas, diz respeito ao estabelecimento de critérios claros que definam limites para as intervenções frente à avaliação de restaurações durante a prática clínica. Esses critérios seriam determinantes na decisão de substituir, reparar ou apenas preservar as restaurações.[19]

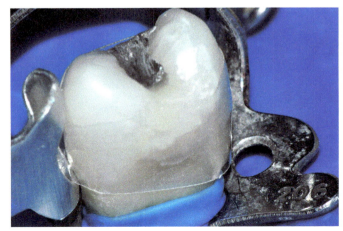

Figura 20.1 Quando não há dentes vizinhos, a margem gengival da restauração pode ser avaliada após a inserção de resina composta na parede proximal.

A experiência profissional é outra condição a se considerar em relação à longevidade das restaurações diretas. Alguns estudos têm demonstrado que restaurações diretas em resina composta confeccionadas por dentistas mais experientes apresentam maior longevidade que as executadas por graduandos em odontologia, por exemplo.[20–22]

Fatores associados ao material utilizado

As propriedades adesivas das resinas compostas atuais permitem sua utilização para realização de reparos ou consertos em quase todos os tipos de restaurações.

Assim, quando algum tipo de falha aparece em qualquer tipo de restauração, esta deve ser avaliada minuciosamente, tendo em vista que, na maioria dos casos, não há necessidade de substituição da restauração, podendo ser indicados procedimentos de reparo.[1,3,14,23]

Com o passar do tempo, normalmente as restaurações sofrem degradação superficial e, sobretudo, formação de fendas na interface entre o dente e a restauração.[18]

Em casos em que ocorre falha de uma restauração ou quando esta apresenta algum defeito, a troca completa ainda é o procedimento mais realizado na prática clínica odontológica.[3] Contudo, avanços nos materiais adesivos permitiram que, em alguns casos, seja possível a confecção de reparos em diferentes tipos de restaurações.

Assim, reparar restaurações em vez de substituí-las pode contribuir para um significativo aumento da longevidade das mesmas, além de apresentar inúmeras vantagens, tais como: diminuição de tempo de tratamento, redução de custos ao paciente, preservação da estrutura dentária, bem como redução de danos pulpares.[2,24,25]

Por outro lado, além de avaliar a longevidade da restauração, determinar o motivo pelo qual a restauração está falhando é tão importante quanto a avaliação, já que a simples troca da restauração, sem identificar ou intervir na causa da falha, conduz ao ciclo restaurador repetitivo.[26]

Principais causas das falhas

Diversos estudos apontam a cárie secundária como fator predominante nas falhas de restaurações de resina composta.[1,11,24] Portanto, a não interrupção da doença cárie seria o principal motivo para a substituição. Essa inabilidade de interrupção da doença é decorrente de uma prática clínica baseada estritamente em um modelo cirúrgico-restaurador, em detrimento da prática de promoção da saúde. Nesse contexto, fica claro o papel decisivo do dentista e do paciente na longevidade das restaurações.[17]

No entanto, outros estudos têm apontado a fratura da restauração como a principal causa de falha.[5,13,27] Pode-se observar que uma característica marcante desses trabalhos é a confecção das restaurações sendo realizada por profissionais focados na promoção de saúde, recebendo os pacientes constante acompanhamento preventivo. Outra explicação seria que esses estudos evidenciam menor incidência de cárie como causa de falha, sendo conduzidos sob critérios diagnósticos melhor definidos em relação à cárie secundária, ou mesmo envolveriam populações de pacientes de baixo risco de cárie.

Assim, pacientes que foram reexaminados periodicamente, com a realização de profilaxia, reforço nas instruções de higiene bucal e hábitos alimentares saudáveis, representariam grupos com maior longevidade clínica das suas restaurações. Adicionalmente, pacientes que não trocam de dentista por longos períodos de tempo acabam recebendo acompanhamento regular e intervenções menos invasivas e imediatas frente a qualquer sinal de lesões de cárie ou doença periodontal, ou mesmo frente ao aparecimento de pequenas falhas em suas restaurações. Nesse cenário ocorrem menos substituições precoces de restaurações.[5]

Outras causas de falhas seriam: desgaste oclusal e proximal, defeitos marginais, tamanho e localização da restauração.[10,11]

Cárie secundária | Controvérsias

A cárie secundária, também chamada de cárie recorrente é, na verdade, lesão primária localizada na margem de uma restauração.[17] Em virtude disso, os critérios de diagnóstico são, portanto, os mesmos usados clinicamente para identificação de lesões cariosas primárias.

Por outro lado, há que se diferenciar a cárie secundária da cárie residual ou remanescente. A cárie residual é resultante de restos de material dentário contaminado deixados na cavidade após o preparo, possibilitando que um novo processo carioso possa começar ou, ainda, que o mesmo processo já iniciado anteriormente possa continuar sob a restauração recém-confeccionada.[28]

O diagnóstico de lesões de cárie secundária é a principal razão dada por dentistas para a substituição de restaurações, sendo que 50 a 60% das restaurações são substituídas por esse motivo. No entanto, essa alta prevalência não é encontrada em ensaios clínicos controlados, em que a cárie secundária foi relatada em apenas 1 a 4% das lesões.[29] Assim, pode surgir a pergunta: por que há diferenças tão significantes entre o diagnóstico da cárie secundária em uma definição clínica geral e em um ensaio clínico? Parece óbvio que os profissionais precisam de critérios confiáveis e válidos para o diagnóstico de cárie secundária.[30]

Lesões de cárie secundária ocorrem em áreas de acúmulo de biofilme. Por essa razão, as margens cervicais de restaurações são comumente afetadas. Observando-se clínica e radiograficamente, essas lesões são muito semelhantes a lesões de cárie primária.[30] Estudos têm sido realizados para se investigar quais as regiões mais comuns dos dentes acometidas por cárie secundária.[31–33] Esses estudos têm mostrado que cárie recorrente tem sido diagnosticada, predominantemente, na margem gengival de restaurações classe II (Figura 20.2) ou através de restaurações classe V, sendo raramente associada com a porção oclusal de restaurações de classe II. Cáries recorrentes foram vistas com mais frequência na face oclusal de restaurações em resina composta que nas de amálgama.

No entanto, é essencial definir parâmetros de diagnóstico diferencial para as lesões de cárie secundária. Há alguma evidência em estudos clínicos e microbiológicos mostrando que fendas e descoloração marginal em restaurações de amálgama[34] e resina composta[35] são pobres preditores da atividade de lesões de cárie secundária (Figura 20.3). Assim, é preciso esclarecer a diferença entre manchamento marginal (às vezes chamado de microinfiltração e clinicamente perceptível como uma linha em torno de uma restauração de resina composta) ou cárie residual, representada pela presença de tecido cariado remanescente deixado na cavidade, e que pode se apresentar como um acinzentamento, causando descoloração ao lado da restauração. Do mesmo modo, deve-se lembrar que fissuras ou fendas em torno de uma restauração de amálgama são característica típica de restaurações oclusais. Em geral, não é nessa superfície que ocorrem lesões de cárie secundária, pois não é geralmente uma área de acúmulo de placa bacteriana. A descoloração ocorre porque a escovação normalmente só é capaz de remover biofilme em volta das fissuras.[36]

Avaliação de restaurações | Critérios

Ao longo dos anos, diversas características qualitativas são observadas nos estudos de avaliação clínica das restaurações dentárias diretas, tais como: alteração de cor, adaptação marginal, formato anatômico, rugosidade superficial, descoloração marginal, contato oclusal, sensibilidade e cárie secundária.[11,12]

Nesse contexto, observa-se que mais da metade do tempo clínico é gasto substituindo restaurações.[37] Além disso, estudos mostram que dentistas têm dificuldade em diagnosticar falhas, sobretudo, cárie recorrente.[38,39]

Assim, torna-se importante estabelecer critérios bem embasados e claros que guiem a prática clínica em relação à decisão de substituir ou reparar as restaurações. Dentre os objetivos

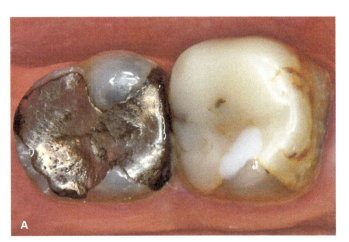

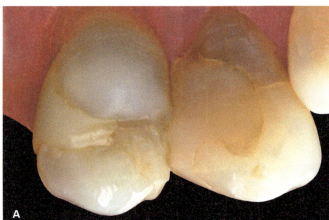

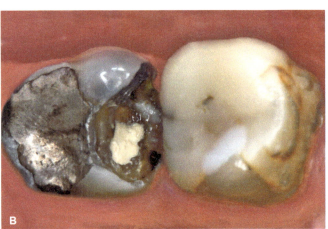

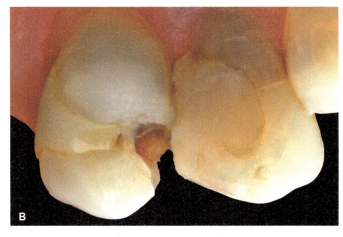

Figura 20.2 A. Molar com restauração classe II OD com um acinzentamento na porção mesial, junto à parede lingual; notar a extensa restauração em resina composta no dente vizinho apresentando descoloração acentuada das margens, mas sem sinais de lesão de cárie recorrente. **B.** A porção distal da restauração do primeiro molar foi removida e a lesão de cárie na parede gengival foi evidenciada.

Figura 20.3 A. Pré-molar com restauração classe II MOD apresentando descoloração nas margens de toda a restauração e com um acinzentamento na porção mesial, junto à parede lingual; notar a extensa restauração em resina composta do canino com margens descoloridas, mas sem sinais de lesão de cárie recorrente. **B.** A porção mesial da restauração do pré-molar foi removida e a lesão de cárie na parede gengival foi evidenciada.

dessa conduta, destacam-se: redução das trocas de restaurações, estabelecimento de parâmetros de indicação clínica de troca ou reparo, diagnóstico da causa da falha, assim como promoção da saúde do paciente.

Lesões de cárie recorrente em locais proximais ou parede gengival podem ser diagnosticadas por radiografias, desde que a incidência dos raios X seja em um ângulo ideal em relação à lesão. Devido à radiopacidade dos materiais restauradores, estes podem "esconder" a lesão completa ou parcialmente.

Manchamentos nas margens de restaurações de resina composta são difíceis de diferenciar de cáries recorrentes. Visto que fendas, fissuras e manchas não são um indicador confiável, apenas lesões de cárie cavitadas nas margens da restauração corroboram o diagnóstico confiável de cárie recorrente.[35]

Um estudo recente propôs um esquema bastante didático, baseado em quadros para avaliação clínica de restaurações diretas (Quadros 20.1 a 20.3). Esse esquema deve guiar as decisões dos profissionais amparando-se em critérios clínicos bem definidos e de avaliação simples e direta.[24]

Substituir ou reparar

Em países onde existe um grande número de cirurgiões-dentistas, como no Brasil, muitas vezes não é rotina a prática de um exame criterioso objetivando avaliar a possível execução de reparos em vez da troca completa da restauração, o que pode relacionar-se ao fato de que substituir uma restauração resulta em maior remuneração para o dentista.

Normalmente, as falhas em restaurações eram tratadas pela completa substituição destas quando defeituosas.[3] Por outro lado, salienta-se que a completa substituição de uma restauração implica remoção de significativa quantidade de estrutura dental simultaneamente com o material restaurador antigo.[40]

Ademais, não há evidência disponível que sustente a afirmação de que a existência de microinfiltração ou fendas marginais (até por volta de 100 μm) cause lesões profundas de cárie adjacentes às restaurações *in vivo*.[17] Assim, a ocorrência de fendas deve ser desconsiderada durante a avaliação de restaurações.

Quadro 20.1 Critérios para avaliação clínica de restaurações com base nas suas propriedades estéticas.

Propriedades estéticas	Rugosidade superficial	Manchamento superficial	Estabilidade de cor e translucidez	Formato anatômico
Muito bom	Semelhante ao esmalte	Ausente	Semelhante ao dente	Formato ideal
Muito bom após polimento	Leve	Pequeno	Pequena diferença	Formato pouco afetado
Satisfatório (não necessita ajuste)	Moderada (mascarada por saliva)	Moderado	Discrepância aceitável (sem prejuízo estético)	Formato alterado (sem prejuízo estético)
Insatisfatório (necessita reparo)	Alta (visível mesmo com saliva)	Alto (reparável)	Discrepância insatisfatória (reparável)	Formato alterado (prejudica a estética)
Desfavorável (necessita substituição)	Extrema (com retenção de biofilme)	Grave (irreparável)	Discrepância insatisfatória (irreparável)	Formato extremamente insatisfatório

Quadro 20.2 Critérios para avaliação clínica de restaurações com base nas suas propriedades funcionais.

Propriedades funcionais	Fratura e retenção	Adaptação marginal	Desgaste	Ponto de contato	Imagem radiográfica	Opinião do paciente
Muito bom	Ausente	Sem fenda marginal ou descoloração	Semelhante ao do esmalte	Normal	Interface normal restauração/dente	Totalmente satisfeito
Muito bom após polimento	Pequena linha de trinca	Pequena fenda marginal removível por polimento	Pequena diferença do esmalte	Levemente forte (tolerável)	Degrau positivo ou negativo	Satisfeito
Satisfatório (não necessita ajuste)	2 ou + linhas de trinca (sem afetar IM ou CP)	Pequena fratura de esmalte ou dentina	Discrepância aceitável	Levemente fraco (tolerável)	Fenda marginal leve	Pequena queixa estética
Insatisfatório (necessita reparo)	Fratura (afetando IM ou CP)	Fratura de esmalte ou dentina (reparável)	Discrepância insatisfatória (reparável)	Muito fraco (impacção alimentar)	Fenda marginal moderada	Deseja melhora na restauração
Desfavorável (necessita substituição)	Restauração parcial ou completamente perdida	Restauração parcial ou completamente perdida	Desgaste excessivo da restauração ou antagonista	Muito fraco (impacção alimentar e lesão gengival)	Fenda marginal grave (com patologia apical, fratura ou perda da restauração)	Totalmente insatisfeito

CP = contato proximal; IM = integridade marginal.

Quadro 20.3 Critérios para avaliação clínica de restaurações com base nas suas propriedades biológicas.

Propriedades biológicas	Sensibilidade pós-operatória	Recidiva de cárie/erosão/abfração	Integridade do dente	Resposta periodontal	Saúde oral e geral
Muito bom	Sem sensibilidade	Sem cárie secundária ou primária	Totalmente íntegro	Sem biofilme, inflamação ou bolsa	Assintomático
Muito bom após correção	Pouca sensibilidade por período limitado	Pequenas áreas de desmineralização, erosão ou abfração	Pequena fenda marginal	Pouco biofilme, mas sem inflamação ou bolsa	Sintomas leves e de pequena duração
Satisfatório (não necessita ajuste)	Sensibilidade mais intensa	Grandes áreas de desmineralização, erosão ou abfração	Fenda marginal sem efeitos adversos	Aceitável quantidade de placa, inflamação ou bolsa	Sintomatologia passageira
Insatisfatório (necessita reparo)	Sensibilidade muito intensa	Cárie cavitada, erosão ou abfração em dentina	Dentina ou material forrador exposto	Inaceitável quantidade de placa, inflamação ou bolsa	Sintomatologia persistente
Desfavorável (necessita substituição)	Pulpite ou resposta não vital (necessita endodontia)	Lesão de cárie profunda ou grande exposição dentinária	Cúspide ou dente fraturado	Gengivite severa ou periodontite	Sintomatologia severa

Muitas vezes, o longo tempo clínico gasto substituindo restaurações não é acompanhado de promoção de saúde ao paciente, limitando-se ao modelo cirúrgico-restaurador, desconsiderando que somente a restauração de lesões originadas do processo de lesões cariosas não impede o surgimento de novas lesões.[41]

Assim, a simples troca da restauração, sem que haja uma identificação da(s) causa(s) da falha, conduz-nos ao ciclo restaurador repetitivo, incongruente com a promoção de saúde do paciente.[26] Por esse motivo, ultimamente, enfatiza-se a possibilidade de reparar restaurações defeituosas como alternativa à completa substituição,[17] sobretudo, em casos em que defeitos de magnitude limitada estão presentes.[3]

A indicação do reparo em vez da substituição completa da restauração, além de ser uma solução mais conservadora, apresenta diversas vantagens: menor trauma psicológico para o paciente, pois normalmente não necessitam de anestesia, preservação do tecido dentário remanescente, possibilidade de serem executados com menor tempo clínico e, portanto, com menor custo.[42,43]

Atualmente, a utilização de reparos e recontornos é indicada em restaurações clinicamente aceitáveis com defeitos localizados, tais como: presença de cárie secundária, alteração de cor, desgaste acentuado, fraturas de parte do corpo das restaurações ou do dente, entre outros tipos de defeitos localizados.[3,17,18,24,25]

Técnicas de reparo

Reparo em restaurações de amálgama

O reparo em restaurações de amálgama pode ser confeccionado com o próprio material, por meio da técnica imediata ou mediata. Sempre é indicada a utilização do isolamento absoluto (ver Capítulo 5).

A técnica imediata pode ser realizada de 10 a 15 minutos após a inserção do amálgama na cavidade, sendo que, para o reparo, basta acrescentar o material faltante, sem necessidade de preparo, condensá-lo e bruni-lo contra a porção defeituosa.

Já para a utilização da técnica mediata, um pequeno preparo com broca tronco-cônica (330, 331 ou 245) deve ser executado na porção defeituosa (à custa da restauração antiga e não de estrutura dentária sadia), seguindo todos os princípios de resistência e retenção preconizados para o amálgama (ver Capítulo 9). Assim, o reparo é realizado com a inserção do material na cavidade, que será finalizado com brunidura e, em seguida, escultura (Figura 20.4).

O reparo em restaurações de amálgama ainda pode ser realizado com resina composta. Primeiramente, deve-se realizar um pequeno preparo na porção defeituosa para criação de retenção micromecânica. Essa retenção pode ser obtida com o uso de brocas, pontas diamantadas ou mesmo por meio de jateamento com óxido de alumínio, utilizando-se um microjateador (Figura 20.5).

Os seguintes passos devem ser seguidos para o reparo de restaurações de amálgama com resina composta (Figura 20.6):

1. Profilaxia.
2. Escolha da cor.
3. Isolamento absoluto.
4. Realização de microrretenções (descrita anteriormente).
5. Condicionamento ácido.
6. Aplicação do adesivo.
7. Colocação da matriz e cunha (se necessário).
8. Inserção de resina composta pela técnica incremental.
9. Acabamento e polimento.

Os reparos de restaurações de amálgama com resina composta estão indicados quando ocorrem pequenas falhas ou nos casos em que há pouca retenção para o material restaurador utilizado no reparo.

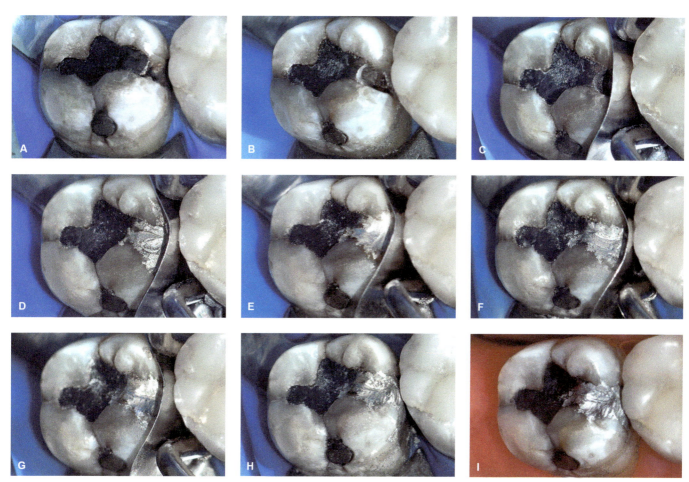

Figura 20.4 Reparo de restauração de amálgama defeituosa por meio da técnica mediata com amálgama. **A.** Molar apresentando fratura de restauração de amálgama em sua parede proximal. **B.** Preparo realizado com broca tronco-cônica à custa da restauração antiga. **C.** Matriz posicionada no dente preparado. **D.** Inserção de amálgama na cavidade. **E.** Brunidura pré-escultura realizada. **F.** Escultura realizada. **G.** Brunidura pós-escultura realizada. **H.** Reparo finalizado. **I.** Aspecto do dente após a remoção do isolamento absoluto.

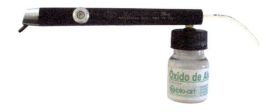

Figura 20.5 Microjateador (Microjato Standard, Bioart®) que pode ser utilizado para criar retenções nas restaurações de amálgama ou resina composta, antes da confecção do reparo.

1. Profilaxia.
2. Escolha da cor.
3. Isolamento absoluto.
4. Preparo nas margens descoloridas/infiltradas da restauração com broca tronco-cônica (245, 330 ou 331).
5. Retração gengival (se necessário).
6. Condicionamento ácido.
7. Aplicação do sistema adesivo.
8. Inserção da resina composta pela técnica incremental.
9. Fotopolimerização.
10. Acabamento e polimento pelo menos 48 horas após.

Em determinadas situações, é indicada a técnica da união mediata. Nessa técnica, devem ser criadas retenções micromecânicas, que podem ser obtidas pelo "broqueamento" ou mesmo jateamento com óxido de alumínio na superfície da restauração de resina antiga. Em seguida, realizam-se os passos descritos na técnica imediata. Essa técnica costuma ser útil em restaurações de resina composta classe III ou IV em dentes anteriores e com comprometimento estético causado pela descoloração da mesma (Figura 20.8).

Reparo em restaurações de resina composta

Assim como nas restaurações em amálgama, o reparo em restaurações de resina composta pode ser confeccionado com o próprio material, através de técnicas imediata ou mediata.

Utilizando-se a técnica da união imediata (Figura 20.7), devem-se seguir os seguintes passos:

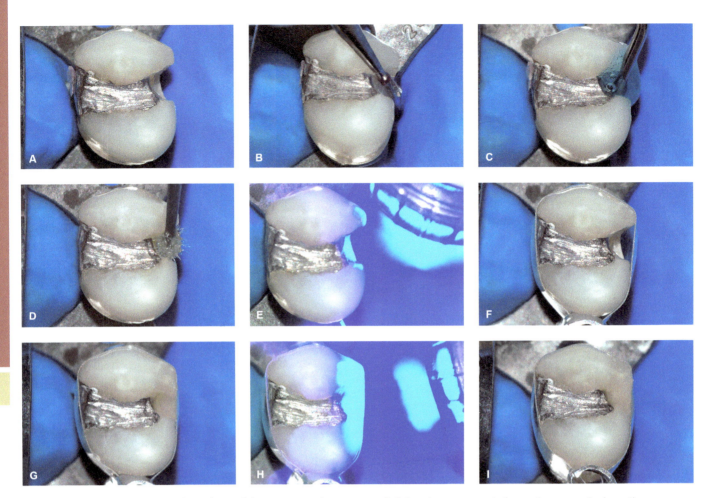

Figura 20.6 Reparo de restauração de amálgama defeituosa com resina composta. **A.** Pré-molar apresentando fratura de restauração de amálgama em sua parede proximal. **B.** Preparo realizado com broca tronco-cônica à custa da restauração antiga. **C.** Condicionamento ácido. **D.** Aplicação do sistema adesivo. **E.** Fotopolimerização do sistema adesivo. **F.** Colocação da matriz. **G.** Primeiro incremento de resina composta inserido. **H.** Fotopolimerização do primeiro incremento de resina composta. **I.** Reparo finalizado.

Durabilidade dos reparos

Poucos estudos estão presentes na literatura abordando avaliações clínicas de reparos em restaurações de resina composta. Gordan et al. (2006)[3] e Moncada et al. (2008)[25] verificaram que, após 2 anos de confecção, os reparos, assim como o selamento de margens ou simplesmente só o polimento das restaurações defeituosas, apresentaram bom desempenho clínico.

Assim, há indicação desses tipos de tratamento conservadores para corrigir pequenas falhas das restaurações. Entretanto, há dúvidas em relação às propriedades de uma restauração de resina composta reparada, principalmente em relação à resistência de união entre a resina envelhecida e a resina utilizada no reparo. Com base nisso, diversos estudos laboratoriais foram desenvolvidos.

Gordan et al. (2006)[3] sugerem que maior resistência de união para reparo de restaurações é alcançada quando algum tipo de tratamento de superfície é realizado na resina envelhecida e esta recebe um material de baixa viscosidade antes da resina do reparo. As superfícies podem ser tratadas através de condicionamento ácido, abrasão ou jateamento e, posteriormente, aplicação de sistemas adesivos, sobre a resina envelhecida.[44–46]

De acordo com a literatura, ao longo do tempo, a taxa anual de falhas para restaurações de resina composta em dentes posteriores gira em torno de 2,2 a 2,4%.[5,10,11]

Por outro lado, quando avaliados clinicamente, reparos em restaurações de resina composta com acompanhamento de até 15 anos apresentaram taxa anual de falhas de 2,3%. Esses dados apontam para um alto índice de sucesso dos reparos quando comparado com as taxas de sobrevivência das restaurações originais.

Além disso, os procedimentos de reparo podem elevar a sobrevida dos tratamentos restauradores, sobretudo, considerando que representam uma alternativa à substituição de restaurações em casos cuja falha não justifique a troca completa da restauração.[8]

Adicionalmente, a confecção de um reparo, seja ele através da inserção de novo material, selamento ou repolimento,

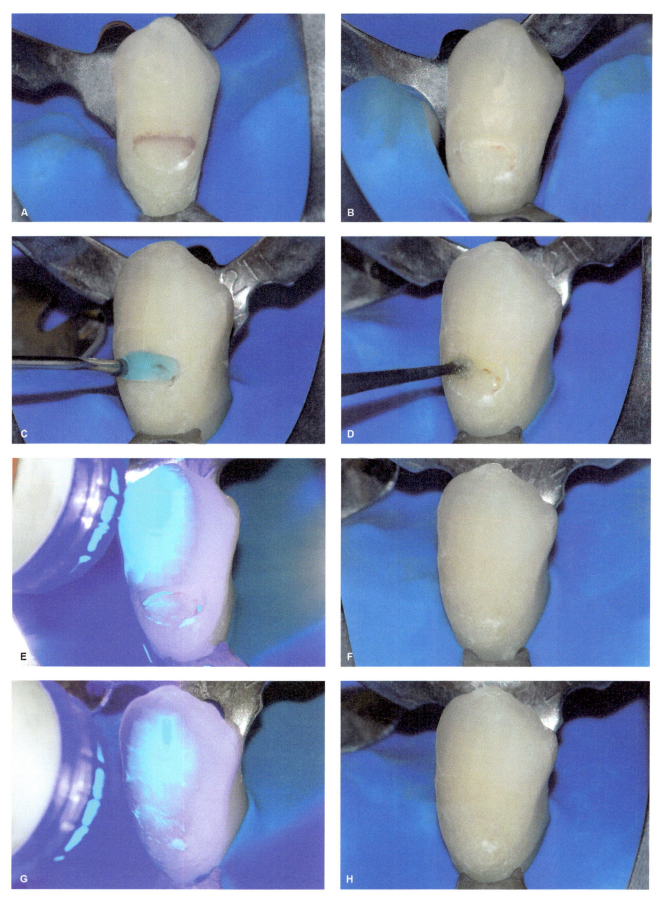

Figura 20.7 Reparo de restauração de resina composta defeituosa pela técnica imediata. **A.** Descoloração das margens da restauração evidenciada. **B.** Preparo das margens descoloridas realizado. **C.** Condicionamento ácido. **D.** Aplicação do sistema adesivo. **E.** Fotopolimerização do sistema adesivo. **F.** Inserção de resina composta. **G.** Fotopolimerização da resina composta. **H.** Reparo finalizado.

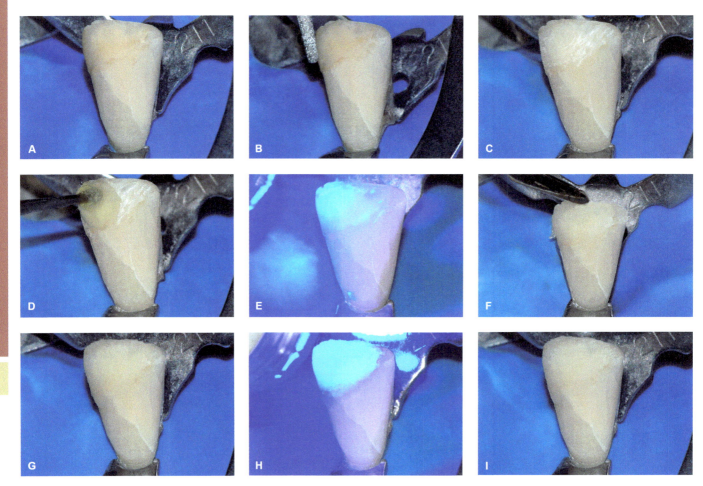

Figura 20.8 Reparo de restauração de resina composta defeituosa pela técnica mediata. **A.** Restauração de classe IV com estética inadequada. **B.** Preparo da superfície vestibular com ponta diamantada tronco-cônica. **C.** Preparo finalizado. **D.** Aplicação do sistema adesivo. **E.** Fotopolimerização do sistema adesivo. **F.** Inserção de resina composta. **G.** Aspecto da restauração antes da fotopolimerização. **H.** Fotopolimerização da resina composta. **I.** Reparo finalizado.

aumenta a longevidade da restauração, retomando a função e devolvendo a estrutura perdida, com abordagem de tratamento minimamente invasivo.[25,47]

Considerações finais

Pode-se observar que restaurações extensas, assim como as realizadas em molares, apresentam maior probabilidade de falha do que restaurações envolvendo uma ou duas faces, ou restaurações realizadas em pré-molares.

Além disso, quando ocorrem falhas em restaurações diretas, a remoção completa do material restaurador antigo e a confecção de novas restaurações tem papel limitado na prevenção de cárie. Assim, devemos utilizar critérios bem definidos para a avaliação de restaurações, considerando que o grande objetivo é a saúde do paciente.

Nesse contexto, a realização de reparos aumenta consideravelmente a longevidade das restaurações, independentemente do material da restauração antiga ou do reparo confeccionado.

Referências bibliográficas

1. Mjör IA, Gordan VV. Failure, repair, refurbishing and longevity of restorations. Oper Dent. 2002; 27(5):528-34.
2. Gordan VV, Mjör IA, Blum IR, Wilson N. Teaching students the repair of resin-based composite restorations: a survey of North American dental schools. J Am Dent Assoc. 2003; 134(3):317-23.
3. Gordan VV, Shen C, Riley J, Mjör IA. Two-year clinical evaluation of repair versus replacement of composite restorations. J Esthet Restor Dent. 2006; 18(3):144-53.
4. Bernardo M, Luis H, Martin MD, et al. Survival and reasons for failure of amalgam *versus* composite posterior restorations placed in a randomized clinical trial. J Am Dent Assoc. 2007; 138(6):775-83.
5. Rosa Rodolpho PA, Cenci MS, Donassollo TA, et al. A clinical evaluation of posterior composite restorations: 17-year findings. J Dent. 2006; 34(7):427-35.
6. Jokstad A, Bayne S, Blunck U, et al. Quality of dental restorations. FDI Commission Project 2-95. Int Dent J. 2001; 51(3):117-58.
7. Conceição EN. Dentística: saúde e estética. 2ª ed. Porto Alegre: Artmed; 2007.
8. Demarco F, Corrêa M, Cenci M, et al. Longevity of posterior composite restorations: Not only a matter of materials. Dent Mat. 2012; 28(1):87-101.
9. Leinfelder KF, McCartha CD, Wisniewski JF. Posterior composite resins. A critical review. J Ala Dent Assoc. 1985; 69(1):19-25.

10. Hickel R, Manhart J. Longevity of restorations in posterior teeth and reasons for failure. J Adhes Dent. 2001; 3(1):45-64.
11. Manhart J, Chen H, Hamm G, Hickel R. Buonocore Memorial Lecture. Review of the clinical survival of direct and indirect restorations in posterior teeth of the permanent dentition. Oper Dent. 2004; 29(5):481-508.
12. Brunthaler A, König F, Lucas T, et al. Longevity of direct resin composite restorations in posterior teeth. Clin Oral Investig. 2003; 7(2):63-70.
13. Opdam NJ, Bronkhorst EM, Roeters JM, Loomans BA. Longevity and reasons for failure of sandwich and total-etch posterior composite resin restorations. J Adhes Dent. 2007; 9(5):469-75.
14. Sarrett DC. Prediction of clinical outcomes of a restoration based on in vivo marginal quality evaluation. J Adhes Dent. 2007; 9 Suppl 1:117-20.
15. Mjör IA, Smith DC. Detailed evaluation of six Class 2 amalgam restorations. Oper Dent. 1985; 10(1):17-21.
16. Qvist V. Resin restorations: leakage, bacteria, pulp. Endod Dent Traumatol. 1993; 9(4):127-52.
17. Mjör IA. Clinical diagnosis of recurrent caries. J Am Dent Assoc. 2005; 136(10):1426-33.
18. Blum IR, Mjör IA, Schriever A, et al. Defective direct composite restorations--replace or repair? A survey of teaching in Scandinavian dental schools. Swed Dent J. 2003; 27(3):99-104.
19. Palotie U, Vehkalahti MM. Finnish dentists' perceptions of the longevity of direct dental restorations. Acta Odontol Scand. 2009; 67(1):44-9.
20. Miyazaki M, Onose H, Moore BK. Effect of operator variability on dentin bond strength of two-step bonding systems. Am J Dent. 2000; 13(2):101-4.
21. Sano H, Kanemura N, Burrow MF, et al. Effect of operator variability on dentin adhesion: students vs. dentists. Dent Mater J. 1998; 17(1):51-8.
22. Giachetti L, Scaminaci Russo D, Bertini F, et al. Effect of operator skill in relation to microleakage of total-etch and self-etch bonding systems. J Dent. 2007; 35(4):289-93.
23. Sarrett DC. Clinical challenges and the relevance of materials testing for posterior composite restorations. Dent Mater. 2005; 21(1):9-20.
24. Hickel R, Roulet JF, Bayne S, et al. Recommendations for conducting controlled clinical studies of dental restorative materials. Clin Oral Investig. 2007; 11(1):5-33.
25. Moncada G, Fernández E, Martín J, et al. Increasing the longevity of restorations by minimal intervention: a two-year clinical trial. Oper Dent. 2008; 33(3):258-64.
26. Elderton RJ. Preventive (evidence-based) approach to quality general dental care. Med Princ Pract. 2003; 12 Suppl 1:12-21.
27. Rosa Rodolpho PA, Donassollo TA, Cenci MS, et al. 22-Year clinical evaluation of the performance of two posterior composites with different filler characteristics. Dent Mater. 2011;27(10):955-63.
28. Unlu N, Ermis R, Sener S, et al. An in vitro comparison of different diagnostic methods in detection of residual dentinal caries. Int J Dent. 2010; 2010:864935.
29. Mjör IA, Toffenetti F. Secondary caries: a literature review with case reports. Quintessence Int. 2000; 31(3):165-79.
30. Kidd EA. Diagnosis of secondary caries. J Dent Educ. 2001; 65(10):997-1000.
31. Mjor IA. Frequency of secondary caries at various anatomical locations. Oper Dent. 1985; 10(3):88-92.
32. Mjör IA, Qvist V. Marginal failures of amalgam and composite restorations. J Dent. 1997; 25(1):25-30.
33. Mjör IA. The location of clinically diagnosed secondary caries. Quintessence Int. 1998; 29(5):313-7.
34. Kidd EA, Joyston-Bechal S, Beighton D. Marginal ditching and staining as a predictor of secondary caries around amalgam restorations: a clinical and microbiological study. J Dent Res. 1995; 74(5):1206-11.
35. Kidd EA, Beighton D. Prediction of secondary caries around tooth-colored restorations: a clinical and microbiological study. J Dent Res. 1996; 75(12):1942-6.
36. Kidd EA, O'Hara JW. The caries status of occlusal amalgam restorations with marginal defects. J Dent Res. 1990; 69(6):1275-7.
37. Brantley CF, Bader JD, Shugars DA, Nesbit SP. Does the cycle of rerestoration lead to larger restorations? J Am Dent Assoc. 1995; 126(10):1407-13.
38. Maryniuk GA. In search of treatment longevity--a 30-year perspective. J Am Dent Assoc. 1984; 109(5):739-44.
39. Kidd EM. Caries diagnosis within restored teeth. Oper Dent. 1989; 14(3):149-58.
40. Gordan VV. Clinical evaluation of replacement of class V resin based composite restorations. J Dent. 2001; 29(7):485-8.
41. Peters MC, McLean ME. Minimally invasive operative care. II. Contemporary techniques and materials: an overview. J Adhes Dent. 2001; 3(1):17-31.
42. Frankenberger R, Roth S, Krämer N, et al. Effect of preparation mode on Class II resin composite repair. J Oral Rehabil. 2003; 30(6):559-64.
43. Mjör IA. Repair *versus* replacement of failed restorations. Int Dent J. 1993; 43(5):466-72.
44. Brosh T, Pilo R, Bichacho N, Blutstein R. Effect of combinations of surface treatments and bonding agents on the bond strength of repaired composites. J Prosthet Dent. 1997; 77(2):122-6.
45. Ozcan M, Alander P, Vallittu PK, et al. Effect of three surface conditioning methods to improve bond strength of particulate filler resin composites. J Mater Sci Mater Med. 2005; 16(1):21-7.
46. Tezvergil A, Lassila LV, Vallittu PK. Composite-composite repair bond strength: effect of different adhesion primers. J Dent. 2003; 31(8):521-5.
47. Mount GJ. A new paradigm for operative dentistry. Aust Dent J. 2007; 52(4):264-70.

Índice Alfabético

A

Abertura e fechamento, MIH-RC, 241
Abfração, 190
Abrasão, 190
Acabamento, 129, 162
- das paredes de esmalte, 33
- de restaurações
- - de amálgama, 130
- - de resina composta, 131
Adesão, 84
- à dentina, 85
- ao esmalte, 85
Adesivo, 87
Afastador universal, 39
Agentes
- antimicrobianos, 7
- clareadores, 173
- - mecanismo de ação dos, 173
Agregado trióxido mineral (MTA), 75
Água fluorada, 17
- alimentos cozidos com, 17
Ajuste oclusal, 238
- contraindicação do, 239
- da interferência
- - do lado de balanceio, 242
- - do lado de trabalho, 243
- - em protrusão, 242
- - em relação cêntrica, 242
- indicações do, 239
- técnica para, 240
Alicate, 121, 53
- perfurador de Ainsworth, 37
Alterações
- de cor, 169
- em dentes tratados endodonticamente, 198
- estéticas, 199
- físico-mecânicas, 198
Amalgamador, 47
Ameias, 145
- cervicais, 145
- incisais, 145
- oclusais, 145

Análise
- dental, 143
- dentolabial, 139
- facial, 137
- fonética, 142
- gengival, 143
Ângulo(s)
- cavossuperficial, 30
- de Bennett, 237
- de Fisher, 237
- diedros, 30
- formadores de, 40
- interincisais, 145
- nasolabial, 138
- triedros, 30
Arco de Young, 37
Áreas de contato, 145
- interdental, 145
Arquitetura, gengival, 143
Articulação temporomandibular, 227
Associação entre clareamento caseiro e em consultório, 172
Atendimentos das urgências, 25
Avaliação
- da cor dentária, 170
- de restaurações, 254
- oclusal, 239

B

Bases cavitárias, 73
Biotipo periodontal, gengiva, 143
Bisturi, 46
Borda incisal, 140
Borrachas ortodônticas, 53
Brocas, 41
- multilaminadas, 45, 132, 134
Brunidores, 42
Brushes, 44

C

Caneta, 37
- para CD/DVD, 53

Carboidratos fermentáveis, 5
Cárie dentária
- diagnóstico da, 11
- doença multifatorial, 1
- etiopatogenia da, 3
- fatores de desenvolvimento de, 2
- secundária, 19
- - controvérsias, 253
- tratamento da, 15
Cavidade(s)
- bucal, 2
- partes constituintes das, 30
- quanto à complexidade, 31
- quanto às faces envolvidas no preparo, 31
Cemento radicular, 216
Cianoacrilato, 53, 54
Cimentação dos pinos de fibra, 204
Cimento
- de ionômero de vidro, 60, 75
- de óxido de zinco e eugenol, 62, 75
Cinzéis, 40
Cirurgia a retalho
- com osteotomia, 222
- sem osteotomia, 219
Clareamento
- caseiro
- - sem prescrição, 171
- - supervisionado, 171, 175
- de dentes desvitalizados, 181
- dental, 169
- em consultório, 172, 178
Clorexidina, 7
Coloração dentária, 169
Compasso de ponta seca, 44
Complexo dentinopulpar, 69
- composição do, 70
Comprimento incisal, 142
Condensadores, 42
Condição pulpar, 72
Condicionador ácido, 87
Condicionamento da superfície, 162
Confecção do pino para dentes com raízes fragilizadas, 209

Conhecimento, 9
Contatos
- oclusais, 239
- prematuros, 231, 237
Contorno da margem gengival, 143
Cor, 117
- gengiva, 143
- dental, 144
Coroa clínica, aumento de, 218
Corredor
- bucal, 141
- labial, 141
- vestibular, 141
Corrente elétrica, 14
Cortina da boca, 140
Croma, 117, 144
Cunhas, 43
- de madeira, 53
Curetagem pulpar, 79
Curva incisal, 140
Cúspide
- de contenção cêntrica, 240
- funcional, 241
Cúspide-crista marginal, 241

D

Dente(s)
- anteriores com mínima perda de estrutura, 200
- dividido, 246
- molares despolpados, 200
- trincado, 245
Dentifrício com flúor, 17
Dentina, 70
- adesão à, 85
- esclerosada, 70
- fisiológica
- - primária, 70
- - secundária, 70
- - terciária, 70
Dentística restauradora, 69, 217
Desarmonias
- horizontais, 137
- verticais, 137
Desenho digital do sorriso (DDS), 159
Diastemas, fechamento de, 123
Dieta, 5
Digital smile design (DSD), 159
Dimensão vertical, 142
- de oclusão, 233
- de repouso, 233
Dique de borracha, 36
Discos
- abrasivos, 45, 132
- de feltro, 134

E

Educação, 11
Enxadas, 40
Equalizers (equilíbrio), 240
Equilíbrio oclusal, 239
Erosão, 190
Escavadores de dentina, 40

Escolha da cor, 154
Escovas abrasivas, 47
Esculpibilidade, 115
Esculpidores de amálgama, 42
Esmalte, adesão ao, 85
Espaço biológico, 216
- com invasão do, 222
- sem invasão do, 219
Espátula(s)
- para manipulação de cimentos, 43
- para uso em resina, 42
Specímetro, 45
Espelho intrabucal, 35
Estabilidade de cor, 116
Estética, 137
Estratificação
- com resina composta, 157
- natural do dente, 157
Estrutura dentária
- coronal, 201
- remanescente, 60
- - quantidade de, 199
Exame
- clínico, 24
- de perfil, 138
- frontal, 137
- radiográfico, 12, 24
Exposição dos dentes
- em movimento, 140
- em repouso, 140
Extensão, 30
- do preparo, 160

F

Facetas
- diretas, 158
- - estéticas, 118
- em dentes anteriores, 158
Fibra óptica para transiluminação, 13
Filosofias preventivas e restauradoras, 34
Filtro labial, 139
Fio(s)
- dental, 36, 52
- retratores, 39
Fissuras/trincas em esmalte, 246
Flúor, 7
- em gel, 17
- soluções para bochecho com, 17
Fluorescência, 116
- a *laser*, 13
- induzida por luz visível, 13
Fontes de luz, 179
Força(s)
- mastigatória, 60
- oclusais recebidas, 200
Forma
- da gengiva, 143
- de contorno, 33
- de conveniência, 33
- de resistência, 33
- de retenção, 33
Formação de camada híbrida, 83
Forradores cavitários, 73

Fraturas
- completas, 246
- de cúspides, 245
- radiculares verticais, 246
Função em grupo, 235

G

Gengiva
- inserida, 143, 216
- livre, 143, 216
Gengivectomia, 219
Godiva, 38
- de baixa fusão, 52
Grampos, 37
Guia
- canina, 235
- condilar, 236
- de silicona, 160
- incisal, 234

H

Hábitos alimentares e de higiene, 8
Hibridização, 83
Hidróxido de cálcio, 74
Hipersensibilidade dentinária, 191

I

Idade dentária, 72
Ilusão óptica, 166
Incisivos centrais superiores, 140
Inclinação axial, 145
Inserção da resina composta, 162
Instrumento(s)
- cortantes
- - manuais, 39, 40
- - rotatórios, 41
- e materiais para acabamento, 45
- exploradores, 35
- manuais, afiação dos, 40
- para restauração, 42
- rombo, 53
- utilizados para ambos os tipos de isolamento, 36
Interferências oclusais, 237
Investigação diagnóstica, 11
Irritação gengival, 185
Isolamento do campo operatório, 51, 162
- absoluto, 36, 51
- - do tipo combinado, 54
- - preparo da cavidade bucal, 53
- - preparo do dique de borracha, 54
- relativo, 36, 56

L

Lábio(s), 139
- inferior, 140
Lado
- de balanceio, 236
- de trabalho, 236
Lâmpadas de halogênio e de LED, 49
Lamparina, 52

Lençol de borracha, 36
Lesões
- cavitárias, classificação das, 31
- cervicais não cariosas, 189
- de cárie
- - cavitadas, 17
- - não cavitadas, 16
Ligamento periodontal, 216
Limpeza da cavidade, 34
Linha(s)
- da comissura, 141
- de referência, 137
- do sorriso, 140
- E, 138
- interincisal, 141
- interpupilar, 137
- média, 137
- - facial, 141
- oclusal, 141
Longevidade clínica, 251
- fatores associados
- - ao dente, 252
- - ao material utilizado, 253
- - ao operador, 252
- - ao paciente, 252
Lubrificante, 38
- hidrossolúvel, 52

M

Má-oclusão, 231
Machados, 40
Macrotexturas, 162
Mapa cromático, 153
Marcador permanente, 53
Material(is) restaurador(es)
- ideal, 59
- que liberam flúor, 17
- subsequente, 60
- temporários, 59
Matiz, 117, 144
Matriz(es), 43
- de acetato, 160
Máxima intercuspidação habitual, 231
Microabrasão do esmalte, 169, 172, 183
Microrganismos, 4
Microtexturas, 162
Motivação, 10
Movimento(s)
- de Bennett, 237
- excêntricos, 242
- mandibulares, 233
Mucosa alveolar, 143

N

Necrose pulpar, 181
Nomenclatura, 29

O

Obturação insatisfatória, 182
Oclusão
- adquirida, 231
- aplicada à odontologia restauradora, 227
- cêntrica, 231
- de conveniência, 231
- dinâmica, 230, 233
- em relação cêntrica, 231
- estática, 230
- excêntrica, 231
- - não fisiológica, 231
- fisiológica, 231
- - condutas terapêuticas para uma, 239
- habitual, 231
- ideal, 229
- - biodinâmica da, 227
- mutuamente protegida, 229
- traumática, 231
Odontologia
- de mínima intervenção, 153
- restauradora, 215
Opacidade, 116
Opalescência, 116
Osso alveolar, 216
Óxido de zinco sem eugenol, 64

P

Papilas, 143
Paralelismo, 143
Paredes
- circundantes, 30
- de fundo, 30
Pasta(s)
- abrasivas, 47
- de polimento, 134
- diamantada, 134
Patologia oclusal, 227
Perborato de sódio, 172
Perfil
- côncavo, 138
- convexo, 138
- normal, 138
Periodontia, 215
Periodonto saudável, 216
Peróxido
- de carbamida, 172, 173
- de hidrogênio, 172, 173
pH crítico, 5, 6
Pinça
- clínica, 35
- Muller, 36
- porta-grampo, 37
Pincéis, 44
Pino(s), 201
- anatômico(s), 204
- - de fibra de vidro, 209
- cerâmicos, 202
- - cimentação dos, 204
- de fibra de vidro, 202, 203, 205
- - associado a pinos acessórios, 209
- intrarradiculares, 197
- não metálicos, 202
- para dentes com raízes fragilizadas, 209
Placa de vidro polida, 43
Plano
- de Frankfurt, 138
- de referência, 138
- de Ricketts, 138
- de tratamento, 23
- - elaboração do, 23
- - restaurador, 199
Polimento, 116, 129, 162
- de restaurações
- - de amálgama, 130
- - de resina composta, 131
Polpa, 71
Pontas
- diamantadas, 46, 132, 134
- siliconadas, 133, 134
Pontilhado, gengiva, 143
Porta-amálgama, 42
Porta-hidróxido de cálcio
- em pasta, 42
- em pó, 42
Posição(ões)
- de intercuspidação, 231
- dentária, 200
- do dente na arcada, 60
- e arranjo dental, 145
- mandibulares, 230
Pote Dappen, 44
Pré-molares sujeitos a forças laterais, 200
Preparo(s)
- cavitários, 32
- do dente para receber o pino, 202
Primeira fratura, 245
Primer, 87
Princípios cavitários
- atuais, 34
- clássicos, 33
- diretos, 32
Procedimentos
- endodônticos, 25
- ortodônticos, 26
- periodontais, 25
- protéticos, 26
- restauradores, 25, 192
Profundidade, 30
- da cavidade, 71
- do preparo, 160
Proporções
- dentais, 145
- faciais, 137
Proteção
- do complexo dentinopulpar, 75
- pulpar
- - direta, 69, 77
- - indireta, 69, 77
- - no caso de remanescente cariado, 76
Protrusão, 236
Pulpotomia, 79
- *versus* endodontia, 80

R

Radiopacidade, 116
Reabsorção radicular interna, 186
Recontorno
- dentário, 123
- estético, fechamento de diastemas, 117

265

Recortador de margem gengival, 40
Relação(ões)
- cêntrica, 230
- de oclusão cêntrica, 232
- oclusais, 230
Remoção
- de dentina cariada, 18
- - remanescente, 33
- facilidade de, 60
- parcial
- - de cárie, 77
- - de dentina cariada, 69
Reparo(s)
- durabilidade dos, 258
- em restaurações
- - de amálgama, 256
- - de resina composta, 257
- técnicas de, 256
Resina(s)
- acrílica, 160
- compostas, 114
- - composição *versus* propriedades mecânicas, 114
- - propriedades fundamentais, 115
- de efeito, 155
Resistência
- à fratura, 115
- ao desgaste, 116
Restauração(ões), 19
- avaliação de, 254
- cervicais ou de classe V, 117
- classe III, 117, 124
- classe IV
- - com guia palatina, 119
- - sem guia palatina, 124
- corantes na caracterização intrínseca das, 155
- de amálgama, 256
- de defeitos de esmalte, 118
- de dentes tratados endodonticamente, 197
- de resina composta, 257
- diretas em dentes anteriores, 113
- em dentes anteriores fraturados ou de classe IV, 117
- proximais, 117
- resinosos, 65
- substituição de, 19
- tempo de permanência da, 59
- transcirúrgica, 222
Retenção, 60
Roletes de algodão, 39

S

Sal fluorado, 17
Saliva, 4

Selamento com selantes de fissuras, 19
Selantes
- cavitários, 73
- oclusais, 7
Seleção
- da cor, 154
- da resina composta, 119, 160
Sensibilidade dentinária, 185
Sentido
- mesiodistal, 240
- vestibulolingual, 239
Seringa tipo carpule/anestésico, 53
Simetria
- e imagem especular, 144
- horizontal, 140
- margem gengival, 143
- radial, 140
Síndrome do dente trincado, 245
Sistema(s)
- ácido carbônico/bicarbonato, 4
- adesivos, 83
- - autocondicionantes, 91
- - - de dois passos, 92
- - convencionais, 88
- - de dois passos, 90
- - de passo único, 92
- - de três passos, 90
- ortofosfato inorgânico, 4
Situação sociodemográfica e financeira, 10
Som
- de E, 142
- de F, 142
- de M, 142
- de S, 142
- de V, 142
Sonda
- exploradora, 35
- milimetrada, 35
Sorriso
- agradável, 141
- gengival, 141
- largura do, 141
- natural, 140
Stoppers (freios), 240
Sugador, 39
- de saliva, 52
Superfícies
- de fóssulas e fissuras, 134
- dentais, 29
- - distal, 29
- - lingual/palatal, 29
- - mesial, 29
- - oclusal, 29

- - vestibular, 29
- lisas, 132

T

Taça de borracha, 47
Técnica(s)
- bidigital, 160
- de confecção do pino para dentes com raízes fragilizadas, 209
- de reparo, 256
- direta com pino de fibra de vidro associado a pinos acessórios, 209
- restauradora, 160
Teoria hidrodinâmica, 191
Terapia oclusal
- irreversível, 239
- reversível, 239
Terços das faces dos dentes, 29
Tesoura, 38, 52
Teste(s)
- de percussão, 247
- de sensibilidade pulpar, 247
- microbiológicos, 14
- oclusal, 247
Textura, 144
Texturização, 162
Tipo(s)
- de fratura, 245
- dental, 144
Tiras de lixa, 46, 53
Trajetória protrusiva, 234
Translucidez, 116
Tratamento
- expectante, 19
- restaurador atraumático, 76
Tríade de Keyes, 2
Triclosan, 7
Trincas/fraturas incompletas, 246

U

Unidades fotoativadoras, 48
Uso do *laser*, 192

V

Valor, 117, 144
Vedamento, 59
Verniz fluorado, 17

Z

Zênite gengival, 143